T0225201

Ralf-Dieter Hofheinz

Philipp Melanchthon und die Medizin
im Spiegel seiner akademischen Reden

Neuere Medizin- und Wissenschaftsgeschichte
Quellen und Studien

Herausgeber: Wolfgang U. Eckart

Band 11

Philipp Melanchthon und die Medizin im Spiegel seiner akademischen Reden

Ralf-Dieter Hofheinz

Centaurus Verlag & Media UG 2001

Gedruckt mit finanziellen Mitteln der Deutschen Forschungsgemeinschaft.

Gedruckt auf alterungsbeständigem Papier.

Der Autor: Dr. med. Ralf-Dieter Hofheinz, geb. 1969, absolvierte ein Studium der Humanmedizin an der Ruprecht-Karls-Universität Heidelberg. Seit 1998 ist er im Onkologischen Zentrum der III. Medizinischen Klinik des Universitätsklinikums Mannheim tätig.

Die Deutsche Bibliothek – CIP-Einheitsaufnahme

Hofheinz, Ralf-Dieter:
Philipp Melanchthon und die Medizin im Spiegel seiner
akademischen Reden / Ralf-Dieter Hofheinz.–
Herbolzheim : Centaurus-Verl.-GmbH & Co. KG, 2001
    (Neuere Medizin- und Wissenschaftsgeschichte ; 11)
    Zugl.: Heidelberg, Univ., Diss., 1998 u.d.T.: Hofheinz,
    Ralf-Dieter: Philipp Melanchthon und die Medizin im
    Spiegel seiner declamationes medicae

ISBN 978-3-8255-0323-9   ISBN 978-3-86226-876-4 (eBook)
DOI 10.1007 978-3-86226-876-4

ISSN 0949-2739

© *CENTAURUS Verlags-GmbH & Co. KG, Herbolzheim 2001*
Umschlaggestaltung: Uwe Böhm, Heidelberg
Umschlagabbildung: Bildnis Melanchthons, Holzschnitt von Lucas Cranach d. Jüngeren, um
            1558; Dia-Archiv Institut für Geschichte der Medizin, Universität Heidelberg.
Satz: Uwe Böhm, Heidelberg

Inhaltsverzeichnis

Vorwort

Am 14. Februar 1997 wurde in ganz Deutschland der 500. Geburtstag von Philipp Melanchthon mit zahlreichen Festakten, Gedenkgottesdiensten, Forschungssymposien und Ausstellungen begangen. Die Bedeutung des Praeceptor Germaniae – ein Ehrentitel, den ihm die Nachwelt verliehen hatte – für das Schul- und Hochschulwesen, für die protestantische Theologie, die Philosophie, die Geschichtsschreibung, die Pädagogik usw. wurde in Monographien, Festschriften und vielen Aufsätzen gewürdigt und teilweise neu bewertet. Eine Sondermarke machte das Bildnis dieses frühneuzeitlichen Universalgelehrten in ganz Deutschland bekannt.

Bereits im Vorfeld zu diesen Feierlichkeiten hatte in Melanchthons Heimatstadt Bretten 1994 ein Symposium stattgefunden, in dem sich Wissenschaftler aus ganz Deutschland mit dem Thema „Melanchthon und die Naturwissenschaften seiner Zeit" beschäftigten. In diesem Rahmen wurde die Bedeutung Melanchthons für die Medizin seiner Zeit nach 50jähriger Nichtbeachtung seitens der Forschung erstmals wieder bedacht. Professor Wolfgang U. Eckart vom Institut für Geschichte der Medizin der Universität Heidelberg befaßte sich bei diesem Symposium mit den medizinischen Deklamationen als medizinhistorische Quellengattung; als sein Doktorand konnte ich damals an dieser Tagung teilnehmen. In der Folgezeit beschäftigte ich mich im Rahmen meiner Promotion mit Melanchthons medizinischen Deklamationen. Die Arbeit wurde im Frühjahr 2000 von der medizinischen Fakultät der Universität Heidelberg als Promotion angenommen; die vorliegende Arbeit stellt eine leicht überarbeitete Fassung dar.

Mein Dank geht zunächst an meinen Doktorvater Professor Eckart für die Überlassung dieses Themas und die ständige Bereitschaft zum kritischen Dialog, weiterhin allen Mitarbeitern am Institut für Geschichte der Medizin der Universität Heidelberg, namentlich Frau Dipl.-Bibl. Marion Krüger und Dr. Ralf Bröer. Ihm danke ich für einige richtungweisende Gespräche, aus denen ich neue Ideen und Impulse für die Bearbeitung des Themas erfuhr.

Ein besonderer Dank gilt Dr. Stefan Rhein, ehemals Kustos am Melanchthonhaus in Bretten, der mir großzügig die Bestände des Melanchthonhauses zur Verfügung gestellt hat. In langen Gesprächen hat Herr Dr. Rhein wesentlich zum Zustandekommen der Arbeit beigetragen. Frau Dipl.-

Bibl. Sabine Scheurer vom Melanchthonhaus danke ich für ihre Hilfsbereitschaft bei der Arbeit in der Bibliothek.

Besonderen Dank schulde ich Dr. Jürgen Helm vom Institut für Geschichte der Medizin der Universität Halle, der mir durch die Einsichtnahme in damals noch nicht publizierte Arbeiten und die daraus sich ergebenden Diskussionen wertvolle Hinweise und Anregungen gegeben hat.

Die Deutsche Forschungsgemeinschaft hat in großzügiger Weise durch einen Druckkostenzuschuß die Drucklegung dieser Arbeit ermöglicht. Dafür möchte ich mich an dieser Stelle herzlich bedanken.

Ohne Uwe Böhm (Heidelberg) wäre meine Dissertation und das vorliegende Buch in dieser Form nicht zustande gekommen. Von seiner kritischen Manuskriptkorrektur und vom Gespräch mit ihm habe ich stets profitiert; durch seine Anregungen wurde der wissenschaftliche Apparat überarbeitet. Uwe Böhm hat schließlich die Druckvorlage erstellt und das Lektorat des vorliegenden Buches übernommen. Ihm gebührt mein besonderer Dank.

Heidelberg, im Januar 2001   Ralf-Dieter Hofheinz

1. Einleitung

„Erste These: Wir wissen eine ganze Menge – und nicht nur Einzelheiten von zweifelhaftem intellektuellem Interesse. [...]
Zweite These: Unsere Unwissenheit ist grenzenlos und ernüchternd. [...] Mit jedem Schritt, den wir vorwärts machen, mit jedem Problem, das wir lösen, entdecken wir nicht nur neue und ungelöste Probleme, sondern wir entdecken auch, daß dort, wo wir auf festem und sicherem Boden zu stehen glaubten, in Wahrheit alles unsicher und schwankend ist."

Karl Popper

Die Medizinhistoriographie des 16. Jahrhunderts führt in der zeitgenössischen deutschen Medizingeschichte ein Randdasein. Nur wenige Historiker bearbeiten dieses harte Feld. Wer sich mit der Heilkunde der frühen Neuzeit auseinandersetzt, stößt schnell an nahezu unüberwindlich erscheinende Hindernisse. Der Medizinhistoriker Charles Lichtenthaeler hat diese Problematik in einem sehr eindringlichen und ehrlichen Aufsatz umrissen,[1] auf den kurz eingegangen werden soll.

Die Blütezeit des deutschen Humanismus fällt in das 16. Jahrhundert. Die Gesamterscheinung und Dynamik des Humanismus ist bis heute nicht vollständig verstanden. Lange Zeit hat man ihn als eine lediglich rezeptorische Bewegung ohne eigenständige innovative Leistung mißgedeutet. Dies gilt für die humanistische Philosophie ebenso wie für die Literatur, Medizin usw. Nach welchen Kriterien beispielsweise Humanistenärzte bei ihren Editionen von Texten antiker Autoren vorgingen, wie sie diese Texte der „Alten" rezipierten und interpretierten und wie diese ihre Interpretationen im therapeutischen Alltag fruchtbar gemacht wurden, ist beinahe unbekannt. Der Leistung dieser Ärzte den Maßstab unserer heutigen Kriterien von (Natur-)Wissenschaftlichkeit – im Sinne eines „Was wußte man schon damals?" oder „Woran mangelte es noch?" – anlegen zu wollen, hieße, die zeit- und

---

1 Lichtenthaeler, Charles, Grundsätzliche Schwierigkeiten in der medizinischen Humanismusforschung (Statt eines Forschungsberichtes), in: Humanismusforschung seit 1945 (hrsg. von der DFG, Kommission für Humanismusforschung), Bonn 1975, 193–197.

philosophiegeschichtliche Bedingtheit des Schaffens dieser Männer und deren Denkschemata zu mißachten. Wer zu einer validen Beurteilung des Wirkens und Denkens der Humanistenärzte kommen und ein Verständnis der zeitgenössischen Medizin gewinnen will, muß – nach Lichtenthaeler – eine Vielzahl an Voraussetzungen mitbringen: eingehende Kenntnis der klassischen Sprachen und des Latein der Humanisten, Versiertheit im Umgang mit der philologischen Methode, Lektüre der medizinischen Klassiker (die sich eigentlich nicht in Galen- und Hippokratestexten erschöpfen sollte), der mittelalterlichen und scholastischen Texte, gegen die die Humanisten argumentierten, der „Summen" von arabischen Interpreten, mit denen sich der medizinische Neogalenismus der frühen Neuzeit auseinanderzusetzen hatte, denn die Araber waren versierte Galenisten usw. Kurzum: „Bei höherem Anspruch wächst die erforderliche Propädeutik rasch ins Uferlose."[2]

Lichtenthaelers Meßlatte liegt damit sehr hoch. Wer sich demnach mit Themen dieser Zeit beschäftigen möchte, muß vorsichtig und behutsam zu Werke gehen. Vorschnelle Interpretationen sollten vermieden werden, und dennoch können Thesen mithin ein heuristisches Odeur tragen. Dies ist im Interesse der Weiterentwicklung der medizinischen Humanismusforschung aber nicht zu vermeiden. Melanchthon selbst, dessen medizinische Reden diese Arbeit zum Inhalt hat, scheute sich nicht davor, eigene, ihm vorläufig oder gar unreif erscheinende literarische Produkte weiterzugeben. „Fac meliores!" („Mach Bessere!") schrieb er seinem Freund Johann Stigel, einem bedeutenden neulateinischen Dichter, im Begleitbrief zu einer Sendung eigener Gedichte.

Die beschriebene Problematik erweitert sich bei der Beschäftigung mit dem Thema „Melanchthon und die Medizin" um mehrere Facetten. Melanchthon gilt nicht nur als einer der belesensten Universalgelehrten seiner Zeit, sondern war Reformator, versiert in allen Bereichen der kirchlichen Dogmatik, theoretische Stütze der lutherischen Botschaft. Er war engagiert in Fragen der Pädagogik, der Schul- und Universitätsreform und war – wie besonders die Arbeiten von Günter Frank gezeigt haben[3] – als Philosoph in-

---

2   Ebd., 197.
3   Frank, Günter, Philipp Melanchthons Idee von der Unsterblichkeit der menschlichen Seele, in: Theologie und Philosophie 3 (1993), 349–367. Ders.: Philipp Melanchthons Gottesbegriff und sein humanistischer Kontext, in: Humanismus und Theologie in der frühen Neuzeit (= Pirckheimer-Jahrbuch; Bd. 8.) (hrsg. von Kerner, Hanns), Nürnberg 1993, 181–202. Ders.: Die theologische Philosophie Philipp Melanchthons (1497–1560), Leipzig 1995. Ders.: Philipp Melanchthons „Liber de anima" und die Etablierung der frühneuzeitlichen Anthropologie, in: Humanismus und Wittenberger Refor-

novativ und produktiv (und nicht einfach nur ein Kompilator, was lange als sensus communis der Melanchthonforschung galt). Es soll in dieser Arbeit versucht werden, dem Verständnis der Medizin eines der bedeutendsten Humanisten, Philosophen und Reformatoren der frühen Neuzeit näher zu kommen. Lichtenthaelers „Propädeutik-Katalog" müßte für dieses Thema dementsprechend dicker sein und um Kirchen- und Reformationsgeschichte, um Theologie(-geschichte) usw. ergänzt werden. Ein nicht mehr zu bewältigender propädeutischer Imperativ! In Anbetracht dieser Tatsache kann die Arbeit das Thema nicht erschöpfend behandeln. Wie die Literaturübersicht zeigen wird, sind bislang keine Monographien über Melanchthons Sicht der Medizin verfügbar.

1.1 Aufbau und Ziele der Arbeit

Die vorliegende Arbeit basiert auf der Übersetzung sämtlicher Reden, die Melanchthon über den Themenkreis Medizin verfaßt und teilweise selbst vorgetragen hat. Dazu wurde zunächst ein Redenkanon erstellt. Es wurde versucht, jeweils den Redner, das Vortragsdatum und den Anlaß der Rede zu ermitteln. Die Reden sind im Anhang I in Übersetzung wiedergegeben – jeweils mit einer kurzen Einführung. Die Redner werden in Kurzbiographien im Anhang III vorgestellt. Die nicht im Corpus Reformatorum[4], der ersten weiter verbreiteten Gesamtausgabe der Werke Melanchthons, enthaltenen Reden, finden sich – aus den jeweiligen Erstdrucken übertragen – im Anhang II. Es wurde versucht, die von Melanchthon in die Reden eingearbeiteten Zitate zu ermitteln. Dies gestaltete sich an vielen Stellen schwierig, da Melanchthon griechische Texte in lateinischer Übersetzung verwendet hat, und die Zitate daher ins Griechische rückübertragen werden mußten, um das Originalzitat ermitteln zu können. Die Annotierung der Reden beschränkt sich neben dem Zitatnachweis auf kurze Erläuterungen zum besseren Verständnis der Texte. Die Vielzahl der Reden macht es unmöglich, auf jeden einzelnen Text ausführlich einzugehen, ihn geistes- und rezeptionsge-

---

mation (hrsg. von Beyer, Michael und Wartenberg, Günther), Leipzig 1996, 313–326. Ders.: Gott und Natur. Zur Transformation der Naturphilosophie in Melanchthons humanistischer Philosophie, in: Melanchthon und die Naturwissenschaft seiner Zeit (hrsg. von Frank, Günter und Rhein, Stefan), Sigmaringen 1998, 43-58.

4   Bretschneider, Carl Gottlieb und Bindseil, Heinrich Ernst, Corpus Reformatorum. Philippi Melanchthonis Opera quae supersunt omnia, 28 Bde., Halle / Braunschweig 1834–1860, Reprint Nieuwkoop 1968 [weiterhin zit.: CR].

schichtlich einzuordnen oder auf philologische und rhetorische Besonderheiten hin zu untersuchen.

Die Auswertung der Texte erschien nicht sinnvoll, ohne auch andere
Werke Melanchthons in die Untersuchung mit einzubeziehen. Für den The-
menschwerpunkt Medizin sind insbesondere die beiden Schriften Initia
doctrinae physicae[5] und die in zwei Redaktionen erschienene Schrift De
anima[6] von Interesse. Des weiteren wurden die Regestenbände[7] zu Melanchthons nahezu 10.000 Briefe umfassender Korrespondenz kritisch durchgesehen und versuchsweise ausgewertet. Sie sind bislang auf medizinische Inhalte hin kaum untersucht worden.

Die Arbeit gliedert sich in drei Abschnitte. Der erste Abschnitt stellt eine
Annäherung an das Thema dar. Er basiert hauptsächlich auf der Auswertung
von Melanchthons Briefen und stellt zunächst sein medizinisches Hauptwerk De anima vor. Danach werden Melanchthons persönliche Kontakte mit
zeitgenössischen Ärzten beleuchtet. Ein kurzer Abschnitt widmet sich dem
bislang unerforschten Thema „Melanchthon als Kranker". Im zweiten Abschnitt der Arbeit werden die verschiedenen Genera der Reden Melanchthons vorgestellt. Im Anschluß daran wird die Problematik der Erstellung
eines Redenkanons und der Überprüfung der Authentizität der Reden ge-
schildert. Der dritte Abschnitt widmet sich drei Hauptfragen: Zunächst wird
versucht, Melanchthons Verständnis der Wissenschaftlichkeit von Medizin
darzustellen. Dabei stehen insbesondere die Begriffe Methodik und Kausalität sowie das Spannungsfeld Empirie versus „ratio" im Blickpunkt. Danach
sollen die für Melanchthon wichtigen Autoritäten der Medizin vorgestellt
werden. Diese Frage erschien interessant, weil sich im 16. und 17. Jahrhundert eine Verschiebung der wissenschaftlichen Berufungsinstanzen bzw.
Autoritäten vollzog, die von der Personalautorität (Galen, Hippokrates, Avicenna) ausging und über Zwischenschritte schließlich in die methodisch-

---

5   Melanchthon, Philipp, Initia doctrinae physicae, Wittenberg 1549. Die Initia doctrinae
    physicae sind abgedruckt in CR 13, 179–412.
6   Melanchthon, Philipp, Commentarius de anima, Wittenberg 1543. Ders.: Liber de
    anima, Wittenberg 1552. Der Liber de anima ist abgedruckt in CR 13, 1–178.
7   Scheible, Heinz (Hg.), Melanchthons Briefwechsel. Kritische und kommentierte Ge-
    samtausgabe. Im Auftrag der Heidelberger Akademie der Wissenschaften herausgege-
    ben, Stuttgart / Bad Cannstadt 1977–1995. Mittlerweile sind 8 Regestenbände, die
    sämtliche bislang auffindbaren 9301 Briefe Melanchthons aufführen, sowie zwei Text-
    bände erschienen. Eine sehr gute Einführung in die Problematik der Edition bietet
    Scheible, Heinz, Überlieferung und Editionen der Briefe Melanchthons, in: Heidelber-
    ger Jahrbücher 12 (1968), 135–161. Die Briefe der Regestenbände sind mit einer chro-
    nologischen Numerierung versehen; weiterhin zit.: MBW und die jeweilige Nummer.

autoritäre Instanz der „ratio" mündete. Schließlich wird im letzten Teil im Zusammenhang mit der Frage nach der Entstehung von Krankheit unter anderem auch Melanchthons Anthropologie und deren Implikationen für die Medizin behandelt.

1.2 Literaturübersicht zum Thema „Melanchthon und die Medizin"

Johann Grohmann hat 1801 in seinen „Annalen der Universität zu Wittenberg" das Spannungsfeld Reformation und Wissenschaft respektive Medizin anhand der Person Melanchthons folgendermaßen illustriert: [8]

> „Die Wissenschaften nahmen Anteil an dem religiösen Geiste, welcher damals wehte. Die Medizin, die Anatomie wurden aus einem solchen religiösen Gesichtspunkte betrachtet, und es wurde alles, selbst die größte Kleinigkeit auf einen solchen teleologischen Gesichtspunkte bezogen. Und wie konnten da die Wissenschaften, die von der Erfahrung abhängen, einen glücklichen Fortgang haben!"

Grohmann gelangt zu dem Urteil, eine solche Haltung bei Melanchthon sei „[...] ein Resultat seines ihm unbewußten Gefühls seiner Größe, daß in diesem Weltall auf seine Person gerechnet sey"[9].

Diese positivistische Interpretation hat die Beschäftigung mit dem Thema Melanchthon und die Medizin auf lange Sicht wohl eher behindert als forciert. Erst Gottlieb Mohnike hat sich dem Thema Reformation und Medizin in einem kurzen Aufsatz wieder genähert.[10] Er beläßt es allerdings bei einer Aneinanderreihung von Zitaten, hat aber auf die Bedeutsamkeit der Deklamationen als medizinhistorische Quelle hingewiesen.

Neue Impulse erhielt die Behandlung des Themas erst um die Jahrhundertwende. Hartfelder verlieh der Melanchthonforschung durch sein auch heute noch unersetzliches Buch „Philipp Melanchthon als Praeceptor Germaniae" Auftrieb.[11] Ausführlich referiert er die Inhalte von De anima und

---

8   Grohmann, Johann Christian August, Annalen der Universität zu Wittenberg, Bd. 1, Meißen 1801, 166.

9   Ebd., 167.

10 Mohnike, Gottlieb Christian Friedrich, Dr. Martin Luther und Philipp Melanchthon über den Arzt und seine Kunst. Der medicinischen Privatgesellschaft zu Stralsund an ihrem ein und fünfzigsten Stiftungstage, Stralsund 1823. Das einzige derzeit im nationalen Fernleihverkehr erhältliche Exemplar dieses Buches aus der UB Freiburg ist leider nur unvollständig erhalten.

11 Hartfelder, Karl, Philipp Melanchthon als Praeceptor Germaniae, Berlin 1889, Reprint Nieuwkoop 1964.

den Initia doctrinae physicae.[12] Hartfelder bleibt bei seinen Ausführungen jedoch vornehmlich deskriptiv.

Rump setzte sich 1897 in einer rezeptionsgeschichtlich orientierten Dissertation mit Melanchthons De anima auseinander.[13] Unter Aussparung der detailliert die Anatomie betreffenden Abschnitte der De anima beschäftigt sich seine Arbeit vor allem mit der Aristoteles- und Galenrezeption in Melanchthons Psychologie.

In einem kurzen Beitrag behandelt Viktor Fossel 1908 „Philipp Melanchthons Beziehungen zur Medizin".[14] Fossel betont in seinem Aufsatz vor allem die sehr frühe Rezeption der Vesalschen Anatomie und damit die Aktualität Melanchthons. Bereits Roth hatte indessen in seiner Vesalbiographie auf diesen Sachverhalt aufmerksam gemacht.[15] Fossel und Roth weisen die Vesalrezeption anhand der Änderungen in der zweiten Redaktion des Liber de anima nach. Auch Fossel erwähnt am Rande 17 Reden medizinischen Inhalts, die er im Corpus Reformatorum gefunden habe. Eine Auflistung, Inhaltsangabe oder Interpretation dieser Texte aber unterläßt er.

1940 und 1943 entstehen in München zwei medizinhistorische Dissertationen, die jeweils auf der Basis der Übersetzung einer medizinischen Deklamation Melanchthons stehen. Kramm sieht in seiner Arbeit[16] die Stoßrichtung der Rede „Contra empiricos medicos" gegen Paracelsus gerichtet, ohne dies jedoch erhärten zu können. Sein Vergleich von Melanchthons und Luthers Einstellungen zur Medizin stellt Luther als einen volksnahen Helfer und Melanchthon als den akademischen, an der praktischen Heilkunst nicht interessierten Pädagogen dar. Kramm stellt in seiner Dissertation des weiteren eine These auf, die vor ihm schon Haeser in seiner „Geschichte der Medizin" vertreten hatte.[17] Er postuliert eine innere

---

12 Ebd., 248–277.

13 Rump, Johann, Melanchthons Psychologie (seine Schrift de anima) in ihrer Abhängigkeit von Aristoteles und Galenos. Diss. phil. Jena, Kiel 1897.

14 Fossel, Viktor, Philipp Melanchthons Beziehungen zur Medizin, in: Zwanzig Abhandlungen zur Geschichte der Medizin, Festschrift für Hermann Baas, Hamburg 1908, 33–40.

15 Roth, Moritz, Andreas Vesalius Bruxellensis, Berlin 1892, 244–245.

16 Kramm, Hellmut, Die Rede Philipp Melanchthons gegen das Kurpfuschertum seiner Zeit, in: Hippokrates 11 (1940), 742–748, 766–773. Auf die gleiche Spekulation verfällt – unabhängig von Kramm – Thorndike, Lynn, A history of magic and experimental science, Bd. 5, New York / London 1941, 378–405, hier: 380: „Among the declamations [...] is one of 1531 against medical empirics which there is some temptation to associate with Paracalsus."

17 Haeser, Heinrich, Lehrbuch der Geschichte der Medizin und der epidemischen Krankheiten, Bd. 2, Jena 1881.

Verwandtschaft paracelsischen Gedankengutes mit lutherischer Theologie. Haeser hatte in einem dem Paracelsismus der Wittenberger Theologen gewidmeten Kapitel behauptet, daß es

„nicht Wunder nehmen [kann], dass sich der freie Sinn der Schule von Wittenberg dem Paracelsismus zuneigte, dass die aus ihr hervorgehenden, dem Luthertum ergebenen Aerzte das einfache Wesen, die lautere Frömmigkeit des Reformators von Einsiedeln verehrten, dass seine urkräftige Art, seine mannhafte Sprache sie anzogen."[18]

Melanchthons Rolle bei der vermeintlichen Vermittlung oder Ablehnung eines solchen Paracelsismus wird freilich von beiden Autoren nicht genau untersucht.[19]

Kleebauer widmet sich in seiner Dissertation der Rede „De partibus et motibus cordis", bietet neben einer Übersetzung jedoch nur eine inhaltliche Zusammenfassung der Rede.[20]

Einen wichtigen Beitrag zum Verhältnis der Reformation zur Astrologie und Astromedizin haben die Arbeiten von Wolf-Dieter Müller-Jahnke geleistet.[21] In ihnen wird deutlich, wie Melanchthon – im Gegensatz zu Luther – die Wissenschaftlichkeit der Astrologie speziell auch der Astromedizin ver-

---

18 Ebd., 107.
19 Der vermeintliche Wittenberger Paracelsismus in der ersten Hälfte des 16. Jahrhunderts gibt noch in jüngster Zeit zu Spekulationen Anlaß. Für eine dahingehende Überinterpretation stehen vor allem Kaiser, Wolfram und Völker, Arina, Ars medica Vitebergensis 1502–1817, Halle/Saale 1980. Ferner: Kaiser, Wolfram, Martin Luther und die Ars medica Vitebergensis, in: Medizin und Naturwissenschaften in der Wittenberger Reformationsära (hrsg. von Kaiser, Wolfram und Völker, Arina), Halle/Saale 1982, 127–165. Gerade die Wittenberger Theologen hätten sich – so die Autoren – in noch stärkerem Maße als die Ärzte für Paracelsus' Ideen interessiert, wobei ihnen besonders die Mikrokosmos-Makrokosmos-Idee und die Vorstellung von den Arkanen imponiert hätten. In „überraschend starkem Maße" – so Kaiser/Völker 1980, 18 – hätten sich die Wittenberger Mediziner Mitte des 16. Jahrhunderts dem Paracelsismus zugewandt. Begründet wird diese Aussage mit der „generellen Aufgeschlossenheit der Reformatoren für den Fortschritt der Heilkunst". Belegt werden diese Behauptungen indes nicht, und es bleibt festzuhalten, daß Melanchthon sich expressis verbis weder mit der medizinischen Praxis des Paracelsus noch mit dessen Lehre auseinandergesetzt hat. Die einzige Erwähnung von Paracelsus' Namen bei Melanchthon steht im Zusammenhang mit dessen Tätigkeit als Astrologen. Zum gesamten Problemenkomplex siehe: Rhein, Stefan, Melanchthon und Paracelsus, in: Parerga Paracelsica – Paracelsus in Vergangenheit und Gegenwart (hrsg. von Telle, Joachim), Stuttgart 1991, 57–73.
20 Kleebauer, Wilhelm, „De partibus et motibus cordis". Eine Rede Philipp Melanchthons aus dem Jahre 1550, Übersetzung und Erläuterung, Diss. med., München 1943.
21 Müller-Jahnke, Wolf-Dieter, Astrologisch-magische Theorie und Praxis in der Heilkunde der Frühen Neuzeit, Stuttgart 1985. Ders.: Astrologische und magische Medizin unter dem Einfluß Wittenbergs, in: Wissenschaftliche Zeitschrift der Universität Halle 34 (1985) M.H., 68–74. Ders.: Kaspar Peucers Stellung zur Magie, in: Die okkulten Wissenschaften in der Renaissance (hrsg. von Buck, August), Wiesbaden 1992, 91–102.

ficht und damit – ganz im Sinne von Thorndike, der von einem „Circle of
Melanchthon" gesprochen hatte – eine große Schar von Medizinern beeinflußt hat.

In jüngster Zeit erfährt Melanchthons Stellung zur Medizin besonders
durch zwei Arbeiten von Vivian Nutton wieder stärkere Beachtung.[22] Nutton rückte den Einfluß Melanchthons auf die medizinische Fakultät an der
Leucorea und darüber hinausgehend auf sämtliche protestantischen Universitäten und Schulen stärker in den Mittelpunkt des Interesses. Diesen Einfluß macht er vor allem an der Wittenberger Anatomie fest. Er beschreibt,
wie die enge Anbindung an die Theologie die Wittenberger Anatomie in un-
vergleichlicher Weise ausformt.[23] Dieses Proprium habe sich, so Nutton,
durch die Vermittlung unzähliger Melanchthonadepten und die Verbreitung
seiner De anima in weiten Teilen Deutschland verbreitet.[24]

Durch eine Tagung zum Thema „Melanchthon und die Naturwissenschaften seiner Zeit", die 1994 in Melanchthons Geburtsstadt Bretten stattgefunden hat, wird auch in der deutschsprachigen Literatur die Stellung
Melanchthons zur Medizin wieder verstärkt hervorgehoben.[25] Eckart hatte
sich im Rahmen dieser Tagung besonders den medizinischen Reden zugewandt, deren Quellenwert in der Forschung bislang weitgehend vernachlässigt wurde. Helm untersuchte die Rezeption der antiken medizinischen spiritus-Lehre durch Melanchthon, und Koch schließlich behandelte die univer-
sitären Umstände in Wittenberg und Melanchthons Rolle bei der Vesalrezeption.

---

22 Nutton, Vivian, The anatomy of the soul in early renaissance medicine, in: The Human
    Embryo. Aristotle and the Arabic and European Traditions (hrsg. von Dunstan, G.R.),
    Exeter 1990, 136–157. Ders.: Wittenberg Anatomy, in: Medicine and the Reformation
    (hrsg. von Grell, Ole Peter und Cunningham, Andrew), London 1993, 11–32.
23 Nutton 1993, 18–20. Wiederholte Zitationen aus einem Werk erfolgen hinfort mit
    lediglich der Angabe des Autors, dem Erscheinungsdatum und der Seitenangabe der
    jeweiligen Quelle.
24 Ebd., 24: „The Wittenberg synthesis of anatomy and philosophy thus stands apart from
    the way in which similar discussions were conducted in the best Italian medical univer-
    sities. The diffusion of this synthesis did not stop at the gates of Wittenberg."
25 Die Tagungsbeiträge sind veröffentlicht in: Melanchthon und die Naturwissenschaften
    seiner Zeit (hrsg. von Frank, Günter und Rhein, Stefan), Sigmaringen 1998. Für die
    freundliche Überlassung der Manuskripte vor deren Drucklegung danke ich Stefan
    Rhein, dem vormaligen Kustos des Melanchthonhauses in Bretten.

2. Melanchthons Beziehungen zur Medizin – Eine Annäherung

Es ist gemeinhin bekannt, daß Melanchthon sich bereits während seiner Tübinger Studienzeit der Medizin zugewandt hat.[26] Das erscheint freilich nicht verwunderlich, denn Mediziner durchliefen damals eine stark philologisch akzentuierte Ausbildung, was Melanchthons Interessen als Philologe entgegenkam. Besonders seinem Tübinger Lehrer Johann Stöffler, dem er seine Deklamation „De artibus liberalibus" widmete, verdankt Melanchthon profunde Kenntnisse im Bereich der Naturwissenschaften.[27]

2.1 Melanchthons Lehrbuch „De anima" – Das anatomisch-psychologische Hauptwerk

Wann Melanchthon den Plan gefaßt hat, ein Lehrbuch über Anatomie, Medizin und Physik zu schreiben, läßt sich nur noch schwer rekonstruieren. Die Vorarbeiten zu einem solchen Werk müssen indes früher begonnen haben, als man bislang geglaubt hatte.[28] Es ist jedoch anzunehmen, daß erste Vorarbeiten in die Zeit zu datieren sind, in der Melanchthon die 1525 erschienene Galenaldina zum erstenmal in Händen gehalten haben könnte. In einem Brief an Johannes Agricola, datiert Ende 1526, meldet Melanchthon: „Über die Anatomie werde ich mich mit Dir ein andermal austauschen. Jedenfalls hoffe ich, sie bald vollendet zu haben."[29] Bereits im August/September 1526 hatte Melanchthon Mathematik-Studien betrieben, die für jeden – so Melanchthon –, der sich eingehender mit Medizin beschäftigen wolle, als Pro-

---

26 So bereits Camerarius, Joachim, De Philippi Melanchthonis ortu, totius vitae curriculo et morte, Leipzig 1566, 14: „Itaque & Theologos & Iurisconsultos & Medicos audire, & libros omnium professionum illarum inspicere, & undique quandam scientiae quasi possessionem occupare, & non tam laudem venari quam usum sibi fructumque cognitionis acquirere."

27 Siehe dazu Maurer, Wilhelm, Johann Stöffler und die Naturanschauung Melanchthons, in: Ders.: Der junge Melanchthon zwischen Humanismus und Reformation, Bd. 1, Göttingen 1967, 129–170 und ders.: Melanchthon und die Naturwissenschaft seiner Zeit, in: Ders.: Melanchthon-Studien, Gütersloh 1964, 39–66.

28 Rump hatte den Beginn der Vorarbeiten zu De anima ins Jahr 1533 veranschlagt. Die Melanchthonforschung ist ihm in diesem Punkt bis jetzt gefolgt; vgl. Rump 1897, 5–6.

29 M. an Johannes Agricola um den 25.11.1526; MBW 512, abgedruckt in Bindseil, Heinrich Ernst, Epistolae, iudicia, consilia, testimonia aliorumque ad eum epistolae quae in Corpore Reformatorum desiderantur, Halle 1874, Reprint Hildesheim / New York 1975, 506: „περὶ ἀνατομίας alias agam tecum, quae quidem, ut spero, brevi erit absoluta." Wo nicht anders angegeben stammen die Übersetzungen jeweils vom Verfasser.

pädeutik unerläßlich seien.[30] Schon Ende des Jahres aber stagniert die Arbeit an der projektierten Anatomie. Ein vom 26. Dezember 1526 datierter Brief an Johannes Agricola meldet, die Arbeit mache nur langsam Fortschritte[31], und kurz darauf schreibt Melanchthon an Georg Spalatin, daß die Anatomie so recht erst begonnen sei[32]. Diese Äußerungen erwecken den Anschein, als ob Melanchthon die Beschäftigung mit dem „neuen" Galen derart begeistert hat, daß er begann ein anatomisches Lehrbuch – was immer das für Melanchthon zum damaligen Zeitpunkt auch bedeutete – zu verfassen. Ein Brief vom 10. September 1527 an Georg Sturtz belegt, wie hoch er den Wert der Galenaldina als Motivationsgrundlage für ein Medizinstudium veranschlagt hat. In diesem Schreiben bittet er Sturtz, einem jungen Mann seine Galenausgabe zu zeigen, um diesen zu einem Studium der Medizin zu ermuntern. „Vielleicht könnte der jüngst erschienene Galen ihn [den Jungen; RH] anspornen, wenn er ihn zu Gesicht bekommt."[33]

Die sechs folgenden Jahre schweigt sich Melanchthon in Briefen über sein Vorhaben aus. Das geplante Anatomie-Lehrbuch wird nicht mehr thematisiert. Erst in einem Brief vom 5. Dezember 1533 an Joachim Camerarius teilt Melanchthon mit, daß er eine Physik zu schreiben gedenke und bittet diesen, für das projektierte Buch Belegstellen bei Galen zu sammeln.[34] Die Anatomie spielt in diesem Werk nicht mehr die Hauptrolle. „Ich möchte die Teile des menschlichen Körpers in das Buch mitaufnehmen", erklärt Melanchthon.[35]

Camerarius scheint seiner Bitte unverzüglich nachgekommen zu sein, und bereits kurz darauf bedankt sich Melanchthon für bereits übermittelte Zitate und bittet um weitere.[36] Die Bedeutung Galens als Quellenautor in der bereits begonnenen Physik unterstreicht er am 1. Februar 1534 in einem Brief an Arnold Burenius. „Wir schreiben bereits an der Physik", so heißt es

---

30 Vgl. MBW 492.
31 M. an Johannes Agricola vom 26.12.1526; CR 1, 853, MBW 516: „Ἀνατομία est instituta, sed lente adhuc procedit propter alias quasdam occupationes."
32 M. an Georg Spalatin im Januar 1527; CR 1, 855, MBW 524: „Anatomia non est absoluta, sed inchoata."
33 M. an Georg Sturtz vom 10.9.1527; CR 1, 928, MBW 590: „Forsan etiam addet ei calcaria Galenus recens editus, si videret."
34 M. an Joachim Camerarius vom 5.12.1533; CR 2, 687; MBW 1384: „Venio ad Philosophiam nostram, Physicen adornamus. [...] Cum autem in Galeno verseris, quo nos quoque utimur, te rogo, ut nobis impertias, si quos locos invenies, quos arbitrare nobis profuturos."
35 Ebd.: „Cupimus inserere partes humanis corporis, quas si collegisti, quaeso ut nobis communices."
36 M. an Joachim Camerarius vom 24.1.1534; CR 2, 700, MBW 1400.

in dem Brief. „Sie soll indes nicht nur die gewöhnlichen Lehrstücke für die Scholaren beinhalten, sondern voll sein von gelehrten Erörterungen, entnommen aus Galen, aber auch aus anderen Schriftstellern. Diese Themen werden viele Lebensbereiche nutzbringend tangieren und Männern mit guter Veranlagung die süßesten Freuden bereiten."[37] Ein weiterer Brief, an den Tübinger Medizinprofessor Leonhart Fuchs[38], gibt Auskunft darüber, wie intensiv sich Melanchthon zu diesem Zeitpunkt mit seiner Schrift auseinandersetzt. Er bittet Fuchs um Hilfe bei der Ausarbeitung der Passagen über die Anatomie und Temperamentenlehre, die nach seiner Ansicht in den gängigen Physiklehrbüchern fehlten.[39]

Melanchthons Konzept hatte sich also geändert. Ein reines Anatomiewerk steht nicht mehr zur Diskussion. Vielmehr möchte er die menschliche Natur, Anatomie und Psychologie, in den Gesamtzusammenhang der allgemeinen Naturkunde, der Physik, einbetten, d.h., er hat zu diesem Zeitpunkt bereits den Entschluß gefaßt, auf die Edition einer „gewöhnlichen" Physik oder Anthropologie zu verzichten. Beides vielmehr, Physik und Anthropologie, möchte er in einem Werk behandeln. Im Mai 1535 beschäftigt sich Melanchthon mit der Ausarbeitung des Kapitels über die Seele. In einem Schreiben an Camerarius berichtet er über seine Arbeit: „Fragen über die Physik stellen sich mir viele. Gerne möchte ich mich mit Dir und euch Ärzten darüber unterhalten. Ich arbeite nämlich gerade an dem Teil des Buches, der die Überschrift „Über die Seele" tragen soll. In ihm soll die ganze menschliche Natur, soweit wir dazu imstande sind, dargestellt werden."[40] Aus Melanchthons Briefwechsel geht hervor, daß sich die Materialsamm-

---

37 M. an Arnold Burenius vom 1.2.1534; CR 2, 702, MBW 1403: „[...] scribimus iam φυσικήν, quae non solum illas usitatas scholarum praeceptiunculas contineat, sed sit referta eruditissimis disputationibus, sumptis cum ex Galeno, tum ex aliis litteris, quae et ad multas vitae partes prosunt et bene institutis ingeniis pariunt voluptates suavissimas."

38 Zu Fuchs' Biographie vgl. Stübler, Eberhard, Leonhart Fuchs. Leben und Werk, München 1928.

39 M. an Leonhart Fuchs vom 30.4.1534; CR 2, 718–719, MBW 1430: „Nos igitur hanc Physicam scribere instituimus ac iam partem aliquam operis absolvimus. [...] Nunc cum ad hominis et animae naturam accedimus, magnopere cupio inserere ἀνατομίαν et partium naturae varietates temperamentorum, id est κράσεων humanarum causas et species, quarum rerum nulla fit mentio in vulgaribus Physicis [...]. Hic tua nobis opera plurimum prodesse poterit si vel edas ipse vel nobis mittas de his locis ea quae maxime videbuntur digna cognitione."

40 M. an Joachim Camerarius vom 22.5.1535; CR 2, 878, MBW 1575: „Quaestiones habeo multas Physicas, de quibus utinam tecum et cum Medicis vestris confabulari liceret. Perveni enim iam ad eam partem, quae inscribitur de anima, in qua tota natura nobis, quantum quidem possumus, exponenda est."

lung als konzertierte Aktion gestaltete; mehrere Freunde sind bemüht Melanchthon mit Textstellen zu versorgen.[41] Der Plan, eine umfassende Physik herauszugeben, scheitert schließlich an zeitlichen Problemen,[42] und so bescheidet sich Melanchthon zunächst mit der Herausgabe einer Psychologie, die Mitte 1539 kurz vor ihrem Abschluß steht.[43] Endlich, am 1. Januar 1540, teilt Melanchthon die Fertigstellung des Commentarius de anima an Veit Dietrich mit und beabsichtigt, ihn Hieronymus Baumgartner zu widmen.[44] Am 12. Februar 1540 werden die ersten Exemplare verschickt.[45]

Der Commentarius de anima geht jeweils zur Hälfte anatomischen und „psychologischen" Fragestellungen nach.[46] Den ersten Teil des Buches nimmt die Beschreibung der drei Leibeshöhlen und deren wichtigste Organe sowie die Darstellung der Körpersäfte und Spiritus ein. Im zweiten Teil wendet sich Melanchthon den Fähigkeiten der menschlichen Seele, den potentiae animae zu. Während die anatomischen Teile des Buches Galen als Quellenautor verpflichtet sind, referiert Melanchthon im psychologischen Abschnitt des Commentarius de anima die fünf Seelenvermögen in der aristotelischen Tradition.[47] Die platonische Dreiteilung der Seele[48] überlagert

---

41   Weitere Briefe: Martin Boler (an Melanchthon vom 23.4.1535 MBW 1565, nicht im CR), schickt die gewünschten Hippokrates- und Galenzitate, verweist aber auf die kompetentere Mithilfe Jakob Milichs; Melanchthon (an Johannes Neefe vom 8.11.1534, CR 4, 1021, MBW 1508) erwähnt, daß er auch bei Johannes Cellularius Hilfe erbeten hätte, die aber noch ausstünde.
42   M. an Veit Dietrich vom 13.7.1537; CR 3, 388, MBW 1920: „[...] cum Synodi prorogatio aliquid nobis otii concedat, ut minus habeamus aulicarum deliberationum, seu rixarum potius retexam, Deo dante, τὰ φυσιολογικά."
43   M. an Joachim Camerarius vom 26.6.1539; CR 3, 727, MBW 2232: „Hic editur pars Physices nostrae de anima, quam tibi mittam, cum fuerit absoluta."
44   M. an Veit Dietrich vom 1.1.1540; CR 3, 895, MBW 2337: „Et iam absolveram librum περὶ ψυχῆς, etsi Typographi nondum edent [...]. Cogito dedicare τῷ Ἱερωνύμῳ Bomgartnero [...]."
45   Der „Commentarius de anima" erschien zunächst in vier Auflagen ([1]1540, [2]1543, [3]1544, [4]1548). Ins CR ist er nicht aufgenommen, Bretschneider hat nur die neuesten Auflagen der jeweiligen Lehrbücher ediert. Lediglich die Widmungsepistel an Baumgartner steht im CR; vgl.: M. an Hieronymus Baumgartner vom Januar 1540; CR 3, 907–914; MBW 2361.
46   Zu De anima siehe besonders die Beiträge von Jürgen Helm, auf die im folgenden Bezug genommen wird: Zwischen Aristotelismus, Protestantismus und zeitgenössischer Medizin: Philipp Melanchthons Lehrbuch De anima (1540/1552), in: Melanchthon und das Lehrbuch des 16. Jahrhunderts (hrsg. von Leonhardt, Jürgen), Rostock 1997, 175–194; ders.: Die Galenrezeption in Philipp Melanchthons De anima (1540/1552), in: Medizinhistorisches Journal 31 (1996), 298–321.
47   Potentia vegetativa (das vegetative Vermögen), potentia sentiens (das empfindende Vermögen), potentia appetitiva (das begehrende Vermögen), potentia locomotiva (Fähigkeit zur Ortsbewegung), potentia rationalis (Denkvermögen).
48   Denkende Seele im Gehirn (λογιστικόν), leidenschaftliche Seele im Herzen (θυμοειδές), begehrende Seele in der Leber (ἐπιθυμητικόν).

seine Ausführungen. Der Commentarius de anima ist indes keine bloße Kompilation der wichtigsten Lehrmeinungen antiker Autoren. Im letzten Abschnitt macht Melanchthon von diesem Fundus an klassischen Lehren Gebrauch und kreiert seine ureigene Lehre von den Affekten, der Sündhaftigkeit des Menschen und dem Erlösungshandeln Gottes in der fleischlichen Kreatur. Lutherische Theologie und antike, aristotelisch-platonische Vorstellungen über die Wesenhaftigkeit der menschlichen Seele begehen auf dem Fundament der Galenschen Anatomie einen Schulterschluß.

Der zweite Teil der ursprünglich geplanten Gesamtausgabe, die eigentliche Physik, geht erst 1549 in Druck.[49] Das Buch ist im Laufe der Jahre aus Vorlesungen erwachsen, die Melanchthon für seinen Freund Paul Eber unter dessen Mitarbeit geschrieben hat: „Collegimus ego et Paulus Eberus hanc sylvulam [Stoff; RH]", schreibt Melanchthon in der Vorrede zur Physik, die 1549 in Wittenberg bei Hans Lufft unter dem Titel Initia doctrinae physicae erstmals aufgelegt wurde. Die Initia doctrinae physicae lagen aber bereits 1534 in einer Urfassung vor. Melanchthon hatte in dem bereits oben erwähnten Brief an Leonhart Fuchs, datiert vom 30. April 1534, darauf hingewiesen: „Wir haben begonnen, die Physik zu schreiben und bereits einen Teil des Werkes beendet. Wenn wir uns jetzt an die Natur des Menschen und der Seele machen, so ist es mein inniger Wunsch, einen anatomischen Teil einzuflechten."[50] Die Gesamtausgabe der Physik war als vierteiliges Werk geplant, wovon der letzte Teil den Themenkreis De anima umfassen sollte. Die ersten drei Teile lagen 1534 also in einer Erstfassung vor. Gleichwohl wurde die Physik zum damaligen Zeitpunkt nicht gedruckt. Walter Thüringer hat die Entstehungsgeschichte der Physik und den Anteil

---

49 Beide „Teilbände" der Physik erfreuten sich in Deutschland einer enormen Beliebtheit bis ins 18. Jahrhundert. Riccardo Pozzo hat nachgewiesen, wie nicht zuletzt dank Melanchthons Einfluß an den deutschen Universitäten der Physikunterricht an Bedeutung gewann; vgl.: Pozzo, Riccardo, Wissenschaft und Reformation. Die Beispiele der Universitäten Königsberg und Helmstedt, in: Berichte zur Wissenschaftsgeschichte 18 (1995), 103–113 und ders.: Die Etablierung des naturwissenschaftlichen Unterrichts unter dem Einfluß Melanchthons, in: Melanchthon und die Naturwissenschaft seiner Zeit (hrsg. von Frank, Günter und Rhein, Stefan), 273–287. Zwei gute Einführungen in die Initia doctrinae physicae bieten: Bernhardt, Wilhelm, Philipp Melanchthon als Mathematiker und Physiker, Wittenberg 1865, Reprint Vaduz 1973, 48–74 und neuerdings: Bauer, Barbara, Gott, Welt, Mensch und Sterne in Melanchthons Initia doctrinae physicae, in: Melanchthon und das Lehrbuch des 16. Jahrhunderts (hrsg. von Leonhardt, Jürgen), Rostock 1997, 149–173. Die Aristotelesrezeption Melanchthons in diesem Buch behandelt: Geyer, Hans-Georg, Welt und Mensch. Zur Frage des Aristotelismus bei Melanchthon, Diss. theol., Bonn 1959.

50 M. an Leonhart Fuchs vom 30.4.1534; CR 2, 718–719, MBW 1430; vgl. auch Anm. 39.

Paul Ebers am Gesamtwerk jüngst untersucht und herausgearbeitet, daß die 1549 gedruckte Version zwischen 1545 und 1549 entstanden sein muß.[51]

Im Jahr nach dem Erscheinen der Initia doctrinae physicae – ein Jahr war seit der letzten, unveränderten Auflage des Commentarius de anima vergangen – widmete sich Melanchthon bereits wieder seiner Psychologie. Die Gründe dafür schildert er in einem vom 29. Juni 1549 datierten Brief seinem Freund Johann Stigel folgendermaßen:

„Paul Eber läßt Dir einige Blätter zukommen, die etliche Zitate aus dem Kompendium über die Seele enthalten. Über Boten werde ich Dir die Beschreibungen anderer schicken, die einige Irrtümer in der Anatomie genauer beseitigt haben. Vesals Werk war noch nicht gedruckt, als ich bereits Textstellen bei Galen und Carpi[52] sammelte. Carpis Lehre ist eher verwirrend. Obgleich ich wohl einigermaßen sorgfältig das Wesentliche exzerpiert habe, entging mir hernach nicht, daß einige Verbesserungen angebracht sind. Und wenn ich es noch erlebe, werde ich das ganze Buch [Commentarius de anima; RH] umarbeiten. Denn es ist notwendig, daß es in der Kirche eine leidlich gute Lehre über den Unterschied der Seelenvermögen gibt. Wenngleich mein Kompendium vielen genutzt hat, wird eine zweite Redaktion neues Licht auf die Dinge werfen." [53]

Einer der ersten Korrektoren Melanchthons nach der Erstausgabe des Commentarius de anima 1540 scheint sein Freund Leonhart Fuchs gewesen zu

---

51 Vgl. Thüringer, Walter, Paul Eber (1511–1569). Melanchthons Physik und seine Stellung zu Copernicus, in: Melanchthon in seinen Schülern (hrsg. von Scheible, Heinz), Wiesbaden 1997, 285–321. Thüringers Studie beruht auf Vorlesungsnachschriften und Melanchthons Autographen. Er kann nachweisen, daß sich die Stoffgliederung der beiden Fassungen (1534 und 1549) nicht unterscheidet. In der Druckfassung von 1549 wird die kopernikanische Lehre zwar rezipiert, das heliozentrische Weltbild freilich abgelehnt. Thüringer weist außerdem darauf hin, daß im Autograph Melanchthons, der der 1549er Druckfassung zugrunde lag, ein beträchtlicher Teil von der Hand Ebers stammt. Die 1534er Urfassung stammt einzig aus der Feder Melanchthons.

52 Berengario da Carpi (ca.1460–24.11.1530). In seinem 1521 erschienenen Werk Commentaria cum amplissimis additionibus super Anatomia Mundini (Bologna 1521) finden sich sehr frühe nach der Natur angefertigte anatomische Zeichnungen. Zu Berengario siehe besonders French, R.K., Berengario da Carpi and commentary in anatomical teaching, in: The medical renaissance of the sixteenth century (hrsg. von Wear, A., French, R.K. und Lonie, I.M.), Cambridge 1985, 42–74.

53 M. an Johann Stigel vom 29.6.1549; CR 7, 1015, MBW 5579: „Paulus Eberus mittit tibi pagellas, quae continent quaedam recitata in enarratione sylvulae περὶ ψυχῆς. Mittam autem per alios nuntios aliorum descriptiones, qui emendarunt quaedam σφάλματα in Anatomia accuratius. Nondum erat editum Wesalii opus, cum ego haec initia colligerem ex Galeno et Carpo. Et confusior est Carpi doctrina. Etsi igitur mediocri diligentia excerpsi praecipua, tamen postea vidi, opus esse emendatione. Et si vivam, retexam totum libellum. Necesse est enim in Ecclesia exstare mediocriter explicatam doctrinam de dicrimine potentiarum animae. Et quanquam haec sylvula profuit multis, tamen δευτέραι φροντίδες aliquid lucis adferent."

sein.[54] Bis zum Beginn der Korrekturarbeiten am Commentarius de anima sollten jedoch beinahe zehn Jahre vergehen. Ein wichtiger Impuls dafür ging, wie der an Stigel gerichtete Brief erhellt, von der Lektüre Vesals De humani corporis fabrica libri septem aus. Dieses epochemachende Werk war 1543 bei Johannes Oporinus in Basel erschienen. Spätestens im Juni 1549 also setzte sich Melanchthon mit Vesals Schriften auseinander.[55] Für eine intensivere Beschäftigung mit der Umarbeitung des Commentarius de anima lassen sich in Melanchthons Korrespondenz Hinweise finden. In einem Brief an Stigel vom 5. Dezember 1550 berichtet Melanchthon, daß er am Vortag die Stelle über die Fußknochen verändert habe. Zur Illustrierung der anatomischen Verhältnisse dieser Körperteile schickte er Stigel anatomische Tafeln.[56] Am 30. Dezember 1550 läßt Melanchthon anläßlich einer medizinischen Promotionsfeier die Rede De partibus et motibus cordis vortragen. Diese Rede beinhaltet über weite Strecken den Originalwortlaut aus der Neufassung seiner Psychologie. Melanchthon scheint dem Redner Jakob Milich sein in den Tagen zuvor geschriebenes Manuskript zum Vortragen gegeben zu haben. Vesals Fabrica hat ihn im Dezember 1550 demnach sehr stark beschäftigt, und das mag der Grund dafür sein, daß er die neuesten Erkenntnisse sogleich einem fachkundigen Publikum zu Gehör gebracht hat. Der Einfluß Vesals ist in dieser Rede offensichtlich. Melanchthon nimmt darin Bezug auf eine der wesentlichen Neuerungen in der Fabrica. Die Rede ist von den Poren in der Herzscheidewand, die von Galen beschrieben und von Melanchthon noch in der letzten Auflage des Commentarius de anima

---

54 Vgl. die Briefe M.s an Fuchs vom 14.12.1540; CR 3, 1211, MBW 2579 und vom 25.12.1540; CR 3, 1246, MBW 2598.

55 Melanchthon besaß eine eigene Ausgabe der Fabrica. Schullian, Dorothy, Old volumes shake their vellum heads, in: Bulletin of the Medical Library Association 33 (1945), 413–448 hatte darauf aufmerksam gemacht, daß sich in der Army Medical Library ein Exemplar der Erstausgabe von Vesals Fabrica befindet, dem ein Blatt mit Versen von Melanchthons Hand angeheftet sei. Das Exemplar befindet sich jetzt in der National Library of Medicine, Bethesda, Md., WZ 240fV 1543 – so Nutton 1990, 155. Nutton spricht von „Melanchthon's copy of the fabrica" und erwähnt, daß sie bis Seite 649 annotiert ist. Das besagte Gedicht aus 14 Distichen, betitelt mit De consideratione humani corporis, datiert vom 25. Januar 1552, ist im CR 10, 610 abgedruckt; Schullian bietet eine Übertragung ins Englische. Der Artikel von Barrow, Mark V., The link between Melanchthon and Vesalius, in: Bulletin of the Florida medical association 56 (1969), 644–647 liefert keine neuen Erkenntnisse.

56 M. an Johann Stigel vom 5.12.1550; CR 7, 694, MBW 5937: „Heri mutavi locum de Malleolis et Talis [...] picturam habes in paginis, quas tibi misi."

erwähnt werden.[57] Die Poren gelten nun als unsichtbar. De partibus et motibus cordis kann man somit als das erste Dokument in Form einer Rede von
Melanchthons Vesal-Rezeption begreifen.

Aus Melanchthons Briefwechsel ist indes nicht zu erhellen, wann genau
der Reformator die Schriften Vesals erstmals in Händen gehalten hat, und
wer ihm die Fabrica übermittelte. Man darf mutmaßen, daß der Zeitpunkt
zwischen der letzten, unveränderten Auflage des Commentarius de anima
(1548) und dem oben zitierten Brief an Stigel (Juni 1549) gelegen haben
muß.

Die Umarbeitung der De anima nimmt bis Ende 1552 in Anspruch. Ver-
zögert wird sie nicht zuletzt durch die Evakuierung der Hochschule aufgrund einer Epidemie 1552 nach Torgau. Am 1. November diesen Jahres
verfaßt Melanchthon noch in Torgau die Widmungsvorrede an Hieronymus
Baumgartner junior. „Den besten Autoren bin ich gefolgt: Galen, Vesal und
Leonhart Fuchs. Meine Freunde Jacob Milich und Caspar Peucer, meinen
Schwiegersohn, habe ich bisweilen beratend hinzugezogen," heißt es in der
Vorrede.[58] Am 7. November 1552 bricht Melanchthon von Torgau in Richtung Wittenberg auf, um den Druck von De anima zu vollenden. Sobald er
die ersten Exemplare in Händen habe – so teilt er am 13. November 1552
seinen Freunden Veit Oertel und Johann Stigel mit –, werde er sie verschik-
ken.[59] Am 25. Januar 1553 schließlich schreibt Melanchthon an den gleich-
namigen Sohn seines Nürnberger Freundes Joachim Camerarius: „In Deinem Alter ist es notwendig, die Grundzüge der Philosophie zu lernen. Ich
sende Dir darum die Seiten der De anima, die – wie es im Buch selbst oft
zum Ausdruck kommt – zum Studium für Jünglinge gedacht ist."[60] Es
dürfte sich um eines der ersten Exemplare der revidierten Fassung handeln,
die mit Liber de anima betitelt wurde und acht Auflagen erfuhr.[61]

---

57 Siehe dazu auch: Hofheinz, Ralf, Rede über die Teile und Bewegungen des Herzens:
    De partibus et motibus cordis, 1550, in: Melanchthon deutsch (hrsg. von Beyer, Mi-
    chael, Rhein, Stefan und Wartenberg, Günther), Leipzig 1997, 110–122.
58 M. an Hieronymus Baumgartner d.J. vom 1.11.1552; CR 7, 1123, MBW 6627: „Secu-
    tus sum scriptores optimos, Galenum, Vesalium, et Leonhartum Fuchsium, et adhibui
    amicos interdum Jacobum Milichium et Peucerum generum meum."
59 M. an Veit Oertel vom 13.11.1552; CR 7, 1136, MBW 6636 und M. an Johannes
    Stigel vom 13.11.1552; CR 7, 1134, MBW 6638: „[...] cum primum accepero exempla
    scripti περὶ ψυχῆς, quae iam eduntur, tibi mittam [...]."
60 M. an Joachim Camerarius d.J. vom 25.1.1553; CR 7, 539, MBW 6724: „Cum autem
    necesse sit te hac aetate discere philosophica elementa, mitto tibi pagellas libri de
    Anima, qui quo consilio tradatur adolescentibus, saepe in ipso libro expomitur."
61 [1]1552, [2]1558, [3]1560, [4]1562, [5]1569, [6]1571, [7]1574, [8]1584.

2.2 Freunde, Protegés, Briefpartner – Mediziner im Umfeld Melanchthons

In diesem Abschnitt sollen die persönlichen Kontakte dargestellt werden, die Melanchthon zu zeitgenössischen Ärzten gepflegt hat. Es soll anhand seines Briefwechsels mit ausgewählten Ärzten der Frage nachgegangen werden, inwieweit Melanchthon die aktuelle medizinische Literatur rezipierte, Einfluß auf die Berufungspolitik der medizinischen Fakultät Wittenbergs nahm oder sich in zeitgenössische medizinische Diskurse einschaltete.

Schon 1518 hatte Melanchthon, kaum an der Leucorea – der Wittenberger Universität –, für den ebenfalls erst jüngst berufenen Peter Burckhard[62] zu dessen Parva Hippocratis Tabula[63] eine Widmungsvorrede und ein Begleitgedicht beigesteuert.[64] Er schrieb auch in der Folgezeit Widmungsepistel für befreundete oder förderungswürdige Ärzte. Beispielsweise verfaßte er die Vorrede[65] zu einer Pestschrift[66] des damaligen Stadtphysicus in Emden, Jacobus Cornicius, die in Wittenberg bei den Erben von Georg Rhau 1551 erschien. Melanchthons Widmung ist nicht zuletzt deswegen interessant, weil er in diesem Brief – neben bekannten Versatzstücken aus seinen Reden – ein „Pestrezept" beschreibt.[67] Eine potentielle Gefährdung durch

---

62 Burckhard war von 1497 bis 1504 Medizinprofessor in Ingolstadt, danach Stadtphysikus in Nürnberg, Ulm und Regensburg. Auf Empfehlungen von Christoph Scheurl kam er als ausgewiesener Hippokrateskenner am 29.9.1518 nach Wittenberg. 1520 war er Rektor der Leucorea, 1521 Dekan der medizinischen Fakultät. Noch im gleichen Jahr kehrte er nach Ingolstadt zurück, wo er bis zu seinem Tod 1526 lehrte. Zu Burckhard siehe Friedensburg, Walter, Geschichte der Universität Wittenberg, Halle/Saale 1917, 128, 136–139, 210.

63 Burckhard, Peter, Parva Hippocratis Tabula, Wittenberg 1519.

64 M. an Peter Burckhard vom Dezember 1518; MBW 37. Widmungsepistel und Gedicht sind abgedruckt in: Supplementa Melanchthoniana. Werke Philipp Melanchthons, die im Corpus Reformatorum vermißt werden, Bd. 6/1 (hrsg. vom Verein für Reformationsgeschichte), Leipzig 1926, Reprint Frankfurt 1968, 52–54. Melanchthon betont den Verfall der gegenwärtigen medizinischen Wissenschaft, nennt die Ärzte eine „grex Thessalorum" (ebd., 53) und beklagt sich, daß Hippokrates, der beste medizinische Autor, besonders vernachlässigt wird. „Unus omnium Hippocrates maxime contemptus iacet, quo authore non habet alium medicina superiorem" (ebd., 54–55). Burckhards Bemühungen seien darum besonders zu schätzen. Melanchthons Vorrede und Gedicht sind erst sehr spät bekannt geworden. Siehe dazu Clemen, Otto, Melanchthoniana, in: Theologische Studien und Kritiken 78 (1905), 395–398.

65 M. an Benno von Heynitz vom 25. Juli 1551; MBW 6145.

66 Cornicius, Jacobus, Prophylacticum adversus pestiferae luis contagia, Wittenberg 1551.

67 Abgedruckt bei Clemen, Otto, Ein Rezept gegen die ‚Pest' von Philipp Melanchthon, in: Sudhoffs Archiv 29 (1936), 350–354. Clemen war jedoch entgangen, daß bereits Wickersheimer auf diese Vorrede aufmerksam gemacht hatte; vgl. Wickersheimer, Ernest, Les recettes de Philippe Melanchthon contre la peste, in: Janus 27 (1923), 1–7.

die „Pest" war in Wittenberg ständig gegeben. Wegen des Ausbruchs von
Epidemien war Melanchthon 1527/28 und 1535/36 mit seinen Studenten
nach Jena und 1552 nach Torgau ausgewichen. Weitere Vorreden lieferte
Melanchthon unter anderem für die in Gedichtform gehaltenen Aphorismi
Hippocratis carmine redditi des Matthias Röseler.[68]

Neben dem täglichen Umgang mit Medizinerkollegen an der Leucorea
unterhielt er mit vielen Ärzten Briefkontakt. Diese Briefe berührten freilich
nicht nur freundschaftliche Interessen. Die Rolle Leonhart Fuchs' bei der
Entstehung der De anima wurde bereits kurz angedeutet.[69] Aus den insgesamt zehn erhaltenen Briefen der Korrespondenz[70] kann man ersehen, daß
Fuchs wiederholt Lehrbücher geschickt hatte, von denen Melanchthon laut
eigener Aussage stark profitierte. Die Berücksichtigung aktueller Literatur
war Melanchthon wichtig, da ihm die Ausgabe der Anatomice libri quinque
des Alexander Benedictus, die Otto Brunfels 1528 in Straßburg hatte druk-
ken lassen, zu oberflächlich erschien.[71] Melanchthon las unter anderem
Fuchs' Kommentar zum sechsten Buch der hippokratischen Epidemien.[72]
Mit großer Spannung erwartete Melanchthon das Erscheinen von Fuchs'
Kräuterbuch.[73] Des weiteren bekam er Fuchs' 1541 in Basel erschienenen
Methodus[74] und kannte die 1557 ebenfalls in Basel erschienene Schrift Num
morbifica aliqua de Galeni sententia sit causa continens disceptatio, von der

---

68 M. an Matthias Röseler vom 1.9.1553; CR 8, 148, MBW 6957. Melanchthons Wid-
    mungsepistel betont, daß die Gedichtform des Bandes (Röseler, Matthias, Aphorismi
    Hippocratis carmine redditi, Rostock 1554) den Leser zur Lektüre einzuladen vermag
    und beim Lernen behilflich sein kann: „[...] et adiuvant numeri memoriam, et fortassis
    aliquos invitabunt [...]."
69 Für die Mitarbeit an De anima, besonders für die Galenexzerpte, bedankt sich
    Melanchthon bei Fuchs in einem Brief; vgl. M. an Leonhart Fuchs vom 25.12.1540;
    CR 3, 1246, MBW 2598. Fuchs scheint die De anima kurz nach dem Erscheinen be-
    reits gelesen zu haben. Aus dem Brief M.s an Leonhart Fuchs vom 12.1.1541; CR 4,
    18, MBW 2607 geht hervor, daß sich Melanchthon besonders über Fuchs' Kritik der
    im Buch enthaltenen (natur)philosophischen Studien freut.
70 MBW 1430, 2117, 2579, 2598, 2607, 2764, 3769, 5647, 7668, 8355.
71 M. an Leonhart Fuchs vom 30.4.1534; CR 2, 719, MBW 1430: „[...] Alexandri Bene-
    dicti pertenuis et puerilis libellus est."
72 Fuchs, Leonhart, Hippocratis epidemiorum liber sextus, Hagenau 1532; vgl. M. an Le-
    onhart Fuchs vom 30.4.1534; CR 2, 718, MBW 1430.
73 Fuchs, Leonhart, De historia stirpium commentarii insignes, Basel 1542; vgl. M. an
    Leonhart Fuchs vom 12.12.1538; CR 3, 606–607, MBW 2117.
74 Fuchs, Leonhart, Methodus seu ratio compendiaria perveniendi ad veram solidamque
    medicinam, Basel 1541; vgl. M. an Leonhart Fuchs vom 18.7.1541; CR 4, 554, MBW
    2764.

Fuchs meinte, sie berühre sich inhaltlich mit Melanchthons Dialektik.[75] Ob Melanchthon Fuchs' Anatomielehrbuch De humani corporis fabrica[76] – das in Anlehnung an Andreas Vesals Fabrica verfaßt wurde – gekannt hat, ist aus dem Briefwechsel der beiden nicht nachzuvollziehen. Melanchthon wies in der Epistola dedicatoria zum Liber de anima aber darauf hin, daß er den besten Autoren gefolgt sei: Galen, Vesal und Fuchs.[77] Es scheint daher wahrscheinlich, daß er Fuchs' Buch gelesen hat.

Einen besonders engen Briefkontakt[78] pflegte Melanchthon mit Christoph Stathmion (gräzisiert für Maß) – auf etlichen Titelblättern der von ihm erhaltenen Drucke wird er auch als Stachmion bezeichnet –, einem Mann, dessen Existenz und Freundschaft zu Melanchthon von Melanchthonbiographen und Lexikographen bislang kaum gewürdigt wurde. Stathmion[79] wurde um 1509 geboren und ungefähr 1547 als Bürger in Coburg aufgenommen, wo er in der Folgezeit als Stadtphysikus arbeitete und 1585 starb. Er war Leibarzt bei Johann Ernst von Sachsen und verfaßte Ephemeriden und Praktika.[80] Der fachliche Austausch zwischen Melanchthon und Stathmion beruhte vor allem auf Stathmions Rolle als Arzt und Astrologe. Auch mit ihm wechselte Melanchthon Literatur. Es handelt sich dabei vorwiegend um astrologische Schriften. Konrad Müller hat darauf hingewiesen, daß Melanchthon im Oktober 1550 Stathmion ein Buch übersandt hatte, das die kopernikanische Lehre beinhalte, deren Heliozentrismus Melanchthon in den Initia doctrinae physicae noch abgelehnt hatte.[81] Müller vermutet, daß es sich dabei um De revolutionibus orbium coelestium handeln könnte. Stathmion hatte Melanchthon allerdings erst im Februar oder April 1551 um

---

75 Fuchs, Leonhart, Num morbifica aliqua de Galeni sententia sit causa continens disceptatio, Basel 1557; vgl. Fuchs an Melanchthon vom 22.12.1555; MBW 7668, nicht im CR.

76 Fuchs, Leonhart, De humani corporis fabrica ex Galeni et Andreae Vesalii libris concinnata, Tübingen 1551.

77 M. an Hieronymus Baumgartner d.J. vom 1.11.1552; CR 7, 1123, MBW 6627; vgl. Anm. 58.

78 Der Briefwechsel umfaßt MBW 5838, 5990, 6007, 6194, 6245, 6422, 6592, 6785, 6796, 6949, 7040, 7086, 7183, 7263, 7513, 7691, 7710, 7883, 8899.

79 Er ist in keinem der gängigen biographischen Lexika verzeichnet. Die folgenden biographischen Angaben stützen sich auf Müller-Jahnke 1985, 183 und 252 sowie Müller, Konrad, Philipp Melanchthon und das kopernikanische Weltsystem, in: Centaurus 9 (1963/64), 16–28, hier 28.

80 Zu seinen Schriften siehe: Verzeichnis der im deutschen Sprachbereich erschienenen Drucke des XVI. Jahrhunderts (hrsg. von der Bayerischen Staatsbibliothek und der Herzog August Bibliothek), Stuttgart 1983–1995. In diesem Verzeichnis (weiterhin zit. als VD 16) sind Stathmions Schriften unter S 8644–8666 gelistet.

81 Müller 1963/64, 26.

die Zusendung der Tafeln des Kopernikus gebeten.[82] Am 27. Oktober 1551
– nicht 1550 wie Müller anhand der falschen Datierung im CR annimmt –
beantwortete Melanchthon Stathmions Brief und sandte ihm ein „kürzlich
erschienenes" Werk, das Tafeln beinhaltete, die „nach der Lehre des Kopernikus" verfaßt sind.[83] Es dürfte sich dabei am ehesten um die Tabulae
Prutenicae[84] des Erasmus Reinhold handeln, die 1551 erschienen sind.
Interessanterweise bittet Melanchthon Stathmion, ihm den Empfang der
Buchsendung zu bestätigen.[85] Ein Indiz dafür, daß es Melanchthon zumindest unangenehm gewesen wäre, wenn Brief und Buch in fremde Hände gefallen wären! Melanchthon erhielt des weiteren von Stathmion zur Drucklegung eine Schrift über die Heilung der drohenden Pest[86], für die jedoch kein
Verleger zu finden war.[87] Er selbst schickte ihm seine Rede De orione[88] sowie nicht näher bezeichnete Neuerscheinungen astrologischen Inhalts[89]. Melanchthon ermunterte Stathmion, Ephemeriden zu verfassen,[90] Stathmion erstellte für Melanchthon Horoskope[91]. Es ist festzuhalten, daß beide in einem
regen Bücher- und Gedankenaustausch standen, der sich indes auch auf
theologische Fragen erstreckte.[92]

Unklar bleibt, seit wann und woher sich beide kannten. Die erste Erwähnung Stathmions im Briefwechsel Melanchthons findet sich in einem Brief

---

82 Christoph Stathmion an M. vom 30.4.[oder 28.2.]1551; MBW 6007; nicht im CR.
83 M. an Christoph Stathmion vom 27.10.1551; CR 7, 683, MBW 6245: „Mitto tibi opus
    recens editum, tabulas ad Copernici doctrinam institutas [...]."
84 Reinhold, Erasmus, Tabulae Prutenicae, Tübingen 1551.
85 M. an Christoph Stathmion vom 27.10.1551; CR 7, 683, MBW 6245: „ [...] teque oro
    ut mihi *significes* an has literas et Tabulas acceperis." [Hervorhebung RH].
86 Christoph Stathmion an M. vom 30.4.[oder 28.2.]1551; MBW 6007, nicht im CR. Im
    selben Brief bedankt sich Stathmion für die Disputationsthesen aus der Promotion Paul
    Vadins (6.11.1550), die er von Melanchthon übermittelt bekommen hatte.
87 M. an Christoph Stathmion vom 8.10.1552; CR 7, 1100, MBW 6592. Im gleichen
    Schreiben drückt Melanchthon sein Bedauern darüber aus, daß ein Mann wie
    Stathmion nicht an einer Universität lehrt: „Cum autem in utroque genere [Medizin
    und Mathematik; RH] studia multorum et iuvare et accendere possis, optarim te in
    Academia aliqua esse." (Ebd.).
88 M. an Christoph Stathmion vom 16.2.1554; CR 8, 227, MBW 7086. Die Rede De
    orione ist abgedruckt in CR 12, 46–52.
89 M. an Christoph Stathmion vom 18.8.1554; CR 8, 329, MBW 7263.
90 Vgl. MBW 6796.
91 Vgl. MBW 7710.
92 Beispielsweise kommentiert Stathmion an M. vom 20.4.1552; MBW 6422, nicht im
    CR, Melanchthons Erwiderung auf Osianders Schrift (Über die Rechtfertigung, Wit-
    tenberg 1552) sei zu mild, und M. an Stathmion vom 20.3.1559; CR 9, 783, MBW
    8899 schreibt, er habe dessen Schrift über die Prädestination gelesen. Gleichwohl rät
    Melanchthon, Stathmion solle sich aus religiösen Streiterein heraushalten; vgl. M. an
    Stathmion vom 4.7.1556; CR 8, 790–791, MBW 7883.

an Joachim Camerarius vom 13. November 1549.[93] Es ist bemerkenswert, daß Melanchthon Stathmion bei dessen Kampf gegen die Gegner der Astrologie und Astromedizin unterstützte. Die Weimarer Hoftheologen Johannes Stoltz und Johannes Aurifaber hatten 1554 durch ihre Kritik an der Astrologie[94] auch Stathmions Stellung am ernestinischen Hof in Sachsen gefährdet. Um die beiden Theologen nicht zu verärgern ging Melanchthon diplomatisch vor und gab seine astrologisch ausgerichtete Rede De orione erst nach dem Erscheinen von Stoltz' und Aurifabers Buch Kurtze Verlegung der unchristlichen Practica in Druck.[95] Trotzdem geriet Melanchthon nolens volens in den Streit zwischen Gegner und Verfechter der Astromedizin. Thomas Erastus, hennebergischer Leibarzt und Heidelberger Professor der Medizin, hatte Stathmions astromedizinische Schriften in Briefen auf das Schärfste bekämpft und vor allem bemängelt, daß dieser seine Arbeiten „[...] ad doctissimos viros Wittebergam transmisisse."[96]. Unschwer läßt sich dahinter Melanchthon vermuten, der seinerseits in einem Brief an Stathmion Erastus' Kritik an der Astromedizin verurteilte.[97] Stathmion veröffentlichte schließlich 1558 eine Streitschrift gegen Erastus.[98]

Die engen Verbindungen zwischen dem Reformator und Stathmion sowie Melanchthons exponierte Rolle im Streit um die Astromedizin scheinen also über die Grenzen Sachsens hinaus bekannt geworden zu sein. Unter den Reden Melanchthons ist eine Schrift Stathmions überliefert, die sich bislang in verschiedenen Redenbibliographien unwidersprochen als eine Rede Melanchthons hält.[99] Der Titel der Schrift gibt jedoch Aufschluß darüber, daß

---

93   Vgl. M. an Joachim Camerarius vom 13.11.1549; CR 7, 504, MBW 5677: „Stathmionis pagellas ipse afferam." Melanchthon führt nicht auf, um welche Schrift Stathmions es sich handelt.

94   Vor allem in der Schrift Stoltz, Johannes und Aurifaber, Johannes, Kurtze Verlegung der unchristlichen Practica Magistri Johannes Hebenstreits auf das Jahr 1554, Jena 1554.

95   M. an Stathmion vom 18.8.1554; CR 8, 329, MBW 7263: „Oratio de Orione scripta est ante editionem scripti veterum nostrorum amicorum, qui Physicas praedictiones damnarunt. Et hanc ipsam ob causam non est edita, ne illi se dicerent a nobis κωμωδεῖσθαι."

96   Zitiert nach Müller-Jahnke 1985, 252.

97   M. an Christoph Stathmion vom 1.6.1555; CR 7, 794, MBW 7513.

98   Stathmion, Christoph, Astrologia Asserta oder ein kurtze vnnd gruendtliche Verlegung der langen vnnd vngegruendten Schrift D. Thome Erasti / Drinne er sich vntersteheht die Kunst so auß der Sternen lauff natuerlich vrteylet zu vernichten, Nürnberg 1558; vgl. VD 16, S 8644.

99   Zuletzt auch in der hervorragenden Bibliographie von Koehn, Horst, Philipp Melanchthons Reden. Verzeichnis der im 16. Jahrhundert erschienen Drucke, Frankfurt/M. 1985. Der Erstdruck der Schrift findet sich in der Bibliographie unter der Nummer 202. Die Schrift ist betitelt mit „DE TERTI= // ANA FEBRI ASTRO= // LOGICA

es sich um eine Simon Wild[100] gewidmete und zur Verteidigung der Astromedizin verfaßte Schrift Stathmions handelt.[101] Die in dieser Schrift geäußerten Meinungen entsprachen auch Melanchthons Vorstellungen. Er teilte mit Stathmion die Ansicht, daß die Sterne einen bedeutenden Einfluß auf die sublunare Welt ausüben, daß Gott jedoch in diese Kausalzusammenhänge regulierend eingreifen kann.[102] Ein Brief vom 18. Januar 1556 belegt, daß Melanchthon das Manuskript der Schrift von Stathmion übermittelt worden war.[103] Melanchthon bringt darin zum Ausdruck, daß er sich über die Lektüre sehr gefreut habe, und seine Erfahrungen in die in dieser Schrift besprochene Richtung gingen.[104] Eine ausführlichere Würdigung der Astromedizin im Denken Melanchthons wird weiter unten erfolgen.

EXPERENTIA // ET CONTRA MENARDVM // DEFENSIO CONSIDERATI= // ONIS ASTROLOGICAE // IN MEDICATIONE. // AD SIMONEM VVILDT // Ilustrissimorum Ducum Saxoniae Me= // dicum Vinariensisque aulae Physi= // cum ordinarium. // PER CHRISTOPHORVM STATH= // MIONEM PHYSICVM CO= // BVRGENSEM: // VITEBERGAE EXCVDEBANT // HAEREDES GEORGII // RHAVV. // M.D.LVI: //

100　Simon Wild (†1560) hatte in Wittenberg studiert (Immatrikulation 1539), war Stadtphysikus in Eisleben, Leibarzt Herzog Johann Friedrichs von Sachsen und schließlich Professor in Assesorenstellung in Jena. Zu Simon Wild vgl. besonders: Buchwald, G., Simon Wilde [sic!] aus Zwickau. Ein Wittenberger Studentenleben zur Zeit der Reformation, in: Mitteilungen der Deutschen Gesellschaft in Leipzig 9 (1894), 61–111.

101　Stathmion beginnt seine Ausführung mit einer Entschuldigung an Wild. Er habe aufgrund zeitlicher Probleme die versprochene Schrift erst jetzt in Angriff genommen. Er behandelt den Einfluß des Mondes bei Dreitagesfiebern (fol. A2v). Nach einer breiten, auf Galen, Hippokrates, Avicenna und Ptolemäus fußenden Beschreibung der iatromathematischen Praxis (fol. A2v–B6r), beginnt er, die Astromedizin gegen theologische Argumente zu verteidigen (fol. B6v): [...] contra Astrologiam afferuntur à Theologis: [...] Astrologiam disciplinae diuinae contrariam esse, [...] Hominem à Deo auertere [...].“ Auf den Vorwurf, Gott zwinge die Menschen geradezu zur Sünde, wenn die Astrologie ihre Berechtigung hätte (fol. B7r): „Ille [Basilius; RH] Deum peccati authorem coarguat, quasi hominem ad delinquendum adigat per sydera Deus.“ exkulpiert er Gott durch den Hinweis, daß die Sterne nicht „fatales“, sondern „naturales causae“ seien, die schließlich von der Bußbereitschaft der Menschen insofern beeinflußt werden könnten, als daß Gott diesen Zusammenhang lindern bzw. aufheben könne (fol. B8r): „Ratio enim in hoc data est homini, ut carnis impetus reprimat“, (fol. B8v): „spiritus noster, à Dei spiritu per inuocationem adiuuatur, quod adminiculum soli Christiani norunt et habent“. So werde also eine christliche Gesinnung diesen Kausalnexus jederzeit unterbrechen, obgleich er von Gott als „causa naturalis“ so gegeben ist.

102　Vgl. dazu auch M. an Stathmion vom 5.2.1556; CR 8, 672, MBW 7710: „[...] lenire causas Physicas Deus potest“ und in einem Distichon (ebd.): „Non Deus est numen Parcarum carcere clausum / quale putabatur Stoicus esse Deum.“

103　M. an Christoph Stathmion vom 18.1.1556; CR 8, 216, MBW 7691.

104　Ebd.: „Delectati sumus lectione scripti tui eruditissimi de mutatione humorum congruente cum Lunae itineribus. Et nos ipsi comperimus exempla.“

Ein besonders inniges Verhältnis hatte Melanchthon zu Jakob Milich.[105] Anhand seiner Person soll gezeigt werden, wie Melanchthon es immer wieder verstand, die Geschicke befreundeter Ärzte und auch die Personalpolitik der medizinischen Fakultät der Universität Wittenberg zu lenken. Die oft prekäre finanzielle Lage Milichs veranlaßte Melanchthon 1543 zu einem Eintreten für Milichs Übernahme der durch Georg Curios Weggang vakant gewordenen zweiten Professur an der Leucorea.[106] Dabei suchte er gleichzeitig die vermeintlichen Bestrebungen Janus Cornarius' auf diese Stelle zu verhindern, der zu dieser Zeit allerdings schon eine Professur in Marburg angetreten hatte[107]. In einem weiteren Brief an Milich vom 9. Mai 1543 teilt er ihm als berufliche Alternative die Übernahme der Stadtarztstelle in Frankfurt/M., die zuvor Cornarius innegehabt hatte.[108] Daß es dabei hauptsächlich um Milichs Finanzprobleme ging, erhellt ein Empfehlungsschreiben Melanchthons an einen Frankfurter Stadtrat, in dem er fordert, die Stadtarztstelle nunmehr mit 150 statt mit – wie bisher – 70 Gulden zu bestallen.[109] Wie dem oben erwähnten Brief zu entnehmen ist, war es jedoch Melanchthons Wunsch, Milich in Wittenberg zu halten.[110] Dies gelang ihm schließlich dadurch, daß er sich beim Kurfürsten für eine Erhöhung der Besoldung der zweiten Professur verwandte, der 1544 stattgegeben wurde.[111] Das höhere Salär scheint Milich bewogen zu haben, in Wittenberg zu bleiben, denn er übernahm die zweite medizinische Professur.

Die Tore der Universität Wittenberg waren am 6. November 1546 infolge des Schmalkaldischen Krieges geschlossen worden.[112] Melanchthon war zunächst auf neutralen Boden ins anhaltinische Zerbst ausgewichen. Sein

---

105 Zu dessen Kurzbiographie vgl. Anhang III.
106 M. an Jakob Milich vom 23.4.1543; CR 5, 98, MBW 3234. In diesem Schreiben wird deutlich, daß Augustin Schurff, der bis 1548 die erste anatomische Professur in Wittenberg innehatte, Milich bei der Stellenvergabe berücksichtigen solle.
107 Vgl. dazu Rütten, Thomas und Rütten, Ulrich, Melanchthons Rede „De Hippocrate", in: Medizinhistorisches Journal 33 (1998), 19–56.
108 M. an Jakob Milich vom 9.5.1543; CR 5, 104, MBW 3244. In der Zwischenzeit hatte Melanchthon, wie aus dem Brief hervorgeht, vom Wechsel Cornarius' nach Marburg erfahren.
109 M. an Justitian von Holzhausen vom 24.1.1544; MBW 3429, nicht im CR. Die 150 Gulden entsprechen der in der Fundation von 1536 vorgesehenen Besoldung für die erste anatomische Professur in Wittenberg; vgl. Friedensburg 1917, 182–184, 210–212.
110 MBW 3244.
111 Vgl. Friedensburg 1917, 212.
112 Zu Melanchthons Stellung zu diesem Krieg siehe Scheible, Heinz, Artikel „Philipp Melanchthon", in: Theologische Realenzyklopädie, Bd. 22, (hrsg. von Müller, Gerhard und Krause, Gerhard), Berlin / New York 1992, 381–382.

Freund Milich hatte die Stadt bereits zuvor verlassen.[113] Zwischen beiden entspinnt sich ein reger Briefwechsel, der bis zur Rückkehr Milichs nach Wittenberg anhält.[114] Der Briefwechsel ist gekennzeichnet von Melanchthons ständiger Sorge um Milichs finanzielle Sicherheit. Neben direkten finanziellen Zuwendungen[115] versuchte er, Milich Stadtarztstellen in Nordhausen,[116] wo Melanchthons langjähriger Freund Michael Meienburg Bürgermeister war, Nürnberg,[117] Erfurt,[118] Straßburg,[119] Frankfurt/O.[120] und Frankfurt/M.[121] zu vermitteln. Milich hielt sich während dieser Zeit zunächst in Magdeburg (Ende 1546 bis Mitte 1547) und anschließend in Stendhal (bis Mitte 1548) auf. Dort wirkte er als schlecht bezahlter Stadtarzt.[122] Die Entscheidung des Stadtrates in Frankfurt/Main ließ anscheinend aber auf sich warten,[123] so daß Melanchthon Milich riet, erst einmal in Stendhal zu bleiben und die Frankfurter Entscheidung abzuwarten. Warum Milich schließlich keine der ihm angetragenen Stadtarztstellen angenommen hatte, bleibt ungewiß.[124] Die Suche nach finanziell lukrativeren Stellen für Milich erübrigte sich jedoch, als im Juni 1548 Augustin Schurff starb. Melanchthon, seit Oktober 1547 in Wittenberg wieder mit Vorlesungen beschäftigt, regte die Übernahme der freigewordenen Stelle durch Milich an und rief diesen in einem Brief vom 19. Juni 1548 nach Wittenberg zurück[125]. Milichs Position an der Leucorea war fortan als Inhaber der ersten Professur auch finanziell gefestigt.

---

113 Vgl. M. an Jakob Milich vom 16.9.1546; CR 7, 344, MBW 4383, in dem Melanchthon Milich wegen der Krankheit von Veit Dietrich um eine Beurteilung des Guajakholzes bitte.
114 Vgl. MBW 4487, 4493, 4497, 4507, 4526, 4534, 4585, 4633, 4699, 4713, 4740, 4758, 4810, 4821, 4858, 4898, 4906, 5189.
115 Vgl. MBW 4821.
116 Vgl. MBW 4493 und 4497.
117 Vgl. MBW 4810 und 4821.
118 Vgl. MBW 4810.
119 Vgl. MBW 4821.
120 Vgl. MBW 4858.
121 Vgl. MBW 4898 und 4906.
122 Vgl. M. an Jakob Milich vom 16.7.1547; CR 6, 310–311, MBW 4810. In diesem Brief bringt Melanchthon seine Sorge um Milichs Wohlergehen zum Ausdruck.
123 Vgl. MBW 4906.
124 In dem Brief M. an Jakob Milich vom 25.8.1547; CR 6, 643, MBW 4858 hatte Melanchthon Milich das rege Interesse der Städte Frankfurt/Oder und Frankfurt/Main an dessen Person mitgeteilt und ihn gebeten, sich für eine Stadtarztstelle zu entscheiden.
125 Vgl. MBW 5189.

Ein ambivalentes Verhältnis mag Melanchthon zu dem bereits erwähnten Janus Cornarius[126] gehabt haben, den er seit dessen Studienzeit in Wittenberg kannte. Melanchthon scheint Cornarius zunächst unterstützt zu haben. Beispielsweise sandte er ihm eine Ausgabe der Aphorismen des Hippokrates zu. Mit Interesse nahm er Cornarius' Veröffentlichungen zur Kenntnis. So belegt eine Brief vom 14. Februar 1538 an Michael Meienburg, der Cornarius aus dessen Stadtarztzeit in Nordhausen (1535–1537) kannte, daß er Cornarius' Übersetzungen und Kommentare zu Galens Schrift De compositione pharmacorum localium[127] gerne gelesen habe.[128] Ein weiterer Brief vom Januar 1536 belegt, daß Cornarius von Melanchthon erste Entwürfe des Commentarius de anima zur Durchsicht erhalten hatte.[129] In einem Schreiben an die Zwickauer Schuljugend vom 1. März 1548 preist er Cornarius, einen Sohn der Stadt, als „Zierde ganz Deutschlands", da dieser sich besondere Verdienste um die Herausgabe und Übersetzung der Werke Hippokrates' und Galens erworben habe.[130] Trotz allem hätte Cornarius – so Thomas und Ulrich Rütten – im Wittenberg der 30er Jahre einen ketzerischen Ruf gehabt.[131] Besonders Luther hatte Cornarius' – in seinen Augen blasphemi-

---

126 Janus Cornarius (eigentlich Johannes Haynpol) aus Zwickau hatte 1517 in Leipzig das Studium aufgenommen und dort am 13.9.1518 das Bakkalaureat erworben. Am 30.5.1519 trug er sich in die Wittenberger Matrikel ein und wurde dort am 24.1.1521 zum Magister promoviert. Er las alternierend lateinische und griechische Grammatik und disputierte am 9.12.1523 für das Lizentiat in Medizin. Seine medizinischen Studien vollendete er in Italien; vgl. Clemen, Otto, Janus Cornarius, in: Neues Archiv für Sächsische Geschichte 33 (1912), 36–74.

127 Cornarius, Janus, Opus medicum praedicum, varium et vere aureum, et postremae lectionis. Claudii Galeni Pergamei De compositione Pharmacorum localium sive secundum locos libri decem, recens fideliter & pure conversi a Iano Cornario medicophysico. Iani Cornarii Physici commentariorum medicorum in eosdem Galeni libros conscriptorum libri decem, Basel 1537.

128 M. an Michael Meienburg vom 14.2.1538; CR 3, 498, MBW 1998: „Bene valete, Dn. Doct. Cornario, dicite meis verbis reverenter salutem. Oblecto me suis commentariis in librum Galeni editis." Interessanterweise verarbeitet Melanchthon eine Anekdote aus diesem Buch in seiner Widmungsepistel an König Franz I. (CR 3, 489–495; MBW 1996), die vom Vortag (13.2.1538) des erwähnten Schreibens an Meienburg datiert. Die Episode referiert die zufällige Entdeckung eines Stomaticums durch Galen und kehrt ebenfalls in der biographischen Rede De vita Galeni wieder; vgl. CR 3, 492 und CR 11, 502.

129 Vgl. MBW 1685.

130 M. an die Zwickauer Schuljugend vom 1.3.1548; MBW 5073, abgedruckt in Hartfelder, Karl, Melanchthonia Paedagogica, Leipzig 1892, 61–63, hier 63: „Nunc Ioannes Cornarius multo majus decus est, non solum Cygneae, sed universae Germaniae, qui cum multa scriptorum Graecorum monumenta foeliciter in Latinam linguam transtulit, tum vero Graecam lectionem Hippocratis et Galeni eruditissimis enarrationibus illustravit."

131 Vgl. dazu und zum folgenden Thomas und Ulrich Rütten 1998.

sche – anonym erschienene Schrift De crucifixo baccalaureo streng kriti-
siert. Die Tatsache, daß Melanchthon Cornarius' etwaiges Interesse an einer
Professur in Wittenberg zugunsten von Milich, seinem Protegé, unberücksichtigt gelassen habe, ist kein Beleg für eine Geringschätzung. Es existiert
kein Briefwechsel zwischen beiden, so daß man auf Äußerungen Melanchthons über Cornarius angewiesen ist, die gleichwohl von einem diplomati-
schen Übergehen bestimmter Tätigkeiten Cornarius' bestimmt sein mögen.
Zu einem offenen Bruch zwischen beiden ist es nie gekommen. Melanchthon scheint Cornarius' Arbeit hochgeachtet zu haben. Die Immatrikulation
zweier Cornariussöhne an der Universität in Wittenberg scheinen davon zu
zeugen, daß Cornarius die Leucorea und ihr geistiges Umfeld in guter Erinnerung behalten hatte.[132]

2.3 Patho-Biographisches zur Person Melanchthons

Weitere Mediziner, mit denen Melanchthon korrespondierte waren Johannes
Magenbuch[133], Achilles Pirmin Gasser[134], Johannes Crato von Krafftheim[135] und Cornelius Sittard[136]. Aus diesen Briefwechseln könnte Licht

---

132 Beide Söhne studierten Medizin. Achates Cornarius immatrikulierte sich am
20.8.1553, sein Bruder Diomedes am 30.3.1560; vgl. Kaiser, Wolfram, Ärzte und Naturwissenschaftler im Kreis um Luther und Melanchthon, in: Medizin und Wissenschaften in der Wittenberger Reformationsära (hrsg. von Kaiser, Wolfram und Völker,
Arina), Halle/Saale 1982, 133 und 160.

133 Zu Magenbuch siehe: Assion, Peter und Telle, Joachim, Der Nürnberger Stadtarzt Johannes Magenbuch, in: Sudhoffs Archiv 56 (1972), 353–421. Bemerkenswert erscheint, daß Melanchthon Magenbuch für ein ihm projektiertes Griechischwörter-
buch herangezogen hat. Magenbuch sollte u.a. den Methodus medendi Galens diesbezüglich durcharbeiten („[...] nempe et Θεραπευτικὸν μέθοδον et alios ad Glaucona
libros graecos quos me prelegere [sic!] iussit in ordinem congerere morborum et colo-
rum dictionis quicquid notatu dignum sit, quod suo dictionario graeco escudetur."; zit.
nach Assion und Telle 1972, 367). Dieser Brief Magenbuchs vom 21.10.1523 kann als
weiterer Beleg für Melanchthons sehr frühe Beschäftigung mit Galen gelten.

134 Zu Gasser siehe Burmeister, Karl Heinz, Achilles Pirmin Gasser (1505–1577). Arzt
und Naturforscher. Bd. 1 Biographie, Bd. 2 Bibliographie, Bd. 3 Briefwechsel, Wiesbaden 1970–1975. Aus der Korrespondenz beider sind lediglich zwei Briefe erhalten,
jedoch vermutet Burmeister, daß sie in einem regen Briefwechsel gestanden haben
müssen. Melanchthon stellte eine Gasser zugedachte Widmungsepistel vor das von ihm
herausgegebene „Libellus Ioannis de Sacro Busto de anni ratione", das in Wittenberg
1538 gedruckt wurde. Sie findet sich bei Burmeister, Bd. 3, 35–43 im Original und
übersetzt (auch im CR 3, 573–576). Ein Brieffragment von Gasser an Melanchthon
findet sich ebd., 19–20.

135 Zu Krafftheim siehe Fossel, Victor, Crato von Krafftheim (1519–1585), in: Ders.: Studien zur Geschichte der Medizin, Stuttgart 1909, 24–45. Der intensive Briefwechsel
mit Melanchthon ist bislang nicht gewürdigt worden. Melanchthon erhielt von Crato
beispielsweise eine seiner Pestschriften (MBW 7472, 21.4.1555), ersuchte ihn um Re-

auf das Thema „Melanchthon als Kranker" fallen, das bislang mit Ausnahme von Nikolaus Müllers Bericht über „Melanchthons letzte Lebenstage"[137] noch kein Interesse bei Melanchthonforschern gefunden hat. Dies
ist umso bemerkenswerter, als Luthers Krankheiten und Krankengeschichten
seit jeher starke Beachtung gefunden haben und die Literatur über dieses
Thema beinahe schon eine eigene Gattung bildet. Die Forschungslücke hinsichtlich Melanchthon und seinen Krankheiten zu schließen soll an dieser
Stelle nicht die Aufgabe sein. Die Behandlung dieses Aspekts könnte indes
Einblicke in Melanchthons ganz persönlichen Umgang mit Medizin und
Medizinern geben.

Der Blick soll jedoch wenigstens auf ein paar Fakten gelenkt werden.
Melanchthon laborierte wie Luther an einem Steinleiden. Die ersten Belege
dafür finden sich in zwei Briefen aus dem Jahr 1544, in denen er über seine
ohnehin wenig stabile Gesundheit berichtet.[138] Zu seinen sonstigen Leiden
kämen nun noch schlimme Schmerzen hinzu, die von einer Lithiasis herrührten. Melanchthon muß seine von der Lithiasis stammenden Schmerzen
auf ein Milzleiden geschoben haben, das er sich mit seiner lang anhaltenden
Traurigkeit erklärt hatte.[139] Besonders der Briefwechsel mit Crato von

---

zepte gegen sein Steinleiden (u.a. MBW 6768, 7237, 7260, 7366, 7399, 8655) und
wurde von Crato in botanischen Fragen beraten (MBW 7419, 7439, 8885). In einem
Brief vom 1.3.1555 (MBW 7419) erläutert ihm Crato beispielsweise die Etymologie
und genaue Bedeutung des Wortes Brabylon (Pflaume), über die sich Melanchthon
nicht sicher gewesen war. Crato stützt sich dabei auf die von Galen und Athenaios über
diese Frucht gemachten Angaben. Am 11.3.1555 bedankt sich Melanchthon für die
Auskunft über die Frucht Brabylon (MBW 7430), für die er eine Vorliebe habe. Diese
Hinweise Cratos verwendet Melanchthon schließlich im Schlußteil seiner Deklamation
„De medicinae usu"; vgl. CR 12, 225: „Credo enim Athenaios, qui βράβυλα esse
pruna scribit."

136 Zu Sittard und seinen Kontakten zu Melanchthon siehe Clemen, Otto, Fernbehandlung
durch einen Nürnberger Arzt, in: Zeitschrift für bayrische Kirchengeschichte 17
(1942), 57–61. Melanchthon konsultierte ihn unter anderem wegen eines Ausschlags
an der linken Körperseite und wegen Verdauungsstörungen.

137 Müller, Nikolaus, Philipp Melanchthons letzte Lebenstage, Heimgang und Bestattung
nach dem gleichzeitigen Bericht der Wittenberger Professoren, Leipzig 1910.

138 M. an Friedrich Myconius vom 6.7.1544; CR 5, 434, MBW 3609: „Etsi et mea valetudo parum est firma, nam ad alias miserias nihi nunc λιθίασις accedit, sumque hoc
biduo tres calculos magno cum dolore emisus." M. an Veit Dietrich vom 9.7.1544; CR
5, 440, MBW 3616: „Lentus est in splene morbus. Sed subiti et acres cruciatos, de quibus nuper ad te scripsi, a λιθιάσει fuerint, ut postea comperi, tres enim calculos emisus
sum." Weitere Belege siehe MBW 3607, 3609, 3616, 3676, 6768, 7237, 7260, 7366,
7399, 8655.

139 M. an Veit Dietrich vom 1.7.1544; CR 5, 431, MBW 3607: „Haec cum scriberem [...]
oppressurus eram acerrimis et saevissimis splenis doloribus, qui mihi a duorum men-
sium maestitia orti sunt. Ac si splen exulceratus est, ut metuo, de vita mea actum est."
Damit gibt Melanchthon eine gängige Erklärung für den Sitz der Melancholie ab, als

Krafftheim zeigt, daß er sein Steinleiden niemals vollständig überwunden hat. Mehrere Briefe aus den Jahren 1553 bis 1558 zeugen von Melanchthons ständigen Beschwerden. Mit Crato tauscht er sich über eine Therapie aus, die sowohl er als auch Luther benutzt hatten, den Preußischen Bernstein. Er erwähnt ihn in einem Brief vom 26. Dezember 1554.[140] Bereits im August dieses Jahres hatte er Crato von Luthers Harnverhalt während dessen Reise 1537 nach Schmalkalden berichtet,[141] ein Thema, das Melanchthon auch Martin Luthers Sohn Paul in dessen Antrittsrede zur medizinischen Professur in Jena 1558 wieder vortragen lassen wird.[142] Seine eigenen Erfahrungen mit der Krankheit veranlaßten Melanchthon wohl dazu, in seinen Reden immer wieder einmal auf Steinleiden anzuspielen.[143]

Klagen über Schlafstörungen infolge von Überarbeitung und Verdauungsstörungen finden sich ebenfalls in Melanchthons Briefwechsel.[144] Auch diese eigenen Erfahrungen hat er in seine Reden mit einfließen lassen.[145] Es ist schließlich bekannt, daß Melanchthon Mitte Juni 1540 wegen der Doppelehe des Landgrafen Philipp von Hessen einen Zusammenbruch – man würde es heute wohl als vegetativen Erschöpfungszustand bezeichnen – er-

---

deren Kardinalorgan von alters her die Milz galt. Er hatte sich in die zeitgenössische Melancholiedebatte bereits in seiner Schrift De anima eingeschaltet; vgl. Rütten, Thomas, Demokrit – Lachender Philosoph und sanguinischer Melancholiker, Leiden 1992, 99–109.

140 M. an Johannes Crato vom 26.12.1554; MBW 7366, nicht im CR.

141 M. an Johannes Crato vom 15.8.1554; MBW 7260, nicht im CR. Zu dieser Krankheitsepisode Luthers vgl. auch MBW 1862–1871. In diesen Briefen aus dem Jahre 1537 schildert Melanchthon verschiedenen Adressaten Luthers Lithiasis ausführlich.

142 Luther, Paul, Oratio de arte medica et cura tuendae valetudinis. Scripta a Philippo Melanchthone in Academia Wittebergensi. Recitata a Paulo, Martini filio, Luthero. Med. D. in Academia Jenensi. Nunc primum ex ipso autographo in lucem edita, Bratislava 1598. Die Rede ist im Anhang II in Abschrift wiedergegeben.

143 Beispielsweise: „Vidimus eum [Martin Luther; RH] pellere calculos succini Borussiaci pulviusculo." – De pulmone et de discrimine etc.; CR 12, 208. „Pater [Martin Luther; RH] saepe impertiuit remedia alijs, ad pellendos saeuissimos calculos." – De arte medica et cura etc. (vgl. Anm. 142), fol. A4r. „Cumque ad eum venisset amicus, cui sciscitanti, nies essent cruciatus in calculi viis [...]." – De consideratione corporis etc.; CR 12, 320. Dieses oft wiederkehrende Motiv in den Reden Melanchthons mag einen entscheidenden Beitrag dazu geleistet haben, daß die Krankheiten Luthers in zahlreichen Büchern und Aufsätzen immer wieder popularisiert wurden.

144 U.a. in einem Brief an Joachim Camerarius vom 23.3.1525; CR 1, 729, MBW 382: „Dies iam multos a praelectionibus publicis ferior, coactus illa mea implacabili propemodum insomnia."

145 Beispielsweise: „Quoties accidit, ut laborent homines insomnia." – De anatomia; CR 12, 28. „Quoties scholastici incidunt in periculosas insomnias," alias ex cruditate, alias ex lucubrationibus, alias ex animi doloribis." – De consideratione corporis etc.; CR 12, 320. „Saepe ubera medicanda sunt, saepe somnus arte revocandus." – De dignitate artis medicae; CR 11, 807.

litten hatte, der ihn ans Bett fesselte.[146] Noch im Dezember desselben Jahres bezeichnete er in einem Brief an Leonhart Fuchs seine Krankheit als nicht überwunden.[147]

Wie die bereits erwähnten Pestrezepte und der Tenor der Reden es vermuten lassen, war Melanchthon auch als ärztlicher Ratgeber tätig. In einem Brief an seinen Freund Johannes Mathesius in Joachimsthal erteilt er diätetische Ratschläge zur Vermeidung einer Fehlgeburt an dessen schwangere, kranke Gattin.[148] Die hohe Abortrate in der Gegend um Joachimsthal führte Melanchthon auf eine besonders von Frauen geschätzte cerevisia secundaria zurück. Daß Melanchthon vehement gegen unmäßigen Konsum von Alkohol eintrat erweisen seine Reden – eine Konsequenz seiner Anthropologie, wie weiter unten noch dargelegt wird. Der Brief an Mathesius zeigt, daß sich Melanchthons Ablehnung von Alkoholika sogar auf die frühneuzeitliche Variante des „Light-Biers" bezog.

---

146 Vgl. dazu die Briefe aus dieser Zeit (MBW 2450–2459). Melanchthon war am 4.3.1540 Zeuge der Hochzeit geworden (MBW 2386–2386). Zuvor hatte er eine Doppelehe in Ausnahmefällen für legitim erklärt. Die seelische Belastung für Melanchthon durch den sich anbahnenden Skandal wurde schließlich zur Ursache für seine Krankheit. Den völlig entkräfteten Melanchthon ließen Luther und Paul Eber schließlich aus Weimar abholen. Scheible in MBW 2453 bemerkt lapidar: „Fragment eines vom kranken Melanchthon mit letzter Kraft geschriebenen Briefes."

147 M. an Leonhart Fuchs vom 14.12.1540; CR 3, 1210, MBW 2579: „Paulo ante ita revixi e morte, ut tamen adhuc et morbi et dolorum reliquias mecum circumfero."

148 M. an Johannes Mathesius vom 27.9.1543; CR 5, 180, MBW 3324: „Abortus in his regionibus crebros esse animadverti propter frigidum potum, quem vocant secundariam Cerevesiam, quam fere bibunt mulieres."

3. Melanchthons medizinische Reden

Res et verba Philippus
verba sine re Erasmus
res sine verbis Lutherus
nec res nec verba Carolstadius

Luther

Die Reformation führte zu Beginn der 20er Jahre des 16. Jahrhunderts zu einschneidenden Veränderungen im Lehrplan der Universität Wittenberg. Luthers Kritik an kirchlichen Mißständen erschütterte das scholastisch ausgerichtete System der Leucorea gewaltig. Diese antischolastische Stoßrichtung der Reformation brachte eine der wichtigsten Säulen scholastischer Wissensvermittlung und Wahrheitssuche, die Disputationen, nach und nach zum Wanken. Den Wittenberger Studenten mangelte es zunehmend an Bereitschaft, in der trockenen Form von Rede und Gegenrede Argumente auszutauschen. Luthers scharfe Frontstellung gegen den scholastischen Aristotelismus hatte dessen Ansehen in Bereichen der Artistenfakultät – in der die Studenten ihr Grundstudium, die sieben artes liberales, durchliefen – zu Fall gebracht. Einschneidende Veränderungen im Sinne einer Universitätsreform waren nicht mehr zu umgehen.

Melanchthon war in dieser Situation der wichtigste Impulsgeber.[149] Den von Luther gewünschten Übertritt in die theologische Fakultät lehnte er ab. Er entschied sich vielmehr, in der Artistenfakultät zu bleiben, um dort den schwärmerischen Studiosi das grundlegende logische, sprachliche und philosophische Rüstzeug für eine Beschäftigung mit theologischen Fragen an die Hand zu geben. Im März 1523 hatte er schließlich den entscheidenden Schritt zu einer Studienreform beim Rektor der Universität durchgesetzt. Für jeden Studenten bestand fortan Meldezwang beim Rektor, und jeder Schüler der Universität bekam einen Mentoren zugewiesen, einen Pädagogen, der mit dem Studenten einen individuellen Studienplan erstellte.

---

149 Siehe dazu und zum folgenden: Scheible, Heinz, Melanchthons biographische Reden. Literarische Form und akademischer Unterricht, in: Biographie zwischen Renaissance und Barock. Zwölf Studien (hrsg. von Berschin, Walter), Heidelberg 1994, 73–96, hier 75 und ders. 1992.

3.1 Die Einführung der Deklamationen

Eine der wichtigsten Neuerungen[150] betraf die rednerischen Übungen der Studenten. Der kursächsische Hofkaplan Georg Spalatin (1484–1545) meldete diesbezüglich am 19. März 1523 an seinen Landesherrn Friedrich den Weisen:

„Vnd nachdem die disputationes, ßo man bisher am sonnabend in artibus gehalden, abgangen vnd gentzlich zum schympff worden, ist hoch von nöthen, ander maß vnd mittel fur zunehmen, do durch sich die iugent ane vnterlaß vbet. [...]. Derwegen haben wir bedacht, das man zweine magistros [...] vorordene, die do des monds zewier [= zweimal; RH] alweg ein sonnabend knaben und gesellen declamirn ließen. Desgleichen solten der mathematicus vnd der phisicam list, alle monat zewier disputiren, alzo alle sonnabend wechsels weiße ein disputation ader declamation gehalten wurde. Vnd seind ane zweiffel. ßo diessem wurd mit vleis vnd treulich nochgangen, es solthe der iugent zum vnsaglichen nutz erschiessen vnd vbir das der Vniuersitet, noch dem es vormals anderswo nie angefangen adder gehalten, ein grossen nahmen vnd beruff bringen." [151]

Die Deklamation war damit in Wittenberg fester Bestandteil des Curriculums geworden. Zweimal monatlich standen diese kunstvoll stilisierten Reden im Wechsel mit den Disputationen auf dem akademischen Pflichtprogramm. Wittenberg hatte damit gleichsam die Vorreiterrolle übernommen. In keiner anderen europäischen Universität war die declamatio bislang im Ausbildungsgang vertreten gewesen.[152] Die offizielle Festschreibung der Deklamationen erfolgte aber erst 1536 in den Statuten der Artistenfakultät. Seit 1523 jedoch verbreitete sich die Deklamation als eine Übung in den fünf officia oratoris[153] im protestantischen Deutschland an Schulen und Universitäten. Nach 1540 wurde sie an vielen europäischen und außereuropäischen nicht-protestantischen Schulen vorzugsweise durch Vermittlung der Jesuiten heimisch.

---

150 Über weitere Reformen zur „Rettung" der Universität informiert: Scheible, Heinz, Gründung und Ausbau der Universität Wittenberg, in: Beiträge zu Problemen deutscher Universitätsgründungen der frühen Neuzeit (hrsg. vom Baumgart, Peter und Hammerstein, Notker), Nendeln 1978, 140–141. Ferner Paulsen, Friedrich, Geschichte des gelehrten Unterrichts, Bd. 1, Leipzig ³1919, 119–120.

151 Zitiert nach Bauch, Gustav, Die Einführung der Melanchthonischen Declamationen und andere gleichzeitige Reformen an der Universität zu Wittenberg. Aus den Acten des Weimarer Gesamtarchives mitgeteilt, Breslau 1900, 12.

152 Siehe dazu und zum folgenden: Poel, Marc van der, De „declamatio" bij den Humanisten, Nieuwkoop 1987, 346.

153 Inventio – das Finden der Gedanken; dispositio – deren Anordnung; elocutio – die sprachliche Gestaltung; memoria – das Memorieren; actio/pronuntiatio – der Vortrag.

Declamatio – so hatten die Römer die μελέτη oder den ἀγών der griechischen Rhetoren übersetzt.[154] Im Deutschen sind Stil und Aufbau der Deklamation am ehesten vergleichbar mit einem Referat oder einer Seminararbeit. Man könnte declamatio mit Redeübung übersetzen. In der Antike steht die Deklamation am Ende der Rednerausbildung. Sie folgt den drei aristotelischen Redengenera, dem genus demonstrativum (= Lobrede), genus deliberativum (= Beratungsrede) und dem genus iudicale (= Gerichtsrede).[155] Mittels dieser stilbildenden Übungen sollten junge Redner für den rhetorischen Ernstfall ausgebildet werden.

Melanchthon soll bereits als Heidelberger Student für seine Professoren Deklamationen geschrieben haben. Von seinen Tübinger Deklamationen ist die Rede „De artibus liberalis" erhalten. Bereits vor der von ihm forcierten Aufnahme der Deklamationen ins Lehrprogramm 1523 war er entweder selbst als Deklamator in Erscheinung getreten oder hatte für andere Reden verfaßt. Deklamiert wurde, wie bereits erwähnt, jeden zweiten Sonnabend und zwar im Wechsel mit den Disputationen, die keineswegs abgeschafft wurden. Daneben trug man Deklamationen als akademische Gelegenheitsreden vor, beispielsweise zur Eröffnung der Vorlesungen, als Grab- oder Leichenreden oder als Deklamationen bei akademischen Magister- bzw. Doktorpromotionen. Letztere bilden das Gros der Reden Melanchthons.

3.2 Weitere Redentypen

Eine zweite Gruppe von Reden, die von Melanchthon überliefert sind, stellen sogenannte quaestiones dar. Es handelt sich dabei um schmucklosere, vorwiegend an den scholastischen Disputationen orientierte Reden. Bei Magister- oder Doktorpromotionen war es üblich, daß entweder dem Promo-

---

154 Zum folgenden Sandstede, J., Artikel „Deklamation", in: Historisches Wörterbuch der Rhetorik, Bd. 1 (hrsg. von Ueding, Gert), Tübingen 1994, 481–492. Ferner: Hartfelder, Karl, Philippus Melanchthon Declamationes (= Lateinische Literaturdenkmäler des XV. und XVI. Jahrhunderts, Bd. 4), Berlin 1891.
155 Melanchthon fügte diesen drei Genera ein viertes hinzu: Vgl. CR 13, 421: „Vulgo tria numerant genera causarum [...]. Ego addendeum censeo διδασκαλικόν genus, quod etsi ad dialecticam pertinet, tamen [...] non est preaetermittendam, cum hoc tempore vel maximum usum in ecclesiis habeat [...]." Dieses Genus sollte im Lehrvortrag wie Predigt oder Vorlesung Verwendung finden, wo es weniger um Überredung als um Darlegung von Gründen geht. Es kann an dieser Stelle nicht ausführlich auf die Bedeutung Melanchthons für die Rhetorik eingegangen werden. Vgl. dazu besonders die beiden am Tübinger Lehrstuhl für Rhetorik entstandenen Arbeiten von Knape, Joachim, Philipp Melanchthons Rhetorik, Tübingen 1993 und Berwald, Olaf, Philipp Melanchthons Sicht der Rhetorik, Wiesbaden 1994.

venden selbst oder dem praeses der Promotionsfeier, dem promotor, von Knaben oder jüngeren Studenten eine Frage vorgelegt wurde (quaestio proposita), auf die er dann im Rahmen einer Rede antworten mußte (quaestio explicata). Die Promotionsfeier folgte dabei einem festgeschriebenen Ritual; die gestellten Fragen beantwortete der Promovend mit seiner pro-gradu-Disputation und stellte dadurch sein erworbenes Wissen unter Beweis. Die Drucklegung der Antwort, der explicatio des Themas, war für den Promovenden zum Erwerb eines Doktortitels in der Regel verbindlich. Daß im Rahmen dieses Rituals die Reden nicht notwendigerweise vom Promovenden selbst verfaßt wurden, ist bekannt. Der „Erwerb" eines medizinischen Doktorhutes beispielsweise war im Gegensatz zum Lizentiatentitel – bei annähernder Vergleichbarkeit in Bezug auf akademische Meriten – mit ungleich höheren Kosten verbunden, die nicht jeder Student aufbringen konnte. In diesen Kosten war mithin auch das Schreiben der Reden inbegriffen, die an diesem Tag gehalten werden sollten.[156]

Eine dritte Gruppe von Melanchthons Reden stellen die conciones dar. Es handelt sich dabei um kurze Ansprachen, die bei öffentlichen Disputationen vom Katheder aus vorgetragen wurden. Man subsumiert darunter Anreden oder Petitionen an Dekane oder den Rektor der Universität, Danksagungen oder Verlautbarungen vor und nach der Verkündigung neuer Akademiestatuten. Da sie für die vorliegende Auswahl von untergeordneter Bedeutung sind, soll auf sie nicht näher eingegangen werden.

3.3 Zur Authentizitätsfrage

Im 16. Jahrhundert war es durchaus üblich, daß Professoren für ihre Adepten Reden verfaßten, die diese dann memoriter, also auswendig, vortrugen.[157] Melanchthon stellt dabei keine Ausnahme dar. Bemerkenswert an seiner Person ist vielmehr die Fülle in quantitativer und thematischer Hinsicht an Reden, Briefen, Thesen und sogar Vorlesungen, die er auch für arrivierte Kollegen und Freunde verfaßte. Sein Schaffen umfaßt nahezu alle wissenschaftlichen Teilbereiche. Melanchthon war dank seiner einzigartigen stilistischen Fähigkeiten und seines enzyklopädischen Wissens in der Lage innerhalb kürzester Zeit Reden zu verfassen. Er soll – so wird kolportiert – während die Rede bereits im Gange war, frisch beschriebene Blätter durch

---

156 Vgl. dazu die Einleitung zu De causis putrefactionis im Anhang I.
157 Siehe zum folgenden Koehn 1985.

den Vorhang ans Rednerpult durchgereicht haben. Die heutigen Kriterien, was literarisches Eigentum betrifft, waren ihm und seiner Zeit weitgehend unbekannt. Ferner ging Melanchthon mit den von ihm verfaßten Reden ähnlich nachlässig um wie mit seinen Briefen. Im Gegensatz zu vielen seiner humanistischen Kollegen verwendete er wenig Mühe darauf, sie zu sammeln, um sie später zu publizieren.[158] Viele der sonnabendlichen Übungsdeklamationen dürften so als Situationsprodukte verlorengegangen sein. Etliche Reden erschienen unter fremdem Namen, nämlich dem des Redners, und sind aus heutiger Sicht nur schwer als Melanchthons Werke verifizierbar. Dies gilt nicht zuletzt deshalb, weil Melanchthons Rhetorik stilbildend war, und weil sie von seinen Zeitgenossen imitiert wurde.

Die Verfasserschaft Melanchthons ist oft nur deswegen bekannt, weil seine Freunde noch zu seinen Lebzeiten die unter anderem Namen bereits gedruckten Reden in Sammelbänden zur Publikation brachten. Weitere Hinweise auf Authentizität finden sich in Melanchthons Briefen, in denen er gelegentlich Bezug auf einzelne Reden nimmt, an denen er gerade arbeitet. Die Briefe liefern ferner oft Anhaltspunkte für die Datierung der Reden.

So bleibt für jede einzelne Rede anhand von Wahrscheinlichkeitskriterien zu prüfen, ob sie eine Originalrede Melanchthons ist oder aus fremder Feder stammt. Für viele Reden läßt sich wegen der beschriebenen Problematik nicht mehr mit absoluter Sicherheit entscheiden, ob die Reden tatsächlich Melanchthons Œuvre zuzuschreiben sind oder nicht.

3.4 Die Ausgaben der Reden – Bibliographien

Die erste große Redensammlung Melanchthons erschien 1541 in Straßburg bei Crato Mylius (Krafft Müller).[159] Die Drucklegung hatten in Gemeinschaftsarbeit der aus Pforzheim stammende Humanist Nikolaus Gerbel und Jakob Milich besorgt. Ab 1544 erschien dann an verschiedenen Orten die siebenbändige sogenannte Editio princeps der Melanchthon-Reden. Über die

---

158 Vgl. dazu Scheible 1968, 136–137.
159 Liber selectarum Declamationum Philippi Melanchthonis, quas conscripsit et partim ipse in schola Witebergensi recitavit, partim aliis recitandas exhibuit. Adiectae sunt eiusdem praefationes in aliquot illustres autores. Omnia recens in lucem edita Crat. Myl. Cum gratia et privilegio. M.D.XLI (am Schluß des Buches:) Argentorati ex officina Cratonis Mylius, mense martio, anno M.D.XL.

Jahre hinweg hatten verschiedene Melanchthonfreunde dessen Deklamationen gesammelt und in Druck gegeben.[160] Die erste thematisch geordnete Ausgabe der Reden lieferte 1570 der Straßburger Jurist Johannes Richardius (= Winckelius), die sogenannte Editio Richardiana.[161] Die drei Bände, von denen der zweite die medizinischen und juristischen Deklamationen beinhaltet, wurden erstmals 1570 aufgelegt. Eine weitere bekannte Ausgabe, die Editio Servestana, ging 1587 in Zerbst (= Servesta) in die Presse. Es handelt sich dabei um einen wörtlichen Nachdruck der vier ersten Bände der Editio princeps.

Zwischen 1834 und 1860 erschien im Corpus Reformatorum in 28 Bänden die erste Gesamtausgabe der Werke Melanchthons. Karl Gottlieb Bretschneider (1776–1848; Generalsuperintendent in Gotha) bearbeitete als Herausgeber die ersten 15 Bände.[162] In Band 11 und 12 finden sich die Reden Melanchthons. Bretschneider stützte sich bei seiner Arbeit vorwiegend auf die oben aufgeführten Drucksammlungen. Einzeldrucke führt er – wenn überhaupt – pro Rede nur einen auf.

Neben quaestiones und conciones umfaßt das CR 180 Deklamationen. Für viele der Reden fehlt eine verläßliche Datierung, der Anlaß und die Angabe des Redners. Trotzdem ist das CR auch heute noch unverzichtbare Textgrundlage jeder Beschäftigung mit Melanchthon.

Die erste historisch-kritische Redenbibliographie basierend auf den Original-Einzeldrucken publizierte der Berliner Kirchenhistoriker und nachmalige Kustos des Melanchthonhauses in Bretten Nikolaus Müller (1857–1912).[163] Müller, der beste Melanchthonkenner seiner Zeit, erledigte die Bibliographie für die Zeit zwischen 1545 und Melanchthons Tod 1560 nahezu

---

160 Erstdrucke der Bände: Band 1 und 2 1544 in Straßburg, Band 3 1551 in Erfurt, Band 4 1558 in Straßburg, Band 5 (ursprünglich lediglich mit dem Titel „Orationes postremae") 1565 in Wittenberg, Band 6 1571 in Wittenberg, Band 7 1586 in Zerbst. Die Bände 6 und 7 enthalten Reden aus der „Schule Melanchthons", die in Wittenberg ab 1565 geschrieben und gehalten wurden.

161 Declamationum Philippi Melanthonis, quae ab ipso, et aliis, in Academia Witebergensi recitata ac editae sunt, nunc primum in gratiam et communem studiosorum utilitatem, optimo ordine, distinctae, opera et studio M. Ioannis Richardii, I.C. et Mathematici Argentoratensis. Tomus I. „Philosophicus" [...], Tomus II. „Medicus et Iuridicus" [...], Tomus III „Theologicus", o.O. 1570.

162 Nach Bretschneiders Tod 1848 wurde ab Band 16 der hallensische Bibliothekar Heinrich Ernst Bindseil (1803–1876) Herausgeber des CR. Zu Bretschneider und Bindseils Arbeitsweise siehe besonders Scheible 1968, 144–145.

163 Müller, Nikolaus, Zur Chronologie und Bibliographie der Reden Melanchthons (1497–1560), in: Beiträge zur Reformationsgeschichte, Herrn Oberkonsistorialrat Professor D. Köstlin bei der Feier seines siebzigsten Geburtstages gewidmet, Gotha 1896, 116–157.

vollständig. Er versuchte, soweit möglich, Anlaß der Rede, Redner und Datum zu ermitteln.

Es ist dem hallensischen Pfarrer Horst Koehn (1915–1992) zu verdanken, daß heute eine höchsten Ansprüchen gerecht werdende, bewundernswerte Bibliographie der Melanchthon-Reden vorliegt.[164] Seine fünfjährige Recherche in 160 in- und ausländischen Bibliotheken lieferte ein Verzeichnis sämtlicher auffindbarer bis 1600 erschienener Drucke. Koehn hat hauptsächlich anhand der Angaben auf dem Titelblatt des Druckes versucht, Anlaß und Datum der Rede sowie den Redner zu ermitteln. Eine kurze Angabe des Inhalts des jeweiligen Einzeldruckes erschließt das neben der Rede noch im Druck enthaltene Material. Dies ist besonders wertvoll, weil Melanchthon für viele Promotionen nicht nur die Deklamationen, sondern ebenfalls andere kurzen Reden, quaestiones oder conciones, verfaßt hat. Zahlreiche quaestiones oder responsiones, Reden des Promotus oder renunciationes (der eigentliche Promotionsritus), die aus Melanchthons Feder stammen könnten und nicht in das CR aufgenommen sind, werden so erschlossen.

3.5 Der medizinische Redenkanon

Die thematische Vielfalt von Melanchthons Redenkanon ist beeindruckend: Theologie, Philosophie, Geschichte, Rhetorik, Medizin. Von den 180 im CR enthaltenen Deklamationen behandeln 19 medizinische Themen. Die in Band 11 des CR gedruckten kurzen Ansprachen, quaestiones und responsiones, die medizinische Sachverhalte anbelangen, sind insgesamt zu unergiebig und kurz, um sie mit in die Auswahl der Reden einzubeziehen. Es handelt sich in den meisten Fällen ferner um Versatzstücke, die sich auch in den Reden finden lassen, wie man bei der Durchsicht der Reden überhaupt feststellen wird, daß Melanchthon immer wieder Beispiele oder Topoi wiederholt. Das nimmt bei einem derart großen Œuvre nicht Wunder; andererseits zeigt sich aber gerade darin der innere Zusammenhalt der Reden und das zeit- und situationsübergreifende Anliegen Melanchthons.

Die Auswahl der in der folgenden Tabelle aufgelisteten Reden wurde folgendermaßen getroffen: Zunächst wurden die beiden für die Reden in Frage kommenden Bände des CR durchgesehen. Koehns Bibliographie führt zwar sämtliche Drucke der Melanchthon-Reden aus dem 16. Jahrhundert auf, je-

---

164 Koehn 1985.

doch sind mehrere Reden nicht in Einzeldrucken, sondern nur in Sammelbänden erschienen – deren Inhalt Koehn nicht dezidiert aufführt, so daß sie bei der Durchsicht der Koehnschen Bibliographie dem Nachweis entgehen können. Reden, in denen medizinische Themen nur im Rahmen von Beispielen zur Sprache kommen – in der Regel Beispiele, die auch in den ausgewählten Deklamationen enthalten sind – wurden nicht mit aufgenommen. Bei der Durchsicht des CR finden sich 19 Reden, bei denen größtenteils der Titel erahnen läßt, daß es sich um medizinische Themen handelt. Lediglich die Rede De physica stellt dabei eine Ausnahme dar. Sie nimmt jedoch inhaltlich in weiten Teilen auf Medizinisches Bezug.

Wie bereits ausgeführt fehlen im CR etliche Deklamationen. Im nächsten Schritt wurde daher die Redenbibliographie von Koehn kritisch durchgesehen. Reden, die nicht ins CR Eingang gefunden haben und bei denen der Gesamttitel des Druckes oder einer der Einzeltitel einen inhaltlichen Bezug zur Medizin nahelegten, wurden gesichtet. Als sehr hilfreich haben sich dabei die stets zuverlässigen bibliographischen Angaben Koehns erwiesen.

Auf diese Weise konnten vier weitere Drucke bzw. Reden ermittelt werden. Wie bereits weiter oben dargestellt, konnte eine dieser „Reden" sicher ausgeschlossen werden. Es handelt sich dabei um eine Schrift Stathmions, die sich dem Redenkanon Melanchthons fälschlicherweise ankristalliert hat.[165] Von den drei übrigen Reden sind zwei den Deklamationen zuzuordnen (De consideratione naturae et de arte medica sowie De arte medica et cura tuendae valetudinis). Bei der dritten Rede (Explicatio aphorismi XIX Hyppocratis) handelt es sich um eine responsio auf eine ebenfalls im Druck erhaltene quaestio. Da sie inhaltlich eine Bereicherung für diese Sammlung darstellt und recht ausführlich ist, wurde sie ebenfalls aufgenommen.

Es wurde danach versucht, für jede Rede Anlaß und Datum sowie den Redner zu ermitteln. Mit allerletzter Sicherheit gelingt das freilich nur, wenn diese Angaben auf den Titelblättern der Einzeldrucke vermerkt waren. Gerade bei der Datierung der Reden waren die Regesten-Bände des Melanchthon-Briefwechsels und eine Übersicht über die in Wittenberg zu Melanchthons Lebzeiten erfolgten medizinischen Promotionen eine große Hilfe.[166] Aus dem Briefwechsel Melanchthons oder aus dem Inhalt der Reden ergaben sich des öfteren Hinweise auf das exakte Datum der Reden. Zur genauen Einordnung sei auf den jeweiligen Vorspann der einzelnen Reden verwie-

---

165 Vgl. Anmerkung 99.
166 MBW und Kaiser 1982, 127–165.

sen. Die folgende Tabelle soll eine Übersicht über die ermittelten Reden und das Datum geben.

Tabelle: Medizinische Reden Melanchthons (1527–1560)

	Titel der Rede	Vortragsdatum	Übersetzungs-grundlage
Rede 1	Encomium medicinae	spätestens 1527	CR 11.197
Rede 2	Laus artis medicae	spätestens 1527	CR.11.191
Rede 3	Contra empiricos medicos	30.01. [?] 1531	CR 11.202
Rede 4	De vita Galeni	09.05. [?] 1540	CR 11.495
Rede 5	De Hippocrate	1540–1543 [?]	CR 11.503
Rede 6	De physica	20.04.1542	CR 11.555
Rede 7	De dignitate et utilitate artis medicae	07.08.1548	CR 11.806
Rede 8	De vita Avicennae	13.11.1548	CR 11.826
Rede 9	De studio doctrinae anatomicae	06.11.1550	CR 11.939
Rede 10	De partibus et motibus cordis	30.12.1550	CR 11.947
Rede 11	De anatomia	03.08.1553	CR 12.27
Rede 12	De arte medica	23.04.1555	CR 12.111
Rede 13	De consideratione naturae et de arte medica	28.05.1556	s. Anhang II
Rede 14	De causis putrefactionis	28.05.1556	CR 12.173
Rede 15	De medicinae usu	17.06.1557	CR 12.221
Rede 16	De febri non intermittente	17.06.1557	CR 12.225
Rede 17	De pulmone et de discrimine arteriae tracheae et oesophagi	29.07.1557	CR 12.207
Rede 18	De aphorismo sexto partis II	29.07.1557	CR 12.360
Rede 19	De arte medica et cura tuendae vale-tudinis	Ende 1558	s. Anhang II
Rede 20	De consideratione humani corporis	25.05.1559	CR 12.317
Rede 21	Explicatio aphorismi XIX Hyppocratis	03.08.1559	s. Anhang II
Rede 22	Explicatio aphorismi XLII partis II	30.01.1560	CR 12.360

4. Ausgewählte Aspekte im Medizinverständnis Melanchthons

4.1 Doctrina, ars, scientia – Zum Wissenschaftsverständnis Melanchthons

Um zu klären, ob und inwiefern die Medizin von Melanchthon als Wissenschaft betrachtet wird, sollen zunächst Melanchthons Kriterien für Wissenschaften dargestellt werden.

In den Initia doctrinae physicae beschreibt Melanchthon die Bedeutung von Wissenschaft folgendermaßen:

> „Es ist der Wille Gottes, daß die Wissenschaften Richtschnur für das Leben sind. Freilich sollen sie auch ihn selbst auf irgendeine Art und Weise offenbaren. Gewiß und sicher sollen sie sein. Platon schreibt dazu, daß die Wissenschaften angenehme Kunde von Gott geben. Denn wenn sie vollends ungewiß wären und nichts Sicheres beinhalteten, könnten sie weder Gott offenbaren noch Gesetzmäßigkeiten für unser Leben liefern."[167]

Die göttliche Provenienz der Wissenschaften und deren Verweisungscharakter auf Gott machen sie damit für Melanchthon zu einem besonderen, erstrebenswerten Gut. Prima vista existiert für Melanchthon dabei keine disziplinäre Rangordnung, er spricht vielmehr von einem orbis artium. Dabei sind alle Wissenschaften aufeinander angewiesen. Auch die Theologie wird von diesem orbis mit umfaßt: „Es gibt gewissermaßen einen Kreis der Wissenschaften, in dem alle untereinander verknüpft und verwoben sind. Und willst du einzelne begreifen, mußt du Vieles aus anderen entnehmen. Die Kirche bedarf dieses ganzen Kreises der Wissenschaften."[168]

Wissenschaften haben ihre Methodik. Voraussetzung für sinnvolle wissenschaftliche Arbeit ist die Fähigkeit, sicher zu erkennen. Melanchthon unterscheidet drei Kriterien der Erkenntnisgewißheit. In den Initia doctrinae physicae beschreibt er diese wie folgt: „Drei Kriterien nun gibt es, das heißt Regeln für ein Urteil, die Gewißheit bieten. Offensichtlich sind dies die Prinzipien, eine allgemeine Erfahrung und das Verständnis für Folgerung.

---

167 CR 13,185: „Vult Deus artes aliquas vitae rectrices, imo ipsum quoque modo monstrantes, certas et firmas esse, ut dixit Plato, gratam Dei famam in artibus sparsam esse, quae si prorsus incertae essent, et nihil firmi continerent, nec Deum monstrarent, nec vitae leges essent."
168 CR 11, 281 (De philosophia): „Omnino est orbis quidam artium, quo inter se divinctae copulataeque sunt omnes, ut ad singulas percipiendas, multa ex aliis assumi oportet: Quare Ecclesiae opus est toto illo doctrinarum orbe."

Auch die Dialektiker meinen, dies seien die Gewißheitskriterien in allen Wissenschaften."[169] Die angesprochenen Prinzipien sind nichts anderes als die notitiae naturales, das von Gott den Menschen eingestiftete Wissen, das unabhängig von jeder Erfahrung Gewißheitskriterium und Grundlage von Wissenschaft ist. Es darf als sensus communis der Melanchthonforschung gelten, daß diese Konzeption des göttlichen Lichtes und der eingestifteten Kenntnisse im wesentlichen auf der platonischen Metexistheorie basiert. Danach wird alles Seiende durch eine Teilhabe am Urgrund erklärt.[170] Der menschliche Geist partizipiert durch diese Prinzipien an der Gottheit, er erlangt dadurch seine verständige Natur.[171] Die Idee von den notitiae naturales ist Teil der von Melanchthon geforderten besonderen Partizipation des Menschen an Gott. Die ganze Schöpfung ist ein Tempel Gottes. Dies gelte in besonderem Maße aber für den Menschen, der vermittels seines Geistes den Schöpfer zu erkennen vermag und in sich selbst die noticiae naturales als ein eindrückliches Zeugnis von Gott besitzt. Diese Prinzipien ermöglichen ihm unter anderem die Erkenntnis der Zahlen, der Ordnung und die Unterscheidung von Gut und Böse.[172]

Das zweite Gewißheitskriterium ist die allgemeine Erfahrung. Melanchthon versteht darunter die Tatsache, daß Dinge, die mit Hilfe der Sinne wahrgenommen werden, von allen gesunden Menschen in gleicher Weise beurteilt werden.[173] Man könnte dies auch als empirisches Gewißheitskriterium bezeichnen. Melanchthon macht indes diesbezüglich zwei Einschränkungen. Die allgemeine Erfahrung gilt nur für sani (sc. homines), wobei er die Kriterien für sanus offen läßt. Und zweitens ist die experientia trotz ihrer Funktion als Gewißheitskriterium stets mit den anderen beiden Kriterien zu

---

169 CR 123, 186: „Sunt autem κριτήρια tria, id est, regulae iudicii, quae certitudinem ostendunt, scilicet principia, universalis experientia, et intellectus consequentiae, ut Dialectici monent haec esse κριτήρια certitudinis in omnibus artibus."

170 Zu Melanchthons Platonismus siehe Fiedler, Renate, Zum Verhältnis Luthers und Melanchthons zu Platon, in: Das Altertum 13 (1967), 213–227. Maurer, Wilhelm, Melanchthons philosophischer Ausgangspunkt, in: Ders.: Der junge Melanchthon zwischen Humanismus und Reformation, Bd. 1: Der Humanist, Göttingen 1964, 84–98. Frank 1995, 25–29, 213–220.

171 CR 11, 558 (De physica): „Mens humana est intelligens natura. [...] Necesse est igitur a mente aliqua praestantiore ac aeterna ortam esse."

172 CR 11, 941–942 (De doctrina anatomica): „Verum est hanc totam pulcherrimam mundi machinam, templum Dei esse [...] sed eo magis homo templum Dei esse [...]. Humana mens agnoscit artem et opificem, et videt in seipsa expressimum de Deo testimonium noticias numerorum et ordinis, discrimen honestarum et turpium actionum, quae in mente humana quasi aeterno septo distinctae sunt."

173 CR 13, 647 (Erotemata dialectices): „Experientia universalis dicitur, cum de iis, quae sensu percipiuntur, sani omnes eodem modo iudicant [...]."

vergleichen. Zwei Beispiele aus den Initia doctrinae physicae: „Die Erfahrung zeigt offenkundig, daß die irdischen Körper verschiedene Qualitäten und Bewegungen besitzen [...]. Der Himmel bewegt sich auf einer Kreisbahn [...]. Zu diesen Erfahrungswerten hinzu zieht der Naturphilosoph die Prinzipien. Wenn er beispielsweise zeigen will, daß diese Welt, obwohl er ihre Größe nicht mit Augen fassen kann, trotzdem Grenzen hat, geht er von dem Prinzip aus, daß kein unbegrenzter Körper sich im Kreise bewegt."[174] Und „Wenngleich wir nicht alle Teilbereiche der Natur erforscht haben, bestätigt uns die Erfahrung, daß es eine ungeheure Menge an sicheren Sachverhalten gibt, von denen wir ausgehen können. Deren Kenntnis ist nützlich."[175] Mit diesen beiden Aussagen ist die Rolle der experientia gut umrissen. Sie hat als Gewißheitskriterium ihre Grenzen, aber auch ihre Berechtigung.

Das dritte Gewißheitskriterium, der intellectus consequentiae oder ordinis ist die dem Menschen ebenfalls von Gott eingestiftete Fähigkeit, im Syllogismus Erfahrungswerte und Prinzipien in rechter Weise zu verknüpfen. „Denn für das menschliche Leben", so Melanchthon, „wäre es nicht ausreichend, die einfachen Sachverhalte, wie das beispielsweise Prinzipien oder durch Erfahrung gewonnene Meinungen sind, zu kennen. Also hat Gott dieses Licht [den intellectus consequentiae; RH] gegeben, damit der Geist zusammenstellt und verbindet, was zusammenpaßt und das trennt, was nicht zusammengehört."[176] So vermag der Mensch bestimmte Dinge aufeinander zu beziehen und sie auf ihre Gewißheit hin zu überprüfen.

Das vierte Gewißheitskriterium sind für Melanchthon die göttlichen Offenbarungen in der Heiligen Schrift. Sie ermöglichen ein konstanteres Urteil in einer Welt, in der viele Dinge nicht wissenschaftlich untersucht sind.[177]

---

174 CR 13, 186: „Experientia manifeste ostendit, in corporibus inferioribus diversas esse qualitates et diversos motus [...]. Coelum movetur circulari motu [...]. Ad has experientias adiungit physicus principia, ut cum vult ostendere hunc mundum, quanquam magnitudo oculis comprendi non potest, tamen finitum quiddam esse, orditur ab hoc principio, nullum corpus infinitum movetur circulariter."

175 Ebd.: „Quanquam autem non omnes naturae partes pervestigatas tenemus, tamen experientia confirmat, ingentem multitudinem esse certarum propositionum, quarum cognitio utilis est."

176 CR 13, 648: „Nam hominum vitae non satis esst, nosse simplices propositiones, ut sunt principia et sententiae per experientiam notae. Ideo Deus addidit hanc lucem, ut mens componat, iungat convenientia, et distrahit ea, quae non conveniunt."

177 CR 13, 187: „Fatendum est igitur multa esse certa, etiamsi non omnes naturae partes pervestigatae sunt. Ac nos confirmati coelestis doctrinae constantius de certitudine pronunciare possumus. Scimus Deum esse autorem naturae et tradidisse multas ordina-

Gleichwohl gilt, daß die Theologie die anderen Wissenschaften des orbis artium nicht entbehren kann und daß sie eines wichtigen Hilfsmittels verlustig ginge, wenn sie beispielsweise die Erkenntnisse der Anthropologie nicht mit in ihr Wissenschaftgebäude aufnähme.[178]

4.1.1 Zur Methodik der Wissenschaften bei Melanchthon

Bevor die Methodik der Medizin näher beschrieben wird, soll Melanchthons Methodikverständnis zunächst allgemein referiert werden. Dabei stütze ich mich zunächst auf die Untersuchung von Günter Frank.[179]

Unter Methodik versteht Melanchthon „[...] einen ‚habitus', nämlich Wissenschaft oder Kunst, die in sicherer Weise einen Weg erschließt, d.h. die gewissermaßen den Sinnen durch einen unwegsamen und verdeckten Ort, durch die Unordnung der Dinge einen Weg weist und eröffnet und die Sache in Beziehung zu dem dazugehörigen Vordersatz auffindet und geordnet darlegt".[180] Die Vorgehensweise ist – nach Melanchthon – der syllogistische Schluß. Diesen Schluß vermag ein Mensch auf zwei grundsätzlich unterschiedliche Weisen zu ziehen. Dazu Melanchthon: „Das formale Beweismittel ist der Syllogismus, in dem wir entweder aus von der Natur aus bekannten Prinzipien oder aus der allgemeinen Erfahrung oder aus einer Definition aufgrund richtiger Folgerungen Gewonnenem eine notwendige und unveränderliche Schlußfolgerung ziehen, das heißt, wir zeigen entweder, daß aus naheliegenden Ursachen die eigentlichen Wirkungen erfolgen oder wir gehen genau andersherum vor."[181]

Melanchthon geht davon aus, daß die Geometrie die Fundamentalwissenschaft zur Begündung einer wissenschaftlichen Methode ist.[182] In diesem

---

tiones, quas vult nobis certas esse [...], quibus detrahere certitudinem est Deum contumelia adficere."

178 CR 11, 281 (De philosophia): „Magno instrumento destitutus est Theologus, qui nescit illas eruditissimas disputationes, de anima, de sensibus, de causis appetitionum et affectum, de notitia, de voluntate."

179 Frank 1995, 162–181.

180 Übersetzung von Frank 1995, 172 aus CR XIII, 573: „Methodus est habitus, videlicet scientia, seu ars, viam faciens certa ratione, id est quae quasi per soca invia et obsita sentibus, per rerum confusionem, viam invenit et aperit, ac res ad propositum pertinentes, eruit et ordine promit."

181 Übersetzung von Frank 1995, 172 aus CR XIII, 652: „Demonstratio est syllogismus, in quo aut ex principiis natura notis, aut universali experientia, aut ex definitione de subsumpto, bona consequentia, necessariam et immotam conclusionem extruimus, aut ex causis proximis effectus proprios sequi ostendimus, aut econtra procedimus."

182 Frank 1995, 177 schreibt dazu: „Die geometrischen Beweise gelten dabei nicht nur als am meisten evident, sondern das aus der Geometrie gewonnene Beweisverfahren wird als Modell für wissenschaftliches Beweisverfahren überhaupt in Anspruch genom-

Zusammenhang kann auch Galen gesehen werden. Dessen grundlegende Ausbildung in Geometrie, die er – wie Melanchthon in der Galenvita 1540 betont – bei seinem Vater von Kindesbeinen an genossen hatte, befähigte ihn schließlich dazu, in Rom dem pyrrhonischen Skeptizismus zu widerstehen.[183] Auch in der Declamatio de physica weist Melanchthon darauf hin, daß die Naturphilosophie bei der Mathematik das wissenschaftliche Beweisverfahren entleihe und aus ihr ihren Anfang nehme.[184] Wie beschreibt Melanchthon nun aber die Methodik der Physik und Medizin näher?

In einem Abschnitt der Initia doctrinae physicae, überschrieben mit Quae est methodus in hac doctrina?, charakterisiert Melanchthon die Methodik folgendermaßen:

> „Aristoteles gibt zu unserem Thema die Antwort, daß es zwei Wege in den Wissenschaften gebe, und daß der eine Weg von den Ursachen zu den Wirkungen voranschreite, das heißt von den Dingen, die von Natur aus früher sind, zu denen, die darauf folgen. So spricht ein Geometer zuvor über Dreiecke, hernach über Vierecke. Ein anderer Weg führt von den Wirkungen und Zeichen zu den Ursachen zurück, das heißt, von den Dingen, die von Natur aus später sind zu den vorausgehenden. So urteilt ein Arzt aus Zeichen; bei Starrfrost, Wärme, Bewegung einer Arterie erkennt er, daß der Körper an Fieber leidet. Die ärztliche Wissenschaft beruht also größtenteils auf Erfahrung und auf diese Erfahrung müssen gewisse Prinzipien angewandt werden. Wenn ein Arzt also bemerkt, daß der Körper an Fieber leidet, wendet er Medikamente an. Einige davon vertreiben den galligen Saft, andere vereiteln die Entzündung der Säfte und der Leber. Zugleich aber fragt er nach Prinzipien. Wenn die Ursache entfernt ist, bleibt auch der Effekt aus, und Gegensätzli-

---

men." Vgl. dazu Melanchthon in der „Praefatio in Geometriam" von 1536; CR 3, 107–114, hier 108: „Deinde cum demonstrationes Geometriae maxime sint illustres, nemo sine aliqua cognitione huis artis satis perspicit, quae sit vis demonstrationum; nemo sine ea erit artifex methodi." Dieses Methodenideal Melanchthons hat sich in Deutschland auch in der Blütezeit des Ramismus halten können, sich gar mit diesem vermischt. Vgl. dazu Leinsle, Ulrich G., Methodologie und Metaphysik bei den deutschen Lutheranern um 1600, in: Aristotelismus und Renaissance (hrsg. von Keßler, Eckhard und Schmitt, Charles B.), Wiesbaden 1988, 149–161, hier 150: „Mit ramistischen Tendenzen zumeist vermischt lebte die Logik Melanchthons weiter, dessen Kompendien für die 2. Hälfte des 16. Jahrhunderts noch paradigmatisch sind. Der Melanchthonschule verdanken wir u.a. die Identifizierung der aristotelischen Analysis und Synthesis mit dem Vorgehen der Mathematiker. Das mathematische Methodenideal hat so in Magister Philippus, dessen Gott ja ewiger Geometer ist, eine einflußreiche Autorität im Luthertum gefunden."

183 CR 11, 500: „Itaque adeo exercuerunt Galeni ingenium, ut fateatur se quoque illam Pyrrhoniorum dubitationem fuisse secuturum, nisi fuisset puer ad Geometriam et ad demonstrationes assuefactus: qua disciplina non tantum assecutus est, ut certa ab incertis discernere posset, sed etiam illud, quod multo maius est, veritatis ut esset amantior, et freno quodam regeret ingenium animadversis demonstrationibus."

184 CR 11, 556: „Haec [doctrina physica; RH] et initia prima sumit a Mathematis, et passim ab illis demonstrationes mutuatur."

ches wird mit Gegensätzlichem behandelt. Auch die Physik ist größtenteils aus Erfahrungen entstanden, aufgrund derer wir dann in den meisten Fällen von den Wirkungen und Zeichen auf die Ursachen rückschließen."[185]

Aus diesen Aussagen ist ersichtlich, daß es zwei Arten von Wissenschaften gibt, deren Methoden sich voneinander unterscheiden müssen, weil ihr „Ding", der Bezugspunkt ihres wissenschaftlichen Arbeitens sich unterscheidet. Im Falle von Medizin und Physik bedeutet dies trotz der Methode des ab effectibus ad causas keinen Verlust von Wissenschaftlichkeit. Entscheidend ist jedoch, daß die Gewißheitskriterien erfüllt bleiben, das heißt, daß experientia auf die principia bezogen werden muß. Diese Prämisse führt direkt in ein Spannungsfeld, das Melanchthon in seinen Reden mehrfach angeschnitten hat. Gemeint ist das Verhältnis von ratio im Sinne von principia und Empirie respektive experientia, das nun näher betrachtet werden soll.

4.2 Empirie versus ratio – Bemerkungen zur ars medica

Die Medizin stellt nach Melanchthons wissenschaftlichem Methodenverständnis eine ars dar, die von den Effekten oder Zeichen auf die Ursachen rückschließt. Ärzte sammeln während ihrer Berufsausübung Erfahrungen, die sich eventuell auf allgemeingültige Prinzipien zurückführen lassen. Doch gilt, daß in der Vielfalt der Umstände nichts trügerischer ist als Erfahrung. Melanchthon zitiert in diesem Zusammenhang den ersten Aphorismus Hippokrates'.[186] Wonach also richtet sich ärztliches Handeln lege artis? Melanchthon räumt ein, daß aus Erfahrung allmählich die Kunst erwachsen ist.[187] Er geht allerdings davon aus, daß die Kunst jetzt gleichsam erfunden

---

185 CR 13, 194: „Aristoteles generaliter respondet, duas esse vias doctrinarum, alias procedi a causis ad effectus, seu ab iis quae natura priora sunt ad consequentia, ut prius dicit geometer de triangulis, postea de quadrangulis. Alias proceditur ab effectibus et signis ad causas, seu ab iis quae natura posteriora sunt ad praecedentia, ut medicus ex signis, rigore, calore, motu arteriae, iudicat corpus laborare febri. Ut autem medica ars magna ex parte, ex experientia extruitur, et ad hanc principia conferenda sunt, ut cum comperit corpus laborare febri, remedia adhibet, alia quae prohibent incendia humorum et epatis, simul autem pricipia consulit, remota causa, removetur effectus, contraria contrariis curantur. Ita doctrina physica magna ex parte extructa est ex experientia, in qua plerunque ducimur ab effectibus et signis ad causas."

186 CR 11, 205 (Contra empiricos medicos): „Nihil fallacius experientia in tanta varietate circumstantiarum. [...] experientiam periculosam esse, et iudicium fallax."

187 Ebd.: „Assentior multum pollere experientiam; ex hac ars paulatim nata est."

ist und man sich nach ihr richten muß.[188] Wie oben ausgeführt gilt experientia als Gewißheitskriterium einer Wissenschaft. Melanchthon unterstellt sie im Falle der ars medica der ratio. Darunter versteht er die sichere Heilmethode, die in den Schriften der Alten überliefert ist. Namentlich erwähnt werden Hippokrates, Galen und Avicenna. Die Unterstellung der experientia unter die ratio hat zwei Gründe. Zum einen ist es unethisch, unter Gefahren für andere Erfahrungen zu sammeln, und schließlich wird der ars – einem Geschenk Gottes – durch lediglich empirisch betriebene Medizin Schande zugefügt.[189] Eine rein auf Erfahrungsbasis stehende Medizin verdient nicht das Prädikat ars. Für den praktisch tätigen Arzt bedeutet dies: „Ein kluger Medicus verbindet beides, ars und experientia."[190] Ein solches Vorgehen gewährleistet nach Melanchthon zwar eine Therapie lege artis, indes noch nicht den Erfolg. Denn viele Symptome treten aus derart undurchsichtigen Gründen auf, daß auch hochgebildete Ärzte mithin hilflos sind.[191] Diese Situationen verleiten indes einen rationalen Arzt nicht dazu, unbegründete Therapieversuche zu unternehmen.

Therapeuten, deren Heilungsversuche lediglich auf eigenen Erfahrungen basieren, belegt Melanchthon mit dem Attribut Empiriker. Dieser Begriff wird in den Reden wiederholt mit dem der ratio kontrastiert. In der Hippokratesvita erscheint es Melanchthon als besonderes Verdienst Hippokrates', die Fehler der Empiriker bemerkt und die Medizin wieder ad rationem zurückgerufen zu haben.[192] Dieses Vorgehen ist für Melanchthon die Grundlage für jedwede Art medizinischen Rationalismus'. Auf den Topos der vernunftgerechten medizinischen Wissenschaft stößt man in allen biographischen Reden. Bereits in der verhinderten Widmungsepistel zu Galens Opera omnia finden sich diese Worte[193], und auch in der Avicenna-Biographie stellt Melanchthon fest, daß Avicenna letztendlich deswegen so wichtig ist, weil er in der galenischen Tradition stehend rationale Medizin betrieb.[194] In

---

188 Ebd.: „Sed postquam ars reperta est, ideo traditur, ne quid temere, cum periculo aliorum experiamur, sed priorum experimenta imitantes, certam medendi rationem teneamus."

189 CR 11, 207: „Ego vero in hac re, etsi periculo publico maxime commoveor, tamen praeterea incredibili dolore afficior, propter contumeliam artis et doctrina."

190 CR 11, 206: „Prudens medicus coniuget utrumque, artem et experientiam."

191 Ebd.: „[...] multa incidunt symptomata ex causis adeo obscuris, ut etiam doctissimi viri dubitent, quomodo occurrant."

192 CR 11, 504: „[...] cum errata empiricorum plurima deprehenderet [...] Medicinam ad rationem revocavit."

193 CR 3, 491: „[...] universam doctrinam in artem redigit."

194 Avicenna habe sich von der Lehre Rhazes genau in dem Moment lösen können, in dem er gemerkt hatte, daß dessen Vorgehen mehr empirisch als vernunftgeleitet war. CR

der Hippokratesvita kolportiert Melanchthon die Schlüsselbegriffe gleich vierfach.[195] „Mit Erfahrungen und Beobachtungen", so Melanchthon, „verknüpfte Hippokrates die Ursachen und die Vernunftgründe. Das ist das ureigenste Verdienst Hippokrates'."[196] Auf diese Weise sei schließlich die Medizin durch Hippokrates erst zur Wissenschaft geworden.[197] Für die Medizin als Ganzes heißt das nach Melanchthon: „[...] keiner kann bei der Ausübung der Heilkunde Sorgfalt und Zuverlässigkeit gewährleisten, [...] wenn er nicht bei der gewöhnlichen Ausübung seiner Tätigkeit auch die Lehre hinzuzieht, die die Ursachen zu ergründen sucht."[198] Welche Rolle diese doctrina causarum in einer von ratio geprägten medizinischen Wissenschaft hat, soll nun näher beleuchtet werden.

4.3 Zur Kausalität in der Medizin

> Foelix qui potuit rerum cognoscere causas
>
> Vergil

> Nam ex doctrina causarum ratiocinamur esse aeternam mentem, unam, immensae potentiae, sapientem et optimam.
>
> Declamatio de Physica

Besonders in den Reden, die der Erläuterung eines Hippokrates-Aphorismus verpflichtet sind, finden sich Begriffe und Kausalvorstellungen Melanchthons, die heutigem Denken fremd erscheinen müssen. Die Rede ist von einer Terminologie, die Galen zur Formulierung von Kausalnexus bei der Entstehung von Krankheiten gebraucht hat.[199] Im Interesse der Verständlichkeit

---

11, 829: „[...] animadvertit in Rasi magis esse empiricam, quam rationalem doctrinam."

195 CR 11, 504, 506, 507, 508.

196 CR 11, 506: „[...] ad experimenta atque observationem, adiunxit causa et rationes, haec est laus ipsius propria Hippocratis."

197 Ebd.: „Medicinam revocavit ad rationem, atque artem effecit."

198 CR 11, 508: „Nemo fidem et diligentiam in medendo praestare potest [...] nisi ad vulgarem usum adiungat etiam eam doctrinam, quae causas scrutatur."

199 Walter Mannheim hat sich in seiner Dissertation der Entwicklung dieser Vorstellungen bei Galen angenommen. Eine Wirkungsgeschichte der galenschen Vorstellungen ist noch nicht geschrieben. Vgl. Mannheim, Walter, Die Aetiologie des Galen, Diss. med., Bonn 1959. Neuere Arbeiten zu Galens Ätiologie: Frede, Michael, On Galen's epistomology, in: Galen: Problems and prospects (hrsg. von Nutton, Vivian), London 1981,

der entsprechenden Passagen in den Übersetzungen sollen diese Kausalvorstellungen in einem Exkurs referiert werden.

Exkurs: Galen unterschied drei Typen von Krankheitsursachen. Zwei davon – die causa continens und die causa procatarctica – hat er in kurzen Abhandlungen separat behandelt, die Melanchthon allerdings nicht gekannt haben dürfte, da beide Bücher nicht in die Galenaldina aufgenommen wurden und sehr schlecht verfügbar waren.[200] Jedoch behandelt Galen diese Grundsätze auch verstreut in anderen Werken. Er modifiziert dabei die aristotelische Vier-Ursachen Lehre (Formal-, Material-, Wirk- und Zweckursache) in ein der Medizin angemessenes und den praktischen Anforderungen der Therapie besser zugängliches Konzept. Die einzelnen Ursachen sollen nun vorgestellt werden. Ich beziehe mich dabei im folgenden auf Mannheim.

Krankheit wird von Galen definiert als das, was die Leistung eines bestimmten Organs primär schädigt. Was einer solchen Schädigung vorausgeht, nennt er Krankheitsursache. Dabei entwickelt er ein lückenloses Ursachenschema, das schließlich zur Krankheit führt. Eine sogenannte procatarktische Ursache (προκαταρκτικὸν αἴτιον) ist ein von außen an den Körper herangetragenes Ereignis – Hitze, Kälte, eine Verletzung –, das zu einer Veränderung der Körpersäfte führt. Sie trifft im Körper auf eine widernatürliche Verfassung, zum Beispiel auf eine Anhäufung von Säften, die nun von der procatarktischen Ursache alteriert werden kann. Galen bezeichnet diese im Körper vorhandene Diathese als προηγουμένον αἴτιον (die causa antecedens). Die eigentliche Wirkursache, die die Krankheit schließlich zum Ausbruch bringt, ist die synektische Ursache oder auch causa continens genannt (συνεκτικὸν αἴτιον). Diese causa continens modifiziert wiederum die Diathese des betreffenden Organs und führt so in der Folge zur Ausbildung von Symptomen. Für – streng an galenschen Vorstellungen orientierte – Beispiele sei auf die Übersetzungen der Reden Melanchthons verwiesen.

65–86. Ders.: The original notion of cause, in: Doubt and dogmatism (hrsg. von Schofield, M., Burnyeat, M. und Barnes, J.), Oxford 1980, 217–249. Hankinson, R.J., Causes and empiricism: A problem in the interpretation of later greek medical method, in: Phronesis 32 (1987), 329–348. Eine gute Übersicht über den Themenkomplex Kausalität in der Medizin gibt King, Lester S., Causation: A Problem in Medical Philosophy, in: Clio Medica 10 (1975), 95–109.

200 Vgl. dazu das Vorwort von Bardong, Kurt, Galeni de causis procatarcticibus libellus a Nicolao Regino in sermonem latinum translatus. Ad codicem recensuit in Graecum sermonem revertit Kurt Bardong (= Corpus Medicorum Graecorum Supplementband II), Leipzig / Berlin 1937. Neben der Arbeit Bardongs zu Galens Abhandlung über die causa procatarctica besorgte Kalbfleisch, Karl, Galeni de causis continentibus libellus a Nicolao Regino in sermonem Latinum translatus, primum edidit Carolus Kalbfleisch, Marburg 1904 eine auf Handschriftenvergleich basierende Edition des galenschen Traktates über die causa continens. Eine auf arabischen Hanschriften beruhende Übersetzung dieses Werkes über die causa continens ins Englische siehe auch bei Lyons, Malcolm, Galen. On the parts of medicine, On cohesive causes, On regimen in acute diseases with the theories of Hippokrates (= Corpus Medicorum Graecorum Supplementum orientale II), Berlin 1969, 52–73. Lyons druckt die Übersetzung von Kalbfleisch mit ab (133–141).

Es soll nun dargestellt werden, wie Melanchthon mit diesen Vorstellungen, die bei Ärzten, die sich auf Galen beriefen, gang und gäbe waren, umgegangen ist, und aus welcher Motivation heraus er sich in den entsprechenden Reden genauer mit diesen pathogenetischen Vorstellungen auseinandergesetzt hat. Bei der Durchsicht der Reden fällt auf, daß es Melanchthon nicht eigentlich darum geht, wie solche Kausalnexus im Sinne einer Therapie durchbrochen werden könnten. Interesseleitend ist die Darstellung der zum Entstehen von Krankheit vorliegenden Faktoren.

Zum besseren Verständnis soll ein Blick in das zweite Buch der Initia doctrinae physicae geworfen werden, in dem Melanchthon der Darstellung der Ursachenlehre einen breiten Raum eingeräumt hat. In der Einführung weist Melanchthon darauf hin, warum sich die Beschäftigung mit der Kausalität lohne. Die menschliche Natur sei zunächst einmal nicht in der Lage, die Zusammenhänge in der Natur vollständig zu betrachten, trotzdem jedoch sei es Gottes Wille, daß sie dies tue, denn den Menschen erwachse aus dieser Betrachtung die Erkenntnis, daß zur Erhaltung ihres Leibes Hilfen gegeben seien. Aus dieser Betrachtung leite sich schließlich das Verständnis von Veränderungen an ihren Körpern ab.[201] Sie sei nun gleichsam der Impetus für begabte Menschen, diese Ordnung in der Natur weiter zu hinterfragen und sich an der Kausalkette zu mittelbareren Ursachen zurückzuhangeln.[202] Ein solches Vorgehen führe nicht zu einem regressus ad infinitum, sondern zeige den Urgrund, Gott. Der ordo causarum wiederum, den der Betrachter bei seinen Überlegungen kennengelernt hat, überzeuge ihn und zwinge ihn schließlich zu der Aussage, daß es einen Schöpfergeist gebe, befähige ihn indes aber nicht nur, eine Aussage darüber zu machen, was Gott ist, sondern auch wie sein Wille ist.[203] Aus Gottes Spuren in der Natur also wird der menschliche Geist zur Erkenntnis Gottes selbst zurückgeführt. In der Deklamation De physica schreibt Melanchthon dazu: „Aus der Lehre von den Ursachen schließen wir, daß es einen ewigen Geist gibt, einen einzigen, von

---

201 CR 13, 291–292 (Initia doctrinae physicae): „[...] natura penitus introspici non potest, tamen haec ipsa doctrina, quam Deus notam esse voluit, necessaria est hominum vitae [...] ad tuendam valetudinem necessariam esse qualemcunque cognitionem humani corporis [...] deinde [...] quae causae nutriant, quae faciant mutationes, alterationes et corruptiones."

202 CR 13, 292: „[...] deinde progrederentur ad quaerendas causas remotiores, et ut ita dicam, primam corporum compositionem."

203 Ebd.: „Et haec ipsa deductio ad primam originem, monstratix est Dei, et doctrina de ordine causarum convincit mentes, ut fateri cogantur, esse Deum mentem architectricem, cum reliquae totius naturae, tum vero humanae, cui impressit noticias, quae ostendunt aliquo modo et quid sit Deus, et qualis sit eius voluntas."

unermeßlicher Macht, einen weisen und überaus gütigen Geist, der – wie Plato sagt – Ursache für das Gute in der Natur ist."[204] Mit diesen Worten ist die Bedeutung der Kausalitätslehre, die für Melanchthon Teil der Naturphilosophie, der Physik ist, klar umrissen. Sie dient als kosmologischer Beweis für die Existenz Gottes, liefert einen Gottesbeweis aus dem ordo causarum.[205]

Wie oben bereits ausgeführt ist die Medizin methodisch an das ab effectibus ad causas gebunden. Nicht zuletzt deshalb hätten zunächst Ärzte sich um die doctrina de causis verdient gemacht. „Aus der Beobachtung von Ärzten ist diese Lehre zuerst erwachsen. Gleichwohl greift ihr Nutzen später weiter. Und gerade das ist Menschen von guter Veranlagung willkommen, daß sie den Geist zur Erkenntnis Gottes führt und die menschliche Natur als ein Abbild zur göttlichen Natur in Beziehung setzt."[206] So hätten also die ärztlichen Bemühungen um das Verständnis der Natur und des menschlichen Körpers gleichsam als Nebenprodukt eine weitere Grundlage dafür geschaffen, Gott selbst zu erkennen. Diese Lehre von den Ursachen sei nun also in logischer Konsequenz nicht nur bei der Erhaltung der Gesundheit und der Heilung von Krankheit von Nutzen, sondern leiste einen wichtigen Beitrag, die Gotteslehre zu erklären.[207]

In einem Kapitel der Initia doctrinae physicae, das der Bestimmung und dem Nutzen der Physik gewidmet ist, führt Melanchthon dies genauer aus. Die Naturbetrachtung bereite zunächst einmal schon per se Vergnügen. Die

---

204 CR 11, 558: „Nam ex doctrina de causis ratiocinamur esse aeternam mentem, unam, immensae potentiae, sapientem ac optimam, et ut Plato inquit, boni causam in natura."
205 Melanchthon geht dabei davon von einer in der ordo causarum absolut definierten Notwendigkeit aus. Neben einer necessitas absoluta kennt er auch eine necessitas consequentiae bei Dingen, „die sich aus ihrer Natur anders verhalten könnten, aber notwendig geschehen, entweder aufgrund vorausgehender Ursachen oder weil sie determiniert sind"; vgl. Frank 1995, 241. Ferner hält er an der Kontingenz fest, die ihre Quelle in der Willensfreiheit Gottes, aber – als Gottes Ebenbild – auch in der des Menschen habe. Kontingenz ist für ihn etwas, das „wenn es geschieht, eine Ursache hat, die aus ihrer Natur anders wirken konnte und beiden Teilen entgegengestellt wird: der Notwendigkeit und der Unmöglichkeit"; vgl. Frank 1995, 242. Melanchthon hat durch dieses Kausalitätsverständnis zweierlei erreicht: 1. Der ordo causarum dient als Gottesbeweis und 2. die Einschränkung einer durchgängigen Kausalität gewährleistet die Willensfreiheit. Zu diesem Themenkomplex siehe besonders Frank 1995, 235–244.
206 CR 13, 293: „Et quamquam ex medicorum animadversione, primum haec doctrina extructa est, tamen postea usus patet latius, et hoc ipsum [...] bonis mentibus gratum est, quod deducit mentes ad agnitionem Dei, et humanam naturam, tanquam effigem, confert ad divinam."
207 Ebd.: „Etenim non solum in tuenda valetudine et in medicatione, sed etiam in explicatione doctrinae coelestis, necesse est naturam hominis [...] et causarum varietatem cognoscere."

Natur sei wie ein Theater, das Gott zur Betrachtung gegeben hat; es sei schließlich geradezu in der menschlichen Natur begründet, daß sie zu einer zweckfreien Schau ihrer Umwelt getrieben werde.[208] Es gebe aber auch andere Gründe dafür, denn die Naturbetrachtung führe schließlich zur Erforschung derselben und werde somit zum ersten Schritt einer Gotteserkenntnis. Dabei fänden sich dann auch gottgegebene Hilfen zum Schutz des Lebens.[209] Somit sei der unmittelbare Bezug der Physik zur Medizin gegeben.[210] Diese Disziplinen seien nun ferner notwendig, um die christliche Lehre zu erklären. Es bestehe zwar zwischen der Heilslehre und der physikalischen Lehre ein gewaltiger Unterschied, dennoch aber gebe es in der Kirchenlehre Punkte, die ohne die Physik geradezu unerklärbar blieben.[211] Die Theologie ist demnach auch auf die Physik angewiesen.

In diesem Zusammenhang gewinnt Galen eine besondere Bedeutung. In der Deklamation über Galens Leben und zuvor bereits in der Widmungsepistel für die Opera omnia Galens hat Melanchthon auf einen Sachverhalt hingewiesen, der ihm als besonderes Verdienst Galens erschienen war. Kein Autor habe sich in der Physik dem Verständnis der Ursachen und der Zusammenhänge in der Natur derart angenähert, wie Galen dies tat.[212] Besonders die Kausalzusammenhänge habe Galen dank seiner vollendeten Bildung umfaßt. Die galenschen Erläuterungen macht Melanchthon schließlich in seiner Physik im Kapitel über die unterschiedlichen Ursachen fruchtbar. Wiederholt zitiert er aus Galens Schriften, namentlich genannt werden De

---

208 CR 13, 189: „Tota natura rerum velut theatrum est humani ingenii, quod Deus vult aspici, ideo indidit hominum mentibus cupiditatem considerandarum rerum, et voluptatem, quae agnitionem comitatur. Hae causae invitant sana ingenia ad considerationem naturae, etiamsi utilitas nulla sequeretur [...] maxime secundum naturam est considerare naturam."

209 CR 13, 190: „Sed accedant aliae causae, ideo Deus has flammas indidit menti, incitantes ad inquisitionem naturae, ut haec doctrina primum sit iter ad agnitionem Dei, deinde ut monstrent vitae praesidia."

210 Ebd.: „Ex hac doctrina extruitur ars medica."

211 CR 13, 190–191: „Deinde necesse est in explicatione doctrinae Christianae nosse partes hominis [...] Denique etsi inter physicam et doctrinam Evangelii, et promissionem a Deo patefactam, ac longe positam supra capitum humanum, ingens discrimen est, nec genera doctrinarum confundenda sunt: tamen multa sunt in doctrina Ecclesiae, quae sine physicis explicari non possunt."

212 CR 3, 493: „Nullus enim extat autor uberior eius partis philosophiae, quam Physicen vocamus, quam Galenus, qui universam Physicen eruditissime complexus est in his disputationibus, in quibus quaerit demonstrationibus de potentiis in animantibus, de generationum *causis*, de temperamentis, de sensuum organis, de *causis* actionum in sensibus, de morborum et remediorum *causis* [...]." [Hervorhebungen RH] und CR 11, 502: „[...] quantum illud beneficium est, quod ea doctrina, quae vocatur Physica, nusquam extat aut eruditius aut uberius tradita, quam in plerisque Galeni libris."

temperamentis[213], De differentiis symptomatum[214] und der Methodus medendi[215]. Melanchthon widmet dann auch der bei Ärzten gebräuchlichen Terminologie einen Abschnitt und erläutert die oben bereits dargestellte galensche Kausalität.[216] So wird Galen in dem erwähnten Kapitel und in einem Abschnitt, der die Einteilung der causae zum Gegenstand hat, deren ordo einen Gottesbeweis darstellt, neben Aristoteles zum wichtigsten Quellenautor. Der Medizin kommt dabei das Verdienst zu, den Anstoß zu Überlegungen über die Physik und ihr Bedingungsgefüge, der Kausalität, gegeben zu haben.

Aus diesen Überlegungen zur Kausalität heraus muß auch Melanchthons Begriff einer medicina ad rationem revocata gedeutet werden. Die Existenz eines ordo causarum impliziert für eine rationale Medizin die Orientierung an dieser Ordnung, will sie therapeutisch erfolgreich sein. Als historische Leitbilder stellt Melanchthon den jungen Studenten die antiken Autoritäten Hippokrates, Galen und Avicenna vor. In deren Viten wird jeweils entweder expressis verbis oder in Beispielen Frontstellung gegen empirische Ärzte bezogen, das heißt Medici, deren Therapien ausschließlich eigener experientia oder experimenta verpflichtet sind. Daß der Begriff „empirisch" in diesem Zusammenhang verschiedentlich ausdeutbar ist, haben bereits die Diskussionen um die Rede Contra empiricos medicos gezeigt. Man hat in ihr eine Stoßrichtung gegen den frühen Paracelsismus und gegen die Volksmedizin gesehen. Während ein antiparacelsistischer Seitenhieb auch im Hinblick auf Melanchthons gesamte Schriften als absurd zurückzuweisen ist, geht die Absage an die Volksmedizin klar aus dem Text hervor. Doch bleibt festzuhalten, daß der Begriff empirisch bereits in dieser 1530 verfaßten Rede auch vor dem Hintergrund eines Systems zu begreifen ist, in dem die Forderung nach einer gottgegeben Ordnung von (Krankheits-)Ursachen impliziert, daß die Ablehnung dieser Ordnung zur Blasphemie wird. Des weiteren schädigen empirische Ärzte der Wissenschaftlichkeit der ars Medizin, die gleichfalls von Gott als solche gestiftet wurde. Schließlich habe Gott – so Melanchthon – den Geist der antiken Autoritäten bei der Entschlüsselung der Zusammenhänge in der Natur gelenkt.[217] Bei der sich in Contra empiri-

---

213 CR 13, 304.
214 CR 13, 307.
215 Ebd.
216 CR 13, 312.
217 CR 11, 207: „Neque [...] tantam varietatem scientiae reperiri potuisse, nisi Deus istorum virorum mentes singulari afflatu movisset ad earum observationem."

cos medicos anschließenden Auflistung der Errungenschaften fehlen auch die Begriffe causa und ratio nicht.[218] So kann Melanchthon auf der Basis dieser gottgewollten Kausalität seine Bemühungen um die Etablierung der Medizin als universitäre Disziplin mit seiner Konzeption eines philosophisch-theologisch unterminierten ordo causarum verbinden. Die Existenz einer Kausalität in einem von Gott geordneten Kosmos, die – neben anderen Dingen – auf ihn als den Schöpfer verweist und sein Sein beweist, legitimiert auf der anderen Seite die galenische Medizin als universitäre Disziplin.

4.4 Auctoritas – Zur Frage der Berufungsinstanzen der Medizin für Melanchthon

Ad fontes! Dieses Dictum ist eines der konstitutiven Elemente des Renaissance-Humanismus. Die Beschäftigung mit den Quellen der Wissenschaften, die Rezeption der antiken Autoren im 16. Jahrhundert im Rahmen einer unermüdlichen Editions- und Kommentatorentätigkeit führte im Bereich der Medizin zu einer Zementierung der Autorität vornehmlich Galens und Hippokrates'. Der Canon, Hauptwerk Avicennas als des wichtigsten arabischen Interpreten, erfuhr im 16. Jahrhundert zahlreiche Neuauflagen, wenngleich seine Bedeutung vor dem Hintergrund der zunehmend besser verfügbaren Galen- und Hippokratestexte allmählich zu schwinden begann.

Autorität und das Bedürfnis nach Gewißheit und Legitimation sind dabei zwei Seiten einer Medaille. Humanistische Ärzte hätten in dieser Hinsicht durch ihre Fixierung auf die Klassiker dem Entstehen einer neuen wissenschaftlichen Methode entgegengearbeitet. So lautete lange Zeit das Urteil der Wissenschaftsgeschichte: Die Zeit des medizinischen Renaissancehumanismus als „philosophische Leere"! Daß es an der Wende vom 16. zum 17. Jahrhundert einen Umbruch in der wissenschaftlichen Begründungsstruktur gab, der im Wechsel von antiker zur moderner Personalautorität (Galen → Vesal) oder zur Sachautorität (Buch der Natur) seinen Niederschlag gefunden hat, haben mehrere medizinhistorische Arbeiten gezeigt.[219]

---

218 Ebd.: „Quae tandem naturae pars desideratur, quae non sit patefacta atque illustrata horum literis? Gemmae, plantae [...] *causae* morborum, *causae* remediorum, multiplex *ratio* et conservandae sanitatis et recuperandae." [Hervorhebungen RH].
219 Unter anderem Eckart, Wolfgang U., Grundlagen des medizinisch-wissenschaftlichen Erkennens bei Daniel Sennert (1572–1637), Diss. med., Münster 1978. Ders.: Berufungsinstanzen im Gang der neuzeitlichen Wissenschaften. Ergebnisse und Tendenzen

Dieser Umbruch manifestierte sich in der allmählichen Abkehr von personalautoritärer hin zu zunehmend sachgebundener Argumentation. Die Rolle der antiquitas als Autorität konstituierendes Element wird umgedeutet. Fortan wird das als ‚alt' und damit verläßlich definiert, was ein Mehr an historischer Erfahrung mitbringt und nicht mehr die Tatsache, daß eine Personalautorität zeitlich näher am Ursprung einer Wissenschaft liegt. Dieser „Autoritätenshift" vollzieht sich freilich diskontinuierlich in groben Schritten über die klassische zur modernen Personalautorität mit Harmonisierungstendenzen (im Sinne einer Suche nach Kompatibilität antiken Wissens mit neuen, eigenen Erkenntnissen); von da ausgehend über die Sachautorität des Liber naturae unter Erhaltung des antiquitas-Prinzips zur methodisch autoritären Instanz in Gestalt von ratio und experientia.[220]

In diesem Zusammenhang sollen nun die für Melanchthon bedeutsamen medizinischen auctoritates genauer untersucht werden. Bereits weiter oben konnte gezeigt werden, daß sich Melanchthon im Rahmen der Gewißheitskriterien von Wissenschaft und im Verhältnis von experientia und ratio auch über die Medizin Gedanken gemacht hatte. Ausgehend von den klassischen Autoritäten Galen, Hippokrates und Avicenna, die er in Viten eingehend gewürdigt hat, soll dann auch seine Einstellung zur Naturbeobachtung beleuchtet werden.

4.4.1 Personalautorität: Galen, Hippokrates und Avicenna

Melanchthon hat Hippokrates, Galen und Avicenna in jeweils einer Vita behandelt. Es soll nun das Verhältnis des Reformators zu diesen drei Autoritäten und die Quellen seiner Biographie vornehmlich anhand der jeweiligen Rede behandelt werden. Im Falle der Hippokratesvita haben Thomas und Ulrich Rütten dies in einem sehr instruktiven Aufsatz bereits besorgt.[221] Das Hauptaugenmerk liegt daher auf Galen und Avicenna.

---

einer von der DFG geförderten Untersuchung zur Rolle der Autorität als Berufungsinstanz in der Medizin des Humanismus, in: Wolffenbütteler Renaissance Mitteilungen IV, 2 (1980), 93–96. Toellner, Richard, Zum Begriff der Autorität der Medizin in der Renaissance, in: Humanismus und Medizin (hrsg. von Schmitz, Rudolph und Keil, Gundolf), Weinheim 1984, 159–179. Im folgenden wird auf diese Arbeiten Bezug genommen.
220 Siehe dazu ausführlicher Eckart 1980, 95.
221 Thomas und Ulrich Rütten 1998.

4.4.1.1 Melanchthon und Galen

> Hunc unum iam tot seculis habe-
> mus fontem medicinae
>
> Melanchthon – Praefatio in
> Galenum

In der aldinischen Offizin in Venedig wurden 1525 erstmals die Opera omnia Galens wieder im griechischen Originaltext verlegt.[222] Es war fortan
möglich, auf der Basis einer einheitlichen und leichter zugänglichen Textgrundlage die Quellen direkt zu erforschen. Die Galenaldina lieferte die
Grundlage für zahlreiche Übersetzungen ins Lateinische.

Die hohe Wertschätzung Galens hatte Melanchthon bereits kurz nach seinem Amtsantritt in Wittenberg bewogen, statt der scholastischen Vorlesungen über die aristotelische Physik die Lektion von Galen und Hippokrates
vorzuschlagen.[223] So wundert es nicht, daß die neue Galenausgabe in
Wittenberg einen sehr frühen Widerhall fand. In einem Brief an Georg Spalatin vom 10. April 1525 teilt Melanchthon mit, daß er aus einem Brief erfahren habe, wie sich in Venedig und Rom etliche Humanisten um die Herausgabe des „griechischen Galen" und Hippokrates bemühten.[224] Bereits am
17. Juni 1525 vermerkt dann eine Notiz Spalatins in einer Mitteilung an den
Kurfürsten: „Magister Philipp bitt vnterteniglich, man welde den newen
kriechischen Galenum in die librey kauffen."[225] Es ist gleichwohl ungewiß,
ob die neue fünfbändige Aldine angeschafft wurde. Ein Exemplar, das
nachweislich von Melanchthon benutzt wurde – so Brandis – ist nicht mehr
vorhanden[226]. Es ist jedoch bemerkenswert, wie früh Melanchthon sich um

---

222 Siehe dazu besonders die grundlegenden Aufsätze von Mani, Nikolaus, Die griechische Editio princeps des Galenos (1525), ihre Entstehung und ihre Wirkung, in: Gesnerus 13 (1956), 29–52. Ders., Die Editio princeps des Galen und die anatomisch-physiologische Forschung im 16. Jahrhundert, in: Das Verhältnis der Humanisten zum
Buch (hrsg. von Krafft, Fritz und Wuttke, Dieter), Boppard 1977, 209–226.
223 M. an Georg Spalatin vom 13.3.1519; CR 1, 75, MBW 46: „Physicorum Aristotelico-
rum adeo frigida sunt ὑπομνήματα, ut nihil possit incommodius legi [...]. Praestiterit
interim, aliquid Galeni de natura, sive Hippocratis tradidisse."
224 M. an Georg Spalatin vom 10.4.1525; CR 1, 732, MBW 389: „[...] et tamen in literarum professoribus esse quosdam bene institutos ac sanos homines, qui consultant rei
literariae, quique artes illas ornatas velint. Ob eam causam Venetiis magnum numerum
scriptorum Galeni graece, Romae ex Hippocrate versos in officina esse multos libellos,
qui hactenus delituere. Misi indicem, si qua voluptas est haec cognoscere, ut videas li-
brorum capita."
225 Bauch 1900, 24 und Brandis, Carl Georg, Luther und Melanchthon als Benutzer der
Wittenberger Bibliothek, in: Theologische Studien und Kritiken 90 (1917), 209.
226 Brandis 1917, 209.

die Anschaffung der Erstausgabe bemüht hat, bedenkt man, daß einer der verdienstvollsten und erfolgreichsten Galen- und Hippokrateskenner der damaligen Zeit, Janus Cornarius aus Zwickau, 1528 bei einem Besuch in der Offizin des Froben in Basel erstmals Hippokrates- und Galenaldinen zu Gesicht bekam.[227]

Wie aus einem Brief von Georg Sturtz, dem damaligen Stadtphysikus in Joachimsthal, an Eobanus Hessus hervorgeht, behandelte Melanchthon 1526 Galen im Rahmen von Vorlesungen. „Caeterum audio", so Sturtz, „Philippum etiam nostrum extra omnem ingenii aleam positum coepisse Galeni scripta legere."[228] Möglicherweise hatte Melanchthon seiner Vorlesung die neue Galenaldina zugrunde gelegt und zeigte seit dieser Zeit ein verstärktes Interesse an Galen. Seine Bemühungen um die Vermittlung und Verbreitung der Schriften Galens belegen auch Äußerungen in verschiedenen Briefen. In einem nicht sicher zu datierenden Schreiben bittet Melanchthon in lyrischer Form um die Zusendung eines Galentextes.[229] Bei dem mit „Iane" angeredeten Empfänger könnte es sich um Janus Cornarius oder um Johannes Agricola handeln. Es erscheint jedoch wahrscheinlich, daß der Empfänger Agricola war, denn wie bereits gezeigt werden konnte, tauschte sich Melanchthon mit Agricola auch später über seine medizinische Schriften aus. Außerdem hatte Cornarius seine intensive Arbeit an Galen und Hippokrates erst nach 1528 begonnen und war darin nicht zuletzt von Melanchthon unterstützt worden. In dem Vorwort zu seiner Hippokratesübersetzung schreibt Cornarius 1546, er habe außer den Hippokrates-Aphorismen, die ihm Melanchthon übermittelt hatte, und Galens Methodus medendi keine griechischen Galen- und Hippokrates-Texte besessen und habe sich erst nach 1528 intensiv mit den beiden Klassikern beschäftigt.[230] Der erwähnte Brief, zu datieren zwischen 1522 und 1525, könnte ein Indiz dafür sein, daß Me-

---

227 Vgl. Mani 1956, 49. Zu Cornarius' Übersetzungstätigkeit vgl. Harlfinger, Dieter (Hrsg.), Graecogermania: Griechischstudien deutscher Humanisten (= Ausstellungskatalog der Herzog August Bibliothek 58), Weinheim / New York 1989, 231–234.
228 Hessus, Helius Eobanus, Helii Eobani Hessi Epistolarum familiarum libri XII, Marburg 1543, 283, zit. nach Rhein, Stefan, Melanchthon und die griechische Antike – unveröffentl. Appendix zu Rhein, Stefan, Philologie und Dichtung, Diss. phil., Heidelberg 1987. Dem Autor wird für die freundliche Überlassung des Manuskripts gedankt.
229 M. an Johannes Agricola oder Janus Cornarius zwischen 1522 und 1525; MBW 253, abgedruckt bei Bindseil 1874, 475–476: „Optime Iane librum quaeso mihe mitte Galeni / Qui fama ingenii Pergama clara facit."
230 „[...] tum [1528; RH] toto pectore ad Hippocratem Graecum ac Galenum [...] me contuli" und weiter „Verum in medicina nihil Hippocratis ac Galeni ipsorum lingua habebatur, praeter Hippocratis aphorismos, quos Philippus Melanchthon mihi communicaverat, et unam Galeni methodum." Zit. nach Mani 1956, 49–50.

lanchthon bereits vor dem Erscheinen der griechischen Aldine Textarbeit an Galen geleistet hat.

Melanchthons Galenbiographie De vita Galeni stammt aus dem Jahre 1540.[231] Bereits in einer Widmungsepistel an den französischen König Franz I. zu den 1538 in Basel bei Andreas Cratander erscheinenden Opera omnia Galens hat er sich jedoch länger über diesen Autor ausgelassen.[232] Die Praefatio in Galenum ist in der besagten Ausgabe nie erschienen, liefert aber das Gerüst, um das herum Melanchthon zwei Jahre später seine Deklamation De vita Galeni aufbaut. Stichpunktartig soll die Essenz aus beiden Biographien kurz vorgestellt werden. Für eine ausführliche Lektüre sei auf die Übersetzung im Anhang verwiesen.

Besonderheiten der Vita

• Fundierte Ausbildung in den Grundzügen der Wissenschaften, dann in Dialektik, Mathematik und Philosophie	• Ab hoc (sc. patre) elementa artium didicisse[...] ad professores philosophicos deductus est: ubi [...] exerceretur in Dialecticis et reliqua philosophia. (De vita Galeni – weiterhin zit. als Vita – 499)
• Dadurch vor Skeptizismus gewappnet	• Haec prima institutio ita confirmavit eius iudicium, ut fateatur ipse, Pyrrhoniorum haesitationem secuturum, nisi praemunitus fuisset. (Vita 500)
• Durch göttliche Fügung in einem Traum zur Medizin berufen	• adolescens [...] somnio, ut ipse inquit maxime illustri monitus est, ut medendi artem disceret. (Vita 499)
• Klage über den Verlust der Einheit in der zeitgenössischen Medizin	• Erat illis temporibus dissipata ars. (Vita 499)
• Zur Rettung der wahren Medizin erweckt Gott die Veranlagung zum Studium derselben in Galen	• Deus [...], cum et retinere artem, et conservare ad posteros vellet [...] excitavit Galeni ingenium ad haec studia. (Vita 499)
• Medizinische Ausbildung bei den besten Lehrern seiner Zeit	• Ipse inquit accessisse se atque audiisse omnes aetatis Medicos doctissimos et celeberrimos. (Vita 500)
• Konzentration auf das Wesentliche, Fernhalten von Streitereien mit Ungebildeten	• Quare cum nollet odiose rixari cum indoctis, omisit scholas [...] se continuit, ut nec apud aegrotos quidquam disputaret, sed tantum necessaria mandata daret. (Praefatio in Galenum – weiterhin zit. als Praefatio – 492)
• Gewissenhaftigkeit (exemplarisch anhand der Reise nach Lemnos zur Erforschung der altbekannten roten Heilerde) und fides	• De fide sua inquit: Deum igitur testem facio, me dicturum esse, quod post longam inquisitionem in ipso artis exercitio et in disputationibus cum doctissimis viris comperi et verissimum statuo. (Vita 501)

---

231 Abgedruckt in CR 11, 495–503.
232 CR 3; MBW 1996.

Galens Verdienste

* Göttliche Bücher über die Anatomie, die nicht nur jedem Mediziner, sondern jedem Philosophen zur Hand sein müssen, da die Anatomie besonderer Bestandteil der Philosophie sei. Nach Galen sei die Anatomie das initium der Theologie und der Zugang zur Erkenntnis Gottes

* Galen als reichster Autor in der Physik, Aufzählung besonderer Leistungen auf diesem Gebiet

* Besondere chirurgische und pharmakologische Leistungen anhand von Beispielen

Fazit

* Galen hat aus der medizinischen Lehre eine Wissenschaft gemacht.

* [...] scripsisse divinos illos libros anatomicos [...] qui non solum medicinae studiosis, sed omnibus Philosophiae amantibus in manibus esse debent; [...] praecipue pars est Philosophiae, doctrina de partibus humani corporis et earum officiis. [...] sapientissime Galenus inquit, doctrinam anatomicam initium esse Theologiae, et aditum ad agnitionem Dei. (Vita 501)

* Nullus [...] autor uberior eius partis philosophiae, quam Physicen vocamus [...], qui universam Physicen eruditissime complexus est in his disputationibus, in quibus quaerit demonstrationes de potentiis in animantibus, de generationum causis, de temperamentis, de sensuum organis, de causis actionum in sensibus, de morborum et remediorum causis, de qualitatum cognatione, de συμπαθείᾳ plurimarum rerum in natura. (Praefatio 493)

* Primus Galenus rationem invenit saucios nervos curandi [...]. Quam sagax fuerit in inveniendis remediis. (Vita 502)

* [...] universalem doctrinam in artem redegit. (Praefatio 491)

Dieses Bild von Galen als auctoritas medicinae präsentiert Melanchthon den Studenten. Es soll nach verschiedenen Aspekten genauer betrachtet werden.

Quellenkritischer Aspekt: Die biographischen Eckdaten basieren – wie den Anmerkungen zur Übersetzung zu entnehmen ist – auf eigenen Aussagen Galens in seinen Werken, die Melanchthon in den beiden Viten in verschiedener Reihenfolge aufführt. Der Wortlaut in der Deklamation – ut Galenus praedicat [...] ut ipse inquit [...] ut fateatur etc. – legt die Vermutung nahe, daß Melanchthon als Quelle seiner Biographie die jeweiligen Zitate entweder selbst gesammelt hat oder von Freunden hat sammeln lassen. Zitate, die vom Griechischen ins Lateinische Wort für Wort übertragen sind, und Stellenbelege – in sexto de compostione pharmacorum κατὰ τόπους, [...] inquit in tertio de locis affectis – beweisen, daß ihm die entsprechenden Textstellen vorgelegen haben, und er die Biographie nicht aus einer ihm vorliegenden Vita kompiliert hat.

Pädagogischer Aspekt: Die Lebensbeschreibung einer Autorität dient den Studenten als Normenraster, nach dem sie ihr eigenes Studium betreiben sollen. Besondere Schwerpunkte setzt Melanchthon dabei auf eine fundierte medizinische Propädeutik in Dialektik, Mathematik und Philosophie. Diese ermöglichen es den Studenten, einem medizinischen Skeptizismus zu widerstehen, der – wie Galen exemplarisch zeigt – schlecht Vorgebildete in seinen Bann zu ziehen droht. Auf der Basis dieser Propädeutik wird es erst möglich, Sicheres von Unsicherem zu unterscheiden, Grundvoraussetzung für wissenschaftliche Gewißheit und Methodik. Weiter oben wurde darauf hingewiesen, daß für Melanchthon Geometrie und Dialektik die wichtigsten wissenschaftlichen Grundlagenfächer sind. Auch Galens Behauptung, die Anatomie sei der Anfang der Theologie deckt sich mit Melanchthons Verständnis von Anatomie, das noch näher zu untersuchen sein wird. Gleiches gilt für die Physik, für die er Galen interessanterweise als den wichtigsten Gewährsmann nennt. Melanchthon vermittelt den Studenten in der Person Galens seine eigene Konzeption von Bildung.

Autoritätstiftender Aspekt: „Hunc unum iam tot seculis habemus fontem medicinae".[233] In diesem Satz paraphrasiert Melanchthon die antiquitas Galens. Dieses Argument bildet jedoch – ebensowenig wie die Beteuerung der fides Galens – noch nicht das Kernstück von Melanchthons Votum für Galen als Gewährsmann. Er stellt vielmehr fest, daß die Künste ein Geschenk Gottes seien und von Menschen mit heroischer Begabung erhalten würden, Menschen, die einzigartige, göttliche Regungen tragen.[234] Galens göttliche Berufung zur Medizin macht Melanchthon an dessen Traum fest, der ihn zur Medizin gebracht habe. Melanchthon gilt dieser Traum als Divination; in Verbindung damit stünde ein göttlicher Impetus für dieses Studium.[235] Galen wird damit zum Retter der Medizin inmitten einer Masse von Betrügern und Empirikern. Diese Darstellung hat qualitativ andere Dimensionen als die antiquitas. Sie ist der eigentliche Kern von Melanchthons Argumentationfigur. Denn da Galen nach göttlichem Willen und nach göttlicher Logik (Gott erhält die artes → ist eine ars dissipata kümmert sich Gott → er erwählt Galen) schon seit Jahrhunderten die reichste Quelle der Medizin sei, dürfte sich dagegen bei den Zuhörern kaum Widerspruch geregt haben.

---

233 CR 3, 491.
234 CR 3, 490: „[...] artes dei munera esse [...] tum restitui per ingenia heroica, hoc est, quae singulares et divinos motus habent."
235 CR 11, 499: „Non vero dubito, quin divinitus ei species illa [somnus; RH] oblata sit, et additus impetus divinitus ad hoc studium."

4.4.1.2 Melanchthon und Avicenna

> „[...] tametsi quidam hodie vocife-
> rari adversus eum non desinunt"
>
> Declamatio de vita Avicennae

Die erste Hälfte des 16. Jahrhundert gilt in der Medizingeschichtsschreibung als eine Zeit, in der der Arabismus – um mit Schipperges zu sprechen – ein „polemisches Stadium" durchlief.[236] Das Lager der humanistischen Ärzte war gespalten; die Extrempositionen markierten Arabisten und krasse Antiarabisten.[237] Der Streit war in Gang gekommen durch die in rascher Folge erscheinenden griechischen Textausgaben von Galen (1525), Hippokrates (1526), Paulos von Ägina (1528) und vieler anderer aus der Druckerei des Aldus Manutius in Venedig.

Auch im Umfeld Melanchthons war die Diskussion entbrannt. Sein Freund und Briefpartner Leonhart Fuchs hatte entscheidenden Anteil an der Verdrängung des Arabismus. 1534 hatte er den nach dem Abgang von Bernhard Unger vakant gewordenen Tübinger Lehrstuhl für Medizin übernommen. Tübingen galt bis zu diesem Zeitpunkt als eine Hochburg des Arabismus, Unger selbst als Apologet arabischer Medizin.[238] Noch im Jahr vor seinem Abschied aus Tübingen hatte dieser in einer offiziellen Epistel Partei für die Araber genommen.[239] Sein Lehrer, der Lyoner Humanistenarzt Symphorien Champier – ein ehemals glühender Verfechter des Arabismus, der mittlerweile Antiarabist geworden war – brachte in einer Gegendarstellung[240] seinen Wunsch zum Ausdruck, daß der Arabismus in Tübingen endlich abgeschafft würde: „Precor autum Christum ut salubris tuis coeptis

---

236 Schipperges, Heinrich, Arabische Medizin im lateinischen Mittelalter (Sitzungsberichte der Heidelberger Akademie der Naturwissenschaften, Mathematisch-naturwissenschaftliche Klasse 1976/2), Berlin / Heidelberg / New York 1976, 150.

237 Vgl. dazu besonders: Schipperges, Heinrich, Ideologie und Historiographie des Arabismus, Wiesbaden 1961, 14–26. Baader, Gerhard, Medizinisches Reformdenken und Arabismus im Deutschland des 16. Jahrhunderts, in: Sudhoffs Archiv 63 (1979), 261–296.

238 Vgl. dazu Wickersheimer, Ernest, Die ‚Apologetica epistola pro defensione Arabum medicorum' von Bernhard Unger aus Tübingen (1533), in: Sudhoffs Archiv 38 (1954), 322–328.

239 Unger, Bernhard, Epistola apologetica pro defensione Arabum medicorum, in: Annotatiunculae [...] in errata recentiorum medicorum per Leonardum Fuchsium Germanum collecta (hrsg. von Monteux, Sébastien de), Lyon 1533, Bl. XVIIv°–XIXv°.

240 Champier, Symphorien, Apologetica epistola pro defensione Graecorum in Arabum et Poenorum errata, in: Annotatiunculae [...] in errata recentiorum medicorum per Leonardum Fuchsium Germanum collecta (hrsg. von Monteux, Sébastien de), Lyon 1533, Bl. XX–XXIII.

aspirare dignetur, ac Tubingam tuam academiam [...] ab omni Mahumeten-
sium medicorum haeresi liberet ac praeservet."[241] Dieser ‚fromme' Wunsch
ging mit der Berufung Fuchs' schließlich in Erfüllung. Fuchs polemisierte in
schärfster Weise gegen den Arabismus und verglich die Gefahr, die von der
arabischen Medizin ausging mit derjenigen, die die Türken zur damaligen
Zeit für Europa heraufbeschworen hatten. Für Fuchs steht fest: Quellen der
Medizin sind Galen und Hippokrates.

Auch Janus Cornarius betrieb Front gegen arabische Ärzte.[242] Seine Kritik war moderater, philologisch begründet. Avicenna hatte er, weil dieser
kein Griechisch kannte, als Barbaren bezeichnet. Gleichwohl zitiert er in
seinen Werken arabische Autoren. Auf Aussagen der Araber aber könne
man sich laut Cornarius nur dann verlassen, wenn diese sich in gleicher
Weise auch bei Galen oder Hippokrates finden.

Argumente von humanistischen Ärzten pro und contra arabische Medizin
ließen sich an dieser Stelle viele zusammentragen. Dahingehend ist bereits
etliches an Forschungsarbeit geleistet.[243] Umso bemerkenswerter ist aber die
Tatsache, daß Avicennas Beurteilung durch Melanchthon, der ohne Zweifel
einer der führenden Humanisten war, und dessen Urteil in vielen Bereichen
kanonisierend wirkte, in dieser Hinsicht in der Literatur nicht gewürdigt
wurde. Lediglich Schipperges erwähnt, ohne dies jedoch näher auszuführen:
„Noch mittelalterlich in der Sache, humanistisch in der Form, reformato-
risch in allen Motiven macht Melanchthon außer von den alten Kommenta-
toren auch Gebrauch von Avicenna."[244] Wie hat Melanchthon Avicenna beschrieben, wie hat er ihn beurteilt? Eine Quelle zur Beantwortung dieser
Frage ist die Deklamation über Avicennas Leben. Sie wurde wahrscheinlich
im November des Jahres 1548 von Jakob Milich vorgetragen. Milich war zu
diesem Zeitpunkt seit 5 Monaten als Inhaber der ersten Professur wieder an
der Leucorea, die er in den Wirren des Schmalkaldischen Krieges hatte verlassen müssen. Mehrere Jahre hatte Milich auf der zweiten Professur auch
über arabische Medizin gelesen. Melanchthon scheint ihm die Rede auf den
Leib geschrieben zu haben. Es soll festgehalten werden, daß die Deklamation vom ranghöchsten medizinischen Professor der Universität vorgetragen

---

241 Zit. nach Wickersheimer 1954, 327.
242 Vgl. dazu Baader 1979, 273–276.
243 Vgl. dazu z.B. Schipperges 1961, ders. 1976, Baader 1979, Stübler 1928. Ältere
    Literatur siehe jeweils dort.
244 Schipperges 1961, 18.

wurde. Die wichtigsten Punkte der Rede sollen wieder tabellarisch aufgelistet werden.

Besonderheiten der Vita

- Von Kindesbeinen an mit Geometrie, Dialektik und Astronomie vertraut

- Puer [...] praeceptori traditus est [...] qui [...] mox post prima elementa literarum, Dialecticam, Geometriam et Astronomiam discendam ei tradit. (CR 11, 828)

- Dadurch in der Lage, zwischen falschen und rechten Lehrern zu unterscheiden

- [...] facile potuit diiudicare inter vera et falsa docentes. (CR 11, 830)

- Von göttlicher Begeisterung zum Studium gezogen

- Cum enim divino afflatu incitatus ad haec studia raperetur (CR 11, 829)

- Klage über den üblen Zustand der zeitgenössischen, lediglich empirischen Medizin

- Pro medicina enim ineruditam et confuseam coacervationem experimentorum tradidit [gens Sarracenica; RH] (CR 11, 828)

- Medizinische Ausbildung bei den besten verfügbaren Lehrern, Rhazes und Averroës, Avicennas kritisches Urteil über beide

- [Über Rhazes:] Erat istis temporibus Alexandriae Rasis, qui caeteros et doctrina et medendi [...] vincebat: ad hunc se contulit. Quamquam autem multa in hoc doctore desiderabat, tamen inopia meliorem hunc secutus est. (CR 11, 829)

- [Über Averroës:] Averrois enim nomen istis temporibus fuit celeberrimum. [...] contradicendi studio veritate abductus [...] sublata autoritate veterum autorum, se in ipsorum locum collocaret. (CR 11, 829)

- Gewissenhaftigkeit

- [...] et quae post longam inquisitionem, et in ipso artis exercitio, in disputationibus cum doctissimis viris verissima esse iudicavit, complexus est. (CR 11, 830)

Avicennas Verdienste

- Er übertrifft alle Autorem vor ihm was Therapie und Pharmakologie anbelangt, Beispiele dafür

- Quod ad curationes morborum et remedia attinet, longe vincit omnes, qui ante ipsum scripserunt [Beispiele:] rationem commonstravit, quomodo succi herbarum cum saccaro decocti, in longum tempus conservari possint. Cassiam fistularem in usum deduxit. Commonstravit etiam usum radicis Rhabarbari. (CR 11, 831)

- Er hat sich den wahren Quellen Galen und Hippokrates zugewandt, die in Galens Büchern verstreuten Aussagen in klarer Methodik angeordnet und so den Lesern einen großen Dienst erwiesen

- [...] coepit Hippocratem et Galenum sibi Doctores proponere. [...] ea quae apud Galenum dissipata leguntur, in unum corpus coegit. [...] Orditur enim artem. [...] ipse ordo magnam lucem rebus adferat. Hac [...] perspicua methodo utitur [...], ne usquam a proposito aberret, quod alicubi in lectione Galeni animadvertit imperitioribus accidere. (CR 11, 830–831)

Fazit

• Avicenna hat durch seinen Canon Galens
Schriften wieder ans Licht gebracht, die
empirische Medizin seiner Zeit verändert.

• [...] hoc suo scripto, quia Galenicas disputationes iterum reduxit in lucem, cursum
studiorum sui seculi commutavit, quae non
fuit mediocris laboris, praesertim cum em-
pirica Medicina sola in usu esset. (CR 11,
830–831)

Die tabellarische Gliederung zeigt eine deutliche Übereinstimmung mit der
Präsentation von Galens Leben. Auch hier zielt der pädagogische Aspekt ab
auf die Darstellung eines exemplarischen Gelehrtenlebenslaufes. Die fundierte Grundausbildung in Mathematik und Dialektik, die Notwendigkeit,
während einer peregrinatio academica die besten Lehrer zu finden und die
Darstellung der Gewissenhaftigkeit sind Versatzstücke, die man so auch in
der Galenvita findet – in letztgenanntem Punkt gar wortwörtlich.

Nicht einfach zu beantworten ist in diesem Falle die Frage nach den
Quellen, die Melanchthon der Avicennavita zugrunde gelegt hat. Anders als
in der Galenvita fehlen in der Avicenna-Biographie Quellenangaben zum
Lebenslauf. Einmal gebraucht Melanchthon das Verbum „dicunt", ohne sich
weitergehend zu äußern, wer damit gemeint ist. Lediglich ein Zitat aus dem
vierten Buch des Canon belegt er mit genauen Angaben. Es handelt sich dabei um die vermeintliche Beurteilung Rhazes' durch Avicenna.

Detaillierte und zeitliche genaue Biographien waren im Arabischen
Sprachraum bereits kurz nach Avicennas Tod von seinen Schülern erstellt
worden, dann aber rasch in Vergessenheit geraten.[245] Im 16. Jahrhundert
waren neben mündlich tradierten Legenden drei verschiedene Viten Avicennas im Umlauf. Diese drei Fassungen wurden zusammen mit verschiedenen
Auflagen des Canon gedruckt.[246] 1507 erschien eine kurze Biographie in einer venezianischen Canonausgabe, die hauptsächlich Medizinisches über
Avicennas Tod zum Inhalt hatte. Eine etwas längere und vermeintlich kriti-
schere Biographie bietet Franciscus Calphurnius von Vendôme, ein Mitar-
beiter Symphorien Champiers, in der Champier- und Rustico-Ausgabe, die
erstmals 1522 in Lyon erschien.[247] Calphurnius betont darin die schlechte

---

245 Zur arabischen Avicenna-Biographie siehe Gohlman, Wiliam E., The life of Ibn Sina,
     New York 1974, 1–9.
246 Vgl. dazu und zum folgenden Siraisi, Nancy G., The changing fortunes of a traditional
     text: goals and strategies in sixteenth-century Latin editions of the Canon of Avicenna,
     in: The medical renaissance of the sixteenth century (hrsg. von Wear, A., French, R.K.
     und Lonie, I.M.), Cambridge 1985, 15–41, hier 35.
247 Calphurnius, Franciscus, Vita Avicennae, in: Liber canonis totius medicine / ab Avi-
     cenna Arabum doctissimo excussu. A Gerardo Cremonensi ab Arabica lingua in lati-

Informationslage über Avicennas Leben und weist entschieden die vermeintliche Korrespondenz zwischen Avicenna und dem Heiligen Augustinus zurück, eine Legende, die sich wie viele andere infolge fehlender verläßlicher biographischer Eckdaten um Avicenna gesponnen hatte. Gleichwohl hält er an der Tradition fest, Avicenna (980–1037) habe in Cordoba gelebt und sei Zeitgenosse von Averroës (1126–1198) gewesen. Ein Vergleich der Calphurnius-Biographie mit Melanchthons Deklamation zeigt jedoch keine Ähnlichkeiten, was den Inhalt oder Aufbau angeht.

Die dritte Vita stammt aus der Feder von Nicola Massa.[248] Sie erschien erstmals 1544 und hinfort in allen großen Ausgaben des Canon. Es handelt sich um eine freie lateinische Wiedergabe einer Avicenna-Biographie, die dessen Schüler Abu Ubayd al-Juzjani (besser bekannt unter seinem latinisierten Namen Sorsanus) verfaßt hatte. In Massas Biographie findet sich deshalb weder eine zeitliche Parallelisierung Avicennas mit Averroës noch mit Rhazes (865–925). Melanchthons Version von Avicennas Leben deckt sich indessen bis zu Avicennas 18. Lebensjahr mit der von Nicola Massa mit Ausnahme von Avicennas Geburtsort und -jahr. Ob ihm die Massa-Version, die 4 Jahre vor dem Verfassen der Deklamation erstmals gedruckt worden war, vorgelegen hat, und ob Melanchthon sie aus pädagogischen Gründen um die Personen Averroës' und Rhazes' bereichert hat, kann nicht sicher nachgewiesen werden. Ein ausführlicher Vergleich der Calphurnius- bzw. Massa-Viten mit Melanchthons Avicenna-Biographie zeigt jedoch für beide Reden keine stringenten inhaltlichen und formalen Übereinstimmungen.[249]

---

nam reductus. Et a Petro Antonio Rustico [...] ab erroribus [...] castigatus. Necnon a Symphoriano Camperio fecundis annotationibus [...] ill. Una cum eius vita a Francisco Calphurnio [...] excerpta (hrsg. von Champier, Symphorien), Lyon 1522, s.p.

248 Die Vita lag dem Verf. in der dritten Auflage der Alpago-Rinio-Ausgabe vor: Massa, Nicola, Principis Avicennae vita ex Sorsano Arabae eius discipulo a Nicolao Massa Philosopho, & Medico praestantis sumpta, & latine scripta, in: Avicennae Liber canonis, De Medicinis cordialibus, Cantica, De removendis nocumentis in regime sanitatis, De syrupo acetoso (hrsg. von Alpagus, Andreas), Venedig, 1582, s.p.

249 Die erwähnte Champier-Rustico-Ausgabe ist in einem Bibliothekskatalog der Wittenberger Schloß- und Universitätsbibliothek aus dem Jahre 1536 nicht verzeichnet. Entweder also hat die Universitätsbibliothek die 1522 erschienene Ausgabe noch nach 1536 angeschafft, oder Melanchthon wurde die Biographie von einem Kollegen übermittelt – falls sie ihm überhaupt vorlag. Zu den Beständen der Bibliothek im Jahre 1536 siehe Kusukawa, Sachiko, A Wittenberg University catalogue of 1536, Cambridge 1995. Auf die Bedeutsamkeit des Katalogs für die Beurteilung der ‚Modernität' der Leucorea hatte in jüngerer Zeit erstmals hingewiesen Schwiebert, Ernest G., Remnants of a Reformation Library, in: The Library Quarterly 10 (1940), 494–531. Zum Schicksal der Bibliothek siehe besonders Hildebrandt, Ernst, Die kurfürstliche Schloß- und Universitätsbibliothek zu Wittenberg 1512–1547. Beiträge zu ihrer Geschichte, in: Zeitschrift für Buchkunde 2 (1925), 34–42.

Es erweckt den Anschein, als ob Melanchthon lediglich unter pädagogischen Gesichtspunkten passende Informationen aus beiden Viten exzerpiert und mit mündlich tradiertem „Wissen" über Avicenna verschmolzen hat.

Der dritte noch näher zu beleuchtende Aspekt der Rede ist die Frage, wie in der Deklamation Avicennas Autorität konstruiert wird. Melanchthon weist darauf hin, daß die Araber viele Dinge in der Natur und Wissenschaft entdeckt hätten, die den griechischen Autoren noch unbekannt gewesen waren. Es sei also von Nutzen auch diese Schriften zu lesen.[250] Keiner der Araber aber habe die medizinische Wissenschaft reiner als Avicenna überliefert. Besonders die Therapie und Pharmakologie Avicennas erscheinen ihm dabei unübertroffen.[251] Wie innovativ Avicenna dabei gewesen ist, hebt Melanchthon anaphorisch immer wieder hervor.[252] Wenn also gegenwärtig Stimmen gegen ihn laut würden, so von Menschen, die keinerlei Erfahrung in der Praxis hätten. Explizit wendet sich Melanchthon auch gegen diejenigen Anti-Arabisten, die Pharmaka Avicennas wortwörtlich in ihren eigenen Werken zitieren, trotzdem aber das Wort gegen ihn erheben.[253] Diese Typisierung erinnert an Cornarius' Umgang mit dem Arabismus, dessen Schriften Melanchthon ja teilweise gekannt hat. Dahinter könnte man einen versteckten Seitenhieb gegen Cornarius vermuten.

Avicenna sei ferner – so Melanchthon – durch göttliche Begeisterung zum Studium der Medizin gezogen worden und habe durch sein Werk im Laufe der letzten Jahrhunderte Menschen aller Herren Länder gerettet. Wer also gegen ihn sei, sei undankbar; letzendlich gegenüber Gott, der die Pharmaka gestiftet und die Kunst durch Ärzte mit göttlicher Begeisterung geoffenbart habe.[254] „Gott wird mit großer Strenge diese Undankbarkeit einmal bestrafen", so lautet die schlagkräftige Drohung Melanchthons.[255]

---

250 CR 11, 829: „[...] prodest horum monumenta legi, non Graeca tantum, sed etiam apud alias gentes [...]. Multa enim in natura et in arte deprehenderunt recentiores Arabes, quae Graecis ignota fuerunt."
251 Ebd.: „Et quanquam plerique multas corruptelas arti admiscuerunt, tamen nemo ex omnibus Arabicis scriptoribus artem purius ipso Avicenna tradidit."
252 CR 11, 831–832: „[...] ipse primus tradidit [...]. Nusquam apud veteres in usu fuit [...] primus in usum deduxit. [...] ipse primus docuit."
253 CR 11, 831: „Quod vero ad curationes morborum et remedia attinet, longe vincit omnes, qui ante ipsum scripserunt: tametsi quidam hodie, qui nullo usu artis praecepta confirmarunt, vociferari adversus eum non desinunt. Ipsi tamen remedia de verbo ex ipsius libro describunt."
254 CR 11, 832: „[...] servavit ingentem multitudinem omnis generis hominum et nationum, idque tot seculis [...]. Et optarim mihi a Deo orationem concedi, qua istum veternum ex animis hominum excutere, et hanc summam ingratitudinem, non tantum erga

Ob und inwieweit Melanchthons eindeutiges Eintreten für Avicenna auch außerhalb der Leucorea Spuren hinterlassen hat, muß von der Forschung noch geklärt werden. Eine detaillierte Geschichte der Verdrängung der arabischen Medizin aus den Statuten und den Lehrplänen der medizinischen Fakultäten, die noch nicht geschrieben ist, müßte beispielsweise prüfen, ob an protestantischen Universitäten – vielleicht durch den Einfluß Melanchthons – die Lektion Avicennas länger betrieben wurde.

4.4.2 Der liber naturae als Autorität?

> „Praesentemque refert quaelibet
> herba Deum"
>
> Declamatio de medinae usu

Besitzt das „Buch der Natur" als medizinische Autorität bei Melanchthon Gewicht? Dieser Frage soll im nun folgenden Kapitel nachgegangen werden.

Die Natur ist für Melanchthon wie ein Theater, in dem eindrückliche Zeugnisse von Gott, dem Schöpfer zu finden sind. Es sei darum ehrenvoll, ja geradezu secundum naturam für einen Menschen, in der Natur nach den Spuren der Gottheit zu suchen, denn diese Zeugnisse offenbaren die providentia Gottes.[256] Die Stoßrichtung dieser Konzeption Melanchthons ist gegen verschiedene philosophische Strömungen gerichtet, die versucht hatten, die Existenz des Kosmos auf Zufall zu gründen und damit jegliche providentia eines Gottes in Abrede stellten. Speziell die Epikureer werden wiederholt exemplarisch genannt. Um deren Tollheiten mit größerer Entschiedenheit entgegnen zu können, müsse durch die Betrachtung der Ordnung in der Natur die eigene Überzeugung gestärkt werden. In diesem Zusammenhang hebt Melanchthon auch auf die Bedeutung der Betrachtung der Gliedmaßen des Menschen und auf die der Lehre (doctrina) entsprechende Erfah-

---

homines, sed magis erga Deum, qui est conditor remediorum et artis monstrator, tollere possem."

255 Ebd.: „Deus aliquando poenam huius ingratitudinis magna severitate exiget."

256 CR 11, 808–809: (De dignitate et utilitate artis medicae): „[...] tota haec naturae varietas velut theatrum est, in quo testimonia de Deo opifice illustria conspiciuntur [...]. Quid est autem honestius et homini convenientius, quam in natura quaerentem vestigia divinitatis, confirmare veram de providentia sententiam, agnoscere Deum opificem, et custodem generis humani [...]. Haec maxime secundum naturam esse, omnes sani intellegunt."

rung (experientia) im Umgang mit Arznei ab.[257] Melanchthon weist damit zwei Teilbereichen der Medizin, der Anatomie und der Botanik respektive Pharmakologie, eine wichtige Funktion zu: Beide Teilaspekte der Naturbeobachtung leisten einen Beitrag zur Gotteserkenntnis! Bevor auf beide näher eingegangen werden kann, müssen zunächst allgemeine Voraussetzungen der Naturbeobachtung geklärt werden.

Melanchthons Konzept wirft mehrere Fragen auf: 1. Inwieweit ist die für Melanchthon aus der Naturbetrachtung erwachsende Gotteserkentis Ausdruck einer natürlichen Theologie? 2. Hat die Naturbetrachtung erkenntnistheoretische Implikationen? 3. War Melanchthons Konzept geeignet, einen Beitrag zur Abkehr von der Personalautorität zur Sachautorität in Form des liber naturae zu leisten? 4. Hat dieses Konzept in seinem ärztlichen Umfeld Spuren hinterlassen? Diese Fragen sollen nun versuchsweise beantwortet werden.

ad 1.: Von Luther ist bekannt, daß er jede Form einer natürlichen Theologie abgelehnt und als Grundlage einer Theologie allein die Offenbarungen und Verheißungen Gottes in der Heiligen Schrift bestimmt hat.[258] Über längere Zeit wurde Melanchthon von der protestantischen Theologie vorgeworfen, er habe die lutherische Orthodoxie einer Art Naturfrömmigkeit preisgegeben. Diese Behauptung greift jedoch zu kurz. Melanchthon selbst hatte in den Initia doctrinae physicae dazu Stellung genommen: [259]

> „In der Kirchenlehre ist es notwendig, die Menschen oft auf den Unterschied zwischen Gesetz und Evangelium hinzuweisen. Und ich erinnere die Leser daran, daß die allgemeine Naturkunde eine Kenntis von Gott gibt, daß diese indes eine Kenntnis des Gesetzes ist und nicht des Evangeliums."

---

257 CR 11, 809: „Ut autem et evidentius refutari vanitas, et maiore animi constantia rabies Epicureorum possit, aspectione pulcherrimi ordinis in natura, in mentibus persuasio de providentia diligentissime confirmanda est, saepe contemplandae sunt naturae partes, membrorum fabricatio, experientia respondens doctrinae in usu medicamentorum."

258 Vgl. zum folgenden hauptsächlich Helm, Jürgen, „Medicinam aspernari est." – Zum Verhältnis von Reformation und akademischer Medizin in Wittenberg, in: Sudhoffs Archiv 83 (1999), 22–41 (Jürgen Helm wird für die freundliche Überlassung des Manuskripts bereits vor der Veröffentlichung des Aufsatzes gedankt). Zur natürlichen Theologie: Sparn, Walter, Artikel „Natürliche Theologie", in: Theologische Realenzyklopädie, Bd. 24, (hrsg. von Müller, Gerhard und Krause, Gerhard), Berlin / New York 1994, 85–98; ferner Beck, Heinrich, Natürliche Theologie. Grundriß philosophischer Gotteserkenntnis, München / Salzburg 1986.

259 CR 13, 198 (Initia doctrinae physicae): „Ut autem in doctrina ecclesiae, necesse est saepe commonefieri homines de discrimine Legis et Evangelii, ita hic praemoneo auditores, physicam de Deo noticiam esse, esse Legis noticiam, non Evangelii."

Die Schlüsselwörter in dieser kurzen Passage sind Gesetz und Evangelium.[260] Unter dem Begriff Gesetz subsumiert Melanchthon die dem
menschlichen Geist angeborenen Kenntnisse, die übrigen Prinzipien und
Beweise der Wissenschaften. Das Evangelium indes ist dem Menschen nicht
eingestiftet, sondern entspringt den göttlichen Offenbarungen in der Heiligen Schrift. Das Gesetz, auf dessen Seite auch die Naturkunde steht, bleibt
schließlich heilstheologisch irrelevant, es leistet keinen Beitrag zum Verständnis der Soteriologie, kann keine Erklärung zum trinitären Wesen Gottes geben. Für die Physik als allgemeine Naturkunde bedeutet dies, daß auf
ihr keine natürliche Theologie gegründet werden kann. Wenngleich die Physik also keinen ultimativen Beitrag zum Verständnis des Heilshandelns
Gottes am Menschen liefert, dient sie der Entwicklung und dem Verständnis
grundlegender Prinzipien der Moralphilosophie und fungiert gleichsam als
Propädeutikum zum Verständnis des Evangeliums.

ad 2.: Dem menschlichen Geist – das wurde oben ausgeführt – sind von
Gott natürliche Kenntnisse eingestiftet, die ihm erst eine sichere Erkenntnis
ermöglichen. Mit ihrer Hilfe nur ist es dem Menschen möglich, die Natur zu
betrachten und in ihr die Einteilung der Pflanzen, von denen einige als Nahrung, andere als Heilmittel dienen, zu erkennen. Nur mit ihrer Hilfe vermag
der Mensch die natürliche, gottgegebene Ordnung zu begreifen, die letztendlich zum Wohle der Menschheit als solche existiert. Melanchthon fordert
schließlich jeden Menschen dazu auf, in diesem liber naturae zu lesen. Sinn
und Zweck dieser Spurensuche ist es, Gott zu erkennen. Gleichsam als Nebenprodukt lerne der Mensch aber die Einteilung der Natur zu begreifen.
Besonders die Pflanzenwelt illustriert, wie Gott sich um das Wohl der Menschen sorgt. Mit diesem Aufruf zur Naturbeobachtung gibt Melanchthon die
Schöpfung jedoch nicht vollends der sinnlichen Erfahrung preis. Gegen einen Sensualismus sprechen verschiedene Vorbehalte. Die an die noticiae
naturales gebundene Naturerkenntnis bietet nur insoweit Gewißheit, als
diese noticiae, das im menschlichen Geist strahlende göttliche Licht, nicht
durch sündiges Leben verdunkelt sind. Daraus ergibt sich ein individualethi-
scher Vorbehalt. Denn schädliche Affekte und Sünde verdunkeln die im
Menschen, der als Abbild des Archetypus Gott konzipiert ist, leuchtenden

---

260 Vgl. dazu und zum folgenden Helm 1999, Frank 1995, 90–91, Kusukawa, Sachiko,
   The transformation of natural philosophy. The case of Philip Melanchthon, Cambridge
   / New York 1995, 165.

Strahlen der Göttlichkeit und behindern somit eine klare Erkenntnis.[261] Melanchthon räumt ein, daß alle Menschen durch Sünde das göttliche Licht behindern.[262] Die sinnliche Erfahrbarkeit der Natur gilt nur insoweit, als Gott dies den Menschen durch die ihm eingestifteten Kenntnisse überhaupt ermöglicht hat; dies soll als schöpfungstheologischer Vorbehalt bezeichnet werden. An erster Stelle steht dabei die Betrachtung der Güte und Weisheit Gottes, die sich indirekt über die aspectio naturae vermittelt.[263] Es kann bei Melanchthon also nicht die Rede sein von einer unumschränkten Möglichkeit der sinnlichen Erfahrbarkeit der Natur. Trotzdem aber fordert Melanchthon dazu auf, die Natur und sich selbst zu erforschen. Denn dazu ist für ihn der Mensch schließlich erschaffen. Endzweck aber bleibe die Erkenntnis Gottes. „Die Naturbetrachtung per se", so Melanchthon, „ist süß und offenbart Zeugnisse von Gott – auch wenn daraus kein Nutzen für die Medikation erwüchse."[264] Der dritte Vorbehalt ergibt sich somit aus der Zweckgebundenheit der Naturbeobachtung.

ad 3. und 4.: Man kann an dieser Stelle also festhalten, daß die erkenntnistheoretischen Vorbehalte den liber naturae als medizinische Autorität nicht tragfähig erscheinen lassen. Die Lektüre im liber naturae ist zu sehr in einen metaphysischen Bezugsrahmen eingebettet und fungiert bei Melanchthon nicht als konstitutives erkenntnisbildendes Modell für den Bereich der Medizin. Es ist gleichwohl möglich, daß Melanchthons Aufruf, die Natur zu studieren – und das impliziert für ihn vor allem auch die menschliche Natur als das ausdrücklichste Zeugnis von Gott – Auswirkungen auf das Umfeld Melanchthons hatte. Dieser Frage soll in einem eigenen Kapitel nachgegangen werden.

---

261 Siehe dazu beispielsweise CR 12, 323 (De consideratione corporis humani): „ [...] quaerimus etiam, unde sint in hac imagine Dei contrariae sordes, cur conditorem haec languefacta natura vicissim non amet, et petimus ut detersis sordibus imago restituatur, quae cum non sit frustra condita, rursus erit similis archetypo pura et nitida, et in ea tanquam in speculo clare fulgebunt radii divinae sapientiae et iusticiae." Vgl. auch CR 11, 951 (De partibus et motibus cordis): „Hanc mirificam operis varietatem, et haec Dei consilia, *foris et per densam caliginem aspicientes* obstupescimus, ac dolemus nos *non penitus introspicere naturam*, et causas videre posse." [Hervorhebung RH].
262 CR 12, 115 (De arte medica): „Profecto multum peccamus omnes [...] impedimus in nobis lucem divinam permixtam nostris spiritibus."
263 CR 12, 117 (De arte medica): „Haec igitur naturae aspectio, revera est consideratio divinae sapientiae, bonitatis et beneficentiae erga nos, deinde et utilem esse vitae manifestum est."
264 De consideratione naturae et arte medica; vgl. die Übersetzung in Anhang I, S. 207–215 (Abdruck des Originals in Anhang II, S. 291–296, hier 292): „Est omnino naturae consideratio per se dulcis & testimonia de Deo ostendit, etiamsi non accederet utilitas in medicatione."

4.4.2.1 Auswirkungen auf die zeitgenössische Botanik

Melanchthons Interesse an der Botanik und Pharmakologie ist in den Reden und Briefen vielfach bezeugt und bereits kurz umrissen worden. Bereits im Laus artis medicae (vor 1527) schreibt Melanchthon:

> „Du kannst dich aber auch der Betrachtung der unzähligen Pflanzengattungen widmen, dabei lange verweilen und deren wundervolle, geradezu göttlichen Vorzüge und Kräfte besser kennenlernen, die so ausgezeichnet, so unglaublich sind, daß es sicherlich in der Natur nichts gibt, was bewundernswerter wäre, nichts, was schöner zu erforschen und nichts, was ergötzlicher zu betrachten wäre."[265]

Für Melanchthon waren dies nicht nur humanistische Lobpreisungen der Botanik. Es ist bekannt, daß er selbst auf botanische Exkursionen ging und Rezepte verfaßt hat.[266] Des weiteren ist bemerkenswert, daß Melanchthon mit Leonhart Fuchs, einem der Väter der Botanik – wenngleich sich dessen De historia stirpium vornehmlich auf klassische und mittelalterliche Literatur stützte –, eng befreundet war. Karl Dannenfeldt hat darauf hingewiesen, daß die bedeutendsten Botaniker des 16. Jahrhunderts – u.a. Leonhart Fuchs, Hieronymus Bock, Otto Brunfels, Leonhard Rauwolf, Valerius Cordus – allesamt lutherischer Konfession waren und teilweise in engem Kontakt zu Melanchthon und der Leucorea gestanden hatten. Er kommt zum Schluß:

> „In summary, the contributions of the faculty and 'alumni' of the University of Wittenberg to the development of botany in the sixteenth century are impressive. [...] The religious atmosphere that pervaded all instruction at the Lutheran University of Wittenberg influenced the study of botany as evidence of God's continuing creativity and goodness. Melanchthon's orientation toward the classics and natural science provided a stimulus to many students generations in their quest for more knowledge of God's nature."[267]

Inwieweit Melanchthons Forderungen, im Buch der Natur zu lesen, ursächlich mit den beschriebenen Beobachtungen in Verbindung stehen, müßte anhand von Detailstudien geklärt werden; ein Zusammenhang erscheint aber plausibel.

---

265 CR 11, 192–193: „Iam vero infinitis herbarum generibus contemplandis te dedere, ibique diu morari, et propius cognoscere admirabiles illas et plane divinas earum virtutes atque opes, quae tam variae, tam praestantes tamque incredibiles sunt, ut nihil profecto in ipsa natura sit, aut dignius, quod suspiciamus, aut pulcherius quod investigemus, aut iucundius quod cognoscamus."

266 Vgl. dazu und zum folgenden: Dannenfeld, Karl H., Wittenberg botanists during the sixteenth century, in: The social history of the reformation (hrsg. von Buck, Lawrence P. und Zophy, Jonathan W.), Columbus 1972, 223–248, hier 229. Ferner Wickersheimer 1923, 1–7.

267 Dannenfeld 1972, 241–242.

4.4.2.2 Auswirkungen auf die Anatomie

Wesentlich ausführlicher wurde in der Literatur Melanchthons Einfluß auf den anatomischen Unterricht an der Leucorea gewürdigt.[268] In mehreren Deklamationen hat sich Melanchthon zur Anatomie geäußert.[269] Da Melanchthons Konzeption von Anatomie weit von dem abweicht, was man sich darunter vorzustellen geneigt ist, muß zunächst ein Blick auf diese Texte geworfen werden.

Die Anatomie hat eine gewisse Schutzfunktion für das Leben. Dies gilt nach Melanchthon natürlich nicht nur für Ärzte, nein „bei der Sorge um die Erhaltung der Gesundheit benötigen alle Menschen eine Grundkenntnis in Anatomie"[270]. Melanchthon spricht dabei in der Deklamation De consideratione corporis humani besonders auch die Absolventen der Artistenfakultät an. „Diese Rede", so Melanchthon, „habe ich nicht für Ärzte geschrieben, sondern um sie vor einer Versammlung junger Männer vorzutragen, die die Anfangsgründe der Wissenschaften lernen, die für alle im Leben von Nöten sind."[271] Die Beschäftigung mit Anatomie ist demnach Bildungsprogramm.

„Die Anatomie", so führt Melanchthon seine Argumentation fort, „fördert dann aber auch die Überlegungen über die Zerbrechlichkeit der Maschinchen des menschlichen Körpers. In diesen liegt der Lebensquell und geschehen vorzügliche Dinge."[272] Die Anatomie dient somit der Memorierung über die Schwäche des Menschen und über den Tod. Damit aber noch nicht genug:

> „Die Betrachtung des Aufbaus unserer Körperteile nährt viele Tugenden. Weil indes die Erkenntnis Gottes als des Schöpfers die höchste Tugend ist, stärkt sie die Anerkenntnis seiner Vorsehung, wenn wir die bewundernswerte

---

268 Vgl. zu diesem Themenkomplex: Nutton 1993, Helm 1997 und ders. 1999, Koch, Hans-Theodor, Bartholomäus Schönborn (1530–1585). Melanchthons de anima als medizinisches Lehrbuch, in: Melanchthon in seinen Schülern (hrsg. von Scheible, Heinz), Wiesbaden 1997. Ders.: Melanchthon und die Vesalrezeption in Wittenberg, in: Melanchthon und die Naturwissenschaft seiner Zeit (hrsg. von Frank, Günter und Rhein, Stefan), Sigmaringen 1998, 203–218.

269 Vor allem in den Deklamationen: De dignitate artis medicae 1548; De doctrina anatomica 1550; De anatomia 1553; De medicinae usu 1557; De pulmone etc. 1557; De consideratione corporis humani 1559. Auf diese Reden wird im folgenden Bezug genommen.

270 CR 12, 320: „Affirmo autem prorsus omnibus hominibus ad curam tuendae valetudinis necessariam esse cognitionem aliquam doctrinae anatomicae."

271 Ebd.: „Sed hanc orationem non ad Medicos institui, sed ad coetum iuniorum, qui discunt ea doctrinarum initia, quae omnibus in vita necessaria sunt."

272 CR 12, 321: „Adfert hoc quoque doctrina anatomica, ut consideres, quam fragiles sint machinulae corporis humani, in quibus et fons est vitae et praecipues actiones fiunt."

Kunstfertigkeit im Aufbau des Menschen betrachten, über den nicht verkehrt gesagt wurde, er sei eine kleine Welt."[273]

Die Anatomie erlangt auf dieser Stufe der Argumentation einen besonderen Stellenwert. Weiter führt Melanchthon aus: „Gott lehrt, daß nicht nur die Unversehrtheit des Leibes bewahrt bleibt, sondern auch, daß man dem Körper Ehre erweisen soll, da sowohl die Kunst im Aufbau ein Zeugnis von Gott gibt, da unsere Glieder dann aber auch Organe vieler göttlicher Vorgänge sind."[274]

Zum einen gibt die kunstvolle Ausarbeitung eines menschlichen Körpers Zeugnis von Gott ab. Der planvoll durchdacht konzipierte Leib, der den ordo der gesamten Physik im Kleinen widerspiegelt und somit in seiner künstlerischen Gesamtkonzeption auf Gott verweist, ist die eine – fraglos noch wenig originelle – Botschaft aus diesen Worten. Anatomie begreift Melanchthon in dieser Hinsicht als die Aufdeckung der Analogien zwischen dem menschlichen Mikrokosmos (parvum mundum) und dem Makrokosmos. Er zieht Vergleiche zwischen dem Gehirn, den Nerven und spiritus des Menschen und der Natur des Himmels, zwischen dem Verdauungstrakt (culina) und der Erde bzw. dem Wasser und zwischen dem Herz und der Sonne. Der menschliche Geist schließlich ist für Melanchthon das Abbild Gottes.[275] Diese Analogien zwischen Mikro- und Makrokosmos, erwachsen aus neuplatonischen und hermetischen Lehren, ziehen sich in einer gedanklichen Kontinuität durch das gesamte Mittelalter und wurden im Renaissancehumanismus rezipiert und weiterentwickelt.[276] Es ist in diesem Zusammenhang bemerkenswert, daß Melanchthon den menschlichen Geist ausdrücklich als Abbild Gottes identifiziert. Die Anatomie tritt unter diesem Aspekt in enge Verbindung zur Anthropologie Melanchthons. Denn es ist der menschliche Geist (mens), der in seiner Selbstschau das ausdrücklichste Zeugnis für Gott sieht. Denn der mens hat Gott die verschiedenen Kennt-

---

273 CR 11, 941: „Nutrix enim multarum virtutum haec ipsa aspectio aedificii multarum in nobis partium. Et quia prima virtus est, agnitio Dei opificis, valde confirmatur adsensio de providentia, cum admirandam artem in tota fabricatione consideramus, de qua non temere dictum est, hominem esse parvum mundum [...]."
274 Ebd.
275 CR 11, 941: „[...] hominem esse parvum mundum, quia mens imago Dei est, fastigium hominis cerebrum, nervi et spiritus, qui gubernant omnes actiones, coelestem naturam referunt: culina gignens alimentum, terrae et aquae similior est. Cor autem quod fons est vitae et vivifici caloris Soli rectissime conferri existimo."
276 Vgl. dazu Kutschmann, Werner, Der Naturwissenschaftler und sein Körper, Frankfurt/Main 1986, 77-78.

nisse, noticiae, eingestiftet: Die Kenntnis der Zahlen, des ordo, des Unterschiedes zwischen guten und bösen Handlungen.[277]

Zusammengefaßt: Anatomie arbeitet nicht nur „gewöhnliche" Analogien zwischen dem menschlichen Körper und der Natur heraus, sie identifiziert vielmehr die mens ausdrücklich als Gottes Ebenbild. Wenn auf dieser Stufe der Argumentation also die enge Verbindung des menschlichen Körpers mit Gott herausgestellt wird, so ist dieser Konnex exemplarisch gedacht, der Begriff imago macht deutlich, daß es sich um eine statische Verbindung zwischen Gott und dem Menschen handelt.

Das paulinische Wort, man solle dem Körper Ehre erweisen (1. Korinther 6, 20), steht dabei – wie auch im obigen Zitat – in vielen Reden im Mittelpunkt. Ehre wird laut Melanchthon einer Sache zuteil, in der ein göttliches Gut verborgen liegt, weswegen diese Sache zu erhalten und anderen Dingen vorzuziehen sei.[278] Die Glieder des menschlichen Körpers – so hatte Melanchthon betont – sind Schauplatz göttlicher Vorgänge. Unsere Körper sind ihm Wohnung und Tempel Gottes.

„Im Herzen entstehen spiritus vitales, und von dort steigen gewaltige Hitzedämpfe aufwärts ins Gehirn. Diese werden dann später durch den engen Kontakt zum Gehirn milder und klarer gemacht und unterstützen es beim Anstellen von Überlegungen. Jenes Wogen in den Herzkammern indes entfacht die Affekte. *Mit diesen sprudelnden Dämpfen hat sich wahrhaft die Gottheit vermischt* [Hervorhebung RH]. So führt sie im Gehirn zu klareren Vorstellungen und zu beharrlicher Anerkenntnis, und im Herzen bildet sie Affekte ganz nach der Art Gottes. Weil die Natur des Menschen zu diesem Zweck erschaffen ist, und Gott, wie geschrieben steht, alles in allen sein will, ist es recht gesprochen, daß dem Körper Ehre zuteil werden soll."[279]

Es soll an dieser Stelle nicht näher auf Melanchthons Anthropologie eingegangen werden. Dazu, speziell zu deren Implikationen für die Medizin, sei auf das folgende Kapitel verwiesen. Festzuhalten ist, daß es Melanchthons sehr unmittelbares Verständnis der Verbindung Gottes mit den Menschen

---

277 CR 11, 942: „Humana mens agnoscit artem et opificem, et videt in seipsa expressissimum de Deo testimonium noticias numerorum et ordinis, discrimen honestarum et turpium actionum, quae in mente humana quasi aeterno septo distinctae sunt."

278 CR 12, 113: „Ita cuicunque rei honorem tribuimus, significamus aliquod in ea divinum esse, propter quod ea res et conservanda et anteferanda est caeteris rebus."

279 CR 12, 114: „Nascuntur in corde vitales spiritus, et inde sursum magni halitum aestus [...] vehuntur in cerebrum, qui postea cerebri familiaritate mitiores et lucidiores facti, cerebrum adiuvant in cogitationibus formandis, illi vero fluctus, qui sunt in thalamis cordis, accendunt affectus. In hanc totam halituum scaturiginem, vere se inserit divinitas: In cerebro format noticias lucidiores, et firmiorem adsensionem: in corde adfectus tales, qualis est ipse Deus."

ist, das der Anatomie ihren besonderen Stellenwert einräumt. Denn ohne die Organe zu kennen, in denen sich das unmittelbare, beinahe physiologisch zu nennende Wirken Gottes entfaltet, wird auch dieses Wirken nicht begreifbar. Melanchthon illustriert dies anhand der Seelenvermögen, die für ihn über den Körper verteilt liegen. Wenn einer über den freien Willen diskutieren möchte, so sei es Grundvoraussetzung, die Organe des menschlichen Körpers zu kennen, denn an diese sind die verschiedenen Seelenvermögen gebunden.[280] Anatomie betreiben heißt für Melanchthon eine Grundlage zu schaffen für das Verständnis unterschiedlicher Affekte und der Diskrepanz zwischen dem freiem Willen und den auf der Seite des Gesetzes stehenden, richtiges Verhalten lehrenden Kenntnissen im Gehirn. Denn – so Melanchthon: „Diese Unterschiede können nicht erkannt werden ohne die Anatomie!"[281] Die Anatomie bekommt dadurch noch zwei weitere Dimensionen. Sie ist Basiswissenschaft für verschiedene theologische Fragen und moralphilosophische Instanz.

Die Nutzen der Anatomie sind folgende:

- Erhaltung der Gesundheit
- Bekämpfung der Krankheit
- Lenkung der Sitten
- (An-)Erkenntnis Gottes
- Verstehen der Kirchenlehre[282]

Es soll nun der eingangs gestellten Frage nach den Auswirkungen von Melanchthons Verständnis von Anatomie auf sein Umfeld nachgegangen werden. Melanchthon hatte die Anatomie als Standardlektüre bereits für Studenten in der Artistenfakultät bestimmt.[283] Es ist deshalb nicht verwunderlich, daß seine De anima, die zu beinahe der Hälfte ihres Umfangs der Anatomie verpflichtet ist, in Wittenberg im Rahmen des Grundstudiums gelesen wurde. Etliche der Magister, die in der artistischen Fakultät über De anima gelesen hatten, wurden später als Professoren in die medizinische Fakultät

---

280 CR 12, 322: „Necesse est aliquo modo intellegi discrimina potentiarum animae [...]. Nunc quoque videtis, quanta sit insulsitas multorum, qui cum de libero arbitrio disputant, non discernunt potentias [...] nec vero discerni potentias possunt, nisi membra et eorum officia aspicias."

281 CR 12, 29: „[...] cernimus triste dissidium. Nam mala incendia cordis non semper extinguere noticiae possunt. Non enim sic dominantur noticiae cordi [...]. Haec discrimina non intellegi possunt, sine doctrina anatomica."

282 CR 12, 28: „[...] utile ad valetudinem tuendam [...] ad morbos depellendos [...] ad regendos mores [...] ad agnitionem Dei [...] ad intelligendam Ecclesiae doctrinam."

283 Vgl. dazu und zum folgenden Helm 1999, Nutton 1993, Koch 1997.

berufen. Damit war die Kontinuität der Lehre auch inhaltlich gewährleistet. Die Botschaft der Wittenberger Anatomie machte jedoch nicht an den Toren Wittenbergs Halt. Die De anima war bis ins 17. Jahrhundert beliebtes Lehrbuch auch an auswärtigen Hochschulen. Die Verbreitung erfolgte dabei wohl auf verschiedenen Wegen. Entweder hatte Melanchthon bei der Neugründung einer Hochschule direkt Einfluß auf die Bildungspolitik nehmen können – wie etwa in Jena, wo die Lektion der De anima durch den Melanchthon-Intimus Johann Stigel (er hat sogar einen bislang kaum beachteten Kommentar zur De anima verfaßt) und für das Jahr 1583 durch Zacharias Brendel belegt ist. Oder aber Melanchthonschüler führten die Lektion der De anima andernorts weiter. Schon 1542 findet sich De anima beispielsweise im Leipziger Vorlesungsprogramm und 1558 wird der Melanchthonschüler Franz Joel in Greifswald rezipiert, um Melanchthons De anima zu lesen. Von besonderem Interesse ist auch die Tatsache, daß Zusammenfassungen der De anima bereits in Schulen als Lektüre benutzt wurden.[284] Die Wirkungsgeschichte der Botschaft Melanchthons ist noch nicht geschrieben. Die Fernwirkung der „Wittenberger Anatomie" kann dabei gar nicht überschätzt werden. Ihre innere Nähe zur protestantischen Naturphilosophie und Anthropologie mag einen wichtigen Beitrag dazu geleistet haben, in protestantischen Teilen Deutschlands die Anatomie an Universitäten und vielleicht schon an Schulen zu popularisieren.

In diesem Zusammenhang hat bereits Moritz Roth in seiner grundlegenden Vesalbiographie darauf hingewiesen, daß Melanchthon als einer der ersten in Deutschland Vesals „neue", auf Autopsie beruhende Anatomie rezipiert hat.[285] Ursachen, Folgen und Implikationen der sehr frühen Rezeption Vesals als moderner Personalautorität in Wittenberg sollen nun heuristisch beleuchtet werden.

4.4.3 Abermals Personalautorität: Melanchthon und Vesal

Im Zusammenhang mit Melanchthons Vesalrezeption stellen sich mehrere Fragen. Es sind dies die Frage nach dem „Wann", nach dem „Wie" und nach dem „Warum". Sie wurden bislang kaum gestellt, weniger noch beantwortet. Dies hat mehrere Gründe. Zunächst ist das Quellenmaterial zur Beantwortung dünn. Wie bereits im ersten Teil der Arbeit gezeigt werden konnte, findet sich die erste Erwähnung Vesals in einem Brief Melanchthons vom 29.

---

284 Vgl. Nutton 1993, 24–25.
285 Roth 1892, 244–245.

Juni 1549, im Jahr nach der letzten Auflage des Commentarius de anima. Im folgenden Jahr beschäftigt ihn die Überarbeitung der De anima in starkem Maße. Der erste Beleg in Form einer Rede stammt vom Dezember 1550 (De partibus et motibus cordis). Melanchthons Briefwechsel läßt keine Aussage darüber zu, durch wen das Werk nach Wittenberg gelangte. Auch Koch, der beste Kenner der Wittenberger Medizin des 16. Jahrhunderts, konnte bislang bei seinen umfangreichen Archivarbeiten keine Belege erbringen. Die Frage nach dem „Wann" ist aber gewiß auch nicht die interessanteste. Die Tatsache „Daß" und die sich daraus ergebenden Fragen nach dem „Wie" und „Warum" erscheinen bedeutender, wenngleich vielleicht noch schwieriger zu beantworten. Es ist bemerkenswert, wie eindeutig die Beurteilung Vesals durch Melanchthon ausfällt. Wenngleich der Name Vesal in den Reden an keiner Stelle auftaucht, sind dessen Neuerungen wie selbstverständlich darin enthalten. Heute weiß man, daß Vesals Kritik an Galen moderat war, sein Anliegen konziliant, seine Darstellung harmonisierend. Im 16. Jahrhundert sah dieses Vesalbild freilich anders aus. Die neue Anatomie fand begeisterte Anhänger oder entschiedene Kritik, unter der Vesal bis an sein Lebensende litt. Umso bemerkenswerter ist die Stellungnahme Melanchthons. In seiner Vorrede zum Liber de anima führt er Vesal in der Aufzählung der Autoritäten unmittelbar nach Galen an[286] und spricht von dessen (er)leuchtenden Beschreibungen (luculentae descriptiones). Ein Gedicht seines Freundes Paul Eber, das ebenfalls in dieser Vorrede enthalten ist, lautet:

> „Quantum nocte alias stellas cum lumine fratris
> orbem complevit vincere Luna solet:
> Vesalij tantum reliquis liber anteit unus,
> corpora qui qua sint condita ab arte docet."[287]

„Wie des nachts der Mond, wenn er mit dem Licht den brüderlichen Erdkreis erfüllt, die anderen Sterne zu übertreffen pflegt, so eilt Vesals Buch, das zeigt, mit welcher Kunst die Körper geschaffen sind, den übrigen voraus." So etwa lautet die freie Übersetzung. Vesal wird hier neben anderen Sternen, deren Licht nicht hell genug (er)scheint, zu der anatomischen Instanz erhoben. Im Liber de anima hat Melanchthon Galen und Vesal in harmonischem Miteinander jeweils als Autoritäten benutzt. Helm hat unlängst nachgewiesen, daß in der Neufassung der De anima Galens Name nur noch

---

286 M. an Hieronymus Baumgartner d.J. vom 1.11.1552; CR 7, 1123–1128, MBW 6627.
    Hier CR 7, 1127: „Secutus sum scriptores optimos Galenum, Vesalium [...]."
287 Ebd.

an 68 Stellen erscheint. Im Commentarius finden sich noch 112 Nennungen. An den unter dem Einfluß Vesals überarbeiteten Stellen wird nur in einem Fall – der Kehlkopfanatomie – Vesal ausdrücklich erwähnt.[288] Es geht Melanchthon um eine Harmonisierung beider Autoritäten, nicht eigentlich um die Konfrontation verschiedener anatomischer Spezialfragen. Auch die Tatsache, daß in obigem Gedicht Vesals Fabrica als Buch verstanden wird, das die anderen übertrifft, beinhaltet keine Abwertung der anatomischen Bücher Galens. Denn diese Werke hatte er in seiner Galenvita als libros anatomicos divinos bezeichnet. Es ist vielmehr davon auszugehen, daß Melanchthon die Fabrica als die Wiedererweckung der reinen Anatomie begrüßt hat, einer Anatomie freilich, die fest auf galenischen Fundamenten steht, im Laufe der Jahre aber verschlechtert wurde. Auch die oben bereits erwähnte Passage über die Kehlkopfanatomie aus dem Liber de anima stützt diese Interpretation. Dort hatte Melanchthon ausgeführt:

> „Bei der Darstellung dieser Teile und Namen irrten viele vor Vesal, der gegen die Irrtümer der Früheren mit Recht spottete und die verdorbenen Bücher Galens verbesserte, in denen ohne Unterschied diese beiden Namen Glottis und Epiglottis geschrieben waren. Aber Vesal zeigte klar auf, daß dies verschiedene Bezeichnungen unterschiedlicher Dinge sind."[289]

Melanchthons Argumentationsfigur, die Wiederherstellung der libri depravati Galens, ist typisch für einen Galenisten des 16. Jahrhunderts. Melanchthon hatte Vesals Intention verstanden: Vesals Anliegen war es nicht, Galens Autorität ins Wanken zu bringen, er harmonisierte vielmehr seine eigenen, bei Autopsien erhobenen Befunde mit denen der antiken Autorität.

„Warum" aber hat Melanchthon Vesals Fabrica überhaupt rezipiert? Sein Anliegen in De anima war es schließlich eine Psychologie zu schreiben, die Anatomie galt ihm dabei als Grundlage. Die galensche Anatomie hätte auch in der revidierten Fassung für Melanchthons Belange vollends ausgereicht! Die Antwort darauf ist schwer zu finden. Man könnte sich freilich mit der simplen Tatsache begnügen, daß Melanchthon in nahezu allen Wissenschaften auf der „Höhe seiner Zeit" forschte und lehrte. In logischer Konsequenz hätte er sich also für Vesal interessiert und dessen „neue Anatomie" – gerade weil sie nicht Hauptinhalt und -zielrichtung der De anima war – pro-

---

288 Helm 1997, 316–318.
289 Übersetzung von Helm 1997, 319; vgl. CR 13, 62: „In hac partium et nominum recitatione multi errarunt ante Wesalium, qui recte taxavit priorum errores, et depravatos libros emendavit, in quibus promiscue scripta fuerant haec duo nomina γλωττίς et ἐπιγλωττίς. Sed rerum diversarum diversas adpellationes esse, Wesalius perspicue ostendit."

blemlos der zweiten Redaktion seiner Psychologie rezipiert. Zwei jüngst erschienene Arbeiten haben versucht auf das „Warum" eine Antwort zu geben. Sie sollen nun vorgestellt werden.

„Was Vesalius a Lutheran, a commited follower of this new primitive Christianity?" So lautet die Ausgangsfrage, die sich Cunningham in seinem Buch ‚The anatomical Renaissance' gestellt hat.[290] Cunninghams Frage geht von verschiedenen Beobachtungen aus: Die Ikonographie Vesals (auf dem Titelbild der Fabrica) und Luthers (auf einem Altarbild Cranachs des Älteren) zeigen Ähnlichkeiten. Beide lassen sich zusammen mit den Urvätern ihrer jeweiligen Profession malen. Vesal mit den antiken Autoritäten, Luther mit Urchristen. Diese Beobachtung und das Werk beider scheinen Cunningham darauf hinzudeuten, daß beide versuchten, zu leben bzw. zu arbeiten, als seien sie Urchrist bzw. antiker Anatom. Vesal verhalte sich in dieser Hinsicht wie ein Lutheraner. Die Tatsache, daß Vesal seine Fabrica nicht im naheliegenden Venedig hatte drucken lassen, sondern die Drucklegung in der protestantischen Hochburg Basel besorgen ließ, sind ihm ein zweites Indiz für Vesals potentiellen Lutherismus. Schließlich könnte – so Cunningham – auch Vesals Tod auf der Rückreise einer Pilgerfahrt nach Palästina für seine Hypothese sprechen: „Although this could have been a quite innocent and pious journey, pilgrimages to the Holy Land were also [...] one of the penances meted out by the Inquisition to wanderers from the path of truth."[291] Vesals Rezeption in Wittenberg und sein vermeintlicher Lutherismus wären somit zwei Seiten einer Medaille. Gesetzt den Fall, daß Vesal tatsächlich im Sinne Luthers gedacht hätte oder gar Anhänger seiner Lehre war, so kann sein Werk als die praktische Umsetzung der Lehre Melanchthons gelten, der eine ‚neue' Sicht des Körpers als Tempel und Wirkstätte Gottes propagierte und in diesem Zuge der Anatomie einen vorzüglichen Stellenwert beimaß. Das Dilemma jedenfalls – das „humanistische Paradoxon" im Bereich der Anatomie – in das Vesal bei seinen Sektionen geriet, lösten Melanchthon und Vesal auf dieselbe Weise: ‚neue' und ‚alte' Anatomie wurden harmonisiert!

---

290 Cunningham, Andrew, The Anatomical Renaissance: The Resurrection of the Anatomical Projects of the Ancients, Aldershot 1997, 212–236.
291 Ebd., 230.

Eine eher im erkenntnistheoretischen Bereich anzusiedelnde Parallele zwischen Melanchthon und Vesal sieht Hildebrand.[292] Wie für Melanchthon offenbart sich auch für Vesal in der Betrachtung des menschlichen Körpers, den er als Mikrokomos begreift, die Weisheit des Schöpfers. Für den Menschen sei es also äußerst würdig (dignissimus), diesen Aufbau zu erkennen.[293] Diese Art der Betrachtung des menschlichen Körpers erinnert an Melanchthon. Auch das Adjektiv dignus impliziert bei Vesal mehr als nur eine utilitas der Kenntnis des eigenen Körpers. Diese Einstellung zum menschlichen Körper, die sich in einem veränderten Blick (consideratio) auf den Leib bemerkbar macht, begreift Hildebrand als einen neuen, bei Melanchthon wie Vesal zu findenden methodischen Ansatz. In dieser Hinsicht sieht Hildebrand einen Perspektivenwechsel, weg von der deduktiven, dem ontologischen Was verpflichteten, Schau, hin zu einer induktiven Betrachtungsweise in einem auf Erkenntnis gerichteten Prozeß:

> „Hatten sich zuvor Bau und Struktur des Körpers in letzter Ursache als Ergebnis aus einer auf Sinn und Zweck gerichteten Absicht des Schöpfers hergeleitet, bilden sie jetzt gleichsam den Schlüssel zu dieser Absicht. Mit der Beobachtung wie die Teile des Körpers strukturiert und zusammengefügt sind, wird die Zweckbestimmung der Konstruktion gesehen. [...] In der fabrica des menschlichen Körpers wird also ihr faber sichtbar [...] In dieser Grenzsituation gewinnt das Wort vom Mikrokosmos Mensch eine neue Qualität: Es wird zu einem anthropologischen Begriff von einer psycho-physischen Einheit mit transzendentaler Dimension."[294]

Diese Parallelen zwischen Melanchthon und Vesal sind zweifellos bemerkenswert. Ob es diese fromme, seinem eigenen Denken verwandte Art der consideratio war, die Melanchthon an Vesal schätzte und die die Rezeption förderte? Die Frage nach dem „Warum" bleibt vorläufig unbeantwortet, vielleicht sogar unbeantwortbar. Trotz des unterschiedlichen Umgangs mit Anatomie – von Melanchthon ist die Teilnahme an Lehrsektionen nicht be-

---

292 Hildebrand, Reinhard, Zum Bilde des Menschen in der Anatomie der Renaissance: Andreae Vesalii De humani corporis fabrica libri septem, Basel 1543, in: Annals of Anatomy 178 (1996), 375–384.

293 Vesal, Andreas, Andreae Vesalii Bruxellensis, scholae medicorum Patauinae professoris, de humani corporis fabrica libri septem, Basel 1543, 4v: „ [...] praeterquam quod nostrae partium imagines illos impense oblectabunt, quibus non semper humani corporis resecandi datur copia: aut si datur, tam delicata & in medico parum probanda praediti sunt natura, ut *etsi iucundissima hominis cognitione, immensi rerum Conditoris sapientia (si quid aliud) attestante, insigniter capiantur* [...]." 5r: „[...] quod domicilium, quia permultis nominibus mundo egregie correspondet, veteribus haud ab re *microcosmus* nuncupabatur." Ebd.: „Caeterum, uti modo *homini dignissimam sui corporis structurae cognitionem* [...]." [Hervorhebungen RH].

294 Hildebrand 1996, 377.

legt, Vesal hat in keiner Schrift die Anatomie in ähnlicher Weise in einen metaphysischen Bezugsrahmen gesetz wie Melanchthon – finden sich zwischen beiden erstaunliche Parallelen. Wenngleich bislang keine Belege für einen direkten oder indirekten Gedankenaustausch zwischen Melanchthon und Vesal erbracht worden sind, lassen die beschriebenen Übereinstimmungen eine wie auch immer geartete wechselseitige Beeinflussung meines Erachtens durchaus als möglich erscheinen.[295]

4.5 Zur Pathogenese und Therapie von Krankheiten

In diesem Kapitel soll versucht werden, vor dem Hintergrund von Melanchthons bereits skizziertem Kausalitätsverständnis seine Vorstellungen von der Pathogenese und Therapie von Krankheiten zu referieren.

In der Explicatio Aphorismi XLII. vom 30. Januar 1560, die Melanchthons Schwiegersohn Caspar Peucer vortrug, heißt es:

„Apoplexien treten so schnell und plötzlich ein [...], daß sie beinahe wie epidemische Krankheiten aufgrund einer besonderen Konstitution des Himmels oder der Luft die Körper betreffen, die gewissermaßen eine Disposition und Neigung zum Auftreten einer Apoplexie haben – aufgrund einer geschwächten Hirnfunktion und einer Überfülle an über lange Zeit angehäuften Säften. Ich mißbillige indes nicht die Mutmaßungen derjenigen, die als Ursache für diese Krankheiten ungünstige, schädliche und gefahrvolle Stellung von Saturn und Mars ansehen [...]. Aber o Schande und Schmerz! In welchem Umfang belasten [...] wir uns durch Gefräßigkeit, Trinkerei und unpassende Schwelgerei? [...] Was tun wir uns an, wenn wir vom Rausche betäubt, vor Ehrsucht und Haßgefühlen toll sind [...], wenn wir in schwerem Herzeleid keine Geduld aufbringen oder bei einem plötzlichen Grund zur Aufregung leichtfertig blindwütigem Jähzorn Raum geben?"[296]

---

295 Nicht zuletzt die vielen Belege für eine intensive Vesalrezeption, die Hans-Theodor Koch im ärztlichen Umfeld der Leucorea nachgewiesen hat, lassen den Schluß zu, daß die Anatomie Vesals dort einen besonders fruchtbaren Boden vorfand, der wohl auch ideologisch untermauert war. Vgl. dazu Koch 1998.

296 CR 12, 361: „[...] apoplecticae affectiones, quarum et invasiones sunt tam praecipites ac subitae [...], ut videantur velut ἐπιδήμια νοσήματα, a peculiari coeli et aeris constitutione commoveri in iis corporibus, quibus inest aptitudo quaedam ac propensio ad easdem ex languefacta cerebri virtute coacervatorum longo tempore superfluorum redundantia. Neque improbo coniecturas eorum, qui causis harum aegritudinum ex Saturni et Martis infausto, noxio et manaci positu petitis [...]. Sed proh dolor, quantum ingluvie, crapulis, intempestivis commesationibus [...]? Quantas addimus cum stupemus ebrietate, aut insanimus ambitione et odiis, aut in magnis animis doloribus impatientia, vel in subitis commotionibus praecipiti ac fervida iracundia extra nos rapimur."

In dieser Passage finden sich drei Gruppen von Krankheitsursachen: Humoralpathologische, astrologische und – wenn man so will – „psychosoma-
tisch"-anthropologische. Bei der sich in der Rede anschließenden genauen
Ausdeutung der Apoplexie werden diese drei pathogenetischen Faktoren
nach dem weiter oben besprochenen 3-Ursachen-Schema (προκαταρκτικὸν αἴτιον, προηγούμενον αἴτιον, συνεκτικὸν αἴτιον) geordnet. Der
humoralpathologische Aspekt von Krankheit fußt dabei in galenisch-hippo-
kratischer Manier auf dem klassischen Vier-Säfte Schema. Der astrologische
und psychosomatische Aspekt von Krankheit führt zu zwei näher zu be-
schreibenden wichtigen Punkten in Melanchthons Denken. Gemeint sind
sein Verständnis der Astrologie und seine Konzeption der Anthropologie
und deren Berührungspunkte mit der Medizin.

4.5.1 Utrum astrologia sit adiungenda Medicinae?

So lautet die während einer medizinischen Promotionsfeier am 16. November 1536 gestellte quaestio von Johannes Reiffenstein. „Soll die Astrologie
mit der Medizin verknüpft werden?"[297]

Die Tatsache, daß sich Melanchthon in außergewöhnlich starkem Maße
und in krassem Gegensatz zu Martin Luther mit Astrologie beschäftigte, ist
altbekannt.[298] Die Motivation und die Implikationen dieser Auseinanderset-
zung wurden indes verschiedentlich ausgedeutet. Status quo der Melanchthonforschung zum Thema Astrologie ist folgender:

> Exkurs: Die Astrologie gewinnt ihre Bedeutung für Melanchthon in einem
> relativ geschlossenem Kosmos, in dem nach göttlicher Fügung alles, was ge-
> schieht zum Wohle des Menschen geschieht (anthropozentrischer Aspekt).
> Melanchthon verarbeitet in seiner Konzeption sowohl antik-christliches als
> auch stoisches Gedankengut (determiniertes Weltgeschehen, Teleologie) und
> postuliert auf dieser Basis die „Sympathie", die Verknüpfung von Makro- und
> Mikrokosmos. Dabei existiert ein Wirkzusammenhang zwischen den Kräften

---

297 CR 10, 715–717.
298 Zu Luthers Verständnis der Astrologie siehe Ludolphy, Ingetraut, Luther und die
    Astrologie, in: 'Astrologi hallucinati' Stars at the End of the World in Luther's Time
    (hrsg. von Zambelli, Paola), Berlin / New York 1986, 101–107. Auf einen Nenner ge-
    bracht – es sei der erste Satz aus diesem Aufsatz zitiert – „Luther erlaubte der Astrolo-
    gie bestenfalls, Lust und Kurzweil für gelehrte Köpfe zu sein." Melanchthons astrolo-
    gisches Engagement betrachtete er zurückhaltend. Süffisant bemerkt Luther in einer
    seiner Tischreden: „Ich glaube, daß Philipp die Astrologie in der Situation bemüht, in
    der ich eher einen starken Trunk Biers zu mir nehme – nämlich dann, wenn ich schwer
    am Grübeln bin." („Ego puto, quod Philippus astrologica tractat, sicut ego bibo ein
    starcken trunck birs, quando habeo graves cogitationes." – Zitiert nach Frank 1995,
    305; Übersetzung RH).

der Himmelskörper und der sublunaren Materie. Dieser Wirkzusammenhang ist von einem gütigen Gott zum Wohle der Menschen geschaffen. Die Astrologie ist für Melanchthon Teil der allgemeinen Naturkunde, der Physik, er beschreibt und bewertet sie in den Initia doctrinae physicae eingehend. Ein präformiertes Grundproblem ist dabei die Sicherung der menschlichen und göttlichen Willensfreiheit unter gleichzeitiger Erhaltung der Wissenschaftlichkeit der Astrologie, die nur unter der Bedingung eines nach teleologischen, mathematischen Prinzipien funktionierenden Weltgeschehens gegeben sein kann. Melanchthon geht indes davon aus, daß es zwischen den Gestirnen und der sublunaren Welt keinen unbedingten, schicksalhaften Wirkzusammenhang gibt (necessitas absoluta sive fatalis). An den Neigungen der Sternenpositionen (inclinationes) auf die Menschen hält er fest. Sie sind jedoch nur Teilursachen für Veränderungen an Körpern oder für spezielle Ereignisse im Leben eines Menschen. Ähnlich wichtige Determinanten sind die freien Handlungen der Menschen oder Gottes. Summarisch: „Astra inclinant, non necessitant." Melanchthons Ablehnung des kopernikanischen Heliozentrismus beruht im wesentlichen auf der Preisgabe des geo- und damit auch anthropozentrischen Weltbildes durch Kopernikus.[299]

„Soll die Astrologie mit der Medizin verknüpft werden?" „Zunächst einmal", so lautet der erste Teil der Antwort in der oben erwähnten Quaestio,

„[...] scheinen dem Arzt astrologische Beobachtungen nichts zu nützen. Denn er muß seinen Entschluß aus der Materie und aus nahen causae particulares treffen, nicht aus universalen causae remotae. Und die Heilung macht es für uns selbst erforderlich, materielle Heilmittel anzuwenden. Es gibt und gab hervorragende Ärzte – darunter auch astrologisch versierte – die trotzdem bei der Beurteilung und Therapie von Krankheit die Astrologie nicht angewendet haben. [...] Galen ist Zeuge, daß die Körper von Lebewesen vom Licht aller Planeten affiziert werden. Nun, wenn also feststeht, daß Gestirne auf die Befindlichkeit von Körpern verändernd einwirken, folgt daraus, daß die Beobachtung der Stellung der Gestirne dem Arzt von Nutzen sind. Oft können die Ursachen universeller Veränderungen in der Luft, bisweilen auch die Ursachen partikulärer Veränderungen an Körpern sicher vorausgesehen werden. Dies gilt besonders, weil Krankheiten oftmals vor allem aus himmlischen Ursachen entstehen."[300]

---

299 Literaturauswahl zum Thema: Frank 1995, 301–314; Caroti, Stefano, Melanchthon's Astrology, in: ‚Astrologi hallucinati' Stars at the End of the World in Luther's Time (hrsg. von Zambelli, Paola), Berlin / New York 1986, 109–121; ders.: Comete, portenti, causalità e escatologia in Filippo Melantone, in: Scienze, credenze occulte, livelli di cultura. Congresso Internazionale di Studi (hrsg. von Olschi, L.S.), Florenz 1982, 393–426; Müller-Jahnke 1985, 226–245.

300 CR 10, 715–716: „Primum enim videtur Medicus non iuvari Astrologicis observationibus, quia iudicia ei sumenda sunt a Materia, et a causis particularibus, et propinquis: et non a causis universalibus et remotis. Et certe curatio requirit, ut remedia materialia adhibeamus ipsi. Ideoque multi sunt, et fuerunt praestantes medici, et in his etiam multi periti Astrologiae, qui tamen in iudicandis et curandis morbis non adhibuerunt Astrologiam [...]. Testatur et Galenus, adfici corpora animantium a lumine omnium Planetarum. Iam si constat, aliquam esse vim Astrorum in mutandis corporum dispositionibus,

Melanchthon kommt zu dem Schluß: „Ich bin der Ansicht, daß dem Arzt astrologische Beobachtungen oftmals nutzen können."[301] In der Kategorisierung der causae in den Initia doctrinae physicae finden sich anschauliche astromedizinische Beispiele:[302]

> „Von den causae efficientes nennt man die eine universalis, die andere particularis. [...] Die Aristoteliker nennen die causa universalis oft auch Himmelsbewegung. Diese causa könnten wir deutlicher coelestis nennen. Und Aristoteles meint, daß keine causa inferior wirksam sein könne, wenn sich der Himmel nicht bewegt. Andere causae heißen particulares, nämlich die inferiores und propriores. Eine causa coelestis der Krankheit wäre also eine schlechte Konjunktion von Saturn und Mars, die causa particularis ist ein vergifteter Saft im Körper."

Über welches Medium wirken diese causae coelestes? Ein Komet sei die Ursache bestimmter Krankheiten – so Melanchthon. Er wirkt als causa remota (d.h. als causa causae) über einen sich in der Luft verbreitenden Gifthauch auf die Lebewesen ein, die diesen in sich aufnehmen und so ebenfalls vergiftet werden.[303] Melanchthon konstruiert somit eine durchgehend materielle Ursachenkette zwischen den Sternen und der sublunaren Welt.

Ein weiteres Beispiel für diese materiell gedachte kausale Verknüpfung zwischen Gestirnen und Körpern gibt Melanchthon in den Initia doctrinae physicae im Kapitel De Temperamentis et Stellis. Die Temperamente sind die Mischungen der verschiedenen Säfte im Körper. An diese Mischungen gebunden ist die Konstitution eines Menschen, Melanchthon spricht von einem glücklichen oder unglücklichen Temperament, da viele Menschen eine in ihrer Natur bedingte Neigung zur Krankheit hätten und oft an verschiedenartigen Krankheiten litten.[304] Dies sei durch die Position vorzugsweise der Sterne bei der Geburt mitbestimmt. Aus mitunter diametral verschiede-

---

sequitur, observationem positus Astrorum utilem esse Medico. Saepe enim causas universalium mutationum in Aere, interdum etiam causas particularium mutationum in corpore certo praevidere potest, praesertim cum saepe oriuntur morbi praecipue ex causis coelestibus [...]."

301 Ebd., 716: „Existimo itaque saepe posse Medico prodesse observationes Astrologicas."

302 CR 13, 311: „Efficientium aliud dicitur universale, aliud particulare [...]. Sed Aristotelici saepe universalem vocant motum coeli. Hanc causam magis perspicue adpellare possumus coelestem. Et sentit Aristoteles, nullam causam inferiorem posse efficacem, si coelum non moveatur. Aliae causae dicuntur particulares, scilicet inferiores et propriores. Ut coelestis causa morbi, est mala coniunctio Saturni et Martis, particularis causa, venenatus humor in corpore."

303 CR 13, 312: „Cometa est causa certorum morborum, quia dissipato halitu venenato, aer inficitur, quem cum attrahunt corpora animantium, inficiuntur ipsa quoque."

304 CR 13, 323: „Secunda per se causa fortuitorum eventuum est temperamenti foelicitas aut infoelicitas, ut multos natura obnoxios morbis discimus infortunatos, quia saepe et varie aegrotant."

nen Konstitutionen von Kindern derselben Eltern werde deutlich, daß es sich dabei um astrale Einflüsse handeln muß.[305] Die Tatsache, daß eine Person also „unter einem schlechten Stern" geboren würde, ist ein zufälliges Ereignis (eventus fortuitus). Melanchthon unterscheidet dies explizit von Vorgängen, die von Gott eingerichtet werden und sich nicht nach physikalischen Ursachen richten (Gottes Willensfreiheit).[306] Dieser Zusammenhang zwischen Temperamenten und Sternen unterliegt für ihn jedoch nicht unmittelbar einem göttlichen Plan, sondern nur mittelbar, insofern als Gott physikalische Ursachen gestiftet hat, Kräfte, die solche Zusammenhänge möglich machen. Er paraphrasiert in dieser Sequenz also die necessitas consequentiae. Die Intention ist eindeutig. Gott darf für die schlechte Konstitution und Krankheitsanfälligkeit etlicher Bedauernswerter nicht verantwortlich gemacht werden. Dieses bereits von Geburt an bestehende kontingente Verhältnis von Einflüssen der Astralkörper auf das Sublunare – vermittelt über die Temperamente – hat für das Individuum eine auch in Melanchthons Wortwahl interessante Konsequenz: „Es ist sicher, daß im Temperament die Ursache dafür zu suchen ist, warum einer δυνάμει νοσερός – der Möglichkeit nach krank – ist."[307] In dem Begriff δυνάμει steckt gleichsam bereits die Exculpation Gottes. Denn Gott hat nach Melanchthon nur deswegen die Natur physikalischen Gesetzen unterworfen, um diese zu erhalten (ut sustentat). Es könne also unmöglich Gottes Schuld sein, wenn ein Individuum nicht nur δυνάμει νοσερός – also der Möglichkeit nach krank –, sondern auch de facto eine kränkliche Konstitution besitzt. Das kausale System des Kosmos ist um der Natur und der Menschen willen erschaffen. Und Krankheit ist in dieser Hinsicht ein systemimmanenter, kontingenter eventus fortuitus.

Diese enge Verbindung der Gestirne und der Temperamente gibt astromedizinisch denkenden Ärzten wichtige prognostische Hilfen an die Hand. Dazu Melanchthon:

---

305 Ebd., 324: „Cum autem in temperamentis insignes qualitates sunt bonae aut malae, plerunque ab astris oriuntur, ut ab eisdem parentibus filii lineamentis corporis similes oriuntur, quorum tamen alii corporea habent sana et valida, et sunt vivaces, alii languida et non durabilia."

306 Ebd.: „Antea de actionibus dictum est, quae sic fiunt a Deo, ut non referantur ad causas physicas, ut Petro carcerem Angeli patefaciunt. Iam vero dicimus de iis eventibus, qui aliquo modo a causis physicis reguntur, videlicet a viribus, quas Deus naturae indidit, ut sustentat. Quare saepe et stellae sunt per se causae fortuitorum eventuum."

307 Ebd.: „[...] certum est in temperamento causam esse, cur aliquis sit δυνάμει νοσερός."

„Und Ärzte begnügen sich beinahe mit der Betrachtung des Temperamentes, aus der sie viel Sicheres sagen können. Wenn die Leber wärmer und der Magen kälter, wenn die Brust eng und der Körper trocken wird, wenn viele Katarrhe in die Brust fließen: Dann wird ein Arzt voraussagen, daß dieser Leib an einer Phthise zugrunde gehen wird. Solche Menschen nennt Hippokrates Geflügelte, πτερυγώδεις."[308]

Über therapeutische Interventionen schweigt sich Melanchthon größtenteils aus. Lediglich auf die Möglichkeit zum Gebet wird hingewiesen:[309]

„Gottes Herrschaft darf wegen der Gestirne nicht bestritten werden, es muß wahrlich gelten, daß viele Neigungen, die durch die Gestirne begründet sind, von Gott gemäßigt werden. Und man muß beten, damit er die guten Neigungen fördert und die schlechten unterdrückt. Laßt uns glauben, daß der Spruch 'Umso mehr wird der Himmlische Vater geben seinen Heiligen Geist denen, die ihn bitten' nicht grundlos ist."

4.5.2 Anthropologische Dimensionen der Pathogenese

Die eingangs des Kapitels 4.5 zitierte Textstelle hatte gezeigt, daß für Melanchthon anthropologische Faktoren eine wesentliche Rolle bei der Krankheitsentstehung spielen. In diesem Abschnitt soll versucht werden, diese Faktoren zu untersuchen und einen Überblick zu geben, wie weitgehend deren Bedeutung für die Pathogenese ist. Dabei müssen – in gebotener Kürze – jeweils bestimmte Aspekte von Melanchthons Anthropologie ausführlicher referiert werden.[310]

In der Declamatio de physica hat Melanchthon den menschlichen Geist als eine intelligente Natur bezeichnet, die bei der Geburt die Gabe, zwischen Gut und Böse zu unterscheiden mitbekommen habe. Notwendigerweise

---

308 Ebd.: „Et Medici fere contenti sunt consideratione temperamenti, ex quo multa certe iudicari possunt. Si sit epar calidius, et ventriculus frigidior, et pectus angustum, et corpus siccum, multi catarri destillabunt in pectus, praedicet igitur Medicus tale corpus phthisi periturum esse. Tales homines Hippocrates Alatos vocat, πτερυγώδεις." Mit dem Begriff πτερυγώδεις wird die Schwindsucht bezeichnet. Er findet sich zweimal im Corpus Hippocraticum. Melanchthon spielt hier auf das dritte Buch der Epidemien an. Vgl. Littré, E., Ouvres complètes d' Hippocrate, Bd. 3, Paris 1841, 98.

309 CR 13, 325: „Nec Deus removendus est a gubernatione propter astra, sed vere statuendum, multas inclinationes ab astris ortas, Deum moderari, et orandum, ut bonas iuvet, et reprimat malas. Non enim frustra dictum putemus: Quanto magis pater coelestis dabit Spiritum S. petentibus."

310 Zur theologischen Bedeutung der Anthropologie siehe Bornkamm, Heinrich, Melanchthons Menschenbild, in: Philipp Melanchthon. Forschungsbeiträge zur vierhundertsten Wiederkehr seines Todestages dargeboten in Wittenberg (hrsg. von Elliger, Walter), Göttingen 1961, 76–90. Ferner Engelland, Hans, Der Ansatz der Theologie Melanchthons, in: Ebd., 56–75.

stamme sie also von einem besseren, ewigen Geist ab.[311] Wo läßt sich dieses Verwandtschaftsverhältnis am besten ablesen? Der Mensch ist nach Melanchthon eine kleine Welt, denn seine mens ist ein Abbild Gottes. Die ganze menschliche Natur ist ein Mikrokosmos, der Analogien im Makrokosmos findet. Für Melanchthon ist die Natur der Tempel Gottes, besonders gelte dies aber für den Menschen, denn allen anderen Lebewesen oder Teilen der Natur fehle der Geist. Nur mit dessen Hilfe freilich sei eine Gotterkenntnis möglich.[312] Somit wird die mens und damit die Intelligibilität des Menschen, wie Günter Frank es ausgedrückt hat „nicht nur Dreh- und Angelpunkt seiner Anthropologie, sondern auch der philosophischen Theologie"[313].

Die Zentralstelle in Melanchthons Anthropologie nimmt demnach die Geist- und Seelenlehre ein. Auch wenn die Erkenntnis der Menschen gleichsam nur durch einen Dunstschleier vonstatten gehe, könne gewiß behauptet werden, daß die Seelen der Menschen das sicherste Zeugnis von Gott sind.[314] In der Rede De aphorismo sexto partis II weist Melanchthon den einzelnen Untereinheiten der Seele jeweils einen bestimmten Sitz und bestimmte Fähigkeiten zu. Er stützt sich dabei auf die galenische Tradition. Die Vernunftseele (ἡγεμονικὸν seu λογιστικὸν) habe ihren Sitz im Gehirn, die mutvolle (θυμικὸν seu θυμοειδὲς) im Herzen und die begehrhafte Seele (ἐπιθυμητικὸν) in der Leber.[315] Diesen drei Seelenteilen werden fünf Fähigkeiten beigemessen. Die Vernunftseele besitze ein sensitives, rationales und lokomotives, das Herz das appetitive und die Leber das vegetative Vermögen.[316] Das rationale Seelenvermögen identifiziert Melanchthon im Liber de anima ausdrücklich und in besagter Rede implizit mit dem

---

311 CR 11, 558: „Mens humana est intelligens natura, et quidem immutabile discrimen honestorum et turpium, nascens secum adfert. Necesse est igitur a mente aliqua praestantiore ac aeterna ortam esse."
312 Ebd.: „[...] tota [...] mundi machina, templum Dei esse, et impressa vestigia architecti multibus partibus, eo magis homo templum est, quia caetera corpora cum sint sine mente, non agnoscunt artem et opificem."
313 Frank 1995, 89.
314 CR 13, 5 (Liber de anima): „Etsi enim procul et per caliginem haec admiranda Dei opera aspicimus, tamen haec quantalacunque cognitio, non est fallax umbra, sed vere ostendit et esse humanas animas, et testimonium eas de Deo certissimum."
315 CR 12, 276: „[...] addam pauca de Galeni sententia, cuius Plato autor est. Sequuti hanc Medici tres specie et locis distinctas constituerunt animas, quarum ἡγεμονικὸν seu λογιστικὸν in cerebro, θυμικὸν seu θυμοειδὲς in corde, ἐπιθυμητικὸν in haepate collocarunt."
316 Ebd.: „Tribuit autem Galenus τῷ λογιστικῷ totam vim sentiendi atque intelligendi cum motrice facultate."

menschlichen Geist, der mens.[317] Dieser höchste Seelenteil ist ein Abbild Gottes. Melanchthon charakterisiert die anima rationalis als einen intelligenten, unsterblichen Geist.[318] In diesen Geist hinein habe Gott als das ausdrücklichste Zeugnis seiner selbst die Kenntnisse, noticiae, eingestiftet. Dazu zählt er insbesondere die Zahlen, die Kenntnis der Ordnung und des Unterschiedes zwischen ehrbaren und schändlichen Taten. In seiner Selbstschau könne der Geist diese Zeugnisse erkennen.[319] Diese noticiae sind Strahlen der Göttlichkeit in uns, gleichsam ein göttliches Licht, das Denkprozesse erst ermöglicht.[320] Die Wesensverwandtschaft mit Gott impliziert für Melanchthon, daß Erkenntnis sich aus der Perspektive der mens vollzieht. Sie wird damit auch zu einem wichtigen Instrument der Erkenntnis Gottes.

Der mutvolle Seelenteil im Herzen fungiert laut Melanchthon als Strafinstanz. Er sei der Vernunftseele als Begleiter, als gerechter Bestrafer mitgegeben. Während nun im rationalen Seelenteil, der im Gehirn liegt, die Kenntnisse von ehrbaren und schändlichen Taten verankert sind, wird der mutvolle Seelenteil zur Kontrollinstanz. Dies funktioniere dadurch, daß bei Zuwiderhandlungen des Menschen gegen dieses a priori vorhandene, unumstößliche Wissen, im Herzen Vernichtungsschmerzen auftreten, die nicht zu unterdrücken seien.[321] Somit sei in die Menschen die Form der Gerechtigkeit unmittelbar eingeschrieben, denn begangene Sünde ziehe im Herzen einen nicht zu unterdrückenden Schmerz nach sich.[322] Der Herzschmerz wird damit zum Indikator für Sünde, das Herz wird zum morphologischen Sitz der Gewissensqual und der Mensch erhält eine Kontrollmöglichkeit darüber,

---

317 CR 13, 16 (Liber de anima): „[...] tamen de anima rationali, seu de mente [...]."
318 Ebd.: „Anima rationalis est spiritus intelligens, qui est altera pars substantiae hominis, nec extinguitur, cum a corpore discessit, sed immortalis est."
319 CR 11, 942 (De doctrina anatomica): „Humana mens agnoscit artem et opificem, et videt in seipsa expressimum de Deo testimonium noticias numerorum et ordinis, discrimen honestarum et turpium actionum, quae in humana mente quasi aeterno septo distinctae sunt."
320 CR 11, 944: „Cum autem agnoscimus hanc mirandam similitudinem noticiarum in mentibus humanis et in divina, cogitemus nos vere Deo curae esse, cum res in ipso optimas, scilicet sapientiae suae radios, in nos transfuderit. Sunt et hae divinitatis umbrae in nobis, quod nostrae mentes cogitatione formant imagines."
321 CR 11, 942 (De doctrina anatomica): „Et ut discrimen hoc honestarum et turpium actionum firmius esset, addidit θυμικὸν in corde aeterno et immutabili ordine, dolores exitales in corde violationem discriminis illius comitantur, ut naturae extinctio iudicium architecti ostendat."
322 Ebd.: „Vides enim in homine pictam esse formam iustitiae, praelucet in ἡγεμονικῷ recta notitia, et comes est vindex iustissimus, et implacabilis dolor in θυμικῷ, horrendis poenis delens naturam propter scelera."

ob er nach göttlichen Prinzipien handelt. Alle Menschen – auch Heiden – besitzen nach Melanchthon dieses natürliche Sittengesetz, das letztlich der Vernunft unterstellt wird, denn das Gewissen ist kein Akt des Willens, der zum Guten tendiert, sondern eine kognitiv erfahrbare Instanz.[323] Eine wichtige Rolle in Melanchthons Anthropologie spielen die Affekte.[324] In der Rede De partibus et motibus cordis widmet ihnen Melanchthon einen Abschnitt. Der Affekt wird definiert als eine Regung des Herzens, die eine Erkenntnis begleitet oder auch durch Kenntnisse erregt wird.[325] Es bleibt für Melanchthon letztendlich unerklärlich, aufgrund welchen Vermögens das Gehirn und die Nerven die Herzen zu einer solchen Reaktion veranlassen. Es stehe indes fest, daß es diesen ‚sympathetischen' Zusammenhang beider Organe von Natur aus gebe.[326] Im Liber de anima führt Melanchthon über die Affekte aus, daß ihr Ursprung die Herzsubstanz ist.[327] Ob das Herz aber affiziert werde durch spiritus, die durch die Nerven vom Gehirn zum Herzen gelangen, läßt Melanchthon offen. Er weist jedoch darauf hin, daß eine Erklärung denjenigen leichter falle, die das Herz für den eigentlichen Sitz der Seele halten.[328] Zu der Frage, ob die Seele ihren Sitz im Herzen habe, äußert sich Melanchthon auch im entsprechenden, den Affekten gewidmeten, Abschnitt von De anima nicht. Er spricht davon, daß die Affekte funktionell auf die Erhaltung oder Zerstörung des Lebens ausgerichtet seien und daher dem Herzen zugeordnet werden, das ja der Anfang

---

323 Die Erfahrung eines Gewissenschmerzes ist indes nicht ausschließlich an diese von Gott gegebene ordo gebunden. Gott vermag seinen Zorn auf Sünde auch unabhängig davon direkt in Form des Gewissensschmerzes mitzuteilen. Es sei darauf hingewiesen, daß sich aus dieser Gewissenserfahrung heraus für Melanchthon ein Gottesbeweis ableitet. Siehe dazu Brüls, Alfons, Die Entwicklung der Gotteslehre beim jungen Melanchthon 1518–1535, Bielfeld 1975, 118. Zur Funktion des Glaubens als Gewissenstrost (consolatio conscientiae) und bei der Erneuerung des Herzens (purificatio cordis) vgl. Geyer, Hans-Georg, Von der Geburt des wahren Menschen, Neuenkirchen 1965, 245–315.

324 Bezüglich der Konsequenzen der Affektenlehre für die Rhetorik vgl. Berwald 1994, 50–56.

325 CR 11, 952: „Alter motus in corde nominatur adfectus, qui cognitionem sequitur, et accenditur noticiis."

326 Ebd.: „Id vero quomodo fiat [...] ut tam varii motus cieantur, dicere non possum, nisi quia sic natura condita est, ut cerebri et cordis talis sit consensus et συμπάθεια."

327 CR 13, 126: „Hi motus grati et ingrati oriuntur ab ipsa cordis substantia, quod ita conditum est, ut sit fons et sedes affectum."

328 CR 11, 952: „Nunc igitur disputant, adfectus comitantes noticiam [...] hoc modo excitari, quia cor feritur spiritu a cerebro misso. Sed facilior est explicatio iis, qui dicunt, cor domicilium esse proprium substantiae animae."

des Lebens und vielleicht sogar Sitz der Seele sei.[329] Die Affekte unterteilt Melanchthon in zwei Gruppen: Affekte, die der Natur zuträglich sind – dazu gehören Freude, Hoffnung, Liebe etc. – und zerstörerische Affekte wie Traurigkeit, Furcht, Zorn und Haß.[330] Diese unterschiedlichen Affektlagen haben unmittelbare physiologische Auswirkungen. Die Konsequenzen der Traurigkeit illustriert Melanchthon am Beispiel des Markgrafen von Brandenburg. Dessen Herz sei nach seinem Tod infolge von Traurigkeit und damit verbundenem Wasserverlust einer gedörrten Birne ähnlich gewesen.[331] Schädliche Affekte haben also direkte pathologische Folgen für die menschliche Physis. Umgekehrt dienen angenehme Affekte der Regeneration und Wiederbelebung, Fröhlichkeit bewirke eine geradezu behagliche Ausdehnung des Herzens.[332] Die Bestimmung des Herzens sei es schließlich, sich an der Erkenntnis Gottes zu erfeuen. Analog zu den Strahlen des göttlichen Lichtes im Gehirn, die als noticiae auf ihn verweisen, gleichzeitig jedoch auch der Gotteserkenntnis dienen – denn der Mensch besitzt auch eine noticia de Deo –, sei es nun die Bestimmung des Herzens, sich an der Erkenntnis Gottes zu erfreuen, denn Gott selbst wohne im Herzen.[333] Die Affekte erfahren in dieser Hinsicht eine ganz ähnliche Beschreibung wie das Gewissen. Durch das beschriebene sympathetische Band an das Gehirn geknüpft, leiten sich konsequenterweise Zorn und Schmerz aus einer Mißachtung der göttlichen Norm ab – den noticiae im Gehirn. Das bedeutet, daß Fehlverhalten Zorn und Schmerz nach sich zieht und die Natur zerstört.[334] Der Frage nach der Kontrolle der Affekte durch die ratio, das heißt nach der

---

329 CR 13, 126: „Ideo autem hi praecipui et acerrimi motus sunt attributi cordi, qui sunt aut vitae conservatio, aut destructio, quia in corde initium est vitae, fortassis cor sedes et domicilium est animae."

330 Ebd., 125: „Iuvantes naturam, ut laetitia, spes, amor [...] destruentes naturam, ut, tristicia, metus, ira, odium."

331 CR 11, 949: „[...] aqua exhausta cor contabescit, idque fieri in moesticia scribitur. Ut Marchioni Casimiro mortuo cor exemptum aiunt simile fuisse pyro tosto." Ähnlich im Liber de anima (CR 13, 126): „Et nisi desinat tristicia, tandem cor torrefactum extinguitur."

332 CR 13, 126: „Laetitia est motus, quo cor acquiescit in bono praesenti, et est dilatatio, qua cor velut accipit intra sese, et amplectitur obiectum."

333 CR 11, 952: „Voluit Deus lucere suae sapientiae radios in cerebro nostro, cum his et corda congruere voluit laetantia agnitione Dei, et ipse adesse in cordibus nostris tanquam in sede sua voluit, et perfundere nos sua luce et laeticia."

334 CR 13, 125: „Ita vult Deus in ipso homine esse adfectus tanquam executores noticiarum, vult laetari corda, cum noticiis recta praecipientibus obtemperamus [...]. Vult esse flammas irae et doloris, quae destruant naturam, postquam non contribuit ad sapientiam et normam divinam."

Freiheit des Willens, soll an dieser Stelle nicht nachgegangen werden.[335] Zusammenfassend gilt, daß die Affekte unmittelbar an das fleischliche Herz gekoppelt sind, das diese Affekte hervorbringt. Es sollen nun die Konsequenzen der Affekte auf rein physiologischer Ebene weiter verfolgt werden. In der Rede De doctrina anatomica beschreibt Melanchthon die Folgen des Zornes und der Ehrsucht. Durch die Glut dieser Affekte würden die im Herzen entstehenden spiritus entzündet und hinderten den Betroffenen am Denken und am ordentlichen Tun.[336] Unlängst hat Jürgen Helm Melanchthons spiritus-Lehre untersucht und ist dabei zu dem Ergebnis gekommen, daß der göttliche spiritus sanctus sich mit den menschlichen spiritus auf physischer Ebene vermische. Somit hat „die Erlösung des Menschen [...] nicht nur eine theologische Dimension, sondern auch eine physiologische: Der Heilige Geist entzündet neue Affekte im Herzen".[337] Diese neuen Affekte sind in der Lage, die alten carnalen Affekte zu überwinden. Dieser „Konflikt der Affekte" spielt sich auch auf physiologischer Ebene ab. Das göttliche Wirken an den Menschen ist unmittelbar, durchaus physiologisch zu nennen. Zwischen den noticiae und den Affekten muß eine Übereinstimmung herrschen. Herrscht sie nicht, gewinnen also carnale Affekte über göttliche Affekte die Oberhand und widerstreben dem rechten Wissen der noticiae im Gehirn, so hat dies weitreichende Konsequenzen für die Seele und die Physis des Menschen. Auf diese Art und Weise kommt es, gleichsam durch eine Störung der ‚Homöostase', zu Krankheiten, die wiederum Rückwirkungen auf die Seele des Menschen haben, die an den Körper gebunden ist. Diese enge Verbindung der Seele mit dem Leib hebt die Medizin auf eine besondere Stufe. Ihre Therapien zielen eo ipso nicht nur auf die Physis, sondern auch auf die Psyche ab.[338] Melanchthon hält es daher für

---

335 Zu Melanchthons Stellung in Luthers und Erasmus' Streit um den freien Willen vgl. Scheible, Heinz, Melanchthon zwischen Luther und Erasmus, in: Renaissance – Reformation. Gegensätze und Gemeinsamkeiten (hrsg. von Buck, August), Wiesbaden 1984, 155–180. Zur Frage der Willensfreiheit vgl. ferner Sperl, Adolf, Melanchthon zwischen Humanismus und Reformation, München 1959, 100–109. Des weiteren für die Bewertung der Affekte und des Willens in den Loci 1521 und 1522: Neuser, Wilhelm, Der Ansatz der Theologie Philipp Melanchthons, Neukirchen 1957, 116–120.
336 CR 11, 945: „Hoc aestu turbidorum adfectuum, incensi spiritus impellunt eum, ut nec in cogitando, nec in agendo servet ordinem, ruit furenter et saeviciam explet."
337 Helm, Jürgen, Die spiritus in der medizinischen Tradition und in Melanchthons Liber de anima, in: Melanchthon und die Naturwissenschaft seiner Zeit (hrsg. von Frank, Günter und Rhein, Stefan), Sigmaringen 1998, 219–237.
338 CR 11, 200 (Encomium medicinae): „Neque vero tantum in tollendis corporum malis vim suam declarat Medicina, sed animos etiam contagione corporum vitiatos sanat."

besser zu sterben, als in langer Krankheit eine elende geistige Verfassung zu bekommen.[339]

Ein eindrucksvolles Beispiel für diese enge Verbindung der Seelen mit dem Körper und den sich daraus ergebenden Konsequenzen bietete die Rede De aphorismo sexto partis II. In ihr läßt Melanchthon Paul Luther seine Seelenlehre summarisch vortragen. Den Aufhänger der Rede bildet ein Hippokrates-Aphorismus: ‚Diejenigen sind auch an der mens krank, die – an irgend einem Teile des Körpers leidend – den Schmerz fast nicht empfinden.'[340] Melanchthon räumt zwar – mit Platon und der Heiligen Schrift – ein, daß die mens – die anima rationalis – unsterblich und von der Natur des Körpers verschieden sei, er hält aber daran fest, daß ihr Wirken an die intakte Funktion des Gehirns gebunden ist. So könne man über das Wirken der anima rationalis sprechen, als ob man über das Wirken lediglich des Gehirns spräche.[341] Der Aphorismus erklärt sich damit nach Melanchthon von selbst: Menschen, die keinen Schmerz empfinden sind auch an der Seele krank! Das bedeutet, daß nicht nur körperliche Gebrechen Einfluß auf den seelischen Zustand des Menschen nehmen (somato-psychischer Aspekt), sondern daß auch eine kranke Seele die Funktionen des Körpers zu lähmen vermag (psycho-somatischer Aspekt).

Melanchthons anthropologisches Konzept bindet demnach in charakteristisch enger Weise die Seele an die Physis. Dies läßt sich besonders gut anhand der Affekte, der spiritus und des Gewissens festmachen. Störungen in dieser intimen Verbindung Gottes mit dem menschlichen Leib manifestieren sich auf somatischer und seelischer Ebene gleichsinnig. Diese Störungen werden hervorgerufen durch carnale Affekte, die sich aus dem freien Willen des Menschen ableiten. Sündiges Leben zerstört dieses harmonische Miteinander. Krankheit ist in dieser Hinsicht also nicht einfach nur eine von Gott gesandte Strafe für Sünde, sondern tatsächlich eine logische Konsequenz der anthropologischen Konzeption Melanchthons. Sie ergibt sich naturgemäß

---

339 CR 11, 195 (Laus artis medicae): „Nam praestat mori [...], quam in longis morbis [...] miserum ducere spiritum."

340 CR 12, 273: „Quicunque dolentes parte aliqua corporis dolorem fere non sentiunt, iis mens aegrotat."

341 CR 12, 276: „Caeteri cum de ortu et de conditione eius animae, quae mentis et rationis compos est, dubitent, Plato solus et a corporis conditione separat, et forinsecus accedere nec interire cum corpore affirmat. Etsi et sacrae literae nos in Ecclesia docent, de parte intelligente hominis, quod sit Spiritus intellegens, a corpore natura diversus, tamen vires eius praecipuas cum cerebri praecipuis viribus [...] coniunctas esse certum est. Itaque de actionibus animae rationalis cerebro copulatis [...] tanquam de solius cerebri actionibus, servata Ecclesiae sententia [...] recte loqui nos posse iudico."

aus Fehlleistungen des Menschen, man könnte geradezu von einem göttlichen Programm sprechen, das den Menschen von Geburt an mitgegeben ist. Eindrücklich zeigt sich dieses Programm im Gewissen des Menschen, das sich als Herzschmerz bemerkbar macht und damit kognitiv erfahrbahr wird. Dieses Verständnis von Gewissen zeigt auch, daß die Antwort auf eine Zuwiderhandlung gegen göttliches Gesetz in den noticiae eine physische ist.

Welche Implikationen und Chancen diese „Theorie bzw. Theologie der Krankheit" für die akademische Medizin hatte bzw. bot, und wie Melanchthon sie für die Theodizeeproblematik fruchtbar machte, bleibt einer längeren Darstellung zu einem späteren Zeitpunkt vorbehalten.

5. Zusammenfassung und Ausblick

Schon in den ersten beiden erhaltenen, dem Encomium bzw. Laus medicinae verpflichteten, medizinischen Reden, weist Melanchthon darauf hin, daß die Medizin ein Geschenk Gottes sei.[342] Die Medizin zu verachten sei darum nicht nur Dummheit, sondern erweise fehlende Frömmigkeit.[343] Gerade weil sich die Medizin mit dem Menschen, dem vorzüglichsten Geschöpf Gottes befasse, gebühre ihr diese Wertschätzung.[344] Den Hauptakzent legt Melanchthon dabei auf die Anatomie, wenn er erklärt, daß die Medizin alle Ecken und Winkel des Menschen durchkrieche und diesen zu erforschen suche.[345] Melanchthons Argumentation stützt sich in beiden Reden hauptsächlich auf den Stellenwert der Medizin in der Antike, den er mit Beispielen belegt, sowie auf Zeugnisse der Heiligen Schrift, wie sie vor allem Sirach 38 im sogenannten Lob des Arztes bietet. Gleichwohl ist bereits in diesen frühen Deklamationen die besondere Stellung der Medizin für das Denken Melanchthons deutlich zu sehen. Wie gezeigt werden konnte, war Melanchthon, als er das Encomium bzw. Laus medicinae schrieb – der terminus ante quem ist 1527 –, damit beschäftigt, eine Schrift, die sich der Anatomie widmen sollte, zu verfassen.

Die Argumente Melanchthons schürfen in späteren Deklamationen tiefer. In De dignitate artis medicae spricht Melanchthon von dem Menschen eingestifteten Kenntnissen, die bei der geforderten Übereinstimmung mit dem göttlichen Geist die richtige Auswahl der Dinge gewährleisten.[346] Die Naturbetrachtung und die Anatomie werden nun um eine anthropologische Facette reicher. Die kunstvoll von Schöpferhand gestalteten Körper in der

---

342 CR 11, 197 (Laus artis medicae): „[...] amplactamini Medicinam, qua nihil melius, neque pulchrius, neque maius rebus humanis divinitus contigit." Ferner CR 11, 198 (Encomium Medicinae): „[...] in una Medicina senserunt tantam esse vim, ut neminem mortalium dignum ducerent, cui tantum beneficium acceptum ferrent, sed magno consensu iudicarunt a Deo repertam exhibitamque nobis esse."

343 Ebd., 199 (Encomium Medicinae): „Stultitiam esse sentimus contemnere reliquas artes, quas humanum ingenium excogitavit. At Medicinam aspernari, non stultitia, sed impietas est."

344 Ebd., 193 (Laus artis medicae): „[...] reliquas naturalium rerum partes placet silentio praeterire, si prius de homine, de quo tacere fas esse non puto, dixerim, quo a natura non aliud animal [...] divinum conditum est. Ad quem contemplandum, Medicina, quae hoc in cognoscendo accuratior et diligentior est, quo quid excellentius et melius?"

345 Ebd.: „[...] omnes eius (sc. hominis) partes perlustrat, singula membra seorsum propius intuetur [...] singulosque eius angulos perreptat et cognoscit [...]."

346 Ebd., 807: „[...] deinde et homini noticias insitas esse, quae congruentes cum mente divina rerum delectunt ostendum: ac in natura et in moribus iudicia nostra cum mente divina congruere debere."

Natur, allen voran der menschliche Leib, verweisen direkt auf Gott und lassen seine Spuren erkennen.[347] Im Menschen werden diese göttlichen Zeugnisse am besten an der herausragenden Stellung des Gehirnes offenkundig.
Im Gehirn erstrahle ein göttliches Licht, viele andere Kenntnisse seien dem
Menschen a priori mitgegeben, die als Richtschnur im Leben fungieren und
die Erkenntnis einer Ordnung ermöglichen sollen. Sie stellen gleichsam eine
moralische Institution dar, die Ehrbares von Verwerflichem unterscheiden
helfe und das rechte Tun und Handeln zeige.[348] Die Argumentation
Melanchthons hat sich also geändert. In späteren Reden gilt ihm die Medizin
nicht nur deshalb als wertvoll, weil sie ein Geschenk Gottes ist, das den
Menschen zur Erhaltung unseres Leibes dienen soll, sondern weil sie vorzugsweise im Bereich der Anatomie bei der Spurensuche und dem Beweis
Gottes aus der Natur behilflich ist. Damit gewinnt die Medizin eine andere
Qualität.

Anläßlich der Promotion Paul Luthers zum Dr. med. im Juli 1557 beteu-
ert Melanchthon, daß die Medizin mehr als alle anderen Wissenschaften
Klarheit über Gott zu schaffen vermag. Gleichwohl stellt er sie dabei nicht
der Theologie gleich, denn allein diese lehre ausdrücklich, wer und wie Gott
ist, und was sein Wille ist.[349] Die Wortwahl dabei ist aber bemerkenswert.
Die Theologie lehre als einzige Wissenschaft allein (sola) ausdrücklich –
expresse – Wesen und Willen Gottes: Dem Adjektiv sola wird jedoch durch
das Adverb expresse viel an Gewicht genommen und dadurch der Stellenwert der Medizin erhöht. Die Medizin mache – von der Theologie einmal
abgesehen – überzeugender als die anderen Wissenschaften die Menschen
sicher über Gott.

Anhand der vorangehenden exemplarischen Textbelege wird deutlich,
wie sich Melanchthons Interesse an der Medizin im Laufe der Zeit inhaltlich
verschiebt. Während in den ersten von ihm erhaltenen Reden die Darstellung der ars medica in humanistischer Manier vorwiegend dem Encomium

---

347 Ebd., 808: „[...] tota haec natura varietas velut theatrum est, in quo testimonia de Deo
    opifice illustria conspiciuntur."
348 Ebd.: „Deinde quanta ars est in tota hominis natura? [...] Et insita est quaedam de Deo
    lux, et additae multae noticiae aliae, quae sunt vitae norma, distinctionem et ordinem
    monstrantes, ut numeri, intellectus ordinis et consequentiae, discrimen honestorum et
    turpium, aeterno et immoto septo distinguens facienda et fugienda."
349 CR 12, 273 (De aphorismo sexto etc.): „Solam enim hanc (sc. Medicinam) post sacra-
    rum literarum divina voce patefacta testimonia (quae sola quis et qualis sit Deus, et
    quae Dei voluntas, expresse docent) post illa, inquam, evidentius caeteris artibus
    convincere animos hominum, et confirmare certius de Deo animos hominum." [Her-
    vorhebungen RH]

medicinae verpflichtet ist, durchdringen seine Reden und Bücher zunehmend erkenntnistheoretische, der Legitimation der Medizin als universitärer Disziplin dienende Abhandlungen, die sich unter anderem an der gezielten Verwendung von Begriffen wie ratio (im Gegensatz zur experientia) und ordo causarum festmachen lassen. Melanchthons anthropologische Konzeption tritt in Wechselwirkung mit physiologischen Körpervorgängen. Bis in die physische Ebene hinein findet Melanchthon Erklärungen für das Wirken der Gottheit in Form des Heiligen Geistes. Melanchthons unmittelbares Verständnis der Wirksamkeit des Heiligen Geistes erhöht den Wert des menschlichen Körpers – und die Betrachtung desselben. Damit erfährt die Anatomie – an der Melanchthon nicht so sehr die ars dissectionis schätzt, sondern mehr die Memorierung über die Besonderheit des menschlichen Körpers und dessen unmittelbarer Nähe zu Gott – einen Bedeutungszuwachs in Wittenberg, der vielleicht auch auf die anatomische Praxis und die frühe Vesalrezeption fördernd gewirkt hat. Die enge Bindung von Melanchthons anthropologischen Vorstellungen an anatomisch-physiologische Prozesse im menschlichen Körper impliziert pathogenetisch wichtige Auswirkungen von sündhaftem Leben auf die Physis, umgekehrt bedingt eine kranke Physis negative Rückwirkungen auf die Seele. Wie diese „Theologie der Krankheit" für die akademische Medizin fruchtbar gemacht werden konnte und wie sie sich auf die Theodizeeproblematik niederschlug, ist ein Forschungsdesiderat, das zu einem späteren Zeitpunkt ausführlicher dargestellt werden soll.

Die Arbeit hatte des weiteren zum Ziel, Melanchthons enge persönliche Kontakte zu bedeutsamen zeitgenössischen Medizinern aufzuzeigen. Es konnte gezeigt werden, daß Melanchthon regen Anteil am medizinischen Schrifttum seiner Zeit nahm und bestrebt war, auch aktuelle wissenschaftliche Literatur in seinen eigenen Schriften zu berücksichtigen. Seine in zwei Redaktionen erschienene De anima wurde durch Melanchthonadepten an vielen protestantischen Universitäten und wohl auch an Schulen verbreitet. Um die Wirkung dieses Buches beurteilen zu können bedarf es freilich noch etlicher Forschungsarbeit. Dies gilt insbesondere auch für den reichhaltigen Briefwechsel Melanchthons, der – was den Bereich der Medizin angeht – hinreichend Stoff für weitere Untersuchungen bietet.

6. Anhang

6.1 Anhang I – Übersetzungen

Encomium medicinae

Erstdruck [Koehn 278]:[1]

CONTRA // ARISTOGITONEM, // DEMOSTHENIS ORA // tiones duae
doctissimae, à // Philippo Melanchthone // iam primum latini // tate donatae.
// Item alia quaedam, quorum titulos in // proxima pagella lector, reperies. //
Haganoae per Iohan. Secerium // Anno M.D.XXVII. Mense // Augusto. //

Das Encomium medicinae (CR 11.197) wurde – entgegen der Datierung im
Corpus Reformatorum, in welchem die Entstehungszeit mit 1529/30 ange-
geben ist – erstmals im August 1527 zusammen mit dem Laus artis medicae
(CR 11.191) bei Johann Setzer in Haguenau gedruckt. Es bleibt unklar, von
wem und vor welchem Auditorium beide Reden vorgetragen wurden. Der
Inhalt spricht aber dafür, daß sie vor Hörern der Artistenfakultät oder zu
Beginn eines neuen Semesters gehalten wurden. Für beide Reden gilt als
terminus ante quem August 1527.

[Übersetzung:]

Bei meiner Arbeit erfahre ich, daß es absolut wahr ist, was ein Dichter einmal geschrieben hat: „Alles bleibt unbedankt. Nichts getan zu haben ist ge-
fällig." Denn obwohl sich keine andere Kunst vielfältiger um uns verdient
macht als die Medizin, wird gerade ihr von den meisten Menschen besonders wenig Dank entgegengebracht. So weit davon entfernt sind sie, die
Wohltaten der Medizin anzuerkennen, daß sie die Kunst an sich und besonders auch uns, die wir uns Mühe geben bei der Erforschung derjenigen
Dinge, die das Leben verlängern, die Gesundheit erhalten und Krankheiten
bekämpfen, auf jede erdenkliche Weise schmähen. So tun es diejenigen,
welche so oft sie ein Schnupfen plagt von Hause aus in allen Apotheken alles mögliche zusammenkaufen und von überallher alle Ärzte kommen lassen, sogar Tierärzte. Und wenn sie durch die Hilfe der Medizin wieder genesen sind, neigen sie zur Geisteskrankheit, indem sie die Unwissenheit des

---

1 Koehn 1985. Die Angaben beziehen sich jeweils auf Koehns durchgängige Numerie-
rung.

Arztes anprangern und über fremde Medikamente schelten. Das ist eine Tollheit, daß nicht einmal diejenigen, die die Wohltaten dieser Kunst am eigenen Leibe erfahren haben, versöhnlich gestimmt werden können. Werden wir uns mit diesen nicht in die Haare kriegen, da jetzt dem Brauche folgend etwas zum Lob der Medizin gesprochen werden soll? Sehr wohl weiß ich, daß ich über eine so große Redegewandtheit nicht verfüge, daß ich mich darauf verlassen könnte, diese Menschen durch meine Rede zur Vernunft zu bringen. Von Pythagoras erzählt man sich, er habe, als während einer Tischgesellschaft etliche Jünglinge eine anständige Frau begehrten und versuchten, dieser Gewalt anzutun, das Spiel der Flöten (das bei Gastmählern gewöhnlich ertönte) durch schwere Spondeen unterbrochen und dadurch die Begierde der Jünglinge unterdrückt, so daß diese von ihrem Vorhaben abließen.² Jene aber scheinen durch überhaupt keine Rede besänftigt werden zu können, es bedarf vielmehr einer Menge Nieswurz von etlichen Morgen Land, um ihre Narrheit zu heilen. Daher sehe ich gegenwärtig keinen Sinn darin, mich mit ihnen herumzuschlagen. Wir möchten aber die guten, um die artes liberales bemühten Jünglinge davon überzeugen, daß keine andere der weltlichen Künste mehr Nutzen für das Leben bringt oder bedeutender ist. Alle, die einen edlen Charakter besitzen, sollten sich Mühe geben, in ihr Kenntnisse zu erwerben. Obwohl ich mir für die Beweisführung wünschte, die Fähigkeit zu besitzen, die Dinge, die am lobenswertesten sind, entsprechend ihrer Würde darzustellen und hervorzuheben, so liegt dennoch der Nutzen der Medizin so vor aller Augen und auf der Hand, daß es, um sie zu preisen, durchaus beinahe keiner größeren Beredsamkeit bedarf. Und wenn es irgendwo stimmt, was man so sagt, daß eine gute Ware keine Lobredner erfordert, dann benötigt wohl am allerwenigsten die Medizin gewöhnliche Lobeshymnen, deren Nützlichkeit – wir alle wissen um sie – die Gunst und die Gewogenheit aller Menschen verdient.

Welche andere Kunst verspricht uns denn mehr oder angenehmeren Beistand für eine glückliche Lebensführung? Weil die Alten bemerkten, daß sie alle anderen Künste derart übertrifft, und weil sie die Erfindung aller anderen Disziplinen, ja auch die Ursprünge der Literatur und der Gesetze auf die Urheberschaft von Menschen zurückführten, fühlten sie, daß allein in der Medizin eine solche Kraft liegt, daß sie keinen Menschen für wert erachte-

---

2   Die Geschichte findet sich z.B. bei Jamblichos (Neuplatoniker 4. Jhd., Schüler des Porphyrios) in seiner Pythagorasvita (περὶ τοῦ Πυθαγορικοῦ βίου, 112). Dort ist ein junger Knabe das Ziel der Begierde.

ten, eine so große Wohltat empfangen zu haben, sondern sie gelangten einhellig zu dem Urteil, daß sie von Gott erfunden und uns enthüllt worden ist. Die Vielfalt des Wissens, das die Medizin umfaßt, ist so groß, daß sie mit einem menschlichen Geist gar nicht hätte begriffen werden können. Und in der Tat: Während eines so flüchtigen Lebens hätten beliebig viele Menschen derart viele verschiedene Krankheiten nicht untersuchen, derart verschiedene Medikamente und unterschiedlichste Heilpflanzen nicht ausprobieren können. So dachten – glaube ich – diejenigen, die die Erfindung der besten Kunst Gott zugeschrieben haben. Auch ich glaube gerne, daß diese Kunst uns Sterblichen von Gott geoffenbart wurde und seit den ersten Menschen, die sich mit ihr beschäftigten, den kommenden Generationen überliefert wurde.

Ebenso scheint es mir, daß keine menschliche Anstrengung hinreichend gewesen wäre, um so verschiedenartige Körper, derartig viele so versteckte und verborgene Krankheitsursachen, eine solche Menge an Möglichkeiten, die Gesundheit zu erhalten oder wiederherzustellen, die Wirkung der Gestirne auf die Veränderung der menschlichen Konstitution und so viele Pharmaka zu erforschen. Deshalb wollen auch wir glauben, daß die Medizin ein Geschenk Gottes ist, zur Erde gesandt, damit wir mit ihrer Hilfe eine ziemliche Zeit lang die Schwachheit unserer Kräfte ertragen. Und immer, wenn die Notwendigkeit besteht, wollen wir uns ihrer so bedienen, daß wir anerkennen, daß uns Medikamente zur Verlängerung des Lebens nicht durch menschliche Überlegungen, sondern durch Gottes Beistand an die Hand gegeben sind. Denn auch die Heilige Schrift lehrt offenkundig, daß Gott Medikamente gegeben und Ärzte geschaffen hat, und daß er die Bemühungen der Ärzte lenkt und leitet.[3] Es ist eine ganz besonders große Auszeichnung für die Medizin, daß sie von Gott erfunden ist, zumal die Heilige Schrift allein dieser Kunst diese Auszeichnung erteilt. Wir wollen nicht daran zweifeln, daß sie alle anderen an Würde und Nützlichkeit bei weitem übertrifft. Indes begreifen wir, daß es Dummheit wäre, alle anderen Künste – die der menschliche Geist sich ausgedacht hat – gering zu achten. Aber die Medizin zu verachten ist nicht Dummheit, sondern Gottlosigkeit. Denn himmlische Geschenke zu verachten oder wenig fromm zu ehren ist die Torheit eines leichtfertigen Geistes und ein Sakrileg.

Wenn man nun die Medizin nach ihrem Nutzen beurteilen wollte, welches Lebensalter, welcher Lebensbereich bedürfte ihrer Hilfe nicht? Denn

---

3 Anspielung auf Sirach 38 (Lob des Arztes).

was in Fabeln steht, daß sich die ersten Menschen von Eicheln ernährten, und ihnen später von ich weiß nicht wem die Früchte gezeigt wurden, das scheint mir darauf hinzudeuten, daß zum großen Nutzen für das Gemeinwohl eine gewissermaßen sichere, vernünftige Lebensweise gefunden wurde, da ja die Menschen zu dieser Zeit den Unterschied zwischen Dingen, die für das Leben schädlich oder nützlich sind, nicht kannten. Daher sind die Wohltaten der Medizin in dieser Hinsicht völlig klar, da sie jedem seine eigene vernünftige Art zu leben vorschreibt. Denn nimmt man aus der Küche einmal das vernünftige Maßhalten und die Diätetik weg, was wird sie denn dann noch anderes sein als gewissermaßen eine Marterkammer? Oder was ist es denn anderes als Selbstmord, wenn man nicht auf vernünftige Lebensführung achtet?

Der Nutzen der Medizin bei der Wiederherstellung der Gesundheit ist hingegen evidenter als bei der Erhaltung derselben. Dabei könnte mir nämlich einer betrachten, wie uns verschiedenartige Krankheiten schon von Anbeginn des Lebens an, gar schon vor der Geburt bedrohen, so daß sich etliche nicht zu unrecht bereits gefragt haben, ob sie die Natur für die Mutter oder für die Stiefmutter des Menschengeschlechtes halten sollten. Denn wieviele mögliche Umstände drohen einer Schwangeren oftmals den Tod zu bringen, zum einen dem noch ungeborenen Fötus, zum anderen der Mutter selbst, wenn ein Arzt keine Hilfe leistet. Wieviele Fehler der Muttermilch behebt die Medizin, damit nicht das Kleinkind Hungers stirbt. „Und ob ich gleich hundert Zungen hätte und einen hundertfachen Mund" – wie es ein Liederdichter schreibt – könnte ich nicht alle Krankheiten der Menschen aufzählen, bei deren Bekämpfung das Vermögen der Medizin täglich erfahren werden kann. Wie oft hält der Arzt einen aus dem Leben Scheidenden an der Hand fest, wie oft zieht er eine sterbende Seele gleichsam aus dem Reich der Toten zurück? Wie oft hält er durch seine Kunstfertigkeit das unvermeidbare Schicksal auf, was ganz offensichtlich sicher durch göttlichen Beistand geschieht? Aber schon vorhin haben wir darüber gesprochen, daß die Bemühungen des Arztes gewissermaßen durch göttliche Macht gelenkt wird. Und wenn das gebräuchliche Sprichwort „Der Mensch ist dem Menschen ein Gott" an irgendeiner Stelle Gültigkeit hat, dann gebraucht man es sicherlich in diesem Zusammenhang am besten, weil der Arzt durch göttliche Kraft die Gesundheit eines Kranken schützt. Aber nicht nur bei der Behebung körperlicher Gebrechen beweist die Medizin ihre Stärken, sondern sie heilt auch den Geist, der durch den schädlichen Einfluß des Körpers geschädigt wurde. Schließlich erleichtert sie uns den ganzen Lebenslauf, indem sie uns Krankheiten vermeiden lehrt, und falls uns irgendwelche entkräftet haben, diese lindert. Daher sind diejenigen höchst undankbar, die die Medizin als Beschützerin und Retterin des Lebens nicht verehren und bewundern. Wenn wir den Eltern dafür Dank schulden, daß sie uns das Leben einmal geschenkt haben, warum nicht ebenso den Ärzten, die uns des öfteren das beinahe verlorene Leben wiedergeben?

Es könnte jetzt einer einwerfen: Oft werden Medikamente vergeblich angewandt, und oftmals hat die Medizin bei der Behandlung wenig Erfolg. Die Wohltaten anzuerkennen, sooft die Kunst geholfen hat, verrät einen dankbaren Menschen, Zeichen eines Undankbaren ist es, sich an den Fehler zu erinnern, an die Wohltaten indes nicht. Wenn du aber beides zusammennimmst und miteinander vergleichst, wirst du finden, daß viele Menschen ihr Wohlergehen den Ärzten verdanken. Das Los der Sterblichen ist es eben, daß die Gewalt des Todes über die Medizin oft die Oberhand behält. Das geschieht zum einen, wenn Ärzte sich irren, aber noch viel öfter durch die Schuld der Erkrankten, weswegen sich dann beim Heilen auch nur wenig Erfolg einstellt.

Am Hof des Königs Antigonos[4] lebte ein nicht unbekannter Arzt aus Epiros mit Namen Philippus. Dieser hatte es übernommen, irgendeinen Freund des Königs, der von der Wassersucht befallen war, zu heilen, und er versprach und versicherte, jener würde ohne jeden Zweifel gesunden. Ein anderer Arzt, ein Schüler des Chrysipp, der um die Unmäßigkeit des Kranken wußte, verneinte jedoch, daß man diesen heilen könne. Als sie über diesen Sachverhalt miteinander stritten und Philippus nachdrücklich behauptete, er sei sich der Heilwirkung der Medikamente völlig gewiß, antwortete der andere Arzt, daß Philippus sein Augenmerk auf die Krankheit richte, er aber auf die Art des Kranken. Und sein Eindruck hat ihn nicht getäuscht, denn obgleich der Erkrankte mit höchster Sorgfalt nicht nur des Arztes, sondern auch des Königs überwacht wurde, stürzte er sich dennoch dadurch, daß er seine weichen Umschläge verschlang und seinen Harn trank, ins Verderben. So starb der Kranke nicht durch das Unwissen oder die Nachlässigkeit des Arztes, sondern infolge seiner eigenen Unmäßigkeit.[5]

---

4 Antigonos aus Gonnos (ca 319–240/239 v.Chr.)
5 Diese Geschichte ist entnommen aus Celsus, De medicina III 21,3. Sie stammt aus einem Kapitel über die Wassersucht. Die Geschichte ist beinahe im Originalwortlaut wiedergegeben.

Wie oft, glaubst du, geschieht es – zumal bei unseren heutigen Sitten –, daß sich ein Kranker quasi mit dem eigenen Dolch die Kehle durchschneidet, indem er sich weigert, sich einem Arzt anzuvertrauen, oder indem er zur Unzeit die Zügel schleifen läßt und schädlichen Leidenschaften nachgibt? Es ist aber nicht angebracht, den Arzt für fremdes Verschulden verantwortlich zu machen. Es geschieht aber dennoch so, daß alles, was der Kranke falsch gemacht hat, dem Arzt in die Schuhe geschoben wird. Ich möchte mich aber nicht damit aufhalten, das richtig zu stellen, was bei Gelagen etliche Barbaren, wenn sie zuviel Wein getrunken haben und völlig besoffen sind, gegen die Medizin von sich geben. Denn jene widerrufen es wenig später selbst, sobald sie sich durch ihren Weinrausch das eine oder andere Übel zugezogen haben. Gleichwohl durch ihr schweres Leiden gezwungen, geben sie das, was Sache ist, zu, daß sich diese Kunst nämlich in bester Manier um das Menschengeschlecht verdient macht.

Wir werden aber nicht nur wegen ihrer Nützlichkeit zum Studium der Medizin veranlaßt, sondern aus der Betrachtung der Natur an sich, mit der sich ja die ganze Medizin beschäftigt, gewinnt ein gut und frei gesinnter Geist unglaubliches Vergnügen, und begreift die Medizin als etwas äußerst Ehrbares. Welches Theater, welche Spiele können uns denn ein größeres Vergnügen bereiten, als dies die Vielfalt der Natur vermag, wenn man sich näher mit ihr beschäftigt? Es ergötzt einen nicht nur, an großen Körpern den Aufbau, die Ordnung und die Aufgaben aller einzelnen Bestandteile in Augenschein zu nehmen, sondern auch die kleinsten Dinge erzeugen in mir höchste Bewunderung, jedesmal wenn ich erkenne, daß es keinen Teil in der ganzen Natur gibt – sei er auch noch so gering oder verachtet –, der keine große Heilkraft besäße. Und nicht nur Malve und Asphodill (wie Hesiod gesagt hat)[6], sondern auch der Schweinemist – oder falls es noch etwas Wertloseres als das gibt – besitzt großen Nutzen. Es berührt mich fürwahr außerordentlich, wenn ich die Beschaffenheit der Dinge betrachte. Und immer, wenn ich den Aufbau der Welt bewundere, scheint es mir, daß ich Gott wie mit Händen greifen kann, der sich in allem ausgebreitet hat, alles belebt und nährt, und wie ein Verwalter jedem Gegenstand seinen Sinn zugewiesen und zugedacht hat. Ich glaube, daß man ihn an der großen Vielfalt der Dinge erkennt.

---

6 Hesiod, ERGA KAI HMERAI 41: „[...] νήπιοι, οὐδὲ ἴσασιν [...] ὅσον ἐν μαλάχῃ τε καὶ ἀσφοδέλῳ μέγ᾽ ὄνειαρ". Das Zitat findet sich auch in den Initia doctrinae physicae; vgl. CR 13, 404–405.

Es haben sich aber so viele mit der Naturbeobachtung beschäftigt, die sich, wenngleich sie die Medizin nicht praktisch ausübten, dennoch mit Leib und Seele einem gründlichen Erlernen dieser Dinge verschrieben haben. Mir scheint es aber dennoch menschenfreundlicher zu sein, das, was man gelernt hat, auch zum Nutzen der Menschen anzuwenden, und mir scheinen diejenigen, die Krankheiten geheilt haben, größerer Anerkennung wert zu sein, als die, die zu Hause ihre Kunst unter Verschluß halten, zufrieden mit der Lust, die sie aus ihrer Kenntnis zogen. Denn für einen Menschen ziemt es sich besonders, dem Wohlergehen der Menschen nach Vermögen Beistand zu leisten und für dieses Sorge zu tragen. Fürwahr nämlich sind wir als Menschen um der Menschen willen geboren, damit möglichst jeder einen nützlichen Beitrag zum Leben leisten kann, und dies ohne Mißgunst zum Wohl der Öffentlichkeit tut. Und weil nichts besser, ehrenvoller und prächtiger ist, als das Leben zu retten und es zu schützen, handeln diejenigen vortrefflich, die sich bemühen, die Vorteile dieser Kunst anderen zuteil werden zu lassen. Und deswegen scheint mir Homer gesagt zu haben, daß ein Arzt viele Andere übertrifft.[7] Denn obwohl er der Ansicht war, daß es sich für einen Menschen ganz besonders ziemt, sich um Andere wohlverdient zu machen, fühlte er trotzdem, daß der ein ganz besonderes Verdienst erwirbt und den übrigen Menschen vorzuziehen ist, der gewohnt ist, das Leben zu erhalten oder sich doch wenigstens bei dieser großen Aufgabe Mühe gibt. Denn es ist oft auch lobenswert, in bedeutenden Angelegenheiten seinen Willen bewiesen zu haben. Es gab über die Jahrhunderte hinweg für keine andere Kunst stärkere Gunstbezeigungen. Diese Einhelligkeit der Völker konnte den Beweis dafür erbringen, daß diese Kunst immer als für die Menschen besonders heilbringend und ehrenvoll beurteilt wurde. Denn auch die Römer haben, als sie die Griechen aus ganz Italien verbannt haben, für Ärzte ausdrücklich eine Ausnahme gemacht und beschlossen, daß diese zum Wohle der Volksgesundheit in Italien behalten werden müssen.[8] Ihr seht darin, daß diese Kunst in höchsten Ehren gestanden hatte.

Daher ermuntere ich euch, beste Jünglinge, die Medizin hochzuschätzen und ehrfurchtsvoll zu pflegen. Weil die Medizin gewöhnlich für eure Gesundheit Vorsorge trägt und in der Heiligen Schrift mit göttlichen Lobpreisungen beehrt und uns anvertraut ist, soll sich jeder nach seinem Vermögen

---

7   Homer, Ilias XI, 514: „[...] ἰητρὸς γὰρ ἀνὴρ πολλῶν ἀντάξιος ἄλλων [...].“
8   Plinius, Naturalis historia XXIX, VIII, 16: „[...] traduntur [...] cum Graecos Italia pellerent [...] excepisse medicos.“

bei ihrer Ausübung Mühe geben. Denn außer der Erforschung der Natur gibt es keine andere Tätigkeit, die einen edlen Verstand mehr ziert oder ihm größeres Vergnügen bereiten könnte. Die goldenen Berge, von deren Existenz in Fabeln berichtet wird, vermögen einen rechtschaffenen Geist nicht so zu erfreuen, wie dies die Bearbeitung und Erkenntnis der Themen vermag, welche die Medizin beinhaltet. Weil es schließlich die heiligste Pflicht und die eines Menschen würdigste Aufgabe ist, den Menschen wohlzutun, sollt ihr euch anstrengen, diese Fähigkeit, sich um andere reichlichst verdient zu machen, zu erwerben. Denn jener Mensch hat seinem Leben die richtige Richtung gegeben, dessen Bemühungen und Lebensweg auf das Gemeinwohl hin orientiert sind.

Laus artis medicae

Erstdruck: siehe unter Encomium medicinae, Zweitdruck (Koehn 272):

AVRELII // CORNELII CELSI, DE RE // Medica, libri octo eruditissimi. // Q. Sereni Samonici praecepta Medica, // uersibus Hexametris. // Q. Rhemnij Fannij Palaemonis, de Ponderibus // & Mensuris, liber rarus & utilissimus. // Ad Lectorem. // ... (11Z.) ... // Haganoae per Ioan. Sec. // Anno M.D.XXVIII. // (Am Ende:) Haganoae, per Iohannem Secerium. // Anno. M.D.XXVIII. // Mense Martio. //

[Übersetzung:]

Ich fürchte, geschätzte Zuhörer, daß etliche den Wert der Medizin für gering erachten könnten, wenn sie hören, daß diese immerzu mit Lob überhäuft und von Menschen aus unseren Reihen gepriesen wird. Alle reden nämlich davon, daß Dinge, die an und für sich wenig ehrenhaft und schön sind, eines fremden Schmuckes und einer scheinheiligen Rede bedürfen. Durch diese Methoden werden sie beliebt, da sie selbst nichts an sich haben, wodurch sie sich Ansehen und Auszeichnung erwerben könnten. So suchen unehrbare und häßliche Frauen, weil sie selbst der Schönheit entbehren, für ihr Aussehen Unterstützung bei Bleiweiß, um sich auf diese Weise anderen anzubiedern.

Ich habe beschlossen, denen – wenn irgendwelche so dächten – den Grund für unsere Versammlung darzulegen, damit sie den Sachverhalt nicht anders, als er ist, auffassen, nicht zu einer falschen Überzeugung kommen und über diese so rühmliche Disziplin ungerechtfertigt urteilen oder über ehrbare Taten schändlich sprechen. Wir halten keine Lobreden auf die Medizin, um ihr Ansehen oder Liebreiz zu verschaffen, da ihre natürliche Eleganz so ausgeprägt ist, und da sie eine angeborene Würde besitzt, so daß sie auf gar keinen Fall irgendeiner Kuppelei bedarf, sondern durch keine andere Kunst besser ausgeschmückt werden könnte, als durch ihren ursprünglichen wunderhübschen Gesichtspurpur. Diese Rede halten wir vielmehr, um jungen Männern, die bis jetzt von solchen Dingen keine Ahnung haben, den Glanz und die Würde der Medizin zu zeigen, damit sie genau wissen, wieviel Gutes diese Kunst in sich trägt, und nicht als Unverständige an dieser außergewöhnlichen Sache vorübergehen, weil dies ja ein Alter ist, in dem die Entschlußkraft schwach ist, und man nicht vom rechten Urteil, sondern von der Begierde blindlings gelenkt wird, wenn einem ein Führer fehlt, der einen zurechtweist, und dem man folgt.

Nur mit wenigen Worten werde ich über dieses umfangreiche Thema sprechen, weil ich merke, daß mir Wortfülle und Fähigkeit, gut zu sprechen fehlen, wie es die Vorzüge dieser Kunst erfordern, wenn man sie den Menschen vor Augen führen will. Und ich habe diese Aufgabe keineswegs aufgrund der Erwägung übernommen, daß ich darauf vertraute, ich könne dies leisten, sondern um nicht gegen die schöne Gepflogenheit unserer Universität zu verstoßen, die rechtschaffenen Männern so viel bedeutet, daß sie nicht zögern, Schwierigkeiten und Hindernisse, ja auch das, was geradezu ihre Möglichkeiten übersteigt, in Angriff zu nehmen, wenn sie nur dieser Gepflogenheit zu Willen sind. Wenn ich es also wage, dem Gemeinwohl zu Diensten zu sein, pflichtgemäß zwar, offensichtlich aber in nur wenig glücklicher Manier, so bitte ich, hört mich gütig und geduldig an.

Unter den Disziplinen, die durch die vortreffliche Begabung berühmter Menschen erfunden, und mit unglaublicher Sorgfalt und Fleiß bedeutender Männer vervollkommnet und verfeinert wurden, muß unstrittig diejenige als vornehmste und königliche angesehen werden, die durch den Glanz ihres Ansehens, die Größe ihres Nutzens und durch die Reize ihrer Anmut alle anderen übertrifft und schließlich den menschlichen Belangen besonders zuträglich ist. Wir scheuen uns wirklich nicht, ganz offen zu behaupten, dies sei die Medizin. Sie vereint in sich das ehrbare Wissen über die Dinge in der Natur, die feine Kenntnis von der menschlichen Natur und überliefert uns die Dinge, mit Hilfe derer wir unsere gute Körperverfassung schützen und erhalten, oder eine schlechte verbessern und beheben können, des weiteren, wie uns jedes Ding nutzen oder schaden kann. Was aber kann für einen anständigen Mann, für einen herausragenden menschlichen Geist ehrenvoller, besser oder würdiger sein, als sich mit der Untersuchung und Erforschung dieser Dinge zu beschäftigen, über die Bescheid zu wissen glänzend und sehr kostbar ist? Dieses Wissen birgt Nutzen und einen unermeßlichen Ertrag in sich, es betrifft die Natur, die Mutter aller Dinge. Was kann ehrbarer sein, als den Geist aus den Niederungen zu erheben und nach Erhabenem zu streben, so daß du die Beschaffenheit der Luft und die Gewalt des Himmels betrachtest und mit wachsamen Augen an ihnen Beobachtungen darüber anstellst, was der Aufmerksamkeit und Bewunderung wert ist, was für den Menschen irgendwie von Nutzen oder Schaden sein kann. So vermagst du aus allem das Gute zu entnehmen und Schaden zu vermeiden. Du kannst dich aber auch der Betrachtung der unzähligen Pflanzengattungen widmen, dabei lange verweilen und deren wundervolle, geradezu göttlichen Vorzüge

und Kräfte besser kennenlernen, die so verschiedenartig, ausgezeichnet und
so unglaublich sind, daß es sicherlich in der Natur nichts gibt, was bewundernswerter wäre, nichts, was schöner zu erforschen und nichts, was ergötz-
licher zu betrachten wäre. Die Natur selbst scheint das Bestreben gehabt zu
haben, Vortreffliches als Geschenk ihrer Wohltätigkeit und nicht nur Gaben
von unerheblicher Wirkung im Innersten der Pflanzenwurzeln zu bergen
und zu verstecken, um dadurch die Guten und Eifrigen zum Forschen zu
ermuntern, und deren Bemühungen und Fleiß großzügig zu belohnen – so
wie gewöhnlich Sieger für ihr Können, das sie im Wettkampf bewiesen haben, die vorzüglichste Belohnung erhalten. Dafür ist Hesiod ein zuverlässiger Zeuge, ein Dichter von großer Glaubwürdigkeit. Er beklagt, daß die
Menschen keine Ahnung davon haben, wieviel Gutes in Malve und Asphodill verborgen liegt.[9] Und Merkur, der Götterbote, spricht, als er Odysseus
das Kraut Moly zeigt, davon, daß es für Menschen schwierig sei, dieses zu
finden, für Götter indessen nicht.[10] Deshalb ist es Sache eines ausgezeichne-
ten, großartigen Mannes, dieses Kraut, das weit ab von den Augen aller in
den äußersten Schlupfwinkeln verborgen liegt, zu suchen, und dadurch für
die Menschheit großen Nutzen und für sich selbst Weisheit zu erwerben.
Was aber soll ich über Wesen und Wirkungen der Knospen sagen, die Mediziner mit einzigartiger Verstandesschärfe und unglaublichem Fleiß unter-
suchten und entdeckten? Diese Knospen besitzen eine so ausgezeichnete
Wirkung und so unvergleichliche Vorzüge, daß sich unter allen menschlichen Belangen nichts mit ihnen Vergleichbares findet. Jetzt kann ich nicht
mehr länger an mich halten. Es scheint angebracht, alle anderen Teilbereiche der Natur stillschweigend zu übergehen, wenn ich lieber über den Menschen sprechen will, denn ich halte es für eine heilige Pflicht, nicht über ihn
zu schweigen. Denn kein anderes Lebewesen ist von Natur aus besser, vorzüglicher oder göttlicher erschaffen worden. Was kann es, um ihn zu betrachten, hervorragenderes und besseres geben als die Medizin, die, wenn
sie sich mit ihm beschäftigt, sehr genau und sorgfältig vorgeht? Sie richtet
ihr ganzes Denkvermögen und ihre Geistesstärke auf den Menschen, mu-
stert alle seine Teile durch. Einzelne Glieder betrachtet sie sich besonders
genau und untersucht sie mit scharfem Verstand. Sie durchkriecht und er-
kundet geradezu alle seine Ecken und Winkel. Und an dieser bewunderns-

---

9   Vgl. Encomium medicinae; wiederholte Zitate werden im folgenden nicht mehr
    angegeben.
10 Homer, Odyssee X, 303.

werten lebendigen Gestalt des menschlichen Körpers erforscht und inspiziert sie alle Dinge einzeln – gleichwie an einem glänzenden, prachtvollen Bauwerk eines bekannten Architekten – und bewundert dort, wie geschickt und elegant alles angeordnet wurde. Wenn irgend etwas einen Schaden zugefügt hat, so erkennt sie das, und durchdringt mit geradezu lynceischen[11] Augen dieses ganze Lebewesen, das so unergründlich und verschlungen konzipiert ist, daß Momos nicht zu Unrecht sagte, man müsse ihm Fenster einbauen, damit man auch das erkennen könne, was drinnen vor sich geht.[12] Wenn nun also irgendeiner – was sehr schön und ehrenvoll ist – sich selbst, sein Inneres, d.h. was unter der Haut steckt, kennenlernen will, so vertraut er sich am besten der Medizin als Führerin an, da er quasi im Begriff ist, ein Labyrinth zu betreten, folgt ihr wie Theseus[13] dem Faden, wenn er sich nicht verirren und vom rechten Weg abkommen will und mit dem geringsten Aufwand sein Ziel erreichen möchte, denn nichts ist schöner, als den Menschen zu begreifen, nichts besser, als ihn zu erkunden, nichts gewährt süßeren Genuß. Wie ehrenvoll haben schon die Alten, glaubwürdige, heilige und weise Menschen befunden, daß die Medizin strahlender als Licht sei. Homer nämlich – zweifellos in den menschlichen Belangen der erfahrenste Dichter – meinte, daß ein einziger Arzt viele andere Menschen übertreffe. Dies hätte ein Poet mit so scharfem Urteilsvermögen sicherlich nicht von sich gegeben, wenn er nicht gesehen hätte, daß man dies nur der feinen Naturerkenntnis zugestehen dürfe. Nicht nur altehrwürdige, wie das für Homer gilt, sondern auch mächtige Männer hielten Ärzte in göttlichen Ehren und erhoben sie aufgrund ihrer Verdienste und ihres Eifers in die Reihen der Götter. Sie taten dies nachdrücklich und beständig. Denn sie glaubten (wie dies ihre Religion so mit sich brachte), daß das keine Menschenweisheit sein könne, sondern himmlische Weisheit sein müse, was die geheimen Vorzüge der Dinge, die im Innersten der Natur gegründet und verborgen liegen, entschlüsseln und ans Tageslicht zu bringen vermag. Des weiteren waren sie der Ansicht, daß das nicht charakteristisch für einen Menschen, sondern eher für einen Gott sei, so großen Nutzen für die Menschen zu

---

11 Lynceus war einer der Argonauten, ein Messenier, von dem die Legende sagt, er habe luchsartig scharfe Augen gehabt.

12 Momos ist die personifizierte Tadelsucht. In der erwähnten Stelle tadelt er Hephaistos, weil dieser Menschen ohne Fenster in der Brust geformt hatte, durch die man auch Wünsche und Gedanken erkennen könne. Vgl. Lukian, Hermotinus 20: „[...] ἐπέπληξε τὸν Ἥφαιστον διότι μὴ θυρίδας ἐποίησεν αὐτῷ κατὰ τὸ στέρνον [...].“

13 Theseus erlegte im Labyrinth auf Kreta den Minotaurus.

bringen. So standen bei ihnen also verdientermaßen alle diejenigen in göttlichen Ehren, von welchen sie göttliche Wohltaten empfingen. Diejenigen
aber, die Recht sprachen, wurden verdientermaßen besonders bewundert.
Denn wer wollte diese ehrenwerten Wächter über die Gerechtigkeit nicht
hochschätzen? Aber dennoch hat niemand jemals einen Rechtsgelehrten des
Himmels für würdig erachtet, sondern die Menschen haben diejenigen, die
wegen ihrer Gerechtigkeit und Geduld besonders geschätzt wurden, die
Aufgabe übertragen, in der Unterwelt Streitfälle zwischen den Schatten zu
untersuchen. Das Urteil der Alten über Mathematiker ist auch in Fabeln bezeugt. Prometheus, einen wirklich vorzüglichen Mathematiker, sollen sie an
den Kaukasus gefesselt haben und ihm so dafür, daß er ihnen eine so herausragende Lehre überbracht hatte, Einsamkeit und Elend bereitet haben.
Auch für Philosophen hatten sie nicht mehr Achtung übrig. Hieraus kann
man zweifellos ersehen, daß für die Alten die Medizin unter den ehrenvoll-
sten Disziplinen den höchsten Stellenwert besaß, so daß es eigentlich keiner
Erwähnung mehr bedarf, daß Griechenland zu einer Zeit, als dort Wissenschaften jeder Art blühten, Hippokrates dieselbe Verehrung entgegen-
brachte, die es davor Herkules dafür, daß er die Ungeheuer besiegte, entgegengebracht hatte. Es muß der Stellenwert und das Ansehen der Medizin
aus der Tatsache beurteilt werden, daß diese Region, die sich durch so weise
Männer auszeichnete und deren Gabe, die besten Dinge zu beurteilen, so
ausgeprägt war, die Medizin mit so außerordentlichen Ehrenbezeigungen
versehen hat, daß sie an Wertschätzung Herkules, einem Menschen, der
göttliche Ehren erlangt hatte, gleichkam. Und wie sie die anderen Disziplinen an Ehre übertrifft, so übertrifft sie diese auch an Nutzen und Anmut. So
wie wir bei Platon, Demosthenes und anderen guten Schriftstellern gleicher
Prägung nicht nur großes Ansehen und eine außerordentlich prächtige Sprache, sondern auch schönsten Genuß und besonderen Nutzen finden, so liegt
auch in der Medizin nicht nur Vergnügen und schöner Genuß, sondern auch
Ehre, es sei denn, einer denkt, es gäbe etwas besseres und wünschenswerte-
res als die Gesundheit, die durch die Wohltaten der Medizin erhalten und,
wenn sie angeschlagen ist, durch deren Bemühungen wiederhergestellt wird.
Sie gewinnt aus den verschiedensten Pflanzen Arzneisäfte von unschätzba-
rem Wert zum Schutz der Gesundheit – so wie Bienen aus verschiedenen
Blumen Material sammeln, aus dem sie dann Honig bereiten –, mit welchen
sie uns, die wir von Krankheiten gleichsam umzingelt und bedrängt sind,
beisteht. Von vorne, hinten und von den Seiten bedrängen uns Krankheiten,

so daß nicht einmal Janus selbst vor ihnen sicher sein könnte, wenn nicht die Medizin zur Seite stünde, die wie aus einer Warte auf allen Seiten die Krankheiten beobachtet, und uns darauf hinweist, wie wir diese vermeiden können, oder wenn wir von ihnen schon befallen sind, uns gleichsam aus dem Schlund des Todes entreißt. Cicero, jener so hochbedeutende Lehrmeister des Sprechens und Verstehens, bekräftigt dies, wenn er sagt: „Die Gesundheit wird durch die Kenntnis des eigenen Körpers erhalten, und auch dadurch, daß man beobachtet, welche Dinge diesem gewöhnlich nützen oder schaden."[14] Einzig die Medizin aber wacht darüber, womit unsere Natur ergötzt oder wiederhergestellt, oder wodurch sie schwer angegriffen wird. Deswegen fügt Cicero hinzu, daß die Gesundheit durch die Kunstfertigkeit derjenigen erhalten wird, in deren Wissensgebiet diese Dinge fallen.[15] Und dennoch gibt es Menschen, die auf seine Mahnungen nicht hören, und dann erst ihre Ansichten ja vielmehr ihre Torheit bereuen, wenn sie bereits vom Fieber geschüttelt werden oder infolge einer Krankheit dahinsiechen. So wie laut Demades die Athener über den Frieden erst dann nachdachten, wenn sie Trauer trugen.[16] Und solche Dummköpfe lernen erst aus ihrem großen Unglück recht zu begreifen, daß Nützliches nicht einfach blindlings vernachlässigbar ist. Wenn wir indes irgend etwas besonders benötigen, dann ist das die Medizin, durch deren Bemühungen wir unversehrt und gesund leben. Wir könnten schließlich eher Sonne, Feuer, Wasser und Luft entbehren als die Medizin. Denn es ist besser zu sterben und von großem Elend erlöst zu werden, als in langer Krankheit, von der man nicht geheilt werden kann, eine elende geistige Verfassung zu bekommen und ein unglückliches Leben zu leben, wodurch viele, die der Hilfe der Medizin entbehren, so niedergedrückt sind, daß sie nicht zögern, Hand an sich zu legen. Am Beispiel der römischen Kaiser kann man daher sehen, daß sie erkannt haben, wie nützlich und notwendig gute Ärzte für den Staat sind, denn sie bezahlten diesen – wie Plinius schreibt[17] – für jeweils ein Jahr die stolze Summe von 250 Sesterzen, wohingegen sie den Lehrern anderer Fä-

---

14 Cicero, De officiis II, 86.
15 Ebd.
16 Demades (ca. 380–319 v.Chr.), Redner und Gegenspieler Demosthenes', Führer der makedonischen Partei in Athen, dessen Reden leider sämtlich nicht erhalten sind. Nach der Schlacht bei Chaironea vermittelte er den Frieden zwischen Philipp und den Athenern. Vgl. dazu Demosthenes XVIII, 285 und Plutarch, Phokion 16. Das Zitat läßt sich in dieser Form nicht nachweisen.
17 Plinius, Naturalis historia XXIV, V, 7: „[...] ducena quinquagena HS annuales mercedes fuere apud principes [...]."

cher nur 100 Sesterzen pro Jahr bewilligten. Wenn man für diese Summe den heutigen Gegenwert berechnet, kommt man für Rhetoriker und Dichter auf 3334, für Ärzte aber auf mehr als 8300 Gulden Jahreslohn.[18] Gewiß hatten die Kaiser die Würde und die Hilfe der Medizin in rechter Weise erkannt und haben besser und redlicher über ehrbare Dinge geurteilt. Etliche haben gute Ärzte mit großzügigen Löhnen bedacht und diesem Berufsstand auf diese Weise Ehre erwiesen. Mittlerweile ist es aber soweit gekommen, daß wir aus Lust und Laune und nicht aufgrund der Wahrheit etwas beurteilen, daß wir aus Wohlwollen und nicht aufgrund von Verdiensten Gunst erweisen. Allmählich wird alles schlechter und wendet sich zum Schlimmeren. Es fehlt jetzt auch nicht an Leuten, denen die Medizin verächtlich erscheint, die einst noch großen, weisen Männern so viel galt. Aber was Wunder? So wie Käfer durch den Geruch einer teuren Salbe und Schweine durch den angenehmen Duft des Majoranöles[19] vertrieben werden, so ertragen diese unsere Käfer und Schweine rühmliche und edle Dinge nicht. Aber wer wollte diese Menschen nicht verachten? Wohl nur einer, der meint, man müsse diesen haltlosen und lasterhaften Sklaven Karyon bei Aristophanes anhören, der einen Arzt Skatophage nennt, was soviel bedeutet wie Kotfresser[20], wo doch jeder Mensch genau weiß, daß die Sprache – wie das einer einmal zum Ausdruck brachte – der schlechteste Teil eines Sklaven ist. Und auch jene Schlauköpfe, die einen schlechten Geist und Charakter besitzen, machen es nicht anders. Von ihnen getadelt zu werden gilt als Lob. Kluge Männer urteilen richtig. Auch diejenigen halte ich für verachtenswert, die in besoffenem Zustand zwischen zwei Bechern rülpsend verlauten lassen „Wer gesund lebt, lebt hundserbärmlich", wenn sie einen sehen, der lieber selbstbeherrscht und maßvoll ist, anstatt sich zu besaufen. Aber wie bemitleidenswert töricht sind diese Gespenster von Menschen, die glauben, daß einer, der gesund lebt, schlecht lebt. Gewiß wissen sie nicht, was die Begriffe „Heilen", „Medizin" und „Arzt" überhaupt bedeuten. Denn wenn sie erkennen würden, daß hinter diesen Worten die Fähigkeit wohlzutun und zu helfen steckt, würden sie sicherlich anders urteilen. Aber was halten wir uns mit diesen auf, die kein Gesunder einer Antwort für wert hält, höchstens der

---

18 Das ist ungefähr 50 bzw. 100 mal soviel wie das Gehalt eines Wittenberger Professors zu dieser Zeit.

19 Lukrez, De rerum natura VI, 973: „[...] amaricinum fugitat sus, et timet omne unguentum [...]."

20 Aristophanes, Plutus 706.

Gabe von Nieswurz, damit das Gehirn gereinigt wird und sie aufhören, Unsinn zu reden.

Ebenso darf die Unwissenheit etlicher, die sich mit dem Namen dieser Kunst brüsten, dabei aber vielen etwas vorgaukeln, den Reihen der Mediziner nicht zum Schaden gereichen. Wenn ihnen einer ihren Titel wegnähme, würde ihnen bestimmt dasselbe widerfahren wie dem cumanischen Löwen, der des Felles beraubt auf einmal zum Esel wurde. Solche Männer dürfen der Medizin ebensowenig Schaden zufügen, wie der ehrbaren Theologie jene dreihellerswerten Theologaster, die – wie scheußliche Harpyen[21] – göttliche Dinge und den heiligen Begriff „Theologe" übel zurichten und besudeln. Denn so wie zwischen der schönsten Saat – Roggen und Weizen – Kuhweizen und der Schwindelhafer Platz für sich beanspruchen wollen, so wollen auf dieselbe Weise auch etliche verdorbene Menschen in den Reihen ehrbarer Männer verkehren. Sie verdienen es eigentlich, zu den Raben geschafft zu werden,[22] gute Männer sollten sich mit ihnen nicht anlegen.

Ihr aber sollt die Medizin hochschätzen, da ihr einen besseren Verstand und ehrbareren Charakter besitzt, der durch den Wert, die Pracht und die Ehrwürdigkeit der Dinge in der Natur begeistert wird. Von Gott ist den menschlichen Belangen nichts besseres, nichts schöneres und bedeutenderes zuteil geworden als die Medizin. Sie ist der verläßlichste Weg, um etwas in hellerem Licht erscheinen zu lassen, und gewährt soviel Genuß, wie ein Mensch erfassen kann. Denn an ihr erfreuen uns nicht wie bei einem Bild wertlose Schatten und leere Abbilder von Körpern, sondern ganze Gegenstände und das lebendiges Werk der Natur. Mit größtem Vergnügen betrachtet man dessen unglaubliche und abwechslungsreiche Schönheit. Dann kommt es schließlich dazu, daß wir durch diese Güter glänzend leben. Diese im Überfluß zu besitzen, bedeutet höchstes Glück, sie zu entbehren schlimmstes Elend. Daher sollten alle diejenigen, die lieber glücklich als elend sein wollen, zur Überzeugung gelangen, daß sie sich in jeder Hinsicht eifrig mit der Medizin befassen müssen.

---

21   Weiblich gedachte Windgeister, Mischwesen aus Vögeln und Menschen. Vergil, Aeneis 6, 289 nennt sie in einem Atemzug mit Chimären und anderen Schreckensgestalten.

22   Hier: [...] digni sunt, ut in corvos deportentur [...]. Vgl. dazu die Wendung *corvos in cruce pascere* (gehenkt werden).

Contra empiricos medicos

Kein Einzeldruck nachweisbar, Erstdruck in der editio princeps:

SELECTA // RVM DECLAMATIONVM // Philippi Melanthonis, quas con= // scripsit, & partim ipse in schola Viteber= // gensi recitauit, partim alijs recitan // das exhibuit: // TOMVS PRIMVS. // Cum Gratia & Priuilegio. // Anno M.D.XLIIII. // (Am Ende:) ARGENTORATI APVD // CRATONEM MYLIVM, // AN. M.D.XLIIII. MEN= // SE MARTIO. //

In der Erstausgabe der Reden Melanchthons wird zur Rede vermerkt, daß Melanchthon selbst sie 1531 gehalten hat. Möglicherweise – das Ende der Rede legt diesen Schluß nahe – geschah dies anläßlich einer großen Promotionsfeier am 23. Januar 1531, während der zwei Doktoren und ein Lizentiat – Melchior Fend – promoviert wurden.[23] Daß Melanchthon diese Deklamation allerdings selbst vorgetragen hat, erscheint fraglich. Der Redner führt aus, daß er vornehmlich über seine eigene Profession – die Medizin – reden wolle und benutzt dabei die Wendung „[...] omissis aliis (sc. professionibus) tantum de mea arte dicam"[24]. Melanchthon hätte diese Worte wohl nicht selbst gesprochen.

[Übersetzung:]

Es ist schwierig, über Medizin eine Rede, die Überdruß vermeiden soll, zu halten, zumal an dieser Stelle so oft über sie ausführlich und trefflich gesprochen wurde. Überhaupt ist der Nutzen dieser Kunst allen derart im Blick, daß einer mit Recht ganz und gar unwillkommen erscheinen muß, der sich an folgendes nicht erinnert: Es ist eine große Aufgabe, in einer Rede über ein mehr als bekanntes Thema keinen Widerwillen zu erregen. Deshalb habe ich beschlossen, diesmal den Lobgesang auf unsere Kunst hinten anzustellen und hier eine gewissermaßen ernste Klage vorzubringen, teils um die Hörer zu ermahnen, diese Kunst mit größerer Hingabe auszuüben, teils sicherlich um meinem Schmerz Rechnung zu tragen, den ich – je länger ich mich mit der Heilkunst auseinandersetze und ihre Würde und Größe betrachte – täglich stärker empfinde, wenn ich daran denke, daß diese Kunst von ungebildeten Betrügern mit großer Menschenverachtung ausgeübt wird, die sie beschmutzen und zerstören. Da aber viele Menschen aus deren Ge-

---

23   Die Angaben über Promotionsfeiern stützen sich im folgenden jeweils auf Kaiser 1982.
24   CR 11, 203.

pflogenheiten und Taten auf den ganzen Berufsstand Rückschlüsse ziehen und urteilen, kommt das Vertrauen in die wahre Lehre in Gefahr. Genau wie den Maler Apelles[25] wegen der Beleidigung der Kunst größter Schmerz ergriff, wenn er sah, wie eines seiner besonders gelungenen Bilder – an bekannter Stelle ausgestellt – verunstaltet und mit Dreck besudelt wurde, überkommt auch mich Bedauern, wenn ich sehe, wie würdelos manche Scharlatane, die sich als Ärzte ausgeben, obwohl sie die Heilkunst niemals gelernt haben, Medizin betreiben. Nirgendwo, glaube ich, könnte ich das Unrecht an der Heilkunst besser beklagen als bei euch, da ihr die Würde und Bedeutung der größten Wissenschaften kennt und daher urteilen werdet, daß ich mit Recht erzürnt bin. Vielleicht werden einzelne, wenn sie über ihre eigene Profession nachdenken, dann gemeinsam das Los aller Wissenschaften schmerzlich empfinden, wenn sie sich vor Augen halten, daß Scharlatane dieser Art in keiner Profession fehlen. Obgleich mich wegen der Würde der Studien und Wissenschaften natürlich auch der Mißbrauch anderer Professionen stark bewegt, will ich dennoch diese anderen Professionen außer acht lassen und nur über meine Kunst sprechen, die für den Menschen um so fruchtbarer und nützlicher ist, je mehr es gibt, die dieser Kunst einen guten Ruf verschaffen.

Keine Profession hat mehr Betreiber als die Medizin Ärzte. Es besteht jedoch – wie Rechtsgelehrte das zum Ausdruck bringen – ein großer Unterschied zwischen den einzelnen Betreibern einer Kunst. Einige bekennen sich zu dieser Kunst und versprechen den Menschen Genesung aus größter Gefahr, obwohl sie die Kunst nie gelernt haben, sondern irgendwo bei Salbenhändlern oder Barbieren gearbeitet haben, wo sie sich etliche Heilmittel abgeschrieben haben, von denen sie weder Wirkung noch Stärke kennen und in welchem Moment diese angewendet werden. Aber so dumm sind sie nicht, daß sie glaubten, das sei bereits ausreichend, um sich einen guten Ruf zu verschaffen. Nein, vielmehr bedienen sie sich rhetorischer Kniffe, durch die sie eher als durch die Wirkung besagter Heilmittel berühmt werden; bereitwillige Versprechen geben sie und tun der Hochachtung anderer Abbruch. Es ist beschlossene Sache, durch Tadel an anderen Lob zu erheischen. Bei sich zu Hause bereiten sie die Medizin, um die Arbeit der anderen verdächtig erscheinen zu lassen. Schlau beobachten sie den Zustand der

---

25 Zeitgenosse Alexanders des Großen, der nur von Apelles gemalt werden wollte. Er galt als der größte Maler seiner Zeit, von seinen Bildern war aber schon zu Plinius' Zeiten, der als Hauptquelle für Apelles' Leben und Werke gilt, keines mehr erhalten. Zu Lebzeiten Melanchthons wurde Dürer oft mit Apelles verglichen.

Erkrankten oder derer, denen die Erkrankten lieb und teuer sind. Mit diesen treiben sie ihr Spiel, von diesen schmarotzen sie. Wenn bei großer Gefahr gleichzeitig andere Ärzte hinzugezogen wurden, stehlen sie von Kollegen gewisse Dinge und geben sie heimlich als ihre eigenen aus, um dem Vertrauen in die Kollegen Abbruch zu tun. Andererseits verordnen sie dieselben – allerdings gefärbten – Medikamente wie ihre Vorgänger, wenn vor ihnen bereits andere Ärzte konsultiert worden waren, damit man sie nicht als unerfahren erkennt. Wenn dann die Sache glückt, ziehen sie das Lob auf sich. Wenn sie jedoch mißglückt, wird die ganze Schuld auf andere abgeschoben. Und aufgrund ihrer naturgegebenen Hilflosigkeit fordern Menschen, besonders Kranke, auch Prognosen, und die Scharlatane befragen die Sterne, um dadurch die Wißbegierigen zufriedenzustellen, wobei sie jedoch keinesfalls aus den Sternen sondern aus gegenwärtigen Vermutungen heraus prognostizieren. Man findet auch solche, die die Magie zu Rate ziehen, und dann aus Urin nicht nur über die Krankheit Aussagen treffen, sondern sogar das Alter des Kranken nennen, dessen Lebensfähigkeit und sein Aussehen beurteilen, auch wenn sie ihn gar nicht kennen. Durch solche „Künste" verschaffen sie sich Bewunderung, nicht durch Wissen über die Heilkunst, und das Volk läuft zu diesen Betrügern hin, gleichwie es auch zu Heiligen strömt, denn auch die scheinen Medizin zu betreiben, zum Heiligen Valentin und Vitus und zu Genoveva. Was aber gibt es würdeloseres, als diese vorzügliche Kunst, die der Menschheit durch göttlichen Willen geoffenbart wurde, um das Leben zu erhalten, und die eine besonders edle Lehre, nämlich die Kenntnis der Gestalt der Körper, beinhaltet, so zu verderben und zu verfälschen, vermischt mit einer widerwärtigen Rhetorik, mit Magie oder mit anderen Täuschungen dieser Art.

Gesetze regeln das Vorgehen gegen diejenigen, welche falsche Waren verkaufen und sehen harte Strafen dafür vor. Diese Scharlatane in der Medizin hingegen erhalten für ihre schlimmen Verbrechen höchsten Lohn, sie werden wie Augäpfel gehütet, vom Volk verehrt, wie Halbgötter angebetet und trotz größter Gefährlichkeit mit Höchstlöhnen zu Rate gezogen. Oft sehen wir, wie Kranke die Strafe für das Unwissen und die Dreistigkeit dieser Scharlatane bezahlen. Obwohl man viele Anzeichen aus allen möglichen Umständen zusammen betrachtet, aus der Körperverfassung, den Gebärden des Kranken, aus Orten und Regionen, aufgrund derer man über den Ausgang der Krankheit urteilen kann, scheint mir dennoch nichts anderes sicher den schlechten Ausgang anzuzeigen, als die Tatsache, daß ein solcher

Scharlatan konsultiert wurde. Es ist doch gewöhnlich so, daß derjenige eine Kunst ausübt, der sie erlernt hat. Es ist doch keiner so töricht, Musik machen zu wollen, wenn er das niemals gelernt hat. Denn wie wird einer, der darin nicht ausgebildet ist, eine Laute spielen? Wenn das also schon in einfacheren Künsten so ist, wieviel weniger darf man diejenigen dulden, die, obwohl sie dies nie gelernt haben, die bei weitem bedeutendste und schwierigste Kunst ausüben. Aber wir sehen ja, wie viele es gibt, die quasi von Äskulap die gesamte Kunst mit einemmal im Traum beigebracht bekamen, und sich als Ärzte ausgeben, auch wenn sie niemals auch nur eine Seite bei Hippokrates, Galen oder Avicenna gelesen haben. Auch scheinen sie die ganze Lehre zu verspotten, die auf den Universitäten vermittelt wird. Sie wissen nämlich aus eigener Anschauung, daß das Volk mehr Bewunderung für jenes schmarotzende Tun als für die wahre Philosophie übrig hat. Des weiteren erkennen sie, daß Scharlatanerie eher gefragt ist als die wahre Heilkunst.

An dieser Stelle könnte einer entgegenhalten, daß die meisten Ungebildeten große Erfahrung besitzen, die nicht weniger wert ist als die Kunst und Lehre. Ich gebe zu, daß die Erfahrung viel vermag, denn aus ihr ist allmählich die Kunst entstanden. Nachdem jetzt aber diese gleichsam erfunden ist, wird sie deswegen weitergegeben, damit wir nicht auf gut Glück unter Gefahren für andere experimentieren, sondern die Erfahrungen unserer Vorgänger nachvollziehen und eine gesicherte Heilmethode bewahren. Daher geschieht es, daß diejenigen, die die Kunst außer acht lassen und selbst herausfinden wollen, was schadet und nützt, oft irren und durch das große Übel der Kranken lernen. Nichts ist trügerischer als Erfahrung aus einer solchen Vielfalt der Umstände, wenn Vernunft und Lehre nicht mit hinzugezogen werden, woran auch schon Hippokrates zu Beginn seiner Aphorismen erinnert, daß nämlich Erfahrung gefährlich und der Schluß trügerisch ist.[26] Diese Empiriker, besser gesagt Scharlatane, verwerfen die Kunst und vertrauen nur auf Erfahrung und ihr eigenes Urteil, was beides mehr als unsicher ist. Hippokrates hat der Erfahrung so sehr mißtraut, daß er lehrte, daß einer, dem der Erfolg ausbleibt, obwohl er nach medizinischer Vernunft handelte, nichts anderes versuchen sollte.[27] Schaut euch nun diese Ungebil-

---

26 Hippokrates, Aphorismus 1 (Kuehn III, 706): „[...] ἡ δὲ πεῖρα σφαλερή, ἡ δὲ κρίσις χαλεπή.“
27 Hippokrates, Aphorismus 52, partis II (Kuehn III, 719): „Πάντα κατὰ λόγον ποιέοντι καὶ μὴ γινομένων τῶν κατὰ λόγον μὴ μεταβαίνειν ἐφ' ἕτερον μένοντος τοῦ δόξαντος ἐξ ἀρχῆς.“

deten an. Sie besitzen ein Sammelsurium aus Medikamenten, von Hebammen, Barbieren, Zauberern und Juden abgeschrieben, aus dem sie zu Beginn eines auswählen, das irgendwie verlockend aussieht. Sie wollen nicht schon beim ersten Aufsuchen den Kranken vor den Kopf stoßen. Wenn dieses Medikament nur wenig nützt, versuchen sie sofort ein anderes, und es kommt oft vor, daß durch die Unverträglichkeit der Medikamente untereinander eine neue Erkrankung resultiert. Ich habe das häufig geschehen sehen. Daher gibt es nichts, was diese Empiriker uns als ihre Erfahrung nennen könnten. Die Kunst lenkt und ersetzt die Erfahrung, nicht indessen bei Ungebildeten, sondern bei sehr guten Ärzten. Die Scharlatane aber lernen ohne irgendeinen Lehrer an eigenen Erfahrungen. Wenn im Krieg ein Heerführer ausgewählt werden soll, so glaube ich, wählt doch niemand einen Thrason[28], der niemals zuvor einen Feldherren gesehen hatte, dem er nacheifern könnte, aber verspricht, er werde alle Aufgaben eines Feldherren durch eigene Erfahrungen kennenlernen. So darf man sich auch keinen Arzt kommen lassen, der neue Experimente sucht, die ohne Vernunft vonstatten gehen, keinen, der durch eigenes Probieren zuerst nach Heilungsmöglichkeiten sucht, sondern muß einen Arzt konsultieren, der die Erfahrung und die Lehre der Alten nachvollzieht. Eine glückliche Wahl trifft man mit dem Arzt, den eine Gefahr für andere vorsichtig macht. Es kann daher nicht das Maß der Dinge sein, die Beispiele der Alten zu vernachlässigen und neue Arzneien, eine neue Therapie zu erkunden.

Aber daß keiner meint, ich verachte Erfahrung! Ich weiß genau, daß sie äußerst wichtig ist, aber ich will nicht, daß dagegen die Kunst mißachtet wird. Ein kluger Arzt verbindet beides, Kunst und Erfahrung. Denn Erfahrung ohne Vernunft, Lehre und Kunst ist nichts als hausbackene Spitzbüberei, und ich könnte viele Beispiele dafür nennen, wo durch „Erfahrung" verblendete Empiriker entgegen der Vernunft vortreffliche Männer grausam getötet haben. Wenn also die Würdelosigkeit bei manchen keinen Anstoß erregt, daß schamlose Menschen es wagen, sich den Anschein zu geben, eine Kunst zu beherrschen, die sie niemals gelernt haben, so wohl deswegen, weil es ein menschlicher Zug ist, durch die Größe der Gefahr bewegt zu werden und daher diese Schauspieler eher zu akzeptieren, obgleich durch deren Unerfahrenheit bekanntermaßen viele sterben. Und dann geschieht das, was die Gefahr noch vergrößert: Die Unerfahrenheit gebärt die Kühnheit. Thukydides schreibt dazu: In einer Gruppe von Leuten ist derjenige der

---

28   Figur aus Terenz' Eunuchen.

Tollkühnste, der auch der Dümmste ist.[29] Es gibt viele Krankheiten, die sehr gelehrte und erfahrene Ärzte nicht anzurühren wagen, viele Symptome treten aufgrund so uneinsichtiger Ursachen zu Tage, daß sogar die Gelehrten sich darüber die Köpfe zerbrechen, wie sie entstehen. Unglaublich groß ist die Vielfalt von Anzeichen vor einer Krise. Sie verwirrt nicht selten einen auch noch so klugen Arzt.

Da aber diese Schauspieler jegliche Schüchternheit abgelegt haben, verhalten sie sich völlig unverschämt, legen Hand an jede erdenkliche Krankheit, werden durch kein Symptom, durch kein Zeichen erschüttert. Selten zieht daher ihre Verwegenheit ein gutes Ende nach sich. Gesetze bestrafen bei Ärzten Unwissenheit. Der Gesetzgeber sieht vor, das Vergehen eines Betrügers auch unter dem Vorwand menschlicher Schwäche bedingungslos zu ahnden. Diese Scharlatane setzt man jedoch nicht nur wegen ihre Unwissenheit, sondern auch deswegen fest, weil sie betrügen. Wenngleich sie um ihre „Fähigkeiten" wissen, verachten sie jede Gefahr und behandeln jede beliebige Krankheit, um die hohe Meinung, die man von ihnen hat, zu erhalten. Sodann wird zum Aquilischen[30] Gesetz bemerkt, daß es als Betrug gilt, wenn einer etwas tut, von dem er erkennt oder erkennen muß, daß seine eigene Schwäche anderen gefährlich werden kann. Steht nur Geld auf dem Spiel, kann der Schaden wieder gutgemacht werden. Diese Empiriker aber treiben nun ihr Spiel auf einer ganz anderen Ebene, wo – falls etwas Schlimmes geschieht – der Schaden weder korrigiert noch der Verlust wieder gutgemacht werden kann. Denn was bleibt ihm noch, wenn der Mensch sein Leben verloren hat?

Der Magistrat muß in einem solchen Fall die Unverschämtheit dieser Gaukler bestrafen, zumal in einem einzigen Verbrechen gleichsam viele miteingeschlossen sind, von denen auf jedes im Gesetz festgelegte Strafen stehen. Umsichtsvoll hat der Gesetzgeber in einigen Städten vorgesehen, daß keiner Medizin ausübt ohne die Autorisierung eines Gremiums aus Doktoren der Medizin. Wenn dies überall so gehandhabt würde, wäre dies wohl im Sinne der Gesundheit der Menschen der bessere Entschluß, weil im Falle einer Krankheit ausschließlich fähige Männer und Doktoren konsultiert würden. Jetzt vertraut man seine Gesundheit jedoch derartigen Tauge-

---

29 Thukydides, De bello Pelop., 3, 83, 3. „οἱ φαυλότεροι γνώμην [...] τολμηρῶς πρὸς τὰ ἔργα ἐχώρουν."
30 Benannt nach C. Aquilius Gallus, ein Freund des Cicero, mit diesem Prätor, ein geschickter Gerichtsredner und gelehrter Jurist aus der Schule des Quintus Mucius Scaevola Pontifex; vgl. Cicero, Brutus 154.

nichtsen an, daß man es nicht einmal wagen würde, ihnen auch nur eine geringe Menge Geldes zu überlassen. Und diese Schurken tragen zur Heilung nichts weiter bei als Unverschämtheit und Frechheit, die durch Gesetze bestraft werden muß. Laßt uns dieses Anliegen den Staatsbeamten antragen! Wenn es euch betrifft, soll euch, falls es einmal nötig sein sollte, die Größe der Gefahr ermahnen, welche Art Ärzte ihr konsultieren müßt. Fähige Männer zu rufen, die das Handwerk gelernt haben, das sie ausüben, ist nämlich sicherer, als leichtsinnige Betrüger zu konsultieren und solche, die mehr Scharlatanerie als Medizin betreiben.

Wenn mich auch die Gefahr für die Öffentlichkeit stark bewegt, darüber hinausgehend erfüllt mich dennoch die Tatsache mit unfaßbarem Schmerz, daß Kunst und Lehre beschmutzt werden. Ich empfinde es nämlich schmerzlich, wie diese so bedeutende Wissenschaft von den herrlichsten Dingen in der Natur, die unsere Autoren gehegt und gepflegt haben, vernachlässigt und verachtet wird. Wahrscheinlich hätte man sich dieses vielfältige, umfangreiche Wissen niemals erwerben können, wenn nicht Gott den Sinn derer, die die betreffende Sache entdeckt haben, mit einzigartiger Begeisterung für die Beobachtung der Dinge erfüllt und die meisten verborgenen Sachverhalte, die ein menschlicher Verstand nie hätte auffinden können, gezeigt hätte. Welcher Teil der Natur ist denn nicht durch die Forschungen dieser Männer zugänglich und bekannt gemacht worden: Edelsteine, Pflanzen, Lebewesen, Teile der Lebewesen, die Verschiedenheit der Mischungen; Krankheitsursachen, die Wirkungsweise von Medizin, vielfältige Möglichkeiten, die Gesundheit zu erhalten oder wiederherzustellen; wie von der Zeugung bis zum Tod die Natur gesund bleiben und gegen Krankheiten geschützt werden kann; die Mischung der Elemente, der Luft, des Wassers, das Klima von Orten, welche Ursachen dem zugrunde liegen könnten, welche Auswirkungen das hat; wie die Qualitäten des menschlichen Körpers mit der Bewegung der Gestirne in Zusammenhang stehen, worauf alle Veränderungen im Körper beruhen, welche Veränderungen nur in der Materie begründet liegen und welche in Beziehung zu den Himmelskörpern stehen. Kurz gesagt: Die ganze Natur der Dinge wird einem in unseren Büchern gleichsam plastisch vor Augen geführt. Wen erfreut es nicht, das zu lesen, zu erkennen, zu bewundern? Denn um diese Dinge zu untersuchen und zu begreifen sind wir erschaffen und gezeugt. So jedenfalls urteilen Menschen mit gesundem Verstand. Ein Dichter bringt dies folgendermaßen zum Ausdruck: „Glücklich ist der, der die Ursachen der Dinge hat erkennen können!"[31] Platon schreibt dazu: Die Natur der Menschen ist ohne Philosophie leer und unnütz.[32]

Es kann nun wahrhaftig behauptet werden, daß Ärzte sich bis jetzt im Besitz einer alten Lehre befinden, von der allein die weisesten Menschen zur Zeit der Lateiner, Griechen und Araber geurteilt haben, sie sei die wahre Philosophie. Notwendigerweise also sind diejenigen, welche diese Lehre nicht begeistert, entweder aus der menschlichen Art geschlagen, oder sie müssen gleichsam als Naturwunder gelten, nicht als Abartige. Oder ist es etwa nicht ein Wunder, daß Männer, die Medizin praktizieren und sich mit dieser Wissenschaft beschäftigen – genau wie Odysseus die Ohren geschlossen hatte, um durch den Sirenengesang nicht abgehalten zu werden – mit geschlossenen Augen und Ohren die Lehre, die von allen Lehren die bei weitem süßeste und edelste ist, links liegen lassen? Späße und Spiele erfreuen die Menschen. Welch angenehmeres Schaustück aber, als dieses Bild mit der Gesamtheit aller Dinge, wie es sich bei unseren Autoren findet, kann man sich ausdenken? Was könnte einem weisen Menschen größeres Vergnügen bereiten, als mit seinen Augen und seinem Verstand die wunderbare Einteilung, die Ordnung und den Abwechslungsreichtum der unterschiedlichsten Dinge in der Natur zu betrachten? Die Scharlatane aber bewegt weder der Nutzen der Dinge noch deren Lieblichkeit zum Lernen. Sie sind also noch verachtenswerter, weil sie ein schlechtes Beispiel abgeben. Es gibt nämlich – wie dies unter Menschen so üblich ist – mehr Menschen, die diese Scharlatanerie nachahmen möchten, weil es der schnellste Weg ist, zu Geld zu kommen, als solche, die nach der wahren Lehre streben, die eben keinem ohne intensive Studien zufällt. So wird allmählich die Kunst verdorben, die vernachlässigte Lehre geht zugrunde. Da ich aber über das Los der hohen Kunst Schmerz empfinde, muß ich diesen Unholden zürnen, die die wahre Philosophie – die Menschen besitzen keine größere Zierde als sie – unterdrücken und auslöschen. Wir sehen, wie auch zu anderer Zeit Betrüger dieser Art der Kunst Schaden zugefügt haben. Galen beklagt sich nämlich beispielsweise sehr darüber, daß die Kunst von einem lächerlichen Nichtsnutz, von Thessalos, in ruchloser Weise geschädigt worden sei.[33] Ga-

---

31 Vergil, Georgica II, 490.
32 Zitat in dieser Form nicht nachweisbar. Paraphrasiert in Platon, Timaios 47 a.
33 Gemeint ist Thessalos aus Tralleis, das Haupt der methodischen Ärzteschule. Galens in vielen Büchern wiederkehrende Polemiken gegen Thessalos sind mit zur wichtigsten Quelle über dessen Biographie geworden. Die μεθοδικὴ αἵρεσις, einzig der Be-

len hat jedoch damals mit Gottes Hilfe das einstürzende Lehrgebäude wieder aufgerichtet. Heute jedoch gibt es nicht nur einen Thessalos, sondern es ist alles voll von Betrügern, und die Kunst scheint durch diesen verhängnisvollen Schaden gefährdet zu sein. Aber wenn ich mir ab und zu Gedanken über die anderen Disziplinen mache, scheinen mir die meisten auch dort nur Titel zu jagen, um zu prahlen oder Gewerbe zu treiben. Keiner erstrebt die wahre, vollendete Lehre. Um mit ärztlichem Vokabular zu sprechen: Dieses Zeichen deutet auf das Ende hin. Aber ich möchte nichts Schlechtes prophezeien. Um schließlich zum Schluß zu kommen, ermahne ich euch, die ihr euch mit der Medizin beschäftigt, die Größe und Würde dieser eurer Kunst zu bedenken.

Ärzte sind keine Meuchelmörder, die auch dann Kranke anfassen, wenn sie wissen, daß ihre Unkenntnis diese in Gefahr bringen kann. Deswegen sollt ihr euch Mühe geben, um die zum Heilen notwendigen Kenntnisse aus der Lehre mitzubringen. Und da ja vom Staat die Erhaltung der alten wahrhaftigen Philosophie euren Reihen anvertraut ist, wollet ihr nicht aufstekken, damit es nicht scheint, ihr habet euren Posten verlassen, die hervorragenden Künste preisgegeben und zum Schaden der Öffentlichkeit verraten. Denn da unsere Reihen schon 2000 Jahre lang – denn so viele sind seit Hippokrates vergangen – die philosophische Disziplin höchst ruhmreich beschützt haben, wäre es eine große Schande, diese jetzt schließlich zu verlieren. Aber ich werde, auch wenn diese Zeiten mehr als eisern für alle guten Dinge sind, dennoch bisweilen von der Hoffnung getröstet, daß ich merke, wie manche dieses Studium um seines Wertes willen mit ganzer Konzentration und mit Inbrunst lieben. Und wenn einer derart ist, erkennen wir ihm mit größtem Vergnügen den Ehrentitel Doktor zu.

---

kämpfung der Methodiker gewidmet, ist nicht überliefert, aber auch im Methodus medendi (Kuehn X, 1-2) finden sich viele Hinweise.

De vita Galeni

Kein Einzeldruck nachweisbar, Erstdruck:

LIBER SELECTA // RVM DECLAMATIONVM // PHILIPPI MELANTHONIS, Quas // conscripsit, & partim ipse in schola // Viteber- gensi recitauit, partim // alijs recitandas ex // hibuit. // Adiectae sunt eisdem Praefationes in aliquot // illustres Autores. // Omnia recens in lucem aedita. // CRAT. MYL. // Cum Gratia & Priuilegio. // M.D.XLI. // (Am Ende:) ARGENTORATI EX OFFICINA // CRATONIS MYLII, MENSE // MARTIO, ANNO // M.D.XLI. //

Die vorliegende Rede wurde laut Corpus Reformatorum (CR 11.495) 1540 von Jakob Milich rezitiert. Die Angaben im CR stützen sich dabei auf die in der oben aufgeführten Redensammlung gemachten Angaben, sind demnach wohl zuverlässig. 1540 fand in Wittenberg lediglich am 9. Mai eine Promo- tionsfeier in Medizin statt. Als Promotor für Johannes Karsel und Friedrich Lohr fungierte dabei Milich. Es ist darum anzunehmen, daß die Galenvita an diesem Tag vorgetragen wurde. Gleichwohl war Melanchthon an diesem Tag wahrscheinlich noch nicht wieder in Wittenberg. Er war am 5. Mai nach Torgau aufgebrochen und schrieb den ersten überlieferten Brief nach seiner Rückkehr am 11. Mai.

[Übersetzung:]

Hesiod schilt die Faulheit und den Unverstand der Menschheit mit Recht, wenn er sagt, daß die dummen Sterblichen nicht einmal die Nützlichkeit von Malve und Asphodill kennen. Denn was ist würdeloser und schändli- cher als die Tatsache, daß wir Menschen – erschaffen, um die Natur der Dinge zu betrachten, und gleichsam von Gott in dieses Theater gesetzt, um die wunderbare Vielfalt göttlichen Wirkens und die Mannigfaltigkeit der Erdfrüchte zu bewundern, und so Gott als den Schöpfer anzuerkennen und das, was zum Schutz unseres Lebens hilfreich ist, zu suchen – dieses Ge- schenkes uneingedenk und wie blind in diesem Theater weder uns selbst, noch andere, ganz gewöhnliche Dinge, die auf der Hand liegen, anschauen und bedenken? Diesem wunderschönen Anblick zieht das Volk tierische, schändliche Vergnügungen oder die niedrigsten und dümmsten Beschäfti- gungen vor. Ist der Geist mit solchen Dingen beschäftigt, bleibt kein Raum mehr für ehrbarere Überlegungen. Auch wenn diese Nachlässigkeit, besser gesagt diese Verrücktheit der Menschen, tadelnswert ist, so muß man noch viel mehr jene schelten, die, obwohl sie sich der Wissenschaft und Philosophie gewidmet haben, die Erkundung der Natur für nichtig erachten. Obschon man nämlich nicht verlangen kann, daß sich alle demselben Studium widmen – denn das Leben bedarf vieler unterschiedlicher Künste –, und obschon jedem sein Betätigungsfeld zugeteilt und ihm darin Ehre erwiesen werden soll, so ist es dennoch die Aufgabe des menschlichen Geistes, zunächst einmal diejenige Lehre, die uns gewissermaßen die Natur als ein aufgeschlagenes Buch zur Betrachtung vorlegt, zu lieben und hochzuschätzen, aus ihr etwas zu lernen, und nicht gerade auf die Annehmlichkeit verzichten zu wollen, die die Beschäftigung mit ihr bietet. Es ist dann aber auch die Pflicht des Menschen, die Studien der anderen zu unterstützen, Jünglinge, die sich der Philosophie gewidmet haben, zu ermuntern, um sie daran zu erinnern, daß sie von Gott zur Betrachtung und Bewunderung der Natur aufgerufen sind. Was ziemt sich für einen Menschen mehr, als sich daran zu erinnern, daß nur diese Gattung in die Welt gesetzt wurde, um die bewundernswerte Schöpfung zu bestaunen? Was ist angenehmer, als beim Betrachten der einzelnen Bestandteile die Ordnung und Harmonie der Körper und Bewegungen zu erkennen, die Vielfalt der Erdfrüchte zu beschauen und zu begreifen, wie die einzelnen zu einem ganz bestimmten Zweck wachsen, so daß wir daraus schlußfolgern können, daß das alles gewissermaßen von einem ewigen Geist nach einem wundervollen Plan und nach ökonomischen Gesichtspunkten so eingeteilt wurde! Gewiß hat die Natur alle Menschen mit einem starken Antrieb zu derartiger Betrachtung versehen. Diese Dinge zu begreifen bringt einem die bei weitem höchsten Freuden. Sollte also jemand diese Beschäftigung verachten, bekämpft er sich entweder selbst, oder ist aus der menschlichen Art geschlagen. Indessen kennen und denken sogar die meisten Tiere und Vögel an bestimmte Kräuter, die Hirsche suchen Hirschkraut, Maultiere Steinfarren, Elefanten den wilden Ölbaum, die Wiesel die Raute, Wildschweine Efeuranken, Störche Oreganon, Schwalben Schellwurz, Raben Pfefferpint, Schwäne suchen Vitex – das im Volksmund Keuschlamm heißt –, weil es ihnen bei der Geburt hilft. Schlangen kennen den Fenchel, und zeigen uns dessen Nutzen, wie Nikander[34] schreibt:

> Wenn die Schlange im Frühling ihren trockenen Balg, ihre träge Greisenhaut abgelegt hat und von ihrer Grube aus langsam und mit schon halbblinden Augen die ihr bekannte Medizin sucht, kehrt ihr, nachdem sie vom Sproß des

---

34 Verfasser von Lehrgedichten, 3. Jh. v. Chr. Melanchthon liest ca. 1539 über Nikanders Alexipharmaca. Die undatierte Vorlesungsankündigung siehe CR 10, 82.

Fenchels genossen hat, aus ihm die stechende Schärfe der Augen und die Stärke der Jugend wieder.[35]

Es gibt schließlich zahllose Beispiele von Tieren, die die meisten Menschen an Scharfsinnigkeit – um es einmal so zu nennen – beim Untersuchen und Erkunden der Wunder der Natur übertreffen. Nicht nur von Tieren an Sorgfalt und Fleiß übertroffen zu werden ist für Menschen schändlich, sondern vielmehr auch noch eine solche Torheit zu begehen, diese Studien sogar noch zu verachten. Daher halte ich, wie alle rechtschaffenen Männer dies tun sollten und soweit ich es vermag, die Studierenden dazu an, diese Lehre mit glühendem Eifer anzustreben und zu pflegen; die Beschäftigung mit ihr ist nicht nur angenehm, sondern bringt auch unzählige Nutzen für das Leben mit sich. Ja, die Betrachtung und das Studium der Natur machen uns schließlich auch die Selbstbeherrschung und Frömmigkeit zur Gewohnheit, und erwecken im Geist Bewunderung für Gott. Weil Gott uns nämlich an diesen Schauplatz versetzt hat und uns geheißen hat, seine Schöpfung zu betrachten und zu bedenken, wollen wir nicht die Ansicht vertreten, dieses Bemühen sei nutzlos und könne straflos verachtet werden.

An dieser Stelle will ich ein wenig über jene Zyklopen sprechen, die nicht nur die Naturerkundung, sondern auch deren Nutzen und die Heilmittel verachten. Obgleich diese durch ungeheure Völlerei, unzählige durchwachte Nächte und auch auf andere Art und Weise ihren Körpern Grausames antun, tönen sie später – wie die Stoiker –, daß Gesundheit und das Leben vom Schicksal bestimmt werden, daß Krankheiten nicht durch unsere Fehler verursacht und durch Umsicht und Heilmittel auch nicht beseitigt werden, sondern lediglich durch das Schicksal. Weil derartige Ansichten offensichtlich Torheit bedeuten, sind sie einer Entgegnung gar nicht wert, aber dennoch schaden bisweilen solche Beispiele den Unerfahrenen. Daher fordere ich die Jünglinge dazu auf, sich gegen diese barbarischen Schmähreden auf diese Kunst zu verwahren, da sie Gott lästern, der Gesetze gegeben hat, nach denen das Leben ausgerichtet werden muß, Hilfe und Heilmittel hinzugeben hat, in die hinein er wunderbare, wirklich geheimnisvolle Heilkraft zur Unterstützung der Körper legte, und der diese Kunst geoffenbart hat, damit wir deren Wohltaten auch richtig nutzen. Diese Zyklopen verachten daher die Ordnung und Wohltaten Gottes, wenn sie glauben, daß in den Dingen, die Gott erschuf, keine Kräfte zum Wohl der Sterblichen verborgen

---

35 Nikander, ΘΗΡΙΑΚΑ 30–34; es wurde an dieser Stelle darauf verzichtet, den Text in lyrischer Form wiederzugeben.

liegen. So sind uns Menschen gewisse Speisen und Getränke für den Körper an, die Hand gegeben, von denen wir nicht sagen können, warum sie sich in Blut verwandeln und die Körper ernähren. Eine wundervolle Kraft, Verwandtschaft und „Sympathie" mit dem menschlichen Körper liegt in diesen Dingen, so daß beide sich mischen und in Eins zusammenfließen können. So liegt auch in Heilmitteln eine geheimnisvolle Sympathie mit bestimmten Körperteilen oder Säften. Deren Wirksamkeit ist deutlich und gewiß. Eine solch große Wirksamkeit bei der Behandlung einfacher Wunden liegt in Terpentin, daß einen dieser Sachverhalt zu der Aussage zwingt, in diesem Medikament liegt eine geheimnisvolle Wirkkraft, und Gott hat es der Menschheit zur Wundheilung gegeben. Was glaubt ihr, wie wirksam und wie wohltuend die Anwendung von Balsam gewesen ist? Mir kommt es oft in den Sinn, daß den Hebräern deswegen Balsam und Myrrhe geschenkt wurden, damit sie, da sie ja ein zu ständiger Kriegführung bestimmtes Geschlecht waren, das ausländische Waren nicht einführte, zu Hause ein wirksames Heilmittel für ihre Wunden verfügbar hatten. Die Erfahrung lehrt, daß Skorpione schnell sterben, wenn man Rettich auf sie gebracht hat. Es nähme eine lange Zeit in Anspruch, über Heilmittel für die einzelnen Organe zu sprechen; denkt aber nur einmal an die täglichen Wohltaten der Medizin. Sie geben Zeugnis davon, wie außerordentlich wirksam Heilmittel sind. Ohne ärztliche Hilfe kann bei einem heftigen Katarrh der klebrige, feste und zähe Schleim nicht aus den Lungen entleert werden. Zu diesem Zwecke sind eigene Behandlungsmethoden vorgesehen, und man darf nicht jedes beliebige Medikament unterschiedslos verwenden. Wie groß ist der Wert von Endivie und Wermut bei der Behandlung der Leber? Wie oft wenden Wermut und rotes Buckelkraut den fast sicheren Tod von Frauen noch ab? Ich breche die Aufzählung an dieser Stelle ab.

Man hat nach Heilmitteln gegen Gifte gesucht, und auf diesem Bereich hat sich die Heilkraft der Raute bewährt. Sie hat daher eine wichtige Funktion bei der Abwehr von giftigen Seuchen. Athenaios[36] schreibt, daß der Tyrann Ponticus Bürger, die er zu Gastmählern geladen hatte, gewöhnlich mit Gift zu töten pflegte. Als man dessen gewahr geworden war, haben sich später alle diejenigen, die im Begriff waren, zu dessen Gesellschaften zu gehen, mit Hilfe der Raute geschützt und haben so unbeschadet das Gift zu

---

36 Athenaios aus Naukratis, Schriftsteller, ca. 200 n. Chr. verfaßte mehrere Werke, von denen lediglich die Δειπνοσοφισταί überliefert sind. Sie wurden als Aldine 1514 gedruckt. Athenaios wird von Melanchthon mehrfach in seinem Werk zitiert.

sich genommen.[37] Noch wundersamer ist das, was er über die Zitrone zu berichten weiß, und er führt als Gewährsmann einen an, der Zeuge folgender Ereignisse war: Als in Ägypten einige Sträflinge zu den Aspisvipern geführt werden sollten, um durch deren Bisse getötet zu werden, gab irgendeine Dirne, die zufällig beim Kerkerwächter war, jenen zitternden und dürstenden Häftlingen aus Mitleid eine Zitrone, um deren Kräfte wieder zu stärken. Nachdem sie diese gegessen hatten, wurden sie zu den Schlangen gebracht. Obschon sie durch deren Bisse verletzt wurden, zeigte das Gift keine Wirkung, und die Gebissenen starben nicht. Durch diesen ungewöhnlichen Sachverhalt stutzig gemacht betrieben die Beamten sorgfältig Ursachenforschung. Nachdem sie unter anderem gefragt hatten, was sie an diesem Tag gegessen hätten, fiel der Begriff „eine Zitrone". So wurde man also auf die Wirkung der Zitrone aufmerksam. Anderntags warf man sie abermals den Schlangen vor, es erging indes der Befehl, daß je einer vorher eine Zitrone bekommen sollte und einer nicht. Da starb nun, obgleich beide verletzt wurden, derjenige, der keine Zitrone bekommen hatte, der andere, der sie gegessen hatte, blieb dagegen unversehrt.[38]

Aber nicht nur die Geschichte, auch unsere Erfahrung bietet Tag für Tag unzählige Beispiele, die hinreichend belegen, daß Heilmittel eine ausgewiesene Heilkraft besitzen. Daher lästern diejenigen Gott, die gewissermaßen aufgrund der Roheit ihres Charakters seine Wohltaten für gering erachten. Es war mir Anliegen, zu Beginn meiner Rede zusammenfassend über die Würde der Lehre und ihren philosophischen Hintergrund sowie über den Nutzen der Heilmittel zu sprechen, damit ihr, wenn ihr zu dem Schluß gekommen seid, wie liebens- und schätzenswert diese Kunst ist, auch ehrenvoller über die Autoren dieser Kunst urteilt. Denn diese richten ihre Bemühungen auf die Beschreibung der Natur und die Unterstützung des Lebens der Menschen.

Da nun dem Brauche folgend über ein Thema gesprochen werden soll, habe ich beschlossen, etwas über Galens Leben und dessen lobenswerte Taten vorzutragen, von dem ihr wißt, daß es unser ausführlichster und reichster Autor in der Heilkunst ist. Ich bin der Überzeugung, daß es den Älteren, Klugen recht ist, wenn ich an die Bemühungen, die Kenntnis und

---

37 Athenaios, Δειπνοσοφισταὶ III, Kap. 29. Die Kapiteleinteilung folgt der Ausgabe der Δειπνοσοφισταὶ von Johannes Schweighäuser, Straßburg 1801–04. Beide hier erwähnten Geschichten werden wiederholt in den Initia doctrinae physicae; vgl. CR 13, 390.

38 Ebd., Kap. 28.

Sorgfalt dieses höchst bedeutenden Mannes erinnere, die er sowohl bei der Überlieferung als auch bei der Ausübung der Heilkunst unter Beweis stellte. Für das Arztsein ist es jungen Männern sicherlich sehr nützlich, die besten Beispiele zu haben, um diesen beim Lernen und Urteilen nacheifern zu können.

Galen wurde in Pergamon geboren.[39] Sein Vater war Architekt der Stadt, ein – wie Galen erwähnt – in Grammatik, Dialektik und Mathematik äußerst versierter Mann. Er berichtet, wie er selbst daraus sehr großen Nutzen gezogen habe, Sohn eines solchen Mannes gewesen zu sein, der nicht nur diese Fächer so geschätzt hat, daß er dafür sorgte, daß sein Sohn rechtzeitig darin ausgebildet wurde, sondern diese selbst zu Hause gelehrt hat. Galen schreibt, daß er von ihm die Grundlagen dieser Künste erlernt hat. Nachdem er sie erlernt hatte, sei er – schon 15 Jahre alt – zu Philosophielehrern in den Unterricht geschickt worden.[40] Während er dort in Dialektik und der übrigen Philosophie ausgebildet wurde – denn sein Vater hatte ihn nicht für die Medizin, sondern nur für die philosophische Disziplin, wie es damals genannt wurde, bestimmt –, wurde der Jüngling, nachdem er bereits zwei Jahre bei dem Philosophen Unterricht gehabt hatte, durch einen – wie er selbst sagt – ganz deutlichen Traum dazu aufgefordert, die Heilkunst zu erlernen.[41] Ich habe keinen Zweifel daran, daß ihm dieses Traumgesicht von Gott geschickt wurde, und daß in ihm eine göttliche Begeisterung für diesem Studium geweckt wurde. Zu jener Zeit besaß die Heilkunst keine Einheit mehr, und – wie man bei Plinius lesen kann[42] – es waren sehr viele Betrüger auf den Plan getreten, die die Kunst in Verruf brachten, nicht allein durch die Medizin, die sie betrieben, denn das kommt zu allen Zeiten vor, sondern auch dadurch, daß sie in ihrer Lehre neuartige Gauklereien betrieben und Kranke in siedendes Wasser steigen ließen, ganz egal an welcher Krankheit diese litten. Deshalb erweckte Gott, weil er die Kunst erhalten und für die Nachwelt bewahren wollte, und um dem Erdkreis einen vor-

---

39 Galen selbst hat keine zusammenhängende Autobiographie hinterlassen. Aus beinahe wörtlich übertragenen Zitaten wird deutlich, daß Melanchthon als biographische Vorlagen hauptsächlich „De libris propriis" (Kuehn XIX, 8–48) und „De ordine scriptorum" (Kuehn XIX, 49–61) benutzt. Auf die entsprechenden Stellen wird im folgenden verwiesen.
40 Galen, De ordine scriptorum 59.
41 Ebd.: „[...] ἐξ ὀνειράτων ἐναργῶν [...]." Den Traum hatte allerdings Galens Vater Nikon, wie Galen auch an anderen Stellen berichtet Vgl. u.a. Kuehn X, 606, De methodo medendi liber IX.
42 Plinius, Naturalis historia XXIX, besonders 1–5.

trefflichen Vertreter dieser Kunst zu schenken, bei Galen die Begabung für dieses Studium. Denn Gott erhält die wahren Künste am Leben, was aus der Tatsache deutlich wird, daß es keine herausragenden Betreiber einer Kunst ohne göttliches Talent gibt. Deshalb begann Galen, weil er schon im Kindesalter in Dialektik und den Grundzügen der Philosophie unterwiesen worden war, eine besondere Veranlagung hatte und weil er sehr lerneifrig, ja geradezu mit göttlicher Begeisterung erfüllt war, sich mit großem Eifer zu gleichen Teilen der Philosophie und der Medizin zu widmen. Zuerst war er Schüler eines Arztes namens Satyros, der seinerseits Schüler von Quintus gewesen war, des bekanntesten der Lehrer, die vor Galens Zeit Schulen unterhielten und eifrig Hippokrates lehrten. Später war er Schüler des Arztes Pelops, bei dem er sich, obwohl er bei ihm gewisse Fehler in der Anatomie bemängelte, sehr gerne in der Anatomie ausbilden ließ.[43] Damals besuchten die gebildetsten Männer die Stadt Alexandria in Ägypten. Deshalb reiste er dorthin und suchte deren Studien und Lehrmeinungen zu erfahren. Er schreibt selbst, daß er schließlich die gebildetsten und berühmtesten Ärzte seiner Zeit allesamt besucht und gehört habe. Denn obwohl er selbst in höchstem Maße begabt war, verurteilte er alle diejenigen aufs Schärfste, die glaubten, ohne Lehrer diese Kunst ausüben zu können.

Zweimal besuchte er Rom.[44] Das erste Mal mit der Absicht, dort Ärzte zu hören und seine Begabung inmitten dieser so illustren und gewaltigen Zahl Gebildeter, die sich in Rom aufhielt, auf die Probe zu stellen. Da er, wie er schreibt, bisweilen mit den anderen Meinungsverschiedenheiten hatte und bemerkte, wie er sich deren Haß zuzog, gab er die Diskussionen auf, zumal er bei Volksaufläufen mehr Anerkennung und Wohlmeinung erfahren durfte. Galen schreibt, daß ihm einzigartiges Glück bei der Ausübung der Kunst und bei Heilungen zur Seite gestanden habe, wie dies auch glaubwürdig ist.[45] Denn er war mit göttlicher und heroischer Begeisterung der Medizin zugetan, und einzigartiges Glück begleitet einen solchen Menschen für gewöhnlich. Er kam im Alter von 34 Jahren nach Rom und hat dort sehr viel geschrieben, darunter auch etliche philosophische Beweisführungen, um den Unsinn einiger Gaukler zu widerlegen, die zu jener Zeit, um die Künste zu

---

43 Galen, De ordine scriptorum 57/58.
44 Seine Zeit in Rom und seine Etablierung als Arzt schildert er in „De praecognitione" (Kuehn XIV, 599–673). Zu diesem Buch siehe besonders Nutton, Vivian, Galen and medical autobiography, in: Proceedings of the Cambridge Philological Society 198 (1972), 50–62.
45 Galen, De libris propriis 15.

zerstören, behaupteten, es gäbe keine sichere Erkenntnis, und die die Lehrmeinungen aller Künste mit sophistischen Abhandlungen ins Wanken
brachten. Jenen Betrügern schien man große Anerkennung für ihre Begabung zu zollen, nicht die Wahrheit darzustellen, sondern bewährte Lehrmeinungen mutwillig zu Fall zu bringen. Sie haben nun Galens Verstand derart
zugesetzt, daß er, wie er zugibt, selbst Gefahr gelaufen wäre, diesem Skeptizismus der Pyrrhonier zu folgen, wenn er nicht als Knabe mit der Geometrie und der Form der Beweisführung vertraut gemacht worden wäre.[46]
Durch diesen Unterricht war er nicht nur dahin gekommen, Sicheres von
Unsicherem unterscheiden zu können, sondern war auch, was viel mehr
wert ist, zum Liebhaber der Wahrheit geworden und behielt einen klaren
Kopf, wenn es darum ging, einen Beweis zu führen. Euripides nennt eine
lose Zunge die häßlichste Krankheit.[47] Für niemanden ist diese unver-
schämte höhnische Art zu reden, die Sophistomanie – um einen alten Begriff der Griechen zu gebrauchen – und das Trachten nach Verkehrung wah-
rer und nützlicher Lehrmeinungen schlimmer als für Philosophen, die die
Liebe zur Wahrheit lehren und diese verteidigen. Deshalb ist Galens
Wunsch, den Betrügereien der Pyrrhonier aufs Schärfste entgegenzutreten,
mit Recht zu loben. Er schrieb zu dieser Zeit sehr viel, was aber in Rom bei
einem Brand verloren ging, weil das Feuer sehr weit um sich gegriffen hatte,
und auch den Friedenstempel, in dem Schriften aufbewahrt wurden, ver-
nichtete.[48]

Mit 37 Jahren verließ er Rom und kehrte nach Asien zurück. Auf dieser
Reise, glaube ich, ist er nach Lemnos gesegelt, um die Beschaffenheit der
Lemnischen Erde nach der Wahrheit hin zu untersuchen. Man möge daran
seine Sorgfalt erkennen. Denn weil Dioskur geschrieben hatte,[49] daß der
Lemnischen Erde, die sich großer Beliebtheit unter den Heilmitteln erfreute,
Ziegenblut beigemischt werde, reiste Galen persönlich an die Orte, wo sie
gewonnen wurde, um gewißlich zu erkunden, wie diese Erde zubereitet
wird, und er stellte fest, daß sie metallischer Natur ist, ohne Beimischung
von Ziegenblut. Heutzutage genießt sie solche Verbreitung und Beliebtheit

---

46 Ebd. 40: „[...] εἰς τὴν τῶν Πυρρωνείων ἀπορίαν ἐνεπεπτώκειν ἂν καὶ αὐτός,
 εἰ μὴ καὶ τὰ κατὰ γεωμετρίαν [...] τε καὶ λογιστικὴν κατέχων [...].“
47 Euripides, Medea 469–470: „[...] οὔτοι θράσος τόδ᾽ ἐστὶν οὐδ᾽ εὐτολμία [...] ἀλλ᾽
 ἡ μεγίστη τῶν ἐν ἀνθρώποις νόσον πασῶν, ἀναίδει᾽ [...].“
48 Den Brand beklagt Galen u.a. in De libris propriis 19,41 und in De anatomicis admini-
 strationibus (Kuehn II, 216).
49 Dioskur, De materia medica V, 97.

bei Thrakern und Griechen, daß der türkische Sultan Gesandtschaften als ganz besonderes Geschenk auch Lemnische Erde zu geben pflegt. Es ist uns bekannt, wie in vergangenen Jahren auch dem Cornelius Sceperus[50] Siegelerde[51] als Geschenk zugedacht wurde.

Schon kurz nach der Rückkehr in seine Heimat wurde er durch die Briefe der Kaiser Verus und Markus Antonius[52], mit denen er – wie aus einigen seiner Erzählungen hervorgeht – regen freundschaftlichen Umgang pflegte, nach Italien zurückberufen. Des Kaisers hohe Meinung von Galen kommt dadurch gut zum Ausdruck, daß er die Gesundheit seines Sohnes Commodus Caesar ausdrücklich Galen anvertraut hat, als er selbst nach Germanien in den Markomannenkrieg aufbrach.[53] Galen schreibt, daß er in dieser Zeit jene göttlichen Bücher über die Anatomie verfaßt habe, die noch vorhanden sind, und die gewiß nicht nur den Studenten der Medizin, sondern allen, die die Philosophie schätzen, bekannt sein müssen. Denn die Lehre von den Teilen des menschlichen Körpers und deren Aufgaben ist sicherlich ein besonderer Bestandteil der Philosophie. Und obgleich sie voller Liebreiz ist, birgt sie auch ungeheure Nutzen und dient jedem Einzelnen zur Erhaltung der Gesundheit. Ferner bestimmt sie die Lebensführung, indem sie darauf aufmerksam macht, was die Natur jedes einzelnen Körperteiles verlangt. Schließlich lehrt sie dadurch, daß sie die bewundernswerte Zusammenfügung der menschlichen Gliedmaßen vorstellt, daß diese Natur nicht zufällig entstanden ist, sondern daß sie von einem gewissermaßen ewigen Geist geschaffen wurde, der wohl nicht umsonst mit der Erschaffung des Menschen derart in Beschlag genommen sein wollte, sondern damit zu zeigen gedachte, daß ihm die Menschheit am Herzen liegt. Von höchster Weisheit zeugt es also, wenn Galen schreibt, daß die Lehre von der Anatomie der Anfang der Theologie und der Weg zur Anerkenntnis Gottes ist.[54] Um so mehr müssen Studenten der Philosophie also diese Bücher schätzen, weil Galen das, was man bei der aristotelischen Anatomie vermißt, hinzugefügt, etli-

---

50 Cornelius Duplicius von Schepper (*1502 Nieuport, †1552 Antwerpen), studierte Jura in Paris, war anschließend Sekretär und Berater an verschiedenen europäischen Höfen, u.a. bei Kaiser Karl V. Königin Maria von Ungarn sandte Schepper 1533 und 1534 an den türkischen Hof zu Suliman II. Über seine Aufenthalte dort verfaßte er Gesandtschaftsberichte an Karl V.

51 Hier: σφραγὶς [Λημνία; R.H.], d.i. Terra sigillata.

52 Doppelprinzipat von Verus und Mark Aurel ab dem 7. März 161 n.Chr.

53 Vgl. dazu und zum folgenden Galen, De libris propriis 17–19.

54 Galen, De usu partium (Kuehn III, 720; IV, 145 und IV, 217: „[...] εἰ δ' εὕροιμέν τινα σώματος οὐσίαν [...] ἐπαινέσαι μέν πάλιν αὖ κἀνταῦθα τῆς προνοίας τὸν δημιουργὸν [...]."

ches kenntnisreich korrigiert, und auf viele Stellen bei Aristoteles Licht geworfen hat. Da aber von einem guten Doktor sowohl Zuverlässigkeit als auch Bildung und Fleiß verlangt wird, muß man Galen sehr hoch schätzen, der sich, wie die Sache es erweist, nicht nur durch Fleiß und Geschicklichkeit, sondern auch durch Zuverlässigkeit hervorgetan hat. Denn wessen Lehre ist sorgfältiger und reichhaltiger als die seine? Was seine Zuverlässigkeit angeht, so schreibt er selbst im dritten Buch von De locis affectis: Gott möge mein Zeuge dafür sein, daß ich das, was ich jetzt sagen will, nach langer Untersuchung bei der Ausübung der Kunst und in wissenschaftlichen Streitgesprächen mit den gebildetsten Männern erfahren habe, und so zu der Ansicht komme, daß das absolut wahr ist.[55] Wer wollte eine solche Gesinnung – derart wahrheitsliebend und bestrebt, den Menschen zu helfen – nicht ewigen Lobes für wert erachten? Nach dem Tod des Philosophen Markus Antonius, der auf jenem Feldzug starb, bereitete es dem jungen Kaiser Commodus größeres Vergnügen, sich mit Gladiatorenkämpfen zu beschäftigen, als sich mit Philosophen zu unterhalten, und Galen kehrte daher nach Asien zurück und verbrachte sein Leben in seiner Heimat mit Lehre, dem Ausüben der Kunst und mit Schreiben.[56] Er schreibt, er habe dank seiner Behutsamkeit ein Leben bis ins hohe Greisenalter führen können.

Er hat sich daher in vortrefflicher Weise nicht nur um die Menschen seiner Zeit, sondern auch um die ganze Nachwelt verdient gemacht. Sowohl dadurch, daß er andere ausbildete, als auch durch seine schriftstellerische Tätigkeit, die die ganze Kunst umfaßt, hat er der Nachwelt eine große Hilfe zum Schutze des Lebens an die Hand gegeben. Denn auch wenn später einige Araber und Griechen in verdienstvoller Weise Medizin betrieben haben, so gilt dennoch, daß die Wurzeln bei Galen liegen, und zwar auf beiden Bereichen, den Abhandlungen über die Kunst, das heißt auf dem dogmatischen Bereich, aber auch auf dem Bereich der praktischen Anwendung von Heilmitteln. Wie groß ist das Verdienst – um vieles einmal unbeachtet zu lassen –, daß man die Lehre, die man die Physik nennt, nirgendwo in geistreicherer und reichhaltigerer Form überliefert findet als in den meisten Schriften Galens. Nichtsdestotrotz hat er noch viel mehr verfaßt, das teils

---

55 Vgl. Kuehn VIII, 143.3–6: „τὰ διὰ τῆς πείρας ἐγνωσμένα παρά τε τοῖς διδασκάλοις καὶ κατ' ἐμαυτόν. ἅπερ οὖν ἔκρινα βέλτιστα, πολλῷ χρόνῳ ζητήσας, ἐπικαλεσάμενος θεοὺς μάρτυρας ἀγορεύσω τοῖς ἀληθείας ἐρῶσιν."
56 Für eine Rückkehr Galens nach Pergamon gibt es keine Anhaltspunkte, auch unter Mark Aurels Nachfolger Commodus blieb er in Rom.

infolge der Unkultur, die nach Asien und Griechenland vorgedrungen war, teils auch aus anderen Gründen in Vergessenheit geriet. Gerne würde ich einige seiner höheren Eingebungen und bewundernswerten Heilverfahren anführen, wenn die Kürze der Zeit dies zuließe. Wenn am menschlichen Körper Sehnen geschädigt sind, büßt man die Beweglichkeit ein, und die Gliedmaßen ermatten. Als erster hat Galen eine Methode gefunden, um geschädigte Sehnen zu heilen.[57] Wie scharfsinnig er beim Entdecken neuer Heilmittel war, wenn er die Gegebenheiten der Umstände beobachtet hatte, kann aus folgender Begebenheit ersehen werden. Als er von Alexandria aus in die Heimat zurückreiste, kehrte er auf der Reise in ein Landgut ein, wo zufälligerweise der Hausherr krank darniederlag und an einer Schwellung der Uvula und der Mandeln zu ersticken drohte. Weil aber nun andere Heilmittel fehlten, und die Nüsse gerade ausreiften, fiel ihm ein, daß die Schalen von Natur aus bitter und adstringierend sind, und er preßte aus ihnen einen Saft und fügte diesem Honig bei. Mithilfe dieser Medizin befreite er den Kranken in kurzer Zeit von dessen Leiden. Galen schreibt, daß er diese Arznei später immer erfolgreich angewendet habe.[58] Er fand so also in einem wertlosen Ding eine große Nützlichkeit. Nun möchte ich keine weiteren Beispiele mehr anführen.

Da er sich nun also als Schriftsteller um Menschenleben bestens verdient gemacht hat, das Wesen der Dinge ausführlichst beschrieben, uns über sehr viele Heilmittel unterrichtet, die Erfindungen der alten Ärzte gesammelt und neue hinzugefügt hat, sollen die Studenten wissen, daß ihm die ganze Nachwelt sehr viel verdankt. Sie sollten ihn so hochschätzen, daß in ihnen der Wunsch aufkommt, sich mit ihm auseinanderzusetzen. So bin ich nämlich der Ansicht, daß diejenigen, die sich mit der Philosophie beschäftigen, ohne Galen ihre Aufgabe nicht erfüllen könnten, denn auch das meiste von Aristoteles wäre ohne die Erörterungen Galens gar nicht zu begreifen. Wenn also schließlich irgendeiner der folgenden Lobpreisung wert ist, mit der Homer Äskulaps Sohn gepriesen hat, dann sicherlich Galen wegen seiner überaus nützlichen Schriften, die er über die Natur und die Heilmittel verfaßt hat: Ein Arzt allein – so Homer – ist vortrefflicher als viele andere zusammen.

---

57 Vgl. dazu Galen, De compositione medicamentorum per genera liber III (Kuehn XIII, 559): „[...] ἐπειδὴ τὴν ἀγωγὴν τῆς τῶν νευροτρώτων θεραπείας ἐπενόησα διὰ λογικῆς ἐνδείξεως [...].“

58 Galen beschreibt diese Begebenheit in „De compositione medicamentorum secundum locos" (Kuehn XII, 894-906, hier 905-906).

De Hippocrate

Kein Einzeldruck nachweisbar, Erstdruck:

PHILIPPI // MELANTHONIS CVM // Praefationum in quosdam illustres Autores: tum // Orationum de clarißimorum uiro= // rum uitis: // TOMVS SECVNDVS. // Cum Gratia & Priuilegio. // Anno M.D.XLIIII. // (Am Ende:) ARGENTORATI APVD // CRATONEM MYLIVM, // AN. M.D.XLIIII. MEN= // SE MARTIO. //

Melanchthons Hippokratesvita (CR 11.505) hat bereits in jüngster Zeit medizinhistorisches Interesse erfahren.[59] Auf die entsprechenden Quellen Melanchthons sind Thomas und Ulrich Rütten in ihrem Beitrag ausführlich eingegangen, so daß sich die Annotierung der Rede auf das Notwendige beschränkt. Es ist bislang allerdings nicht möglich, die Rede exakt zu datieren und den Redner zu ermitteln. Die Vermutung von Thomas und Ulrich Rütten, daß Melanchthon die Rede für Milich geschrieben habe, erscheint plausibel. Milich war zu dieser Zeit Dekan der medizinischen Fakultät und als biographischer Redner über Galen bereits in Erscheinung getreten. Da zwischen Mai 1540 und Juni 1543 – dem für die Rede in Frage kommenden Zeitraum – keine medizinischen Promotionsfeiern in Wittenberg stattfanden, kann man vermuten, daß die Rede vor Absolventen der artistischen Fakultät vorgetragen wurde, die sich für eine Fortsetzung ihrer Studien in einer der drei oberen Fakultäten entschlossen hatten. Es ist jedoch auch möglich, daß die Rede anläßlich einer medizinischen Promotion vor 1540 gehalten wurde.

[Übersetzung:]

Die allgemein übliche Gewohnheit möge als Entschuldigung dafür dienen, daß ich an dieser Stelle über unser Fach spreche. Auch wenn ich der Ansicht bin, daß ihr als hochgebildete Männer von nichts lieber hört, als von der Kunst, die wegen der Vielfältigkeit der Lehre und ihrer Anmut bei weitem der vortrefflichste aller Teilbereiche der Philosophie ist, und die sich bestens um die Menschheit verdient macht, so wollte ich dennoch, so weit ich das vermag, gerne Überdruß vermeiden und habe beschlossen, bei dieser Gelegenheit eine Rede über den Urheber unserer Kunst, über Hippokrates,

---

59 Vgl. besonders Rütten, Thomas und Ulrich 1998. Ferner Cagnetta, Mariella, Melanchthon, De Hippocrate: Per una medicina „Ad rationem revocata", unveröffentlichtes Vortragsmanuskript (frdl. Hinweis von Stefan Rhein).

zu halten. Ich tat dies, weil ich der Ansicht bin, daß sich dieses Thema nicht weniger eignet, um die Gelehrten zu erfreuen und die Jünglinge zum Studium der Medizin und gleichsam zur Beschäftigung mit der ganzen Philosophie zu ermuntern, als die Preisreden auf die Kunst an sich, die gewöhnlich an dieser Stelle vorgetragen werden. Denn diese Geschichte macht an sich schon Freude, weil man in ihr außerordentliche Tugendhaftigkeit bewundern kann, und erweckt bei rechtschaffenen Männern den Wunsch, die höchsten Künste kennenzulernen, und dann die Liebe zu denselben. Mehr noch, sie erinnert daran, was für ein Nutzen denen, die selbige Künste ausüben, erwächst. Denn Beispiele herausragender Künstler sind viel eindrucksvoller als die Lehren an sich. Ach, könnte ich doch mit meiner Rede ein Bild entwerfen, das Hippokrates würdig wäre! Da das aber in so kurzer Zeit nicht geschehen kann, wollen wir das Bild bei dieser Gelegenheit aus dem Schatten treten lassen und gleichsam dessen erste Konturen nachzeichnen. Wir können nur vergleichsweise wenig zum Lob dieses herausragenden Mannes zusammenfassen, von dem ich allerdings hoffe, daß ihr es gerne hören werdet, wenn ihr bedenkt, daß ihr das meiste dieser Kunst den alten Autoren verdankt. Allgemeinplätze über das Vaterland des Hippokrates, die allen geläufig sind, werde ich außen vor lassen. Da aber ohne ein göttliches Zutun vollendete, heroische Eigenschaften nicht vorkommen können – was bei allen gebildeten und klugen Menschen bekannt ist –, kann ich an dieser Stelle nicht stillschweigend übergehen, daß dieser Sachverhalt Hippokrates' göttliche Abstammung als absolut wahrscheinlich erscheinen läßt, das heißt, daß er durch göttliche Fügung mit einem gewissermaßen besonderen, heroischen Vermögen ausgestattet und zur Erkenntnis und Enthüllung der unendlichen Vielfalt der Natur angeregt wurde; oder, wem eine Deutung besser gefällt, wie man sie auch in schönster Manier über Homer gegeben hat, der gleichsam als Gott aus dem Götterrat auf die Erde gesandt worden sein soll, um dieses göttliche Gedicht den Menschen zu übermitteln, man könnte den Eindruck haben, Hippokrates sei kein Mensch gewesen, sondern vielmehr irgendein Gott, der auf die Erde geschickt worden war, um der Gesundheit der Menschen zuliebe die Heilkunst zu offenbaren. Es steht nämlich außer Zweifel, daß diese Kunst durch göttlichen Willen zu den Menschen gelangt ist. Denn diese derartig große Vielfalt der Dinge in der Natur hätte niemals verdeutlicht und begriffen werden können, wenn Gott sie nicht gezeigt hätte. Welch größere Auszeichnung aber kann es für einen Menschen geben, als daß er mit der Gottheit verwandt ist? Diese

Verwandtschaft beinhaltet unstrittig die natürliche Neigung zu den vortrefflichsten Tugenden und heroische Menschen besitzen diese für gewöhnlich.

Sei dies wie es wolle, die Geschichte belegt, daß Hippokrates in eine Arztfamilie hineingeboren wurde, in der seine Vorfahren diese Kunst ununterbrochen gepflegt und ausgeübt hatten. So kamen also, woran besonders viel liegt, zu seiner besonderen Veranlagung auch noch Unterweisung und Lehre hinzu, soweit dies vor den Schriften des Hippokrates eben möglich war. Jedenfalls hielt er sich schon von frühester Kindheit an bei Ärzten auf und lernte von den Besten auf diesem Gebiet. Darunter war auch sein Vater. Er hat später ganz Griechenland und die benachbarten Gegenden durchwandert, zunächst einmal, um die Lehrmeinungen erfahrener Ärzte kennenzulernen, dann auch, um Kranken zu helfen. Da er während seines Aufenthaltes in der Ferne bei Empirikern auf gravierendste Fehler aufmerksam geworden war, wie er selbst in den „Epidemien" schreibt, rief er die Medizin wieder zur Vernunft zurück und rettete nicht nur einzelne Menschen, sondern oft auch ganze Bürgerschaften.

Als eine Seuche, die in Illyrien und Päonien entstanden war, begonnen hatte, sich auch in den benachbarten Gegenden auszubreiten, schlug er öffentliche Gegenmaßnahmen vor, mit deren Hilfe er Thessalien und das übrige Griechenland vor diesem Übel bewahrte. Er sandte nicht nur seine Schüler, sondern auch seine Söhne und seinen Schwiegersohn überallhin zu Bürgerschaften, damit diese die Gegenmittel und die Methoden, die Seuche abzuhalten, erläuterten. Hippokrates ließ, nachdem er klug die Windrichtung beobachtet hatte, sogar Wälder in Brand setzen, damit das Feuer – das so angefacht wurde, daß die Flammen in die Richtung schlugen, aus der der Pesthauch kam – die Luft reinigte.

In Athen nahm während des Krieges der Bundesgenossen[60] plötzlich eine gewissermaßen neue und ungewöhnliche Art von Krankheit ihren Anfang, die sich durch Ansteckung weithin auszubreiten begann. Thukydides schreibt, daß die Krankheit so schlimm gewesen ist, daß man ihre Gewalt nicht beschreiben kann, und so furchtbar, daß sie die menschliche Natur nicht ertragen kann.[61] Während des Fiebers entstand eine derartige Hitze, daß die meisten innerhalb von acht Tagen die Augen, Hände oder Füße verloren, gleich wenn sie durch ein Feuer zu Asche geworden wären. Die

60 Der Peloponnesische Krieg wird von Melanchthon hier in Anlehnung an Thukydides (Πελοποννήσιοι καὶ οἱ ξύμμαχοι) als bellum sociale bezeichnet.
61 Vgl. dazu und zum folgenden Thukydides, De bello Pelop. II, 48.

Krankheit verlief für fast alle tödlich. Medikamente jeder erdenklichen Art wurden ausprobiert. Man tat öffentliche Gelübde, die Hilfe von Gott bringen sollten. Als schließlich weder göttliche noch menschliche Bemühungen das Übel zu heilen oder abzuwenden vermochten, ließ man Hippokrates aus Thessalien kommen. Nach seiner Ankunft in Athen beobachtete er das Wesen der Krankheit sorgfältig und wies die Athener auf Heilmittel hin, mit deren Hilfe das Übel erstmals gelindert zu werden begann. Die Athener verliehen ihm deshalb im Theater öffentlich den Goldkranz und gaben ihm das Bürgerrecht. Hippokrates blieb in der Folgezeit in Athen, bis Alkibiades das Heer in Richtung Sizilien einschiffen ließ. Bei dieser Gelegenheit machte er sich die Athener durch seine erneute Hilfe gewogen. Als sie nämlich einen Arzt für das Heer suchten, hieß er selbst seinen Sohn Thessalos mit dem Heer nach Sizilien segeln.

Hippokrates wurde auch von Königen konsultiert. Der Perserkönig hatte ihn rufen lassen und eine sehr hohe Bezahlung in Aussicht gestellt. Hippokrates gab ihm jedoch zur Antwort, er sei zum Wohle seines Vaterlandes geboren worden, das er – wo es doch seiner Hilfe bedürfe – nicht im Stich lassen dürfe. Er zeigte in dieser Situation also, daß er seine Kunst nicht als Gewerbe betrachtete, sondern daß ihn seine Berufung dazu trieb, Menschen zu helfen. Hippokrates war ein Freund der Makedonischen Könige, denn er verbrachte einen Großteil seines Lebens in Larissa, Thessalien, was unweit von Makedonien liegt, und hatte dort sein Haus, seine Gattin und seine Kinder. Aus dieser Familie pflanzte sich später in ganz Griechenland die Medizin fort. Aus ihr entstammt auch – um das nebenbei einmal zu erwähnen – Aristoteles, dessen Vater Arzt der Könige von Makedonien war. Hippokrates soll auf folgende Art und Weise bei den Königen von Makedonien bekannt geworden sein. Weil sich Perdikkas so sehr in die Mätresse seines Vaters Alexander verliebt hatte, daß er Gefahr lief, an Auszehrung zu sterben, ließ sein Vater, nachdem er bereits andere Ärzte vergeblich konsultiert hatte, Hippokrates zu sich kommen. Als dieser keine andere wahrscheinliche Ursache für die Krankheit finden konnte, fiel ihm auf, daß der Jüngling beim Anblick der Mätresse seines Vaters einmal erfreut wurde, ein andermal seufzte, manchmal rot und manchmal blaß wurde. Der dahingehend befragte junge Mann gestand seine Liebe. So wurde also durch die Klugheit Hippokrates' der königliche Jüngling gerettet. Ich vermute allerdings, daß diese Begebenheit, die aus der Lebensgeschichte von Erasistratos stammt, auf Hippokrates übertragen wurde, denn von Erasistratos ist bekannt, daß er auf diese Art und Weise den Sohn des Seleukos, der sich vor Liebe zur Konkubine seines Vaters verzehrte, gerettet hat.

Wir wollen indes über die Dinge berichten, die für Hippokrates spezifisch sind und diesem kunstgewandten Mann wirklich zur Ehre gereichen. In der Zeit vor Hippokrates betrieben in Griechenland Empiriker und Gymnasten Medizin. Zu diesen zählte auch Prodikos. Dieser versuchte, wie Hippokrates in den „Epidemien" bemerkt, mit Hilfe von körperlichen Übungen Fieber zu heilen, und brachte die Kranken durch diese Art der Therapie um.[62] Weil Hippokrates die Fehler der Empiriker und Gymnasten erkannt hatte, rief er die Medizin zur Vernunft zurück und schuf so eine Kunst. Aber er widmete sich nicht wie Demokrit und etliche andere, die als Naturkundige bezeichnet werden wollten, nur müßigen Abhandlungen, sondern verquickte mit Experimenten und seiner Beobachtung auch Ursachenforschung und Vernunftschluß. Das ist das eigentliche Verdienst von Hippokrates. Und da er geboren wurde, um sich um die ganze Menschheit verdient zu machen, unterwies er zu Lebzeiten ohne jede Mißgunst sehr viele selbst und überlieferte in vollendeter Bildung die Kunst in schriftlicher Form.

Platon schreibt, die „Alten" hätten die Angewohnheit besessen, in gewissermaßen kurzen, orakelähnlichen Lehrsprüchen ihre Philosophie zu überliefern.[63] Darum scheint sich auch Hippokrates dieser kurzen Form der Darstellung bedient zu haben. In ihr liegt nämlich nichtsdestotrotz eine solche Fülle an Information, daß es scheint, Hippokrates habe im Geiste die gesamte Natur der Dinge vor sich gehabt und alle Teilbereiche der Physik umfassen wollen. Denn alles, was andere in dicken Büchern über die Beschaffenheit der Körper, die Ursachen für Krankheiten, die Anzeichen, die Symptome oder Heilmittel philosophieren, nehmen die Aphorismen Hippokrates' bereits vorweg. So oft ich in ihnen lese, beeindruckt mich das in wunderbarer Weise, wenn ich mir die Vielseitigkeit der Lehre und die Größe seiner Weisheit vor Augen führe. Auf sie gründen nicht nur die Disputationen der Ärzte, sondern auch Platon und Aristoteles haben sehr viel von ihm übernommen und machen daraus keinen Hehl. Sie erwähnen ihn vielmehr rühmlich, sooft sie ihn zitieren. Mir scheint Aristoteles' Physik, das heißt die Abhandlung über die Entstehung und das Vergehen von Körpern, über

---

62 Es handelt sich um den Arzt Herodikos von Selymbria. In der Überlieferung wird er vielfach als Prodikos bezeichnet. Die Kritik des Hippokrates' findet sich in Hippokrates, Epidemien 6,3,18: „Ἡρόδικος τοὺς πυρεταίνοντας ἔκτεινε περιόδοισι πάλῃσι πολλῇσι, πυρίῃ."

63 Zitat in dieser Form nicht nachweisbar. Am ehesten aus Platon, Phaidros 243 e.

die Beschaffenheit der Elemente und der Lebewesen zum größten Teil entweder direkt auf den Schriften des Hippokrates zu fußen, oder doch wenigstens auf dessen Lehre, die in der hippokratischen Familie, aus der – wie wir bereits erwähnt haben – Aristoteles hervorgegangen ist, eine wichtige Rolle spielte.

Wie groß das Verdienst dieses genialen Menschen ist, in der Lage gewesen zu sein, die Mannigfaltigkeit der Dinge in der Natur zu durchschauen, welchen großen Nutzen diese Arbeit für die gesamte Menschheit bedeutet – niemand kann das dem tatsächlichen Wert entsprechend zum Ausdruck bringen. Lediglich das will ich sagen: Ihr, die ihr euch diesem Studium gewidmet habt, möget euch mit ganzer Geisteskraft und von ganzem Herzen auf diesen Mann konzentrieren. Beschäftigt euch gerne mit seiner Lehre, aber folgt insbesondere auch dessen Beispiel. Ihr sollt zu dem Schluß kommen, daß man sich bei der Ausübung der Medizin nicht nur gewöhnlicher Beobachtungen und Erfahrungen bedienen darf, sondern vielmehr der Vernunft und der Lehre folgen muß. Denn Hippokrates hat sich darin selbst als erster hervorgetan, er lehrt eindringlich, daß andere ebenso handeln sollen und schreibt, daß ein philosophischer Arzt ein göttlicher Mann ist oder – um es mit seinen Worten auszudrücken – gottähnlich.[64] Sicherlich betont er dies deswegen, um uns zur Erkenntnis der Natur und der Krankheitsursachen zu ermuntern. Denn sie ist an und für sich schon dergestalt, daß einem Menschen nichts Besseres und Göttlicheres zuteil werden kann, aber auch so notwendig bei der Ausübung der Heilkunst, daß diejenigen, welche der Lehre nicht folgen, als Henkersknechte, nicht als Ärzte anzusehen sind. Bei einer derartigen Vielfalt von Krankheitsursachen und Umständen ist es nämlich unmöglich, daß dieselbe Erfahrung in jedem Falle Gültigkeit hat. Obwohl das ja nicht schwer zu verstehen ist, möge einer, den die Erkenntnisse der Fachkundigen nicht interessieren, dennoch einmal Beispiele dafür betrachten, was für ein Henkersamt jene Halsabschneider betreiben. Und derartige Beispiele finden sich weder selten, noch liegen sie im Dunkeln. Und gerade die guten Menschen müßte die Würde der Lehre und deren Anmut zum Lernen einladen. Denn was kann einem Menschen, der keine unnatürliche Veranlagung besitzt, überhaupt einen angenehmeren Anblick gewähren, als die Naturbeobachtung selbst? Da es nun nichts Schöneres und Besseres gibt als die Natur der Dinge, erfreut es einen also zu sehen, mit

---

64 Hippokrates, *De decenti habitu aut decoro liber* (Kuehn I, 70): „ἰητρὸς γὰρ φιλόσοφος ἰσόθεος."

welch wunderbarer Vernunft alles geordnet ist, und daß es überhaupt nichts gibt, aus dem nicht großer Nutzen erwächst. So ist auch Aristoteles der Ansicht, daß es in der Natur kein Ding gebe, an dem nicht irgend etwas bewunderungswürdig wäre, und daß rein gar nichts zufällig entstanden ist, sondern daß alles auf irgendeinen Zweck abzielt.[65] Die Erkenntnis dieser Dinge ist sowohl an sich sehr lieblich, weil wir eigentlich um ihrer willen erschaffen worden sind, sie birgt aber auch unzählige Nutzen in sich. Wenn dieser Sachverhalt auf Irgendwelche keinen Eindruck macht, so sollten sie doch wenigstens bedenken, daß sie nicht nur unverschämt, sondern auch gottlos sind, wenn sie Menschen in Lebensgefahr Heilung versprechen, obschon sie in der Kunst, die sie ausüben, nicht einmal mittelmäßig gut ausgebildet sind. Ein derartiges Vergehen wird auch von Gesetzen als strafbar bewertet, jene indes schützt entweder die Dummheit oder die Verkehrtheit der Menschen. Ich möchte über dieses Thema jetzt nicht länger sprechen, denn die Bücher unserer Autoren, die euch zum Erlernen der wahren Lehre anhalten, sind voll davon. Wie oft lassen sich Hippokrates oder Galen über dieses Thema aus? Galen hat ein ganzes Buch zu diesem Thema gegen Thessalos geschrieben. Wir haben nur nebenbei an diesen Punkt erinnert, um der Gleichgültigkeit unserer Zeitgenossen Einhalt zu gebieten. Man beschäftigt sich mit Künsten jeder Art, indes nicht so, daß man sie als wahrhafte Wissenschaft begreift, sondern so, daß man sich einen guten Ruf verschafft, mit Hilfe dessen man sich bei den Unerfahrenen gut verkaufen kann. Der gute Ruf, den schlecht ausgebildete Männer genießen, birgt gerade in unserem Beruf besonders große Gefahren, oder – wie Hippokrates unverhalten schreibt[66] – bringt denjenigen das Verderben, die solche Ärzte konsultieren. Dasselbe sehe ich auch in anderen Berufen geschehen.

Also komme ich wieder auf Hippokrates zurück, dessen Vorbild ihr, die ihr euch der Medizin widmet, vorzugsweise nacheifern sollt. Er ruft euch zu einer gründlichen Wissenschaft auf und er hat in seinen gelehrten Schriften die Grundlagen dazu gelegt. Er ist ein ehrenwerter Mann, den wir ob seiner göttlichen Veranlagung und seiner großen Verdienste lieben und preisen wollen. Und die Alten haben ihn nach ihrem Brauche sogar in die Reihen der Götter erhoben, eine Ehrung, wie sie nur den allerhöchsten Männern und denjenigen, die sich um die Menschheit höchstverdient gemacht hatten,

---

65 An vielen Stellen belegt; vgl. z.B. Aristoteles, 715 b 15: „[...] ἡ δὲ φύσις φεύγει τὸ ἄπειρον [...] ἡ δὲ φύσις ζητεῖ τέλος [...]."
66 Diesbezügliche Anspielungen sind zahlreich, so z.B. in Hippokrates, De arte (Kuehn I, 8).

zuteil wurde. Es ist nicht schwer zu sagen, welcher Art seine Sitten gewesen waren. Kein Beruf beruht so sehr auf Menschlichkeit wie der unsere, weil er dem Leben dient. Und es kann unmöglich geschehen, daß ein Arzt durch das Unglück der Menschen nicht angerührt wird, wenn er bei Kranken ist und die Schwachheit des Menschengeschlechtes betrachtet. Diese Dinge erwecken im Herzen Menschlichkeit. An Hippokrates nun erkennen wir das höchste Bestreben, sich um die Menschen wohlverdient zu machen. Es ist also gar nicht möglich, daß bei seiner so großen Weisheit die Sitten nicht die besten gewesen wären. Denn es ist nicht denkbar, daß ein Mensch, dessen Gedanken nur um schlechte Dinge kreisen, sich in gleicher Weise mit der Untersuchung solch großartiger Dinge befaßt. Und heroische Menschen werden durch eine Art göttliche Kraft nicht nur zur Erkenntnis der bedeutendsten Dinge, sondern auch zu allen Tugenden getrieben. Und allein für diese Art Mensch trifft das zu, was Philosophen sagen, daß bei ihr alle Tugenden im Verbunde vorliegen. Wiewohl Hippokrates' Eid – was einer längeren Erörterung bedürfte – existiert, in dem er sich selbst mit Verwünschungen belegt, falls er die Vorschriften nicht beachtet, kann man keinen Zweifel daran haben, daß er diesen seinen Vorschriften gerne und fromm gehorcht hatte.

Deshalb sollen sich alle, vorzugsweise aber ihr, die wir euch heute in den angesehen Stand der Mediziner aufgenommen haben, Hippokrates als Beispiel nehmen, das Wert ist, es kennenzulernen und nachzuahmen. Denn keiner kann beim Heilen Zuverlässigkeit und Sorgfalt gewährleisten, wie Hippokrates es verlangt und vorschreibt, wenn er nicht bei der gewöhnlichen Ausübung seiner Tätigkeit auch die Lehre hinzuzieht, die die Ursachen zu ergründen sucht. Denn auf diese Weise meinte Hippokrates, müsse es gehandhabt werden. Und weil es ihm gefährlich erschien, Medizin ohne diese Lehre zu betreiben, stellte er die Medizin auf eine Vernunftbasis. Es gibt nicht großartigeres, als Hilfe für das Leben von einem Menschen zu erstreben. Es gehört sich also für uns, daß wir ein Höchstmaß an Zuverlässigkeit und Geschicklichkeit, soviel wir durch intensivste Bemühungen und harte Arbeit erreichen können, zur Ausübung unserer Kunst, die voll Menschlichkeit sein soll, mitbringen.

De Physica

Erstdruck (Koehn 106):

ORATION= // NES DUAE, PRIMA // de Astronomia & Geographia, // Altera de Physica, habitae // Vuittebergae a Joachimo // Rhetico, professore // Mathematum. // Norimbergae apud Ioan. Petreium. //

Die Rede De physica (CR 11.555) datiert Koehn auf den 9. Februar oder 20. April 1542, wobei aufgrund der zu Beginn der Rede erwähnten Unruhen[67] der 20. April das wahrscheinlichere Datum für die Rede ist. Sie erschien erstmals in oben angegebenem Druck zusammen mit einer Rede über Astronomie und Geographie. Beide Reden schrieb Melanchthon für Rheticus. De physica wurde anläßlich einer Magisterpromotion in der Artistenfakultät vorgetragen. Der Hinweis von Rheticus zu Beginn der Rede ([...] de Mathematicis et saepe alias et nuper dixi [...]) läßt darauf schließen, daß die andere Rede vor der vorliegenden Deklamation gehalten wurde.

[Übersetzung:]

Der Friede ist die beste all der Gaben, die ein Mensch erfahren und besitzen kann. Eine einzige Friedensperiode vermag – wie ein Dichter das zum Ausdruck bringt – gerade unter Bürgern mehr zu bewirken als unzählige Siege. Deshalb wollen wir Gott um der Kirchen willen, die ohnehin schon in schlimmer Verfassung sind, und ferner zur Erhaltung der Überreste der Wissenschaften, seien sie auch noch so gering, um ewigen Frieden bitten. Laßt uns jetzt Gott, dem Vater unseres Erretters Jesus Christus dafür danken, daß er die panischen Unruhen, die hier ganz in der Nähe entstanden sind, beendet hat. Ich möchte darüber gar nicht viele Worte verlieren, weil zu hoffen ist, daß jetzt ewiges Vergessen über dieser Angelegenheit ruht. Durch diese Gefahr gewarnt wollen wir Gott nun aber mit größerer Frömmigkeit und Sorgfalt verehren, damit er sich den Kirchen und den Wissenschaften, die für das menschliche Leben vonnöten sind, offenbart. Wir erreichen dieses Ziel leichter, wenn wir unsere Zeit nicht für verschwenderisches Leben und unflätige Vergnügungen mißbrauchen, sondern uns überlegen, zu

---

67 Gemeint ist der Streit zwischen Kurfürst Johann Friedrich und Herzog Moritz von Sachsen um die Stadt Wurzen. In den Tagen vor Beendigung des Streites hatte Melanchthon versucht, diesen Zwist zu beenden (vgl. MBW 2940–2941). Am 15.4.1542 äußert er schließlich in einem Brief seine Dankbarkeit über die Niederlegung des Streites. Vgl. CR 4, 804, MBW 1942: „[...] quod tumultum inter Duces ortum sedavit".

welchem Zweck Gott den Staaten Frieden schenkt – nämlich damit die Jugend erzogen, ausgebildet und durch die Lehre geführt werden kann –, und wenn wir bei unserem „in der Toga ausgeübten Kriegsdienst" größeren Fleiß an den Tag legen. Nun, da gewöhnlich an dieser Stelle bei derartigen Versammlungen, um euch zu ermahnen, einmal über die Künste, ein andermal über Tugenden gesprochen wird, will auch ich heute eine Rede über die Wissenschaft von der Physik halten. Sie hat ihre Anfangsgründe in der Mathematik und entleiht bei ihr überall Beweise. Deshalb spreche ich – wie erst vor kurzem – immer wieder einmal über die Mathematik. Vielleicht tragen unsere unbedeutenden, kleinen Reden – Soldaten treiben nämlich nicht so sehr Worte, sondern ihr Naturell, ihr Schmerz und die Bedeutsamkeit der Sache an, und bei Sallust heißt es, daß „Worte noch keine Tapferkeit ergeben"[68] – nicht so viel dazu bei, die Zuhörer anzutreiben. Trotzdem aber bin ich der Ansicht, daß sie Menschen mit guter Veranlagung bei der Beurteilung der Künste von Nutzen sind, denn sie bieten Erklärungen, lehren, in welche Richtung man beim Lernen seine Fühler ausstrecken sollte, und mit welchem Stoff es sich besonders zu beschäftigen lohnt. Diese Ermahnungen an sich leisten also dennoch auch einen Beitrag zum Erwecken des Lerneifers. Schließlich glaube ich auch nicht, daß der Charakter der Heerführer völlig ohne Einfluß ist, denn sie treiben Soldaten nicht nur durch das Wort, sondern auch durch ihr kämpferisches Vorbild an. Durch eine Wohltat Gottes habt ihr hier an dieser Universität äußerst kenntnisreiche Lehrer, die Physik unterrichten. Diese reizen edle Gemüter für gewöhnlich durch die Güte der Lehrinhalte an und entfachen durch ihre Reden den Eifer. Ich habe keinen Zweifel daran, daß Menschen ohne verschrobenen Charakter durch deren Urteilskraft und Autorität begeistert werden. Weil die Rede jetzt die Ansichten des ganzen Kollegiums repräsentieren soll, habe ich beschlossen, über dieses Thema zu sprechen, damit ihr erkennt, daß alle über diese Art Wissenschaft dieselbe Meinung besitzen.

Der Vers bei Vergil, in dem es heißt „Glücklich ist der Mensch, der die Ursachen der Dinge erkennen konnte", ist bekannt. Auch wenn die menschliche Natur schwach ist, Klugheit oder Sorgfalt nicht alle Krankheiten bzw. gottgewolltes Unglück vermeiden können, wollen wir dennoch nicht glauben, das Leben sei vergebens durch so viele Künste geordnet, die der

---

68   Sallust, De coniuratione Catilinae, 58, 1: „[...] compertum ego habeo, militis, verba virtutem non addere [...]." Das Zitat stammt aus einer Rede Catilinas vor einer Schlacht.

Menschheit von Gott offenbart wurden. Bisweilen gewinnen Stürme die Oberhand über die Seemannskunst, aber nichtsdestotrotz: Deswegen wurde die Kunst, Schiffe zu bauen und zu rudern dennoch nicht vergebens geoffenbart. Manchmal geht die Saat durch Hitzewellen zur Unzeit zugrunde oder wird durch Platzregen regelrecht erstickt. Dennoch wäre es falsch, deswegen vom Ackerbau Abstand zu nehmen. Auf diese Art könnte ich über alle anderen Künste sprechen. Die Medizin kommt dem Leben oft zu Hilfe und besiegt tödliche Krankheiten, auch wenn das Übel manchmal stärker als die gelehrte Kunst ist. Die Physik ist der Grundstock der Medizin und wird jungen Männern infolge ihrer vielfältigen Nützlichkeit gewöhnlich gelehrt. Über sie möchte ich nun sprechen. Die ärztliche Kunst beinhaltet eine äußerst umfassende und für das menschliche Leben nützliche Ausbildung. Aber nicht alle Menschen können dieselbe Kunst ausüben. So sagt Aristoteles, daß eine Bürgerschaft aus einem Bauern und einem Arzt besteht, ein Staat aber noch mehr Künste bedarf.[69] Die Grundlagen der Physik werden daher nicht nur um der Erkenntnis oder der Ergötzung willen gelehrt, sondern damit sie in vielen Teilbereichen des Lebens dienlich sind. Auch wenn nicht alle die ärztliche Kunst ausüben, so bedürfen doch alle, die nicht auf barbarische Art und Weise leben, einer gleichsam allgemeinen Belehrung über die Grundstoffe, aus denen der Körper aufgebaut ist – wir nennen sie die Elemente –, über Temperamente, über die Funktionsweise und die Beschaffenheit der Glieder und Organe des Menschen, über Krankheitsursachen, und hinzufügen möchte ich ferner über die Bewegungen der Himmelskörper und die verschiedenen Effekte, welche diese Bewegungen begleiten. Ich erinnere mich daran, daß diese Belehrung Sache der Hausmütter gewesen ist, weil sie bei der Erhaltung der Gesundheit und der Erziehung notwendig ist. Es nützt allen, wenn sie gleichsam von zu Hause das Wissen darüber mitbekommen, wie man die Gesundheit erhält und seine Lebensführung gestaltet. Und es ziemt sich, daß wissenschaftlich Gebildete die Quellen dieser Abhandlungen kennen, die, wenngleich sie unbedeutend zu sein scheinen, dennoch einen großen Beitrag zur Belehrung der Studenten leisten können. Varro[70] war von Berufs wegen kein Arzt, aber dennoch rettete er in einer Provinz, die durch eine pestilenzartige, ansteckende Krankheit bedroht war, durch seine Vernunft und Achtsamkeit sich und sein

---

69 Aristoteles, Nikomachische Ethik 1133a.
70 M. Terentius Varro (116–27 v. Chr.), römischer Staatsbeamter und polyhistorischer Gelehrter.

Gefolge. Er befahl, daß alle Fenster geschlossen würden, außer denen, die nach Norden zeigten, denn von dort wehten rauhere Winde.[71] Wie ihr alle erkennt, entstammt dieser Vorschlag den Belehrungen während der Knabenzeit, die in der Physik die Verschiedenheit der Winde lehren. Galen berichtet davon, daß Kaiser Antonius seine Magenverstimmungen gewöhnlich dadurch heilte, daß er einen Tag lang nichts aß und einen Becher Wein trank, dem er etwas Pfeffer beigab.[72] Das sind Hausrezepte, aber wir könnten diese unmöglich ohne Kenntnis der Physik richtig anwenden. Denn für Antonius war es wichtig zu wissen, warum er sich mit Dingen, die beinahe wie Feuer brannten, therapierte. So bemerkte er, daß seine Magenverstimmungen von der Kälte des Magens herrührten. Wie viele Feldherren aus alter und jüngerer Zeit könnte ich aufzählen, die, auch wenn sie selbst keine Medizin betrieben, diese Philosophie dennoch zu ihrem und zum Wohle der Anderen zu Rate zogen. Alexander genoß in diesem Bereich eine außerordentlich gute Ausbildung, und er wußte, daß auch Achilles von Chiron die Medizin erlernt hatte, wie wir bei Homer lesen können.[73] Ich spreche jetzt nicht von der ganzen, eigentlichen Kunst der Ärzte, sondern rede über die allgemeine häusliche Ausbildung, die wir nicht entbehren können, wenn wir nicht auf geradezu tierische Weise leben wollen.

Ich möchte auch ein paar Beispiele aus der Kirche anführen. Schon Noah, Abraham, die Propheten und die Apostel kannten diese physikalische Lehre. Denn damit sie unter den übrigen Menschen irgendwie zu Ansehen kommen und sich viele durch ihre Wohltaten verbindlich machen konnten, war es Gottes Wille, daß diese Männer zusätzlich zur Verkündigung des Evangeliums die Heilkunst beherrschten, und er lenkte ihre Hände beim Heilen. Glaubt nicht, es stünde euch übel an, den Bemühungen dieser bedeutenden Männer nachzueifern, die trotz ihrer anderen schwierigen Aufgaben den Bau des menschlichen Körpers, die Temperamente und Heilmittel gegen Krankheiten erkundeten, der eine vielleicht mit mehr Eifer als der andere, aber dennoch kannten sie sich allesamt allgemein in der Physik aus, die man, ohne sie zu studieren, nicht erlernen kann. Als ersten Nutzen der Physik wollen wir also festhalten, daß sie ein kleiner Bestandteil der Medizin ist.

---

71 Varro, Rerum Rusticarum liber I, 5.
72 Kuehn XIV 660. Es handelt sich dabei um die Untersuchung des Kaisers durch Galen, der ihm Wein mit Pfeffer zur Linderung seiner Leibschmerzen empfiehlt.
73 Homer, Ilias 11, 832.

Es gibt aber noch viele andere Gründe, warum jungen Männern die Physik beigebracht wird. Ein Großteil ethischer Fragestellungen rührt aus ihr her, weil die Ursachen für tugendhaftes Verhalten in der Natur der Menschen zu suchen sind. Daher bedient man sich auch in Zivilangelegenheiten gerne der Physik. Platon schreibt, daß Perikles deswegen alle anderen Redner übertroffen habe, weil er ein aufmerksamer Hörer des Physikers Anaxagoras gewesen war.[74] Eine Unterweisung in der Physik bekräftigt des weiteren in uns auch ehrenwerte Gedanken an Gott und seine Vorsehung. Denn aus der Lehre von den Ursachen können wir den Schluß ziehen, daß es einen einzigen ewigen Geist gibt, der unermeßliche Macht besitzt, weise, von bester Gesinnung, und – wie Platon schreibt –, die Ursache des Guten in der Natur ist.[75] Es zeitigt jedoch keinen Erfolg, wenn man mit solchen Argumenten Menschen mit haltloser und träger Veranlagung zu dieser Lehre ermuntern will. Es kommt nicht selten vor, daß ich selbst alle Erkenntnisse der Physiker über Gott sammle, um die Blendwerke aus falschen Ansichten, die die Epikureer oder die Akademiker den Menschen vor Augen halten, deutlicher widerlegen zu können. Aus der Physik lernen wir, daß ein verständiges Wesen nicht von einem dummen abstammen kann oder zufällig entsteht. Der menschliche Geist ist ein verständiges Wesen und besitzt von Geburt an die unveränderliche Gabe, zwischen ehrbaren und schändlichen Dingen unterscheiden zu können. Es besteht also kein Zweifel daran, daß er von irgendeinem ganz vorzüglichen ewigen Geist abstammt. Wer sieht nicht ein, daß es bei einer Überlegung in hohem Maße nützlich ist, auch andere vernünftige Beweise zu Rate zu ziehen? Ich stimme aber trotzdem zu, daß sich die Überlegungen nach der göttlichen Stimme zu richten haben, durch die Gott sein Wesen und seinen Willen besonders deutlich offenbart. Ich komme nun deshalb zur Lehre der Kirche.

Ich weiß zwar, daß einst die Manichäer[76] und etliche andere besessen von fanatischem Wahnwitz in der Kirche für ungeheuerliche Unruhe gesorgt

---

74 Platon, Phaidros 269e.: „ΣΩ.·[...] ὁ Περικλῆς πάντων τελεώτατος εἰς τὴν ῥητορικὴν γενέσθαι. [...] πᾶσαι ὅσαι μεγάλαι τῶν τεχνῶν προσδέονται ἀδολεσχίας καὶ μετεωρολογίας φύσεως πέρι. τὸ γὰρ ὑψηλόνουν τοῦτο καὶ πάντῃ τελεσιουργὸν ἔοικεν ἐντεῦθέν ποθεν εἰσιέναι. ὃ καὶ Περικλῆς πρὸς τῷ εὐφυὴς εἶναι ἐκτήσατο. προσπεσὼν γὰρ οἶμαι τοιούτῳ ὄντι Ἀναξαγόρᾳ [...].“

75 Platon, Nomoi X, 896 D.E. „[...] ἀναγκαῖον τῶν τε ἀγαθῶν αἰτίαν εἶναι ψυχὴν [...].“

76 Benannt nach Mani (216–um 276). Mani entwickelte ein System auf der Grundlage der Magier-Religion, es ist geprägt von einem transzendentalen Monismus. Die Erscheinungswelt indes, einschließlich ihrer Prinzipien, ist dualistisch aufgeteilt. Das

haben, weil sie die Gedanken der Physiker in einen schlechten Zusammenhang gestellt hatten, es besteht aber kein Zweifel daran, daß die Kirche einer kenntnisreichen, unverfälschten Physik bedarf. Wenn irgendwelche Männer in unschicklicher Weise Unruhe gestiftet haben, so muß diese menschliche Torheit verflucht werden, und es darf nicht dazu führen, daß die Kunst, die eben jene mit Schande befleckt haben, getadelt wird. Man kann solche Menschen ganz leicht in die Schranken weisen, wenn man die richtigen Beweise anführt. Beispiele zeigen, daß auch die alten Bibelinterpreten auf die Physik nicht verzichten konnten. Deswegen gab nämlich auch Nisenus[77] einen langen Kommentar über die Körperteile des Menschen heraus. Und wieviel Physiologisches findet sich bei anderen, wenn sie sich mit den Teilen und Aufgaben der Seele auseinandersetzen! Wie oft ist es bei schwierigen theologischen Streitfragen notwendig, sich über Gegenstände zu unterhalten, deren feine Unterschiede nur in der Lehre der Physik verständlich werden!

Es liegt viel daran, die Unterschiede zwischen den Bestandteilen der Seele zu kennen, weil zwischen diesen Teilen große Uneinigkeit herrscht. Im menschlichen Geist verankert liegt das Gesetz Gottes, er weist auf Gottes Wohltaten hin und lehrt, daß auf Ungehorsam Strafe steht. Der andere Teil der Seele aber, den man den begehrhaften nennt und der im Herzen seinen Sitz hat, wird weder durch diese Wohltaten dazu gebracht Gott beständig zu lieben, noch erfüllt es ihn mit Schaudern, wenn er, damit er Gottes Zorn und Strafe fürchtet, an erschreckende Beispiele aus allen Zeiten erinnert wird. Wie oft ist es notwendig, über die Quelle und den Sitz der Affekte zu sprechen! Und man muß Zuneigung und schädliche Gemütsbewegungen voneinander unterscheiden können. Das wird einer niemals richtig zustande bringen, der sich die Physik, die in Schulen gelehrt wird, nicht angeeignet hat. Manchmal beobachten wir, wie selbst alte, alles andere als schlechte Autoren bei diesen Themen wie im Leime kleben bleiben, weil sie keine Ahnung von Physik haben. Wie oft kam es in der Kirche schon zu

---

Böse beherrscht die Welt der Materie, in der die Seele als Teil des guten Gottes eingesperrt ist. Mani versteht sich als Paraklet und setzt die Reihe der Propheten (Adam, Zarathustra, Buddha, Jesus) fort.

77 Gemeint ist Gregor, Bischof von Nyssa (ca. 330–395) und dessen „De hominis opificio". Bereits in der Widmungsvorrede zum Commentarius de anima an Hieronymus Baumgartner hatte Melanchthon auf dessen Bedeutung aufmerksam gemacht. Vgl. CR 3, 909; MBW 2361: „[...] etiam extant veterum Theologorum commentarii de Anima, ut Gregorii Nysseni [...]." Zu Gregors Verständnis der Medizin siehe Keenan, Mary Emily, St. Gregory of Nyssa and the Medical Profession, in: Bulletin of the History of Medicine 15 (1944), 150–61.

Meinungsverschiedenheiten über die göttliche Vorsehung! Und wie wird da einer die Meinungen der Stoiker und der Peripatetiker widerlegen können, wenn er sie gar nicht kennt? Die Physik ist indes nicht nur in den bisher von mir angesprochenen Punkten von Nutzen. Bei der Auslegung der himmlischen Lehre stößt man allenthalben auf Stellen, die sich auf die Physik beziehen. In solchen Momenten ist es dann eine große Hilfe, wenn man sein Wissen über deren Grundlagen in die Auslegung des Wortes mit einfließen lassen kann, so wie es für einen Architekten oder einen Bildhauer sehr hilfreich ist, wenn er einigermaßen malen kann. Eine gewaltige Zierde für die Kirche ist Bildung, wenn diese nicht nur die Erkenntnis von Worten, sondern gewissermaßen die ganze Bandbreite der Dinge beinhaltet. Denn unmöglich kann man sich ein Urteil bilden, ohne irgendwie alle Dinge zu beachten und zu vergleichen, und eine Rede besitzt keinen Nachdruck und ist wirkungslos, wenn sie nicht guten Inhalten entspringt. Wir kennen den Vers: Richtig Schreiben zu können ist die Grundlage und der Ursprung. Wir müssen uns also auch mit der physikalischen Lehre befassen, wenn wir wollen, daß die Kirche nicht ungebildet ist. Dabei müssen wir auf viele Dinge achten. Ungebildete irren, weil sie ihren Verstand nicht innerhalb der sicheren Grenzen der Wissenschaft betätigen, sehr leicht vom Weg ab und sind schwieriger zur Vernunft zu bringen, weil sie die Gesetzmäßigkeiten nicht kennen und beachten, denen man als Lehrender wie einer Richtschnur folgen sollte, und weil sie schließlich nicht die richtigen Grundlagen haben. Wenn wir diesen Schaden vermeiden wollen, ist es sicherlich äußerst notwendig, daß der Geist in einem wahrhaftigen Unterricht verbessert und gelehrt wird. Ihr kennt die Verirrungen der Widertäufer. Es liegt indessen auf der Hand, daß diese von ungebildeten Menschen ausgingen und verbreitet wurden. Deshalb wird es, wie das früher geschah, zu mannigfachem Wahnwitz kommen, wenn das Licht der Bildung in der Kirche einmal erloschen sein wird. Für die Fürsten gehört es sich eigentlich, die Beschäftigung mit den Wissenschaften zu unterstützen. Da das aber nur wenige interessiert, wollen wir uns um so mehr anstrengen, um diese Zierde der Kirche nach Vermögen aufrecht zu erhalten. Das ist für unsere Reihen der eigentliche Kriegsdienst, und Gott wird ihn unterstützen und belohnen, auch wenn uns die Zentauren keine Beachtung schenken werden und viele unangenehme Momente zu ertragen sein werden. Ihr wißt aber, daß es die Pflicht der Tugend ist, die richtigen Dinge zu tun und den Mitmenschen zu nützen, auch wenn das Volk undankbar ist. Besonders wir in der Kirche sollten dieser

Überzeugung sein, obgleich die Wogen des Hasses gegen wohlverdiente Menschen hier heftiger und wilder sind. Welchen Dank ernteten Jesaja und Jeremia für ihre höchsten und göttlichen Wohltaten? Durch deren Vorbild wollen wir uns dazu ermuntern, diese heilsame Lehre für die Nachwelt zu erhalten, und wir wollen festhalten, daß Gott seinen Heerzug nicht im Stich lassen und es nicht zulassen wird, daß die himmlische Lehre vollends getilgt wird. Diese Hoffnung wollen wir in den Mühen, die unseren Heeresdienst begleiten, nicht sinken lassen und uns an ihr aufrichten.

De dignitate et utilitate artis medicae

Erstdruck (Koehn 145) bei Veit Kreutzer:

ORATIO // DE DIGNITATE ET // VTLITATE ARTIS // Medicae, habita a
Clariss. uiro D. // Melchiore Fendio Doctore // Medicinae cum gradus do= //
ctoris decerneretur doctissi= // mo uiro Petro Sibyleno // Torgensi 7. Au= //
gusti // Anno. 1548. // VITEBERGAE. //

Anläßlich der Promotion von Peter Sibilinus aus Torgau am 7. August 1548
deklamierte Melchior Fend die Rede De dignitate et utilitate artis medicae
(CR 11.806). Die anläßlich dieser Feier ebenfalls vorgetragene quaestio findet sich im CR 10.775.

[Übersetzung:]

Zu Beginn danke ich dem Ewigen Gott, dem Vater unseres Herren Jesus
Christus, dem Schöpfer der Menschheit, und zugleich seinem Sohn, unserem Herren Jesus Christus, und seinem Heiligen Geist. Ich danke ihm dafür,
daß er – so wie er seine Kirche in wilden Zeiten bewahrt – auch wenn wir
Schiffbruch erlitten haben, die Bretter in seiner wunderbaren Güte wieder
zusammenliest, so daß die Stimme des Evangeliums bis auf den heutigen
Tag unverfälscht auf öffentlichen Versammlungen, in den Kammern aller
Frommen beim Gebet und beim Unterrichten der Jüngsten ertönt, und daß
ferner das Studium der wahren Philosophie nicht nur halbherzig und wenig
aufmerksam, sondern auch ohne abenteuerliche Vorstellungen betrieben
wird. Gott, die Quelle der Weisheit, bitte ich, er möge euch weiterhin bewahren und lange Zeit Frieden bei eurer Beschäftigung mit der Wissenschaft erhalten.

Weil heute nun einem in der Heilkunst ausgebildeten Mann ein Zeugnis
über seine Gelehrsamkeit zuerkannt werden soll, und es schöner Brauch ist,
bei derartigen Versammlungen über die Kunst an sich zu sprechen, erscheint es mir, wenngleich die Beredsamkeit keines Menschen der Bedeutung dieser Kunst gleichkommt, trotzdem notwendig, die Jüngeren durch
eine wie auch immer geartete Rede nachdrücklich zu erinnern. Weil den
Nutzen der Naturbeobachtung alle vor Augen haben, und ihre Würde so
groß ist, daß keiner sie in Form einer Rede genügend gut darstellen kann,
werde ich keine Lobrede halten. Vielmehr möchte ich lediglich tadeln und
nicht nur die Jüngeren, sondern vielmehr uns alle ob unserer Undankbarkeit

und Faulheit, denn beides ist aus verschiedenen Gründen in höchstem Maße schändlich.

Die Herzen der Menschen sind derartig hart, daß es einen nicht Wunder nimmt, daß die „Alten" sich vorstellten, Menschen seien aus Steinen entstanden. Wir alle machen seit der Stunde, in der uns die Hände der Hebammen aus dem Leib der Mutter gezogen haben, durch alle Lebensabschnitte hindurch Gebrauch von den zahllosen Wohltaten der Medizin. Trotzdem denken viele Menschen nicht daran, daß diese Kunst ein Geschenk Gottes ist, und unterlassen es, Gott als dem Geber der Heilmittel und Offenbarer der Kunst zu danken. Ohne große Achtung urteilen und sprechen sie über diese Kunst. Die Mütter selbst sind nach der Geburt des Kindes unzähligen Krankheiten ausgeliefert, die ohne ärztliche Hilfe nicht geheilt werden könnten. Gemeinhin lehrt uns die Erfahrung, daß, wenn Müttern Gefahren drohen, Medikamente nicht nur zur Schau eingesetzt werden, sondern wirklich effizient und heilsam sind. Oft müssen in der Stillzeit die Brüste behandelt, oft muß der Schlaf künstlich wiederhergestellt werden. Die Gefahren für den Mutterleib sind beinahe unermeßlich. Die Kinder schließlich haben alle wunde Stellen, so daß sie nicht reifen würden und sich andere Krankheiten zuzögen, wenn nicht die Heilkunst Hilfe brächte. Ich breche die Aufzählung an dieser Stelle ab, weil sie nicht einmal in dicken Büchern erschöpfend zusammengefasst werden könnte. Nur deswegen führe ich die Jüngeren ganz an die Anfänge des Lebens zurück, damit sie, wenn sie bedenken werden, daß sie den Müttern Dank schulden, sich gleichzeitig überlegen, wieviel sie der ärztlichen Kunst verdanken, die keine Wöchnerin und kein Kind entbehren kann. Bei dieser Überlegung mögen sie nicht nur die Sorgfalt von Menschen und Medikamente vor Augen haben, sondern auch die Güte Gottes erkennen. Denn er hat die Heilmittel gegeben und deren Nützlichkeit gezeigt, um die Beschwerlichkeiten dieses Lebens einigermaßen zu lindern. Die Meinung jenes Zyklopen jedenfalls ist eines Menschen unwürdig, der sagt, er fürchte weder Jupiters Pfeile noch heftige Unwetter oder Unfruchtbarkeit der Erde, weil Felsen seiner Höhle Schutz böten, und er in ihr seine Schafherde habe, von der er sich ernähren könne.[78] So ähnlich klingt die Rede vieler ungebildeter Barbaren, die das Maßhalten zum Schutze der Gesundheit und – bei Gefahren für unser Wohlergehen – alle Medikamente verachten. Sie bedenken nicht, daß Heilmittel und die Kunst

---

78   Homer, Odyssee IX, 276.

Geschenke Gottes sind. Diese Zyklopen liegen vielmehr mit Gott und der Natur im Kriegszustand.

Aber gut veranlagte Menschen sollen zunächst einmal wissen, daß die ganze Schöpfung bezeugt, daß diese Welt nicht zufällig entstanden ist, sondern von einem unsterblichen Schöpfergeist geschaffen und gestaltet wurde, dann, daß auch der Mensch ein Wissen besitzt, das mit dem göttlichen Geist in Einklang steht und die richtige Auswahl der Dinge gewährleistet. Sie sollen wissen, daß unsere die Natur und die Sitten betreffenden Ansichten mit dem göttlichen Geist harmonieren müssen. Gott bekräftigt, daß das Leben, die Gesundheit und das, was dem Schutz des Lebens dient, wertvolle Güter sind und von ihm geschaffen wurden. Er heißt uns diese göttlichen Geschenke zu genießen. Wir wollen diese Gaben erkennen, sie hochschätzen und dem Schöpfer dafür danken. In den Sprüchen Sirach steht geschrieben:[79] Ehre den Arzt, Gott gab ihn aus Notwendigkeit. Dieser Spruch bestätigt, daß der Gebrauch von Medikamenten und der Heilkunst notwendig ist, wie es täglich auch Beispiele unter Beweis stellen. Sirach fügt ausdrücklich hinzu: Der Höchste ließ Heilpflanzen aus der Erde wachsen, und die Heilkunst stammt von Gott. Denn erstens sind die Heilmittel nach dem Ratschluß des Schöpfers so verschieden, daß die einen diese Krankheiten bekämpfen und die anderen jenen Körperteilen zuträglich sind, und zweitens wird das Denken des Arztes von Gott gelenkt und Gott trägt zum Erfolg bei. Deshalb wollen wir – in Anbetracht des Nutzens, den wir daraus haben, und um der Güte Gottes willen – die Heilmittel und diese Kunst hochschätzen.

Hingegen bin ich der Ansicht, daß sich vernünftige Menschen nicht allein wegen ihres Nutzen an der Naturbeobachtung erfreuen, sondern eher darüber, daß die enorme Verschiedenartigkeit der Natur wie ein Theater ist, in dem so hervorstechende Zeugnisse von Gott dem Schöpfer zu sehen sind. Zunächst einmal wird deutlich, wie die Form dieser Behausung kunstvoll erschaffen wurde, und ebenso jener wunderhübsche Weltbau, in dem die Gestirne ihre Bahn ziehen, so daß sie Tage, Monate, Jahre, Sommer und Winter bestimmen, daß jede Jahreszeit einen ganz anderen Charakter hat, und daß die Erde jährlich zu einer ganz bestimmten Zeit Früchte hervorbringt. Welche große Kunstfertigkeit findet sich dann aber in der Natur des Menschen! Der Unterschied zwischen Wissen und Unwissenheit nimmt im Gehirn einen Stellenwert ganz ähnlich wie am Himmel der Unterschied zwischen Licht und Finsternis ein. Im Gehirn leuchtet hell das Wissen und

---

79   Vgl. dazu und zum folgenden Sirach 38, 1–15

wird dort wohl verwahrt. Das Gehirn besitzt ein gewissermaßen göttliches Licht, des weiteren viel zusätzliches Wissen, das als Richtschnur für das Leben dient, indem es Unterscheidung ermöglicht und Ordnung lehrt, wie zum Beispiel die Zahlen, eine Vorstellung von Regeln und Folgen, das Vermögen zwischen Ehrbarem und Schändlichem zu unterscheiden. Durch eine ewige, unverrückbare Schranke werden so Dinge, die man tun und solche, die man lassen sollte, voneinander unterschieden. Daß dies zufällig oder nur aus Materie entstanden sein soll, ist unmöglich. Die Natur der Dinge fordert es also geradezu, daß es einen Gott gibt, und daß dieser weise, gut und wohltätig ist, Verbrechen bestraft und die menschliche Gemeinschaft behütet.

Ich werde jetzt nicht über den ganzen Aufbau des menschlichen Körpers, über Bäume und Pflanzen sprechen. Lediglich erinnern werde ich daran, damit die Jüngeren bei dieser derart großen Menge die verschiedenen Anwendungen und Wirkungen vor Augen haben. Odermennig und Endivien sind gut für die Leber; Philitis, Steinfarren, Tamariske, großer Bathengel für die Milz; Safran, Sandelholz, Rosmarin, Cirsiumkraut, Koralle und Gold für das Herz; Buckelkraut, Melisse, Mutterkraut, Flohkraut und wildes Aurin für die Gebärmutter; Süßwurz, blaue Lilie, Adorn für die Lunge; Hysop, Alantwurz, Mauerrauten, Eberwurz für die Brust; Salbei, Majoran, Rosen, Goldranke für das Gehirn; Fenchel, Schellwurz, Borretschkraut für die Augen; Malve, Steinklee, Eberwurz für die Nerven; die Purgierwinde und Rhabarber ziehen besonders die gelbe Galle; Lerchenschwamm, Poley und Aloe den Schleim; Engelfüß und Senetbaum die schwarze Galle. Eine längere Aufzählung soll an dieser Stelle nicht erfolgen. Daß diese beinahe unermeßliche Einteilung der Wirkkräfte, die in den Kräutern ewig bestehen bleibt, zufällig entstanden ist, widerspricht jeder Vernunft. Weil es also offensichtlich ist, daß der Schöpfer – die menschliche Natur vor Augen – ihr diese Hilfe zur Seite gegeben hat, kann es gar nicht anders sein, als daß er Sorge für die Menschheit trägt. Was also ist ehrenwerter und für einen Menschen schicklicher, als in der Natur die Spuren der Gottheit zu suchen und die Lehre von Gottes Vorsehung als wahr zu bekräftigen, Gott als den Schöpfer und Beschützer der Menschheit anzuerkennen; was ist ehrenwerter, als zu begreifen, daß Gottes Geist und Wille so beschaffen ist, wie er es durch das Licht, das er in uns ausgegossen hat, beispielhaft gezeigt hat, ihn von diesen üblen Charakteren zu unterscheiden, in denen diese Ordnung verworren ist, und schließlich seine eigenen Absichten und Lebensgewohnheiten an jener Richtschnur zu orientieren, die mit der göttlichen Norm sinngemäß übereinstimmt. Alle die bei klarem Verstande sind, erkennen, daß dieses Verhalten völlig gemäß der Natur ist, nicht jedoch die zyklopischen Ansichten, die die Epikureer in unsinniger Weise vertreten, daß alles zufällig aus Atomen zusammengeflossen ist, daß alles sich ohne Ordnung und lenkenden Sinn bewegt und vermischt, und daraus dann andere Welten und Arten entstehen. Es zeugt nicht nur von Weisheit, solchem Unsinn entgegenzuwirken, sondern beweist eine Gott willkommene vortreffliche Tugendhaftigkeit. Dafür wird einem göttlicher Lohn zuteil. Um nun aber den Lügen und Tollheiten der Epikureer klarer und mit größerer geistiger Standhaftigkeit entgegnen zu können, muß durch die Betrachtung der wunderschönen Ordnung in der Natur die eigene Überzeugung von Gottes Vorsehung aufs sorgfältigste gestärkt werden, muß man sich die Teile der Natur, den Aufbau der Gliedmaßen und die der Lehre entsprechende Erfahrung im Umgang mit Medikamenten oft vor Augen führen.

Wie oft sich Menschen auch unvorsichtigerweise durch einen leichtsinnigen Fehler in tödliche Gefahr bringen, so oft wendet ein scharfsinniger Arzt auf der anderen Seite mit bisweilen gewöhnlichen Heilmitteln diese tödlichen Gefahren ab. Viele Beispiele könnte ich jetzt anführen. Allerdings glaube ich, daß die meisten von euch viel darüber gelesen oder gehört haben. Weil also die Heilkunst für das Leben beim Schutz der Gesundheit am allernützlichsten ist, infolge ihres Wissens um die höchsten Belange derartige Würde besitzt, von göttlichen Lobpreisungen gerühmt wird und deutliche Beweise für Gottes Vorsehung bietet, muß sie zweifellos erstrebenswert, wissenswert und verehrungswürdig sein. Deswegen schuldet man auch denjenigen guten und gebildeten Männern Ehre, die Wächter und Verbreiter dieser so bedeutenden Lehre sind und dem Leben der Menschen so oft Beistand leisten. Immer schon war diese Sorte Menschen mit besonderen Teilbereichen der Philosophie vertraut. Ich bin der Ansicht, daß seit den ersten Vätern – Adam, Noah, Abraham und Joseph – die Lehre von den Bewegungen der Himmelskörper und von den Heilmitteln in den besseren Familien weitergegeben wurde, und dann so gut wie nur immer möglich von denjenigen, die der ärztlichen Profession nachgingen, aufrecht erhalten wurde.

Schon an und für sich aber ist das Wissen um so viele Dinge – um die Bewegungen der Himmelskörper, den Aufbau des menschlichen Körpers, die Ursachen für Veränderungen in Körpern, um Krankheiten und Heilmittel – eine Zierde. Eine viel größere Zierde indessen ist es, dieses Wissen zum Wohle der Menschen einzusetzen. Gott hat den Menschen nämlich aus folgendem Grunde Weisheit geschenkt: Erstens, damit er selbst als Quelle der Weisheit erkannt wird, und zweitens damit diese möglichst vielen Menschen zum Heil dient. Alle diejenigen, die diese Kunst gewissenhaft ausüben, müssen also viele Tugenden in sich vereinen: Bildung, Sorgfalt, Redlichkeit, Beharrlichkeit, Klugheit, Geduld bei der Durchführung vieler beschwerlicher Aufgaben. Es ist also völlig gerechtfertigt, einem solchen Arzt mit Ehrenbezeigungen jeder Art zu danken. Aber nicht nur das Volk ist in dieser Hinsicht sehr undankbar, auch die Mächtigen sind es. Es gibt wohl kaum eine andere Berufsgruppe als Ärzte, die öfter erfahren muß, wie wahr das geflügelte Wort „Undankbarkeit ist der Welt Lohn"[80] ist. Dennoch sollten gute Menschen zunächst einmal überlegen, was sie Gott als dem Stifter des Lebens und der Heilmittel verdanken, dann, welch große Achtung man vor der Lehre haben muß, schließlich, was man der Mühe, der Zuverlässigkeit und dem Tun der Ärzte an Dank schuldet. Wenn weise Herrscher dies bedachten, standen bei ihnen Ärzte in hohem Ansehen, wie bei Hiskia Jesaja[81], bei Darius Democedes, den er auf einem mit Gold und Silber beladenen Schiff in die Heimat zurückfahren ließ,[82] bei Alexander der Philippus, bei Antigonus der Diokles, bei Antiochus Erasistratus, bei Augustus der Antonius Musa, bei Antonius Galen, und so weiter. Und so wie die Lehre, die wir sorgfältig betreiben, ein besonderer Bestandteil der Philosophie ist, so soll auch unsere Gesinnung eine philosophische sein, das heißt: Auch wenn etliche undankbar sind, wollen wir dennoch um Gottes und der Tugend willen den Besitz dieser Lehre bewahren und vielen Gutes tun. Besitzen wir eine solche Gesinnung, werden unsere Arbeit und unsere Familien Gott am Herzen liegen.

Euch, ihr Jüngeren, halte ich dazu an, Nutzen und Würde unserer Kunst zu bedenken, in euren Herzen ein inniges Verlangen nach dieser Lehre zu erwecken und bei der Naturbetrachtung Gottes Spuren sorgfältig in Augenschein zu nehmen. Denn diese Spuren zeigen uns – wie Paulus schreibt[83] –, daß er so nahe bei uns ist, daß man ihn beinahe mit den Händen greifen kann. Ihr sollt Gottes Strafe fürchten und ihn reinen Gewissens anrufen. Ich möchte, daß auch ihr mit mir zusammen ins Gebet einstimmt: Wir rufen dich an, allmächtiger Gott, himmlischer Vater unseres Herren Jesus Chri-

---

80 Freie Übersetzung von: „Post munus illico senescit gratia."
81 Vgl. Jesaja 38.
82 Herodot III, 135.
83 Apostelgeschichte 17, 27.

stus, Schöpfer des Himmels und der Erde, Schöpfer der Menschen und deiner Gemeinde, mitsamt deinem Sohn, unserem Herren Jesus Christus und deinem Heiligen Geist, und bitten dich, du mögest um deines Sohnes, unseres Herren Jesus Christus willen, der nach deinem Plane den Opfertod für uns starb, unser Mittler und Fürbitter ist, uns mit deinem Heiligen Geiste lenken und die Bemühungen um die Lehre und Wissenschaft leiten. Du wollest uns ein ruhiges Dasein ermöglichen und jetzt und immerdar deine ewige Gemeinde unter uns versammeln.

De vita Avicennae

Erstdruck (Koehn 162) mit der Rede De consideranda sympathia etc. bei Veit Kreutzer:

ORATIO // DE CONSIDERANDA // SYMPATHIA ET AN= // tipathia in rerum natura, Re= // citata a Iacobo Milichio Do= // ctore artis Medicae, cum // decerneretur gradus, Do= // ctori Vito Ortel, // VVinshemio. // VVITEBERGAE. // ANNO // M.D.L. //

Die Avicennavita (CR 11.826) wurde wahrscheinlich anläßlich der Promotionsfeier von Guarus Wigand am 13. November 1548 vorgetragen, der einzigen von Milich in den Jahren 1548/49 vorgenommenen Promotion. So schreibt Melanchthon am Tag nach der Promotion an seinen Freund Michael Meienburg, er sei durch eine Rede aufgehalten worden, die er ihm ebenfalls mitschickte.[84] Der Hinweis „[...] quia post iter Doctoris Milichi retinat me promotio Medica",[85] läßt darauf schließen, daß Milich keine Zeit gehabt hatte, die Deklamation zu verfassen und daher Melanchthon für ihn einsprang. Die andere im oben genannten Druck erhaltene Deklamation trug ebenfalls Milich am 4. Februar 1550 bei Veit Oertels Promotion zum Dr. med. vor.

[Übersetzung:]

Diese gesamte Welt ist wie ein wunderbarer Schauplatz, in dem Gott selbst erkannt werden will, und in dem nach seinem Willen die deutlichen Zeugnisse seiner Gegenwart, Weisheit und Güte in Augenschein genommen werden sollen. Der Baumeister hat in seiner unendlichen Weisheit deshalb eine solch vielfältige Kunstfertigkeit bei der Konstruktion, der Anordnung, den Figuren, Bewegungen und Kräften angewandt, damit die Menschen zu der Aussage gezwungen werden, daß dieses herrliche Werk nicht zufällig zusammengeweht wurde, sondern daß es wahrlich einen Schöpfergeist gibt, und daß sie diese unerschütterliche Anerkenntnis zum Schluß führt, daß Menschen diesem Schöpfergeist unterworfen sein sollen, daß unsere Lebensgewohnheiten sich nach jener Richtschnur ausrichten müssen, die in ihm als dem Schöpfer liegt, der die Strahlen seines Lichtes in uns ausgegossen hat, und daß dem Schöpfer selbst wahrhaftig Ruhm gebührt. Daß aus diesem triftigen Grunde die Naturbeobachtung unabdingbar ist, ist augen-

---

84   M. an Michael Meienburg vom 14.11.1548; CR 7, 91, MBW 5348.
85   Ebd.

scheinlich. Wir wollen schließlich auch durch den Nutzen, der uns daraus erwächst, angetrieben werden. Zum Schutz des Lebens muß aus der Vielfalt der Dinge das herausgefunden werden, was uns einesteils als Nahrung für unsere Körper und andernteils als Heilmittel dient.

Auch wenn ich aber die Bemühungen und die Intention derjenigen schätze, die, indem sie Lobreden auf die ärztliche Kunst halten, einigermaßen zeigen, daß die Naturbeobachtung süß und nützlich ist, so ist dennoch die Fülle des Stoffes so groß, daß man kaum ein paar wenige Teile aus dieser großen Masse auswählen, vorstellen und erläutern kann. Ich gestehe also, daß mich der Umfang des Themas abschreckt und ich somit keine Rede zum Lobe der Kunst, das heißt über die Betrachtung der Natur halten kann. Indessen beklage ich dennoch meine und die Trägheit aller; wir sind nämlich allesamt bei der Naturbeobachtung und der Bewunderung des Schauplatzes Gottes nachlässiger, als sich das gehören würde, und zwar obgleich Gott uns zu diesem Studium einlädt, und es nichts Angenehmeres als diese Betrachtung gibt. Für die Gesundheit und das Leben wäre derartige Aufmerksamkeit sicherlich von größtem Nutzen. Niemand kann ein genügend aufmerksamer Naturbeobachter sein. Und trotzdem müssen alle Menschen mit guter Veranlagung zu dieser Betrachtung angehalten werden, zumal sie einem Menschen am besten ansteht. Ja, da schließlich auch Gott auf diese hinweist, bitte ich auch ihn selbst, den Schöpfer der Natur, er möge das Interesse vieler Menschen auf dieses Studium lenken und es ihnen ermöglichen, bei dieser Betrachtung auch ihn selbst zu erkennen, ihn anzubeten und zu preisen. Die Sorgfalt der Ärzte ist lobenswert, denn wenn auch kein Mensch allein die gesamte Natur entschlüsseln kann, so haben diese dennoch viele Teilbereiche bekanntgemacht und erläutert und erhalten das Wissen um diese Dinge der Menschheit. Es ist nützlich in ihren Schriften zu lesen, nicht nur in den griechischen, sondern auch in denen, die bei anderen Völkern zu anderer Zeit verfaßt wurden. Vieles in der Natur und der Kunst, was den Griechen noch unbekannt gewesen war, haben in jüngerer Zeit die Araber entdeckt. Dabei sind viele durch die Natur der Gegenden, in denen sie sich aufhielten, inspiriert worden. Sehr ertragreich was Medikamente betrifft sind nämlich Syrien, Arabien, Ägypten, die Cyrenaika, Afrika und Spanien. Und gerade alle diese Länder haben die arabischen Autoren bereist. Die Araber waren ein Volk reich an scharfsinnigen Männern und von jenem einzigartigen Eifer beflissen, den sie von ihren ältesten Vätern, von Hiob und ähnlichen Männern ererbt hatten. Und obgleich die meisten der

Kunst viele Verfälschungen beigefügt haben, hat dennoch keiner der arabischen Autoren die Kunst in reinerer Form als Avicenna selbst überliefert. Um nun den Studenten Avicenna ans Herz zu legen, habe ich beschlossen, über sein Leben und seine Bemühungen zu sprechen.

Avicenna wurde im Jahre a.D. 1145 in der Stadt Edessa in der Commagene[86] geboren, die am Euphrat liegt und unter der Herrschaft des Perserkönigs stand. Sein Vater war adlig und hieß Halis, seine Mutter Kithara war die Tochter eines persischen Satrapen. Sooft Avicenna seinen Vater erwähnt, nennt er ihn „Fürst", eine Anrede, die später auf den Sohn überging. Als Knabe wurde er von seinen Eltern einem einheimischen Lehrer anvertraut, der in dieser Gegend für seinen Verstand und seine Lehre berühmt war. Als dieser Lehrer bemerkte, daß der Junge wissenschaftlich begabt war, ließ er ihn schon bald, nachdem er die Grundzüge der Sprache erlernt hatte, Dialektik, Geometrie und Astronomie lernen. Man sagt, Avicenna habe sich außerordentlich an der Lektüre Euklids erfreut, so sehr, daß er einen kurzen Abriß über diesen Schriftsteller verfaßt hat. Er blieb bis zum Alter von 18 Jahren bei seinem Hauslehrer in der Ausbildung. Sobald nun aber der Vater Avicennas, der selbst hochbegabt war, an seinem Sohn die außerordentliche Begabung und ein aufgewecktes Naturell bemerkte, wollte er ihn an den Hof des Perserkönigs bringen, wo dieser Gelegenheit haben sollte, dank der vielseitigen und umfassenden Anforderungen seinen Geist zu schulen. Der Sohn indes, der die Ausbildung am Hof nicht wollte, drang bittend in den Vater, daß er ihm die Zeit zum Lernen lasse. Da sich sein Vater aber auch selbst an der Begabung seines Sohnes erfreute, erfüllte er ihm seinen Wunsch, deckte ihn mit Reiseproviant ein und hieß ihn nach Alexandria aufbrechen. Dort existierten immer noch Reste jener alten hochberühmten Schule, die unter den ägyptischen Königen und später zur Zeit der Römer von Lehrenden und Lernenden stark besucht war und eine bedeutende Rolle spielte. Denn auch wenn im Sarazenenreich der Gebrauch der griechischen Sprache nicht mehr üblich war, alle Künste in nicht mehr reiner Form überliefert wurden und viele Verfälschungen in die Lehren Einzug gehalten hatten, so waren die Studien doch noch nicht völlig zum Erliegen gekommen. Bis zu jener Zeit waren gewisse Reste vorzugsweise jener Künste am Leben geblieben, die das menschliche Leben nicht entbehren kann, wie die Medizin und Astrologie. Durch die Schlechtigkeit des Sarazenenvolkes bedingt waren beide aber in einem schrecklichen Zustand. An-

---

86 D.i. die nordöstlichste Provinz Syriens.

stelle der Medizin hatten die Sarazenen nämlich ein unwissenschaftliches und verwirrendes Konglomerat von Erfahrungswerten überliefert. Aus der Astronomie, die die Bewegungen der Himmelskörper nach einer gesicherten Methode mißt und die Zustände und Auswirkungen von sichtbaren Gestirnen untersucht, hatte man eine mantische, ja magische Wahrsagerin gemacht. Man mag daran die schreckliche Roheit dieses Volkes, die sich mit teuflischer Arglist verbindet, erkennen. Obgleich es die Künste nicht völlig zugrunde richten konnte, hat es sie dennoch schlimm zugerichtet.

Es gab zu dieser Zeit in Alexandria einen Arzt namens Rhazes[87], der alle übrigen in der Lehre und im Behandlungserfolg übertraf. Zu jenem nun begab sich Avicenna. Denn da ihm die Philosophie ohne die Medizin geradezu unvollkommen zu sein schien, vertiefte er sich in die Lehre der Ärzte, um die Natur in richtiger Weise klar und deutlich zu machen und – soweit menschlicher Fleiß das überhaupt vermag – in vollendeter Weise darzustellen. Es galt zu alten Zeiten für Fürsten nämlich durchaus nicht als unehrbar, die ärztliche Kunst zu erlernen. Peleus, Achilles, Alexander der Große, Pyrrhus und viele andere belegen das beispielhaft. Heute aber sind die Interessen der Fürsten und Herrscher bei weitem anders gelagert. Der junge Avicenna hörte also besagten Rhazes, der schon recht betagt war. Und obwohl er an seinem Lehrer viel vermißte, bleib er in Ermangelung eines besseren bei ihm. Später indessen, nachdem sich aufgrund seines Alters und der Ausbildung sein Urteilsvermögen gestärkt hatte, bemerkte er an Rhazes, daß dessen Lehre mehr empirisch als vernunftgeleitet war. Denn da Avicenna sich aus göttlicher Begeisterung sehr stark für dieses Studium interessierte, erkannte er die Schwächen seines Lehrers sehr leicht und bemerkte, was dessen Lehre Falsches und Richtiges enthielt. Denn weil Rhazes allzuweit von den Quellen, Hippokrates und Galen, abwich, waren seine Behandlungsvorschriften notwendigerweise nicht frei von Fehlern. Darüber schreibt Avicenna auch ausführlich in seinem Buch, im 4. Kapitel „Über die allgemeine Therapie von Fiebern": „Sicherlich hätte es diesem Mann genutzt", womit er Rhazes gemeint hat, „nicht so weit von den Lehrsätzen Galens und Hippokrates abzuweichen. So fänden sich in seinen Schriften weniger Widersprüche und Fehler."[88]

Nach vier Jahren verließ Avicenna Alexandria und reiste nach Cordoba, einer Stadt in Spanien, wo Averroes lehrte. Dessen Ruhm weckte sein Inter-

---

87 Rhazes 865–925.
88 Avicenna, Canon Buch IV, Tract. II, Kap. 7. Dort findet sich keine Namensnennung.

esse, und so suchte Avicenna ihn auf. Denn der Name Averroes war zu jener Zeit in aller Munde. Averroes[89] war ein listiger, streitbarer und hochmütiger Mensch, der sich dadurch, daß er andere widerlegte, einen Namen gemacht hatte. Dabei hat er sich oftmals – im Bestreben zu widersprechen – von der Wahrheit entfernt und wohlgeordnete Künste mit sophistischem Blendwerk erschüttert. Er hat die Mischung der Temperamente abgestritten, die Entstehung der Säfte in der Leber verneint und vertrat, was die Ernährung anbelangt, eine neuartige, absurde Lehrmeinung. Aber was nutzt es Einzelheiten aufzuzählen? Er handelte ausschließlich so, daß er die Autorität der alten Autoren untergrub und sich an deren Platz stellte. Dazu gehörten auch seine großtuerischen Reden, in denen er anklingen ließ, daß er die Philosophie reinigen, alle ihre Fehler beseitigen und sie wieder wahrhaftig und rein in den Mittelpunkt stellen werde. Derartige Reden und großartige Versprechungen bestürzten die Hörer und verschafften dem Redner einen Namen und die Bewunderung. Ich fahre nun aber mit der Geschichte von Avicenna fort.

Nachdem er eine Zeitlang in Cordoba verbracht und Averroes reden gehört hatte, verließ er ihn und kehrte nach Alexandria zurück. Denn da er schon von Kindesbeinen an gut unterrichtet worden war und an Geometrie und die Beweisführung gewöhnt war, vermochte er leicht zu unterscheiden zwischen denjenigen, die die Wahrheit sprachen, und jenen, die Lügen von sich gaben. Er begann in Alexandria damit, sich Hippokrates und Galen als Lehrer vor Augen zu halten, denn deren Lehren schienen ihm mit der Wahrheit besonders in Einklang zu stehen. Denn obgleich das Griechische zurückgedrängt worden war, und die alten Autoren quasi in Verbannung waren, verlangte es dennoch etliche, wißbegierigere Studenten nach den Quellen. Deshalb wurden sehr viele Werke von Hippokrates, Galen und Ptolemäus von den Sarazenen ins Arabische übersetzt, aus dem es wenig später dank unserer Kaiser Lothar und Friedrich II. ins Lateinische übertragen wurde. Diese Fassungen haben bis heute alle unsere Universitäten benutzt.

Avicenna hat sich also mit den echten Quellen auseinandergesetzt. Und da er dank seines Unterrichtes und von Natur aus hochbegabt war, war ihm das, was anderen verschlossen blieb, leicht zugänglich und verständlich. Nachdem er in Alexandria die ärztliche Lehre von Grund auf erlernt, ganz Ägypten durchkämmt und dort sehr viele Heilmittel kennengelernt hatte, die anderen Ärzten unbekannt waren, kehrte er in die Heimat zurück. Dort

---

89   Averroes 1126–1198.

überließ er seinem Bruder die Regierungsgeschäfte; er selbst begann zu schreiben. Denn weil er sah, wie die neuere Medizin von der alten abgekommen war, war es sein Wunsch, diese wiederum zu den Quellen zurückzuführen, und das, was infolge der Faulheit der Menschen mit Schimmel und Rost bedeckt war, wiederum zu reinigen. Und weil die Bücher Galens, in denen die Kunst in reiner Form überliefert wird, infolge der Schäden, die mit der Zeit an ihnen entstanden waren, den Lernenden nicht mehr zur Hand waren, und Galen außerdem nicht die gesamte Kunst in einem einzigen Buch umfassend dargestellt hat, begann Avicenna selbst ein Buch zu schreiben, in dem er auf äußerst fachkundige und geschickte Art und Weise die gesamte ärztliche Kunst behandelt. In ihm faßt er das, was bei Galen über sein Werk verteilt zum Ausdruck kommt, in einem Werk zusammen – die Kunst in einem einzigen Körper fassend [σωματοποιῆσας τὴν τέχνην], wie es die Griechen dazu sagen würden. Ohne Sophisterei stellt er alles das zusammen, was er nach langer Untersuchung, bei der Ausübung der Kunst selbst und in wissenschaftlichen Erörterungen mit den gebildetsten Männern für absolut richtig erkannt hat. Diese Schrift Avicennas fand bei allen Gebildeten so viel Anerkennung, daß sie, als er selbst erst ungefähr vierzig Jahre alt war, schon von den Lehrern in allen öffentlichen Schulen erläutert wurde. Und da er Galens Abhandlungen wieder ins rechte Licht gerückt hatte, veränderte er durch sein Buch den Gang der Wissenschaften seiner Zeit, ein Unterfangen, das nicht wenig Mühe machte, zumal ausschließlich empirische Medizin betrieben wurde.

Über Avicennas Beredsamkeit können wir keine Aussage treffen, denn er schrieb in Arabisch und fand leider einen lateinischen Übersetzter, wie es zu dieser Zeit sehr viele gab, der zweifellos viele anschauliche Gedanken durch seine unharmonische Übersetzung verschleiert hat. Es wäre nicht schwer, dafür Belege zu liefern, wenn nicht die Kürze der Zeit uns daran hindern würde. Beim Schreiben traf Avicenna seine Auswahl so, daß er nur das Allerbeste exzerpierte und das so sorgfältig erklärte, daß diese kunstvolle Ordnung den Leser einzuladen und zu fesseln vermag. Seine Abhandlung über die Kunst beginnt Avicenna bei den Grundlagen und den Elementen, und von da ausgehend erläutert er die Mischungen und die Säfte, um dann zu den einzelnen Teilen des menschlichen Körpers überzuleiten, so daß schon diese Ordnung an sich ein helles Licht auf die Themen wirft. Danach behandelt er allgemein und speziell die Krankheiten, deren Ursachen, die Art der Entstehung, Merkmale der Krankheit und die Art, diese zu heilen, und zwar so deutlich, daß ein Leser nichts weiter mehr benötigt. Er benutzt diese einfache und sehr klare Methode wie einen Faden, mit Hilfe dessen er den Leser führt, damit dieser an keiner Stelle vom Thema abkommt, denn er erkannte, daß dies den Unerfahreneren bei der Lektüre von Galen irgendwo so widerfährt. Es ist indessen nicht seine Absicht, die Studierenden von der Lektüre Galens abzuhalten, vielmehr möchte er sie dazu ermuntern, damit diese wissen, worauf einzelne Sachverhalte, die Galen in den einzelnen Schriften erläutert, zu beziehen sind.

Was nun die Heilung von Krankheiten und die Arzneien angeht, so übertrifft Avicenna in diesem Punkt alle, die vor ihm Bücher geschrieben haben, und alle, die bei klarem Verstand sind, loben das unbestritten an ihm – auch wenn heutzutage einige, die ohne jede praktische Erfahrung Lehrmeinungen vertreten, nicht aufhören die Stimme gegen ihn zu erheben. Und trotzdem übernehmen sie selbst Heilmittel, die wortwörtlich aus seinem Buch stammen, und handeln demzufolge so, wie Avicenna es in einem Gleichnis über den Wein sagt: Sie schelten ihn und trinken ihn dennoch. Kein Mensch ist außerdem in der Lage, Avicennas Verdienst und die Größe seiner Wohltat in Worte zu fassen, daß er eine Methode gezeigt hat, wie Kräuterextrakte durch das Kochen mit Zucker auf lange Zeit hin haltbar gemacht werden können. Oder daß er selbst als erster die Verkochung des Zuckerrohrs zu Zucker überliefert hat, wie sie uns bis zum heutigen Tage noch erhalten ist. Nirgendwo war bei den Griechen eine derartige Zubereitung bekannt und vor der Zeit Avicennas nicht in Gebrauch. Es war auch Avicenna, der als erster das schwarze Zimmetholz in die Therapie eingeführt hat, ein wahrhaft segensreiches Medikament, das wegen seiner hervorragenden Güte bei Jung und Alt sicher angewendet werden kann.[90] Ebenso erläuterte er die Anwendung der Rhabarberwurzel.[91] Diejenigen, die sie benutzen, wissen, wie gut diese Wurzel den Gallefluß anregt und gleichzeitig die Eingeweide und besonders die Leber stärkt. Ich möchte an dieser Stelle gar nicht über die Tamarinden und die verschiedenen Arten von Mirabellen sprechen. Wie lange würde es dauern, die Zusammensetzung der Medikamente aufzuzählen, deren Mixtur er als erster erläutert, und deren Nutzen bei den verschiedensten Krankheitsbildern er erklärt hat. Auch über seine Behandlungsmethoden, die er mit einzigartigem Erfolg angewandt hat, möchte ich keine Worte machen. Den Sohn des Perserkönigs, der an einer

---

90   Die cassia fistularis beschreibt Avicenna im Canon Lib. II, Tract. II, Kap. 197.
91   Ebd. Kap. 587.

Phrenitis litt, rettete er durch seinen bewundernswerten Einsatz, und er heilte unzählige andere, die von tödlichen Krankheiten befallen waren.

Wenn diejenigen, die im Kriege einen Bürger gerettet oder einen Soldaten in Lebensgefahr mit einem Schild geschützt haben, von Staats wegen ausgezeichnet werden – die einen mit einer Goldkrone, die anderen mit einem Denkmal –, und wenn sogar ihren Kinder noch aus öffentlichen Mitteln ein jährliches Salär gewährt wird, welchen Lohn schuldet man dann einem Menschen, der nicht nur einen einzelnen Bürger oder eine einzelne Stadt gerettet hat, sondern eine unglaubliche Anzahl von Menschen aller Art, ja geradezu eine ganze Nation, und das über so viele Jahrhunderte hinweg? Kein auch noch so redegewandter Mann kann die Größe dieses Verdienstes in Worte fassen. Wenngleich ich um meinen Unverstand weiß, kann ich immer, wenn mir dieser Sachverhalt bewußt wird, dennoch nicht an mich halten, so daß ich ihn in reichem Maße rühmen und preisen muß. Ich wünschte, Gott hätte mir eine solche Redebegabung mitgegeben, daß ich mit ihr den Menschen ihre Lethargie und ihre immense Undankbarkeit nicht so sehr Menschen gegenüber, sondern noch mehr gegenüber Gott, dem Schöpfer der Heilmittel und dem Offenbarer der Kunst, austreiben könnte. Da dieses Übel aber dennoch so eingewurzelt ist, daß es geradezu unheilbar scheint, werde auch ich dieses schicksalhafte Übel unserer Zeit leichter ertragen. Gott wird diese Undankbarkeit einmal mit großer Strenge bestrafen.

Euch Jünglinge halte ich dazu an, diejenigen Betreiber der Kunst in hochheiliger Erinnerung zu behalten, die viel getan und ertragen haben, um uns die Künste freier zugänglich und verständlicher zu machen. In dieser aus den Fugen geratenen, greisen Welt besitzen die Menschen nicht mehr die Energie im Herzen, um etwas Neues schaffen zu können. Deshalb müßt ihr das, was von Künstlern mit Gottes Hilfe und Wegweisung überliefert wurde, ehrfürchtig pflegen – und zwar nicht nur diejenigen, die in der Medizin ausgebildet werden, sondern auch diejenigen, die ihrer bedürfen. Weil aber heutzutage die nach Gottes Willen dem Tod geweihten Körper mehr als früher träge werden und durch die Trunksucht, die neuerdings in Mode gekommen ist und an der man überhaupt nichts Schlimmes findet, geschwächt werden, müssen wir alle die Wohltaten dieser Kunst erkennen und Gott dem Schöpfer danken, wie es schon geschrieben steht: „Ehre den Arzt, denn Gott erschuf ihn aus Notwendigkeit."[92]

---

92 Sirach 38, 1,12.

De studio doctrinae anatomicae

Erstdruck (Koehn 169):

ORATIO // RECITATA A D. IACO= // BO MILICHIO DOCTO= // re artis Medicae, in renunciatione // gradus D. Pauli Vadini Do= // ctoris artis Medicae, de // studio doctrinae // Anatomicae. // VVITEBERGAE. // Anno, 1550. // Die sexto Nouemb. // (Blatt) // (Am Ende:) Impressum VVitebergae, // Per Vitum Creutzer. //

Jakob Milich trug die folgende Deklamation bei der Promotion von Paul Vadin am 6. November 1550 vor. Bereits am 27. Oktober 1550 hatte Melanchthon im Auftrag Vadins Joachim Camerarius die Einladung zu dieser Promotionsfeier übermittelt.[93] Die Rede ist im CR 11.939 unter dem Titel De doctrina anatomica abgedruckt. Die ebenfalls von Melanchthon verfaßte und von Paul Ebers 7-jährigem Sohn vorgetragene quaestio sowie Vadins responsio finden sich im CR 10, 803–806.

[Übersetzung:]

Die bewunderungswürdige Weisheit Gottes hat die Menschheit deswegen zu einer Gemeinschaft zusammengefügt, damit die Menschen sich gegenseitig über Gott und die ganze Welt belehren. Gottes Wille ist es, daß die Lehre ihre Stimme öffentlich unter den Menschen erhebt, daß Gutes gelobt und Schlechtes getadelt wird. Er möchte, daß die Menschheit durch einhellige, richtige Entscheidungen gelenkt wird, und nicht, daß einzelne Zerstreute, Umherschweifende sich eigene Meinungen ersinnen, deren Vielfalt dann die Wahrheit verdunkelt, Gott lästert und eine grenzenlose Uneinigkeit unter der Menschheit bewirkt. Deswegen sind Zusammenkünfte von Lernenden und Lehrenden und öffentliche Versammlungen eingerichtet worden, die nicht nur der Meinungsbildung dienen, sondern auch dazu, den Mutwillen und die Aufschneiderei gewisser Charaktere in Zaum zu halten und zu bändigen. Damit also die Jüngeren sehen und hören, welcher Art Lehren, welche Künste und Künstler nach Meinung der Älteren gut geheißen werden, ist es schöner Brauch, Promotionen in unserem Fach öffentlich zu verkündigen. Bei solchen Anlässen werden Reden gehalten, nicht aus eitler Prahlerei, sondern um die Jüngeren daran zu erinnern, in welchen Künsten es lohnt, Kenntnisse zu erwerben, und welche Lehrmeinungen man

---

93 Vgl. MBW 5930.

meiden sollte, erstens, um Gott richtig zu ehren, und zweitens, damit die Natur des Menschen eng mit den Gesetzen und den wahren Künsten verbunden bleibt. Die Jugend soll demnach nicht meinen, sie käme zu nutzlosen Betrachtungen und zum Zeitvertreib zusammen, sie kommt indes zu einer ehrvollen, nützlichen Unterweisung. Man tritt in der Kirche doch gewiß an den Altar, weil eine Rede über Gutes das Gott willkommenste Opfer ist. Und auch an diesem Ort hier muß das Verlangen danach mit zum Ausdruck gebracht werden, daß Gott der Schöpfer der Menschheit, die Quelle der Weisheit, uns bewahrt und lenkt, gerne auch selbst unter uns weilt, und – wie es der Sohn Gottes verlangt – daß wir eins in ihm sind.

Obgleich an dieser Stelle schon oft über die Naturbeobachtung gesprochen wurde, der Umfang dieses Themas aber die Beredsamkeit aller Engel und Menschen überfordert, wird man erst dann die Natur besser begreifen, wenn in der himmlischen Schule der Architekt selbst das Urbild der ganzen Schöpfung erklären wird. Ein andermal werden wir über ein anderes Thema sprechen. Jetzt aber werde ich Jünglinge anreden und diese dazu anhalten, die Grundzüge der anatomischen Lehre zu erlernen. Alle, denen das Studium der Anatomie Freude bereitet, oder die sich darin bemühen, machen sich um die Menschheit sicherlich in rühmlicher Weise verdient. Denn dieses Wissen nützt der Sittsamkeit und ist nötig zum Schutz der Gesundheit und bei der Bekämpfung von Krankheit. Man hat sich daher in der altbewährten, weisen Antike sehr um diese Lehre gekümmert. Wie ihr wißt, gibt es viele Teilbereiche der physikalischen Lehre. Gewöhnlich werden einem in der Schule Grundzüge über die Elemente beigebracht, über eine bestimmte Anzahl an ersten Qualitäten, mit Hilfe derer Gott in bewundernswerter Weisheit der umherschweifenden Materie gewissermaßen Grenzen gesetzt hat, über den Ort, die Bewegung und die Zeit, über gemischte Körper und über die verschiedenen Ursachen. Man muß diese wie auch immer beschaffenen Grundzüge kennen. Sie müssen aber ordentlich und dürfen nicht als verwirrendes Blendwerk in inhaltsleeren Erörterungen gelehrt werden, wie das bei den alten Abhandlungen über die Atomlehre Demokrits war, oder wie Diskurse aus jüngerer Zeit – ob denn das Ganze sich von den Teilen, wenn man diese zusammen nimmt, unterscheidet – oder auch andere Beispiele das zeigen. Menschen, die gerne aufschneiden, können es mit dieser Art Lehre nämlich dahin bringen, daß das notwendige Grundwissen mißachtet wird, weil es bekannt zu sein scheint, und Spitzfindigkeiten an den Haaren herbeigezogen werden, die dank ihrer Neuheit Bewunderung zu versprechen scheinen. In der gewöhnlichen Betrachtung der Dinge, die Gott in die Natur gelegt hat, und in denen seine Weisheit erkannt werden soll, steckt indessen eine größere Weisheit als in diesen Wortverdrehungen, die keinen Nutzen im Leben bringen.

Bald nun sollte die Jugend aber auf der Basis dieser physikalischen Grundlagen auf die Betrachtung des menschlichen Körperbaus gelenkt werden, damit wir – als sicherlich vorzüglichstes Werk in der sichtbaren Natur – beginnen, uns selbst zu erkennen. Wenngleich die Süße der Erkenntnis an sich schon gutgeartete Menschen einlädt, wollen wir uns dennoch durch den ganz offensichtlich großen Nutzen begeistern lassen. Die Art und Weise, wie die Gesundheit geschützt werden kann, kann nicht Tag für Tag aus Vorschriften der Ärzte erfragt werden, sondern muß dem Einzelnen infolge der täglichen Gefahren einigermaßen bekannt sein. Um dies zu lernen, ist es sicherlich unumgänglich, die Lage, die Beschaffenheit, die Eigenschaften und Aufgaben vieler Körperteile zu kennen und zu beobachten, was welchen Körperteilen gut tut oder schadet. Wie klein diese Erkenntnis auch immer ist, sie nützt bei der Vermeidung vieler Krankheiten. Oft können durch weise Umsicht sogar gerade erst enstandene Krankheiten vermieden werden, bevor sie richtig zum Ausbruch kommen, Krankheiten, gegen die die Ärzte später vergeblich Medikamente angewandt hätten. Dies ist aber natürlich nur dann möglich, wenn der menschliche Körperbau irgendwie bekannt ist. Oft treten am Mageneingang unvermutet und zufällig Gefahren auf, die – wenn man sie rechtzeitig bemerkt – leicht behoben werden können, wenn man sie aber nicht bemerkt, den Tod mit sich bringen. Augenscheinlich töricht ist es aber, wenn einer sich keine Sorgen um den Schutz des Lebens und der Gesundheit macht, wie Gott das anordnet und fördert. Denn die Existenz der Menschheit ist Gottes Wille, und er möchte, daß sich die Menschen in ihrem sterblichen Leben auf den ewigen Umgang miteinander in der himmlischen Gemeinschaft vorbereiten. Er möchte doch nicht, daß alle schnell sterben, sondern daß Etliche zur Erziehung, Unterweisung, zum Schutz und zur Lenkung der Jüngeren übrig bleiben. Diesen Wunsch Gottes mußten wir uns oft vergegenwärtigen, damit wir an den Belastungen des Lebens und den Mühen, die wir ja alle haben, weniger schwer trugen, und damit wir nach dem Willen Gottes und zum Nutzen der Mitmenschen diesen anfälligen Körpern größere Sorgfalt widmeten.

Somit habe ich den ersten Nutzen der Beschäftigung mit dem menschlichen Körper erläutert und komme zu den anderen. Die Betrachtung der Anordnung dieser vielen Körperteile in und an uns nährt an sich schon viele Tugenden. Weil es jedoch die höchste Tugend ist, Gott als Schöpfer zu erkennen, wird die Anerkenntnis seiner Vorsehung immer dann gestärkt, wenn wir die bewundernswerte Kunstfertigkeit im ganzen Aufbau des menschlichen Körpers betrachten, über die man bestimmt nicht grundlos sagt, der Mensch sei eine kleine Welt, da sein Geist Abbild Gottes ist. Das Höchste des Menschen, sein Gehirn, die Nerven und die spiritus, die alle Körperfunktionen steuern, spiegeln den Himmel wider. Die Küche, die der Zubereitung von Nahrung dient, ist eher vergleichbar mit Wasser und Erde. Das Herz – als Quelle des Lebens und der lebenspendenden Wärme – ist nach meiner Meinung am besten mit der Sonne zu vergleichen. So geschickt ist den einzelnen Körperteilen ihr Platz zugewiesen und so unterschiedlich sind sie in ihrer stofflichen, figürlichen und qualitativen Beschaffenheit, daß wir durch diese Ordnung und Kunstfertigkeit überzeugt werden, daß die Natur dieser Dinge keineswegs zufällig besteht, sondern daß ein Schöpfergeist existiert, dessen Wunsch es war, daß im menschlichen Körperbau Zeugnisse von ihm selbst vorhanden sind, und daß wir diese erkennen und begreifen. Es ist wahr, daß diese ganze wunderschön aufgebaute Welt ein Tempel Gottes ist, und viele Spuren des Schöpfers in ihr zu finden sind. Aber der Mensch ist um so mehr ein Tempel Gottes, weil alle übrigen Gegenstände ohne Geist sind und die Kunstfertigkeit und den Schöpfer nicht erkennen. Der Mensch aber erkennt die Kunst und den Schöpfer, und er sieht an sich als deutlichstes Zeugnis von Gott das Wissen über die Zahlen und die Ordnung, die Gabe zwischen guten und schlechten Handlungen zu unterscheiden, die im menschlichen Geist wie durch eine ewige Schranke voneinander getrennt sind. Daß solche Dinge somit zufällig aus Atomen zusammengeweht wurden, ist unmöglich. Deshalb erzittere ich oft am ganzen Leib, wenn ich den Mensch betrachte und an uns selbst diese Spuren Gottes mustere, und es schmerzt mich, daß sich bei uns die Vernachlässigung Gottes einschleicht, obwohl er so klare, untrügliche Zeugnisse von sich selbst in uns gelegt hat. Die Anerkenntnis seiner Vorsehung wäre indessen stärker, und die Gottesfurcht größer, wenn wir den Aufbau des Körpers oft und aufmerksam studieren würden. Allein schon die Tatsache, daß der Architekt die verschiedensten Dinge – Küche und Geist – im Menschen wie in einer kleinen Welt zusammengeschlossen hat, ist dann um so bewundernswerter.

Wenn der Mensch aber als Ebenbild und zur Ehre Gottes geschaffen wurde und um in alle Ewigkeit Gottes Weisheit und Güte zu genießen, wel-

chen Zweck hat denn dann die Küche, die in der ewigen Himmelsgemein-
schaft überflüssig sein wird? Es steht außer Zweifel, daß die Verbindung
dieser so unterschiedlichen Dinge, Küche und Geist, deswegen so eingerichtet wurde, weil Gott möchte, daß die Anfänge jenes ewigen Lichtes und
Lebens schon in unserer Lebenszeit liegen. Er will, daß wir schon jetzt seine
Tempel sind, wodurch unsere Studien, die uns den Weg zur Gotterkenntnis
weisen, eifriger und die Sorge um unsere Sittsamkeit größer werden sollen,
so wie die Stimme Gottes selbst, die in unserem Geist ertönt, uns dies lehrt.
Diese Ordnung zwingt uns nicht nur dazu, die Existenz Gottes zu bekennen,
sondern sie weist uns auch darauf hin, wie beschaffen er ist, und wir tragen
in uns das Ebenbild der göttlichen Regierung. Die ganze Antike teilt die
menschlichen Kräfte auf folgende Art ein: Sie spricht davon, daß in uns ein
vernunftbegabter, ein begehrhafter und ein nährhafter Teil vorhanden ist.
Der vernunftbegabte Teil beinhaltet das Wissen als Leitschnur für das Leben.

Dieses Wissen unterscheidet Ehrbares und Schimpfliches und zeigt uns
dadurch, wie beschaffen Gott ist, ganz offensichtlich nämlich weise, wahrhaftig, gut, wohltätig, gerecht und keusch; er handelt völlig frei und bestraft
Verbrechen. Wir begreifen, daß jener vorzügliche Schöpfergeist so beschaffen ist und möchten, daß auch wir mit diesem Urbild übereinstimmen. Und
damit dieser Unterschied zwischen ehrbaren und schimpflichen Taten noch
deutlicher wird, hat der Schöpfer nach seiner ewigen, unveränderlichen
Ordnung den begehrhaften Teil ins Herz hinein gelegt. Lebensbedrohliche
Schmerzen im Herzen weisen auf eine Mißachtung des besagten Unterschiedes hin, so daß also die Vernichtung der physischen Natur das Urteil
des Architekten anzeigt. Man sieht also, wie das Gepräge der Gerechtigkeit
in den Menschen hineingemalt wurde, das rechte Wissen leuchtet hell im
vernunftbegabten Teil, und dessen Gehilfe ist ein gerechter Bestrafer, ein
nicht zu unterdrückender Schmerz im begehrhaften Teil, der unsere physische Natur bei Vergehen unter schrecklichen Leiden vernichtet. Und obwohl heutzutage aufgrund der schlechten Charaktereigenschaften auch noch
andere lasterhafte Triebe im Herzen entstehen, ist dieser Bestrafer dennoch
immer, wenn dies geschieht, letzter, wirksamster Gefährte. Er ist der
Wächter und Vollstrecker des göttlichen Urteils. Die Spuren Gottes in uns
sind derart ausgeprägt und anschaulich, daß es mehr als zyklopische Torheit
bedeutet, diese nicht anerkennen zu wollen. Und diejenigen, die sich selbst

betrachten, müssen geradezu bekennen, daß das, was wir hier behaupten, die absolute Wahrheit ist.

Es ist nun auch eine Zierde Gottes, daß er völlig frei handelt. Er wollte deshalb, daß ein Abbild dieser Gabe auch in uns erkennbar ist, was gleichzeitig bei der Lenkung unserer Sitten nützlich ist. Dem vernunftbegabten Teil gehorchen die Nerven und die Willkürbewegungen wie Werkzeuge, so daß er ganz nach seinem Gutdünken die äußeren Gliedmaßen bewegen kann. Der vernunftbegabte Teil gebietet Achilles Einhalt und hindert seine Hände daran, Agamemnon zu töten, bringt sie dazu, das Schwert wieder in die Scheide zurückzustecken.[94] Auch wir besitzen diese Freiheit noch, damit sie falsche Begierden bändigt und uns daran erinnert, daß Gott wahrlich ganz frei handelt. Niemals nämlich hätte von einem geknechteten Wesen – wie sich die Stoiker ihre Gottheit dachten – etwas geschaffen werden können, das frei handelt.

Es finden sich in uns auch noch andere, Gottes Wesen nachempfundene Dinge, die uns an ihn erinnern und Grundlagen und Anreize für die Tugenden sein sollen. Offensichtlich die Liebesfähigkeit, die Liebe der Eltern zu ihrem Nachkommen und die Zuneigung des Nachkommens zu den Eltern, Barmherzigkeit gegenüber den Elenden, Schutz für demütig Bittende, Freundschaft zwischen Gleichgesitteten und zwischen denen, die gemeinsam ehrbaren Aufgaben nachgehen. Auch wenn es aber den Stoikern lächerlich zu sein scheint, Gott Affekte zuzuschreiben, sollen sie bedenken, wie oft Eltern, wenn ihren Kindern Unglück droht, aufgrund ihrer Liebe Schmerzen verspüren, und sie sollen sich vor Augen halten, daß Gott eine ganz ähnliche Liebe zu seinem Sohn und zu uns hegt. Er hat über seinen Sohn nämlich ausdrücklich gesagt: Dies ist mein lieber Sohn, an dem ich Wohlgefallen habe. Diesen sollt ihr hören. Wahrhaftige, keine kalte oder vorgeheuchelte Liebe hegt Gott für diejenigen, die ihn recht anbeten. Aber er besitzt auch einen wahrhaftig großen Zorn, der als Rächer und Wächter der Gerechtigkeit fungiert. In etlichen lodern gleichsam heroische Flammen der Weisheit – wie bei Propheten oder vortrefflichen Künstlern, deren Meinungen Wahrsagungen gleich kommen – oder Flammen der Tapferkeit – wie bei Alexander. Auch derlei Regungen zeigen die Vertrautheit Gottes mit den Menschen. Wenn wir die vielen Zeugnisse von Gott in uns betrachten, wird zweifellos die Anerkenntnis seiner Vorsehung bestärkt. Diese Anerkenntnis aber ist die Quelle für viele andere Tugenden. Damit indes

---

94 Homer, Ilias I, 188.

diese Zeugnisse so gut als nur immer möglich erkannt und begriffen werden können, ist es notwendig, den Aufbau des menschlichen Körpers zu betrachten. Immer wenn wir diese wunderbare Ähnlichkeit des Wissens im menschlichen und göttlichen Geist erkennen, wollen wir bedenken, daß wir Gott am Herzen liegen, da er doch seine besten Eigenschaften – nämlich die Strahlen seiner Weisheit – in uns ausgegossen hat. Spuren der Göttlichkeit in uns sind auch die Tatsache, daß unser Geist durch Nachdenken Bilder formt, und daß die im Herzen entstehenden spiritus flammende Affekte verbreiten. Beides ist uns vor Augen gestellt, damit wir, wenn wir hören, daß der Sohn Gottes als Abbild des himmlischen Vaters und als Logos bezeichnet wird, begreifen, daß er aus Gottes Gedanken entspringt, und daß ferner der spiritus eine Flamme göttlicher Liebe ist. Es ist festzuhalten, daß uns bei der Erwägung dieser großartigen Sachverhalte die Betrachtung des menschlichen Körperbaus viel nützt. In uns finden sich nämlich deswegen so viele Zeugnisse der Göttlichkeit, damit wir den Architekten erkennen und damit unser ganzes Leben mit der Richtschnur des göttlichen Geistes übereinstimmt – schließlich haben wir eine große Ähnlichkeit mit ihm. Den beiden wichtigeren Kräften wurde schließlich auch die nährhafte noch hinzugefügt, wodurch der Architekt bezeugt, daß er auch für das Wohlergehen des Körpers Sorge trägt und die Menschheit ernähren und pflegen will. Die göttliche Vorsehung und Liebe zu uns wird so an allen Körperteilen offensichtlich.

Wenn die Anerkenntnis seiner Vorsehung gefestigt ist, erwachsen daraus später alle übrigen Tugenden, deren Normen in unserem Geist helle leuchten. Wir wollen uns Mühe geben, diesen Tempel Gottes zu schützen, ihn nicht durch Mordtaten oder Unmäßigkeit zu beschädigen und durch wirre Begierden zu beflecken. Wir sehen doch, daß seine Teile zum Zwecke der Ordnung und zum Einhalten eines bestimmten Maßes gemacht sind. Wir wollen erkennen, daß es richtig ist, diese Teile so zu benutzen, wie ihre Natur es verlangt. Wenn man an dieser Stelle darüber sprechen müßte, wie die einzelnen Teile das Wirken der verschiedensten Tugenden unterstützen, würde das eine allzu lange Rede werden. Dennoch halte ich euch dazu an, euch im Geiste den Menschen an sich vorzustellen, und euch die Unterschiede in der Beschaffenheit der Einzelteile zu betrachten. Die überragende Bedeutung des Gehirnes steht fest. Es hat seine Furchen voller spiritus, so wie der Himmel die ganze übrige Feste umschließt. Die Natur des Gehirnes ist dem Himmel ähnlich, und in ihm herrscht eine wunderbare Tätigkeit –

Erkenntnis, Schlußfolgerung, Speichern von Bildern im Gedächtnis, Erinnerung. Daß diese Tätigkeiten nur mit Hilfe der spiritus möglich sind, und daß die spiritus an das eigentliche Gehirn quasi Impulse geben, steht außer Zweifel. Der spiritus entsteht im Herzen und empfängt später im Gehirn neue Kräfte und neues Licht. Auch wenn wir das noch nicht selbst gesehen haben, wollen wir dennoch der Bewunderung für diese so großartigen Werke in uns Raum geben, und Verehrung für das Kunstwerk und den Schöpfer möge aufkommen. Weder die Reinheit des Himmels, noch der Glanz der Sterne oder die Klarheit der Sonne übertrifft diese Flamme, die einerseits spiritus vitalis und andererseits spiritus animalis heißt. Wir wollen ihn als edelstes Gut, als Sitz Gottes in uns und als Urheber vortrefflichster Handlungen erkennen, und ihm unsere Sorgfalt widmen.

Der spiritus wird jedoch auf vielfache Art und Weise verwirrt, durch eine unvernünftige Lebensführung, Maßlosigkeit, durch aufwallende Begierden, durch unmäßig heftige Affekte wie Zorn, Haß, Liebe, Schmerzen, ferner durch den Einfluß schlechter Geister. Marius beispielsweise war in Rachsucht entbrannt, in Haß auf Sulla und die anderen Offiziere. Die durch die Heftigkeit der ungestümen Affekte erregten spiritus trieben ihn dazu, weder im Denken noch im Handeln Ordnung zu halten. Er handelt überstürzt und unsinnig und läßt seiner Grausamkeit freien Lauf. Die Verwirrung und Tollheit seiner spiritus peitschen die Teufel – mehr noch als Winde das vermögen – an. Wenn derartige Raserei entsteht und vergrößert wird, kann sie ganze Völker zugrunde richten. Diese Gefahr muß erkannt werden, damit wir in der Lebensführung und bei allen Verrichtungen größere Sorgfalt, Bedacht, Zurückhaltung und Mäßigung an den Tag legen. Ja auch die Anrufung Gottes sollte verstärkt werden, damit er selbst seine Wohnung in uns bezieht.

Die Erkenntnis der Hinfälligkeit des menschlichen Körpers nützt uns sehr bei der Sorge für die Gesundheit und bei der Lenkung unserer Sitten. Die Feinheit der Augen ist uns ein Begriff. So sind aber auch im ganzen Körper verteilt Nerven, Venen, hauchdünne Fasern und empfindlichste Strukturen, die nichtsdestotrotz als Hilfsmittel und Kanäle für vortreffliche Vorgänge dienen und leicht Schaden nehmen können. Wie leicht kann in den einzelnen Gliedmaßen die Harmonie ihrer Qualitäten durcheinandergeraten! Die Hitze des Magens wird schon beim geringsten Anlaß geschwächt, es erfolgt dann Erschlaffung, Verstopfung und Verfaulung der Leber. Gewiß entkräften Viele diese Organe durch Unmäßigkeit und fehlende Enthaltsamkeit. Bei Vielen wird das Herz durch Zorn, Haß und Trauer zugrunde gerichtet. Aber auch unsere Feste, das Gehirn, kann nicht unversehrt bleiben, wenn die Kräfte von Magen, Leber und Herz erloschen sind. Wenn man auch die Hinfälligkeit unserer Körper aus traurigen Beispielen ohne jede Lehre erkennen kann, so ist dennoch manch einer durch diese Lehre vorgewarnt und weniger unbedacht. Denn diese Lehre zeigt eben auch die Verbindung der Einzelteile untereinander.

Da den Aufbau des menschlichen Körpers zu kennen also ungeheuer nützlich ist, darf die anatomische Lehre unter gar keinen Umständen gering geschätzt werden. Überhaupt ist es eine würdige Aufgabe für Menschen, die ganze Welt zu beschauen, und die Betrachtung dieser wunderbaren Schöpfung nicht gering zu schätzen, weil sie mit so großer Kunstfertigkeit geschaffen wurde, um wie ein Theater bewundert zu werden, und um uns an Gott und seinen Willen zu erinnern. Aber gerade an uns selbst die Verkettung der Einzelteile, deren Gestaltung, Kräfte und Aufgaben zu sehen, steht einem gut an und ist nützlich. Ein Orakelspruch besagt: Erkenne dich selbst. Auch wenn dieser viel zu sagen hat, soll er jetzt einmal zu unserem Thema sprechen. Wir sollen das, was an uns bewundernswert ist, was weiterhin der Ursprung für die bedeutendsten Vorgänge im Leben ist, mit Eifer betrachten. Da die Menschen zur Weisheit und Gerechtigkeit erschaffen worden sind, und es höchste Weisheit bedeutet, Gott anzuerkennen und die Natur zu betrachten, muß festgehalten werden, daß die anatomische Lehre gelernt werden sollte, in der wir die Ursachen für viele Vorgänge und Veränderungen in uns erkennen. Keiner kann abstreiten, daß unsere Ermunterung ehrbar ist. Wir wollen nicht dafür plädieren, daß ihr unnütze Abhandlungen und Spitzfindigkeiten lernt, die die Urteilskraft untergraben und dem Leben und den Sitten später schaden. Wir führen euch vielmehr an diese Lehre heran, die die Anerkenntnis von Gottes Vorsehung stärkt und in uns die Sorge weckt, die der Natur gemäße Ordnung nicht zu stören. Und weil sie den Wert und die Hinfälligkeit des Menschen offenbart, hält sie uns dazu an, größeren Respekt vor unserem und fremdem Leben zu haben und diese schwache Gattung zu lieben, zu hegen und pflegen. Ja, und gerade weil wir erkennen, daß wir zu dem Zweck erschaffen sind, um uns in diesem Leben auf den ewigen Umgang mit Gott vorzubereiten, wird in uns der Eifer entfacht, die wahre Lehre von Gott zu vernehmen. Ohne Zweifel werden diejenigen, die Grundkenntnisse in der anatomischen Lehre erwerben, sofort erkennen, daß diese Beschäftigung – und sei sie auch noch so gering – ihnen hilft, sich gesund zu halten, sie auf viele Tugenden hinweist und die Bestandteile des menschlichen Körpers lehrt, deren Kenntnis auch für andere Wissenschaften, ja im ganzen Leben notwendig ist.

Den Ewigen Gott, den Vater unseres Herren Jesus Christus, der ohne jeden Zweifel der Schöpfer und Bewahrer der Menschheit ist und uns geschaffen hat, damit wir zur Einsicht kommen, daß wir die Welt als ein Theater betrachten sollen, und daß er uns durch seine Spuren, die er in die Natur gelegt hat, dazu bringen möchte ihn anzuerkennen, ihn, den Ewigen Gott bitte ich, daß er selbst die traurige Pein, die sich durch die Menschheit zieht, lindert und in diesen Breiten seine Kirche, in der er wahrhaftig gepriesen werden soll, beschützt. Er möge nicht zulassen, daß die Beschäftigung mit der Wissenschaft und dieses ehrenwerte Fach zugrunde gerichtet werden. Sprecht dieses Gebet zusammen mit mir in ehrlichem Seufzen. Ich bitte von ganzem Herzen, daß der Ewige Vater um seines Sohnes Jesus Christus, unseres Hohepriesters, willen dieses Gebet erhören möge.

De partibus et motibus cordis

Erstdruck (Koehn 173 und 174) bei den Erben von Peter Seitz:

ORATIO // DE CORDIS // PARTIBVS ET MOTI= // BVS RECITATA A D. IA= // COBO MILICHIO DOCTORE ARTIS ME= // DICAE CVM GRADVS DECERNE= // RETVR DOCTORI IOHANNI // ALBERTO CYGNEO // ANNO M.D.LI. // (Blatt) // VVITEBERGAE // Excudebant Haeredes // Petri Seitz. //

Die vorliegende Rede (CR 11.947) ist das erste Dokument in Redenform für Melanchthons Vesalrezeption, die in der Umarbeitung seines Commentarius de anima zum Liber de anima ihren Niederschlag gefunden hat. Eckart[95] hat in seiner Studie die Übernahme Vesalscher Anatomie am Beispiel der Löcher in der Herzscheidewand gezeigt. Interessant ist diese Deklamation nicht zuletzt deswegen, weil es sich um einen „Vorabdruck" des entsprechenden Kapitels in De anima handelt. Einige Passagen des Liber de anima scheinen am 30. Dezember 1550, dem Tag an dem die Rede anläßlich der Promotion von Johann Albrich aus Zwickau vorgetragen wurde, bereits druckreif gewesen zu sein. Mit nur sehr geringen Abweichungen von der späteren Druckversion trägt Milich die Herzanatomie und -physiologie aus dem Manuskript Melanchthons vor.

[Übersetzung:][96]

Zu Beginn danke ich von ganzem Herzen dir, dem allmächtigen, lebendigen und wahren Gott, dem ewigen Vater unseres Herrn Jesus Christus, dem Schöpfer des Himmels und der Erde, der Menschen und der anderen Kreaturen, mitsamt deinem Sohn, unserem Herrn Jesus Christus, der für uns gestorben ist am Kreuz und auferweckt wurde, deinem Wort und Ebenbild, und dem Heiligen Geist, der weise, gut, wahrhaftig, gerecht und rein ist, ein frommer Richter und Bewahrer deiner Kirche. Ich danke dir dafür, allmächtiger Vater, daß du uns bis hierher gnädig bewahrt hast, und ich bitte dich um deines Sohnes und deines Ruhmes Willen, nicht zuzulassen, daß in unseren Breiten die ehrbare Beschäftigung mit der Wissenschaft erlischt.

Um nun über ein Thema zu sprechen, das für die Jugend von Nutzen ist, habe ich bei dieser Gelegenheit die Beschreibung des Herzens ausgesucht,

---

95 Eckart, Wofgang U., Philipp Melanchthon y la medicina, in: Folia Humanistica 34 (1996), 311–333.
96 Vgl. auch Hofheinz 1997.

die ich den Jungen, so gut ich es vermag, vorlegen will, damit deren Betrachtung einige nachdrücklich an den Plan Gottes und die Mäßigung der Affekte erinnert. Denn es ist euch bekannt, daß wir bei diesen Versammlungen einmal über diesen und ein anderes Mal über jenen Teilaspekt der Natur sprechen, weil wir infolge der großen Bandbreite der Natur nicht viele Teile gleichzeitig behandeln können. Erst neulich sprachen wir generell über die Lehre der Anatomie, und wir haben, um die Jüngeren dazu anzuhalten, sie zu betreiben, triftige Gründe vorgetragen, nämlich daß die Kenntnis der Anatomie für alle zur Erhaltung der Gesundheit und beim Bekämpfen von Krankheiten notwendig ist. Auf wunderbare Weise stärkt sie vollends in unserem Geist die Erkenntnis von Gottes Vorsehung. Denn daß ein so großes Kunstwerk wie der menschliche Körper, die Anordnung der einzelnen Körperteile und deren Funktionen, ferner das Wissen, die Zahlen, Gesetzmäßigkeiten, Schlußfolgerung, die Fähigkeit, eine Wahl zu treffen, zufällig entstanden sind und diese Natur des Menschen durch Zufall Bestand hat, ist doch wohl unmöglich.

Es existiert also ohne jeden Zweifel ein Schöpfergeist, der weise, gut, wahrhaftig, gerecht, wohltätig, rein und völlig frei ist, und der alle Taten des Menschen erkennt und beurteilt. Weil wir bei der Betrachtung dieser bewundernswerten Ordnung und Kunstfertigkeit zur Gotterkenntnis gelangen, darf dieser Nutzen nicht geringgeschätzt werden. Um den Eifer der Jüngeren zu entfachen, muß man oft über dasselbe Thema sprechen. Und so will ich jetzt über das Herz sprechen, das Aristoteles den Lebensquell nennt,[97] und das viele für den eigentlichen Wohnsitz der Seele halten. Wenn man aber auch keinen Körperteil völlig durchschauen kann, wenn wir vielmehr von außen alles soweit als möglich betrachten und einigermaßen die Struktur, die Eigenschaften und die Kräfte aus ihren Wirkungen beurteilen, darf man dennoch diese Lehre nicht verwerfen. Gott will, daß wir die Anfänge dieses Wissens in unserem Leben erlernen; später werden wir, wenn wir das Urbild der Natur selbst im göttlichen Geiste betrachten, nicht nur das Wesen der Dinge durchschauen, sondern auch die Überlegungen Gottes erkennen, warum es richtiger gewesen ist, das Herz so zu erschaffen. Es ist sein Wille, daß wir uns auf diese Weisheit in diesem – ich möchte es einmal so nennen – Wehrdienst vorbereiten.

---

97 Z.B. in „Über die Entstehung der Lebewesen" B 738b16: „[...]ἀρχὴ γὰρ τῆς φύσεως [...].“

Die Beschaffenheit des Herzens ist viel undurchsichtiger als die der anderen Körperteile. Daß in der Leber die Verkochung der Säfte vonstatten geht und die Blutmasse entsteht, erscheint uns weniger wunderlich, sind doch Fleisch und Blut miteinander verwandt. Wie Blümlein den Tau in ihre Natur verwandeln, sehen wir. Wie aber geschieht es, daß das Herz, durch einen plötzlichen Gedanken veranlaßt, sofort in heftigste Bewegung gerät? Sei es durch Freude, Schmerz, Hoffnung, Furcht, Zorn, Liebes- oder Haßaufwallungen: Wie kann das Herz, das aus dichtem, festen Fleisch besteht, welches sich vom Wesen des Geistes und vom Licht unterscheidet, durch Gefühle in Bewegung geraten? Woher stammt diese Vielfalt an Regungen – nämlich Affekten – in einer einzigen, fleischähnlichen Masse? Wie können spiritus vitales aus den Kräften dieser rohen Fleischmasse entstehen, Flammen, die an Leuchtkraft und Feinheit die Sonne übertreffen? Auch wenn wir die Ursachen dieser bedeutenden Vorgänge nicht aufzeigen können, wollen wir dennoch soweit vorgehen, wie wir dies vermögen.

Es finden sich in dem Teil des menschlichen Körpers, den man Brustkorb nennt, und der von dem knöchernen Thorax, dem knorpeligen Schwertfortsatz sowie der Magengegend, von der er durch das Zwerchfell getrennt wird, begrenzt ist, folgende Strukturen: Knochen, Bindegewebszüge – wie der, der die Rippen auskleidet –, das Mittelfell oder Mediastinum, das Zwerchfell, des weiteren die Herzhülle. Dann liegt das Herz selbst im Brustkorb mit der Aorta und seinen venösen Zuflüssen, ebenso die Lungen mit ihren Gefäßen, ferner noch etliche Teile der Kehle und des Schlundes. Aber über all dies kann ich an dieser Stelle jetzt nicht sprechen.

Beginnen will ich also mit dem Teil, der Herzbeutel und Perikard heißt. Er schützt und bedeckt das Herz allseits und dient ihm gleichsam als Wohnsitz, in dem das Herz sicher befestigt liegt. Diese Hülle ist eine einfache Membran, nicht von Faserzügen durchflochten, sondern fest und stark, dem Aussehen nach ähnlich einem Fichtenzapfen. Sie ist innen, wo das Herz liegt, hohl. Diese Membran entspringt von den Wänden der Venen und Arterien, die durch sie hindurchtreten. Sie hat feste bindegewebige Verbindung mit dem Mediastinum und dem Zwerchfell. Dieser Beutel dient dem Herzen als Schutz. Es ist darin so eingebettet, daß allseits ein kleiner Spalt zwischen Herz und Perikard bleibt, so daß es nicht am Perikard hängt, das eine nicht aus dem anderen entstanden sein kann. Man ist der Ansicht, daß sich entweder Wasser oder eine dem Tau ähnliche Flüssigkeit in diesem Kästchen befindet, die deswegen notwendig ist, damit das Herz während seiner fortwährend Bewegung gleichsam bewässert ist. Es entsteht dabei nämlich eine derartige Hitze, daß das Herz schwach wird, wenn das Wasser verbraucht ist. Dies sei in Trauerperioden der Fall. So soll beispielsweise das Herz des Markgrafen Casimir[98], das nach seinem Tode entnommen worden war, einer gedörrten Birne ähnlich gewesen sein. Das Herz, dieser Herr des Lebens, hängt also in diesem Kästchen, frei vom übrigen Körper, dem es das Leben schenkt. Nur durch Venen, die Arterie und durch Nerven steht das Herz mit dem Körper in Verbindung. Es nutzt sie wie Kanäle, um einerseits Gaben von anderen Organen zu empfangen, und um andererseits seine eigenen von hier aus zu verteilen.

Die Grundsubstanz des Herzens ist Muskelfleisch einer ganz besonderen Art, den Muskeln im übrigen Körper ganz unähnlich, sehr dicht und kompakt. Fasern beziehungsweise Zotten sind darin eingeflochten, die auf engstem Raum verworren sind, so daß sie nicht klar voneinander unterschieden werden können, wie das an anderen Körperteilen der Fall ist. Die Gestalt des Herzens ist am ehesten einer Pyramide ähnlich, aber mit einer recht breiten Grundfläche und einem Buckel. Platon schrieb im Scherz, daß die Figur einer Pyramide deswegen ähnlich sei, um – weil das Herz ein feuriges Wesen hat – an eine Feuerpyramide zu erinnern.[99] Wenn auch darüber nichts behauptet werden kann, so hat der Schöpfer sicherlich nicht grundlos diese Form gewählt, die als eine der solidesten gilt und sehr gut zu den Herzbewegungen paßt. Das Herz liegt folgendermaßen: Die Basis, in der sich die so edlen Kammern befinden, hält die Mitte der Brust, die Herzspitze hingegen zeigt etwas zur linken Körperseite hin, zum einen, um nicht an den Brustkorb anzustoßen, zum anderen, um für die linke Körperhälfte mehr Hitze zur Verfügung zu stellen, da die rechte Seite durch die Leberwärme begünstigt wird.

Es gibt zwei Herzventrikel, die auch Kammern oder Herzbucht heißen, zwischen denen eine Wand liegt. Sie ist dick und fest und auch mit den Augen gut zu sehen. Daß diese Wand daher zu Unrecht als dritte Kammer bezeichnet wird, ist klar ersichtlich. Man erkennt auch keine Löcher in dieser Zwischenwand, nein, das Blut „schwitzt" gleichsam durch allerengste Poren

---

98 Casimir soll während eines Feldzuges in Ofen (dem heutigen Budapest) an der Ruhr gestorben sein. Der beschriebene Befund scheint während der Einbalsamierung erhoben worden zu sein.

99 Das Zitat ist in dieser Form nicht nachweisbar, Platon beschreibt lediglich, daß die Pyramide Form und Grundbaustein von Feuer ist; vgl. Platon, Timaios 56b: „[...] κατὰ τὸν εἰκότα τὸ μὲν τῆς πυραμιδὸς στερεὸν γεγονὸς εἶδος πυρὸς [...]."

in den anderen Ventrikel. Die rechte Herzkammer hat die Aufgabe, das aus der Hohlvene einfließende Blut aufzunehmen. Dieses Blut wird dort bearbeitet und zweigeteilt. Ein Teil fließt zur Lunge und ernährt diese, der andere, feinere Teil schwitzt in die linke Kammer, wo er in spiritus vitales umgewandelt wird. An der rechten Herzkammer sind zwei Venen befestigt. Zum einen freilich die vena cava, die der Kanal für das aus der Leber stammende Blut ist. Aus dieser Vene entspringen nun an der Herzbasis ihrerseits dünne Ästchen[100], einem Kranz ähnlich, die weniger feines Blut mit sich führen, womit vorzugsweise das Herz ernährt wird. Die andere Vene im rechten Ventrikel entspringt im Herzen selbst und heißt vena arterialis[101], da sie festere Wände hat, Arterien ähnlich. Durch sie gelangt etwas feineres Blut in die Lungen, das austreten würde, wäre die Vene nicht fester gebaut.

Der linke Ventrikel ist weit vorzüglicher. Er ist die Werkstatt, in der die besondere Arbeit des Herzens geschieht. Seine Aufgabe besteht darin, aus dem so feinen Blut, das ihm aus dem rechten Ventrikel zuschwitzt, spiritus vitales zu bilden. Der spiritus vitalis ist eine sehr helle, lebenspendende Flamme von gottähnlicher Beschaffenheit. Er bringt Wärme und Leben in den ganzen Körper und ist ein Instrument für ganz besondere Vorgänge. In dieser Herzkammer entspringen zwei ziemlich große Gefäße, eine Arterie, die Aorta, welche das Stammgefäß für alle Arterien im ganzen Körper ist. Durch diese Gefäße rinnen dann wie durch ein Flußbett die besonderen Wohltaten des Herzens in alle Körperregionen. Denn offensichtlich erwärmt diese lebenspendende Flamme mit ihrer Hitze alle Gliedmaßen und fördert die Körperfunktionen. Man sagt, Aristoteles habe das Gefäß Aorta getauft, was im Makedonischen Vagina bedeutet. Denn da dieses Gefäß fester und dichter als die Venen ist, scheint es einer Vagina ähnlich zu sein. Die Äste, die dann von dieser Arterie entspringen, haben beinahe im ganzen Körper Verbindung zu Venen, mit denen sie in wunderbarem wechselseitigem Austausch stehen und sich die Aufgaben teilen. Die Arterien hauchen durch kleinste Öffnungen den spiritus in die Venen, um das Blut mit lebendigem Gluthauch zu erwärmen und aufzukochen, die Arterien ihrerseits gewinnen etliches an Blut aus den Venen, um die spiritus zu befeuchten und zu vermehren. Nun zu dem anderen Gefäß, das aus dem linken Ventrikel ent-

---

100 Die nach damaliger Lesart den Herzmuskel ernährenden Herzkranzvenen münden in den rechten Herzvorhof. Die Vorhöfe unterschied man damals aber noch nicht von den Herzohren.
101 D.i. die Lungenschlagader.

springt. Es ist die arteria venosa[102], die zur Lunge führt, um von dort zur Erfrischung des Herzens Luft heranzuführen, und gleichzeitig den Rauch, der durch die Verbrennungshitze bedingt ist, abzuleiten. Denn fände diese Hitzeabfuhr nicht statt, würde ein Lebewesen unverzüglich ersticken. Man kann dies bei Strangulierten beobachten.

Es gibt noch weitere, kleine Teile am Herzen, deren Erschaffung indes sehr wohl Gründe hat. Man findet zwei Herzohren, das rechte an der Stelle, wo die Hohlvene das Blut ins Herz einleitet. An dieser Einmündung findet sich ein kleines Häutchen, das Einbuchtungen und Krümmungen hat. In diese hinein ergießt sich ein Teil des Blutes, das das Herz zunächst aufnimmt, damit nicht durch zu heftige Spannungen die Hohlvene einreißt. Denn so wie der Schöpfer beim ganzen Aufbau des menschlichen Körpers Sorge dafür getragen hat, daß nicht plötzlich große Mengen umgeschichtet werden, er vielmehr überall Maßhalten und Gleichgewicht schätzt, und alles nach und nach, tröpfchenweise geschehen läßt, so hat er auch der arteria venosa ein linkes Herzohr beigefügt, damit die Luftzufuhr gleichmäßiger vor sich geht. Alle Gefäße besitzen auch kleine „Türchen". Mit ganz zarten Häutchen, Deckelchen ähnlich, öffnen und schließen sich im rechten Ventrikel die vena cava und die vena arterialis. Im linken Ventrikel verhält es sich bei der Aorta und der arteria venosa ebenso. Diese Häutchen, dreizakkig genannt, weil sie einem Spieß mit drei Spitzen gleichen, erfüllen nicht nur den Zweck, einem zu starken Ein- bzw. Ausstrom entgegenzuwirken, sie sind des weiteren auch Werkzeuge der Kontraktion, denn durch die Herzbewegung werden sie gespannt und spannen ihrerseits die Gefäßwände, wodurch sie Blut, spiritus oder Luft, die sich in den Gefäßen befinden, in Bewegung setzen.

Ich habe in Kürze über den Aufbau des Herzens gesprochen, damit wir nun noch stärkere Bewunderung verspüren, wenn wir über Funktion und Bewegung Betrachtungen anstellen. Die erste und Hauptfunktion des Herzens ist es, dem restlichen Körper Lebensquell und Spender der belebenden Wärme zu sein – ob man das nun unterscheidet oder als ein und dasselbe ansieht, sei einmal dahingestellt. Ferner verteilt es den spiritus und die erwähnte lebenspendende Wärme im ganzen Körper. Darum schreibt Aristoteles: „Das Herz ist für alle Körperteile der Ursprung des Lebens und teilt allen die zum Leben notwendige Wärme, sowie dem Gehirn und der Leber

---

102 D.i. die Lungenvene, in der nach damaligem Verständnis Luft von und zur Lunge transportiert wurde.

das Pneuma zu."[103] Die zweite Aufgabe des Herzens ist folgende: Die dort entstandenen spiritus fungieren, sobald sie unter Mitwirkung des Gehirns in das rechte Maß gebracht sind, als unmittelbare Hilfsmittel für die Gehirn- und Nerventätigkeit. Sie bringen Denkvorgänge, Sinneseindrücke und Bewegungen in Gang. Und was wäre Leben ohne Sinneseindrücke, Bewegung und Denken?

Die dritte, ureigenste Funktion des Herzens ist es, daß es nicht nur Sitz der Affekte, sondern auch Quelle und Ursache derselben ist. Wir bemerken es doch, daß Leben gewissermaßen Freude bedeutet, Traurigkeit indes Tod und Ursache für Verstörungen ist. Denn obgleich das Herz die angenehmen und unangenehmen Eindrücke dank der Nerven, die als sechstes Hirnnervenpaar[104] zum Herzen gelangen, empfindet, ist es dennoch sein eigenes Wesen, aufgrund dessen es Gemütsregungen hervorbringt, Freude empfindet und vor Schmerz vergeht. Denn zu den wichtigsten Dingen im Leben gehören Sinneseindrücke, Nachdenken, Bewegung, sich über angenehme Dinge zu freuen oder über Gegenteiliges Schmerz zu empfinden. Die letzten beiden Punkte sehen wir als spezifische Eigentümlichkeit des Herzens an. Zu diesem Zweck also ist das Herz vorzugsweise geschaffen, daß es Wohnstatt Gottes sei und ganz von göttlicher Freude erfüllt.

Es versetzt uns in Erstaunen, wenn wir diese wunderbare Vielfalt des Werkes und Gottes Plan von außen wie durch dichten Rauch betrachten. Gleichzeitig schmerzt es uns, nicht ganz in die Natur hineinblicken und die Zusammenhänge erkennen zu können. Wenn wir dann aber im göttlichen Geiste das Urbild der Natur betrachten werden, wird uns das einen vollständigen Einblick in sein Werk und die Ursachen allen göttlichen Schaffens erlauben. Nun, da wir am Beginn unserer Betrachtungen stehen, wollen wir Gott als den Schöpfer erkennen, und es soll unser inniger Wunsch sein, zur völligen Erkenntnis zu gelangen. Nachdem wir über Zweck und Aufgaben des Herzens nachgedacht haben, müssen wir nun die Bewegungen voneinander abgrenzen.

Zwei Arten von Bewegungen gibt es, die dem Herzen durch dessen Natur bedingt zukommen, beziehungsweise seine Tätigkeiten [ἐνεργείαι] darstellen, die Pulse und die Affekte. Beim Zittern jedoch handelt es sich um keine Tätigkeit. Es entsteht vielmehr auf ganz andere Art. Die Bewegung,

---

103 Das Zitat ist in dieser Form nicht nachzuweisen. Der Inhalt ist gleichwohl an vielen Stellen bei Aristoteles so belegt.

104 Melanchthon meint damit die Vagusnerven, nach heutiger Zählung das 10. Hirnnervenpaar.

welche Puls heißt, ist aus vielen Gründen notwendig. Denn weil das Herz der Abkühlung bedarf, führt ihm der Puls Luft zu und leitet diese auch wieder ab. Der spiritus schließlich könnte ohne Wärme und Bewegung nicht gebildet und ohne eine Bewegung nicht verteilt werden. Die Vermischung von Luft mit unseren Körpern ist etwas Wundersames. Wie wir uns von Stoffen ernähren, die aus vier Grundbestandteilen bestehen, da ja aus diesen unsere Körper zusammengesetzt sind, so schöpfen wir am meisten Luft, wenn wir uns im Freien aufhalten. Die Luft mildert dann den spiritus vitalis, diese so hell leuchtende Flamme. Die Bewegung des Herzens ist ein abwechselndes Erschlaffen und Anspannen der Kammern. Sie liegt in der Natur des Herzens und wird weder vom Gehirn noch von Nerven gesteuert. Es sind vielmehr die eigenen Fasern des Herzens, die diese Bewegung steuern. Ich möchte jetzt nicht mehr viele Worte über diese Art der Bewegung machen. Die Jüngeren halte ich lediglich dazu an, sich über diesen lebenswichtigen Sachverhalt Gedanken zu machen, daß nämlich diese Bewegung zu dem Zweck erforderlich ist, daß Luft angesaugt und die Bildung und Verteilung der spiritus begünstigt wird.

Die andere Art von Bewegung des Herzens ist die Gemütsbewegung, der Affekt, der einer Erkenntnis folgt oder durch das Wissen um etwas erregt wird. Wie dies aber geschieht oder kraft welchen Vermögens das Gehirn und die spiritus das Herz derart in Wallung bringen, daß so wechselhafte Bewegungen zustande kommen, vermag ich nicht zu sagen, nur daß es eben so in der Natur begründet liegt, daß ein solcher Einklang, eine derart gleiche Empfindung zwischen Gehirn und Herz besteht. Gott wollte, daß die Strahlen seiner Weisheit in unserem Gehirn leuchten, und daß mit diesen auch die Herzen in Einklang stehen und sich an der Erkenntnis Gottes freuen. Er selbst wollte in unseren Herzen wie in seiner eigenen Wohnung leben und uns mit seinem Licht und seiner Freude durchströmen. Wir erkennen dies leider weniger gut, weil die ursprüngliche Harmonie zwischen Hirn und Herz, wie Gott sie gab, gestört ist. Man streitet darüber, ob die eine Erkenntnis begleitenden Affekte wie Zorn, Liebe, Freude, Hoffnung, Furcht dadurch entstehen, daß das Herz durch aus dem Gehirn stammende spiritus angeregt wird. Für diejenigen, die behaupten, daß das Herz der eigentliche Sitz der Seelensubstanz ist, fällt eine Erklärung dafür leichter.[105] Wir wol-

---

105 Der folgende Teil der Rede findet sich nicht im „Liber de anima". Melanchthon hat ihn entweder aus seinem Manuskript entfernt oder diese Passage eigens für die Rede verfaßt.

len indes aber mit der Erklärung zufrieden sein, daß es eine solche Verbindung zwischen Herz und Gehirn gibt, so daß das Herz die ihm aus der Überlegung zugebrachten Dinge entweder gern oder ungern annimmt.

Weil das Herz nun die Herrschaft innehat, Gemütsbewegungen aber den Gedanken folgen, wollen wir uns einmal überlegen, welcher Art diese Herrschaft ist. Ihr seht hier zwei Arten von Herrschaft im Menschen, für die euch Beispiele aus der Staatenwelt zur Verfügung stehen. Jede Art von Herrschaft beruht entweder auf Überzeugung oder auf Zwang. Um es deutlicher zu sagen: Alle, die einen Befehl ausführen, befolgen entweder aus Zwang die Anordnung oder gehorchen freiwillig aus Überzeugung. So gehorchen in einem Staat der Obrigkeit die einen aus freien Stücken – sei es aus Achtung vor den Gesetzen, sei es aus Furcht –, andere erst, wenn sie im Kerker sitzen, da sie ja nun in Fesseln sich nicht mehr so bewegen können, wie sie dies gerne täten. Die erste der beiden Herrschaftsformen nennen wir eine „despotische"; sie nötigt die Menschen. Die andere heißt „politisch", und ihre Regierung beruht auf Überzeugungsarbeit. Beide finden sich auch im Menschen. Das Wissen, das im Gehirn angesiedelt ist, und die freie Wahl üben eine despotische Macht hinsichtlich der Ortsbewegung aus, sie erregen Nerven und aktivieren die Hilfsmittel der Ortsbewegung, und nach ihrem Willen und Gutdünken gehorchen Nerven, Muskeln und Sehnen ohne Eigensinn. Achilles vermochte es, seinen Händen zu befehlen, das Schwert wieder in die Scheide zurückzustecken, obgleich sein Herz zornentbrannt war, und hieß die Füße von Agamemnon zurückweichen. So also steuert nicht die Erkenntnis die Herzen, sondern sie selbst wird durch Zuraten gelenkt. Sokrates hatte erkannt, wie Maßhalten die Köperkräfte erhält, Maßlosigkeit hingegen diesen abträglich ist. Er mied daher aus freiem Entschluß Trunkenheit. Wäre die Harmonie zwischen Gesetzen und dem Herzen nicht gestört, würden die Herzen immer freiwillig mit den Gesetzen übereinstimmen.

Wir wollen jetzt jedoch erkennen, daß Gott trotz dieser Schwäche des Menschen und der widerstrebenden Kräfte in ihm dank seiner einzigartigen, wohlmeinenden Güte dem Menschen diesen Teil Freiheit gelassen hat, mittels der despotischen Macht die äußeren Körperfunktionen in Zaum zu halten. Denn Gott will, daß man den Unterschied zwischen freier Entscheidungsfähigkeit und erzwungenem Entschluß erkennt. Er möchte, daß man von ihm weiß, wie völlig frei er entscheidet, nicht von stoischen Vorstellungen beengt, sondern daß er die, die ihn anrufen, retten und die Widerspenstigen strafen will. Er möchte, daß sich die Menschen diszipliniert in Zaum halten.

Dies alles kann man erkennen und beurteilen, wenn wir die despotische und die politische Macht beim Menschen voneinander unterscheiden. Oft bemerkt man aber, daß das Herz wie ein Tyrann dem Gesetz widersteht, die despotische Macht des Gehirns behindert und die Disziplin untergräbt. Paris raubte, in Liebe entbrannt, Helena; Antonius trieb Oktavian aus törichtem Ehrgeiz und aus Mißgunst in einen Krieg.[106] Solche und schlimmere Wahnsinnstaten geschehen, wenn ein tyrannisches Herz von einem teuflischen Geist – wie er Gott verachtende Herzen befällt – besessen ist. An solchen Herzen geschieht viel Schlimmes. Wenn ein teuflischer Geist die Herzen beherrscht, ereignet sich folgendes: Durch seinen Einfluß entfacht und vermehrt er schlechte Affekte und löscht im Gemüt das gesunde Urteilsvermögen aus. Die Herzen produzieren vergiftete spiritus vitales, die dann ihrerseits das Gehirn und andere Körperteile anstecken, wie das bei tollwütigen Tieren der Fall ist. Dieses ungeheure Übel muß man sich gut vor Augen halten und große Sorgfalt darauf verwenden, die Gesundheit des Herzens soweit als möglich wiederherzustellen und zu erhalten, und zwar deswegen, damit es Sitz Gottes bleibt, wozu es ja ursprünglich dienen soll. Damit wir dieses Gut erkennen, erstreben und erlangen, müssen wir eifrig versuchen, uns die Lehre von diesen wichtigen Themen anzueignen, die Lehre von der Natur des Menschen, von unserer Schwäche, vom Willen Gottes und den Wohltaten des Sohnes Gottes.

Diese Natur des Menschen ist nicht zufällig, blindlings aus Atomen zusammengeflossen, wie Demokrit und Epikur sich das dachten. Überall finden sich doch leuchtende Zeugnisse für die Existenz Gottes, Beispiele dafür, daß wir ihm am Herzen liegen, und daß das Herz des Menschen zu dem Zweck erschaffen ist, um Gott als Wohnung zu dienen. Wir werden dies schließlich dann vollends erkennen, wenn wir in der ewigen hohen Schule in Gott selbst das Urbild der Natur betrachten. Aber trotzdem möchte er, daß wir schon zeitlebens beginnen, seine so große Weisheit zu empfinden und zu begreifen. Und in seiner unermeßlichen Güte gießt er seinen Geist in die Herzen derer, die ihn anbeten, damit dieser die spiritus unserer Herzen gesund hält. Auf keinen Fall will er, daß sein Platz von teuflischem Geist eingenommen wird. Daher hilft er uns um seines Sohnes willen

---

106 Den sogenannten Mutinensischen Krieg 44/43 v. Chr. bedingten Antonius' Machtbestrebungen in Oberitalien.

gerne. Er lehrt uns nämlich ernstlich, es solle unser Bestreben sein, unsere Herzen von ihm lenken und leiten zu lassen. Wir wollen uns also auf die Bitte verlegen und von Gott in ehrlichem Seufzen erbeten, er möge immer in unseren Herzen wohnen und in dieser seiner Wohnstatt die Herzen, die spiritus, das Gemüt, das Gehirn und alle unsere Kräfte mit seinem Licht und seinem Geist lenken, damit wir die Wahrheit verkündigen und für uns und die ganze Kirche Heilsames wirken können.

De anatomia

Erstdruck (Koehn 182) 1553 bei Veit Kreutzer:

ORATIO // SEBASTIANI THEO= // DORI VVINSHEMII RE= // citata, cum decerneretur gra= // dus Magisterij Philoso= // phici, aliquot hone= // stis uiris. // Anno 1553. // Adiuncta est & Oratio Iohannis // Homilij, de Regione & gente Mysorum. // Item quaestio de adpellatione // Siloh, ex cap. 49. Gen: // Et alia quaestio // de Anno. // VVITEBERGAE. // (Blatt) //

Die Rede De anatomia (CR 12.27) wurde am 3. August 1553 bei einer Magisterpromotion in der Artistenfakultät von Sebastian Dietrich gehalten.

[Übersetzung:]

Da man nicht nur deswegen Wissenschaften studieren sollte, damit diese dem Leben von Nutzen sind und einem in ruhigen Zeiten zur Ehre gereichen, sondern auch damit sie in großer Betrübnis zeigen, daß wahrhaftiger Trost von Gott gegeben ist, und damit sie unseren Mut wieder aufrichten, haben wir unser Tagwerk in der Schule nicht liegen lassen, obwohl wir in großer Betrübnis sind. In solchen Zeiten aber ist es am heilsamsten, über die Ursachen von menschlichem Unglück und über Gegenmaßnahmen nachzudenken und Wissenschaften miteinander zu vergleichen, welche Ursachen und Gegenmaßnahmen denn die Philosophie nennt oder die weit größere Weisheit, die der Sohn Gottes aus dem Herzen des Ewigen Vaters offenbart hat. Denn diese ist wahrlich die letzte Zuflucht, durch die die Stärke und Standhaftigkeit der Seele auch in solch wilden Stürmen erhalten bleibt. Es ist absolut richtig, was Demosthenes über die Ursachen schrecklicher Wirren in Staaten sagt: „Wegen einer oder zwei Taten kommt es nicht zu einem solchen Zustand."[107] Philosophen suchen die Ursachen im Schicksal und begründen es damit, daß für Völker und Städte gewisse Zeiträume festgelegt sind. Die Lehre der Kirche aber bekräftigt, daß die Vergehen der Menschen Strafe nach sich ziehen, daß diese aber vom Sohn Gottes um der Kirche willen gelindert werden und die Kirche inmitten eines untergehenden Reiches bewahrt bleibt. Diese Lehre hält uns dazu an, durch diesen Trost bestärkt die notwendigen Bemühungen um die Kirche und die Gesellschaft nicht einzustellen. Denen, die in ehrlichem Seufzen Gott anbeten und die in

---

107 Das Zitat stammt aus der 3. philippischen Rede, 2, und lautet vollständig: „πολλὰ μὲν οὖν ἴσως ἐστιν αἴτια τούτων, καὶ οὐ παρ' ἓν οὐδὲ δύ' εἰς τοῦτο τὰ πράγματ' ἀφῖκται."

ihrem Leben Maß halten, verspricht sie Linderung trotz allgemeinen Unglücks. Ja, Gott spricht, daß er in dieser traurigen und mühseligen Gemeinde, die ihn anbetet, wie in seinem Tempel leben werde. Was kann man denn Angenehmeres zum Trost sagen? Deshalb bitten wir dich in ehrlichem Seufzen, Ewiger Gott, Vater unseres Herren Jesus Christus, Schöpfer des Himmels, der Erde und der Menschen, daß du uns leitest und in uns wohnst und daß du die Wissenschaften und die Versammlungen der Lernenden schützt.

Da bei dieser öffentlichen Zusammenkunft über etwas gesprochen werden muß, und der hochgelehrte, verehrte Paul Eber in diesen Tagen gerade begonnen hat, über anatomische Lehre zu lesen,[108] über die ich mir, der ich mich der Medizin gewidmet habe, oft Gedanken machen muß, habe ich andere Themen zurückgestellt und beschlossen, mir eine Ermunterung zur Aufgabe zu machen, um bei mehr Menschen die Beschäftigung mit der anatomischen Wissenschaft anzuregen. Denn die Anatomie ist nicht nur bei der Erhaltung der Gesundheit und der Bekämpfung von Krankheiten nützlich, sondern auch zur Lenkung der Sitten, zur Gotterkenntnis und zum Verständnis der Lehre der Kirche. Die Bedeutsamkeit der angeführten Nutzen kann ein ungebildeter, roher Zeitgenosse nicht erkennen; wir hingegen müssen Menschen mit guter Veranlagung daran erinnern und dazu ermuntern, sich diesen Nutzen vor Augen zu führen und diese Lehre zu erlernen. Wir wollen hoffen, daß unsere väterlichen gutgemeinten Ratschläge schon vielen genützt haben und weiter nützen. Deshalb wiederholen wir sie so oft, auch wenn einige so roh sind, daß ihnen diese schöne Wissenschaft ganz und gar nicht gefallen will. Nicht zu widernatürlichen Kreaturen indessen spreche ich, sondern zu solchen, in denen die natürliche Neigung zu den Tugenden liegt, und in denen jener Funke blitzt, der den Unterschied zwischen ehrbaren und schändlichen Dingen zeigt. Daher spreche ich euch alle an und bitte euch inständig, ihr rechtschaffenen Jünglinge, die Grundlagen der anatomischen Lehre, die euch in reinster Form vermittelt werden, eifrig zu erlernen. Daß nämlich etliche meinen, dies sei Sache von Ärzten, muß als Irrtum be-

---

108 Paul Eber (*1511 in Kitzingen/Franken, †10.12.1569 in Wittenberg) war ein enger
Vertrauter Melanchthons; 1536 Promotion zum Magister, 1537 Eintritt in die Artistenfakultät, 1541 Leiter des Pädagogicums, 1543 Übernahme der Professur für Physik
von Veit Amerbach; 1556 Übernahme einer Professur in der theologischen Fakultät.
Ebers sehr reichhaltige Vorlesungstätigkeit (u.a. Physik, Hebräisch, Geschichte,
Theologie) umfaßte auch die Auslegung von Melanchthons Commentarius bzw. Liber
de anima.

trachtet werden. Ein Arzt benötigt ein vollkommeneres Wissen als andere Menschen. Es ist hingegen notwendig, daß alle Menschen irgendwie über den Aufbau ihres Körpers Bescheid wissen. Weswegen denn? Eine gewisse Sorgfalt bei der Lebensführung und der Mäßigung der Vergnügungen trägt viel zum Erhalt der Gesundheit und zur Verhinderung des Ausbruchs von schlimmen Krankheiten bei. Um diese Sorgfalt walten lassen zu können, muß jeder einzelne irgendwie seine Glieder kennen, die Säfte, die Mischung derselben, die Lage der Eingeweide, den Fluß der Säfte. Was sich mit all dem vereinbart, muß ausgewählt, Schädliches aber gemieden werden. Wie oft kommt es vor, daß Menschen an Schlaflosigkeit infolge eines verdorbenen Magens leiden. Es ist schädlich, diesen dann kalte Schlafmittel zu verabreichen. Wie oft kann es zu Verstopfung kommen, die durch eine ganz einfache Übung oder durch Reiben beseitigt werden kann, wenn einer die Verdauungswege richtig kennt. Viele schwere Krankheiten können schließlich schon zu Beginn durch einfaches Beobachten vermieden werden, die später, wenn sie sich erst einmal manifestiert haben, nicht einmal mehr durch ärztliche Hilfe beseitigt werden können. Die Sorge um das körperliche Wohlergehen ist also ein wichtiger Grund dafür, sich die Grundlagen der Anatomie anzueignen. Gott lehrt uns nicht nur, auf das Wohlergehen unseres Körpers zu achten, sondern auch dem Körper Ehre zu erweisen, weil dessen kunstvoller Aufbau Zeugnis von Gott dem Schöpfer abgibt, und unsere Gliedmaßen Instrumente des vielfachen göttlichen Wirkens sind.

Denkt aber auch an folgende andere Gründe: Zur Lenkung der Sitten ist es unabdingbar, den Unterschied zwischen den Kenntnissen und den Regungen des Willens und des Herzens zu kennen; ebenso muß man die Werkzeuge der Ortsbewegung kennen. Nichts von alldem kann man begreifen, wenn die Glieder des menschlichen Körpers nicht bekannt sind. Die Kenntnisse, die nach Gottes Willen Leitschnur für das Leben sein sollen, liegen im Gehirn. Das Gehirn wird von spiritus in Schwingung versetzt und erleuchtet und entwickelt so bildhafte Gedanken. Aus diesem „Sitz der Weisheit" entspringen Nerven, die für die Sinne und die Ortsbewegung wichtige Organe sind. Nach den Überlegungen dieses unabhängig entscheidenden Körperteiles werden die Instrumente der Ortsbewegung gelenkt. Gott möchte, daß wir die Freiheit beibehalten, daß in der menschlichen Natur eine Wahl bleibt, und damit unser Tun mit dem göttlichen Gesetz harmonieren und zu beiderseitigem Nutzen verwandt werden kann, schließlich

auch deshalb, damit wir einen Begriff von Freiheit haben und wissen, daß
Gott absolut frei handelt.

Im Herzen, der Quelle des Lebens, finden sich wundersame Regungen,
die man Affekte nennt. Diese sind entweder dem Leben zuträglich – wie die
Freude –, oder sie sind Strafen – wie die Traurigkeit. Zwischen Gehirn und
Herzen sollte eine solche Eintracht herrschen, daß die Regungen des Herzens immer mit den ehrbaren Kenntnissen übereinstimmen. Wir bemerken
diesbezüglich jedoch eine traurige Zwietracht. Denn schlechte Impulse des
Herzens können von unseren Kenntnissen nicht immer unterdrückt werden.
Denn die Kenntnisse haben das Herz nicht so gut im Griff wie die Nerven,
die die Ortsbewegung in Gang bringen. Diese Zwietracht könnte man nicht
begreifen ohne die Lehre von der Anatomie. Für das sittsame Verhalten ist
es aber von Nutzen zu wissen, welcher Körperteil wie gelenkt und in Zaum
gehalten werden kann. Bei der Lektüre von göttlichen oder auch von anderen Schriften wird schließlich vieles deutlicher, wenn wir auseinanderhalten
können, an welcher Stelle und in welchem Körperteil die einzelnen Handlungen vonstatten gehen.

Eine traurige Klage findet sich bei Paulus. Er schreibt: Die Bosheit der
Menschen ist derartig, daß sie Gottes Gerechtigkeit, das heißt die Erkenntnis
Gottes und seiner Gesetze, in Ungerechtigkeit gefangen halten.[109] Das kann
man daran erkennen, wenn zwischen den Kenntnissen und den Affekten
kein Unterschied gemacht wird. Der Unterschied zwischen beiden wird
deutlich, wenn deren Sitz erläutert wird. Die Kenntnis des Gesetzes liegt im
Gehirn, im Herz hingegen wallen vor einem Verbrechen dem Gesetz wider-
strebende Gefühle auf. Alexander tötete zum Beispiel im Zorn den Kleitos,
obwohl er wußte, daß es ein Verbrechen ist, einen Unschuldigen, gar einen
wohlverdienten Freund zu ermorden.[110] Die Kenntnis und das Herz stehen
nach einem begangenen Verbrechen jedoch wiederum in Einklang. Denn
Alexander befiel tiefste Traurigkeit, nachdem er den Mord begangen hatte.
An diesem Beispiel sollte man sich einmal genau überlegen, mit welcher
Absicht Gott diese Ordnung so gesetzt hat. Der Grund hierfür ist folgender:
Alle Gesetze verpflichten entweder zum Gehorsam oder zur Strafe. Wenn
also das menschliche Herz dem göttlichen Wissen während der Tat nicht

---

109 Römer 1, 18.
110 Kleitos (genannt „Der Schwarze") war schon unter Philipp Offizier gewesen und
    wurde dann Führer der ἴλη βασιλική Alexanders. 328 ermordete ihn Alexander, weil
    er sich bei einem Gelage zum Wortführer der makedonischen Opposition gegen die
    barbarenfreundliche Politik Alexanders machte.

gehorchen möchte, muß es nach dem Verbrechen die Strafe dafür in Kauf nehmen, damit das Gesetz seine Gültigkeit erweist, und wir erkennen, daß es sich um ein göttliches Wissen handelt.

Wieviel liest man denn allenthalben, auf das die anatomische Lehre teilweise viel Licht wirft. „Lernet von mir", spricht der Herr, „denn ich bin sanftmütig und von Herzen demütig".[111] In dem Teil des Menschen, den man den leidenschaftlichen [pars θυμική] nennt, und der offensichtlich im Herzen zu finden ist, gibt es zwei äußerst ungestüme, gewaltige Affekte, den Zorn und die Ehrsucht. Diese beiden werden bei bedeutenden Menschen sehr leicht entfacht und bringen, wenn sie dann erst einmal entfacht sind, die Herrschaftsverhältnisse und das öffentliche Leben weithin durcheinander. Saul brennt vor Ehrsucht und leidet darunter, daß ihm und seinem Sohn, einem tapferen Mann, sein junger Knecht vorgezogen wird. Ihn verlangt nach Rache, er gerät zusammen mit vielen anderen in Zorn und läßt die Priester und ihre ganzen Familien töten.[112] Die Bürgerkriege, die von Sulla, Marius, Pompeius und Julius angezettelt wurden, entstanden aus Ehrsucht und aus privaten Haßgefühlen. Es finden sich schließlich Beispiele für jede Zeit. Aber auch in der Kirche passieren zu jeder Zeit ganz ähnliche Dinge. Arius soll aus Schmerz über die Zurückweisung – man hatte ihn nicht zum Bischof ernannt – dazu bewegt worden sein, eine neue Lehre zu verbreiten und damit die Autorität des Bischofs ins Wanken zu bringen. Eine derartige Raserei brachte auch Müntzer gegen Luther auf, weil ihn dessen Berühmtheit quälte, und weil er ähnliche Popularität zu erlangen suchte. Ganz offensichtlich geschieht es also so. Alte Gedichte handeln davon, und ein Dichter drückt dies so aus: „Die Heimat ward dennoch immer wieder durch die Ruhmsucht Weniger, deren Gier nach Anerkennung und Titeln zugrunde gerichtet." Der Sohn Gottes möchte, daß alle Menschen, besonders aber die Führer der Kirche, sich von den Übeln – ungerechtfertigtem Jähzorn, Ehrsucht, Rachsucht – fernhalten. Sich selbst hat er uns als Beispiel vor Augen gestellt. Die höchste Sanftmut besitzt er, über niemanden ist er ungerechtfertigt erzürnt. Und diejenigen, über die er berechtigt in Zorn gerät, schont er, wenn sie um Vergebung bitten und es ihnen leid tut, daß sie einen Fehltritt getan haben. Er nimmt sie in seiner Sanftmut wieder auf, bewahrt sie und lindert ihre gegenwärtigen Leiden. Es ist seine Art, ohne An-

---

111 Matthäus 11, 29.
112 Anspielung auf Davids Salbung zum König (1. Samuel 16) und Sauls Racheakt gegen die Priester (1. Samuel 22).

sehen der Person über die Verbrechen aller Menschen zu zürnen. Hingegen ist er all denjenigen gnädig, die bei ihm Zuflucht suchen. Somit ist er auf der einen Seite gerecht, auf der anderen barmherzig. Stolz indessen ist ihm so fremd, daß er, weil er gesandt ist, das Opfer für die Menschheit zu bringen, sich nicht aufdrängt, wenn er nicht gerufen wurde, keine Reiche, keine Macht, kein Ansehen erstrebt, daß er Unrecht nicht bekämpft, obschon er dies ganz leicht könnte, sondern es geschehen läßt, da er weiß, daß er nicht mit weltlicher Macht ausgerüstet wurde, sondern gesandt wurde, um der Erlöser für die Menschheit zu sein. Bei dieser seiner Aufgabe gehorcht er ehrerbietig dem Ewigen Vater, und er hat sich derart unter alle Menschen gestellt, daß er den Zorn auf die Verbrechen einzelner auf sich selbst nimmt. An meiner und deiner statt nimmt er Strafe auf sich, damit ich und du verschont bleiben, so wie eine Magd sich ihrer Herrin unterordnet und ihr anbietet, an ihrer statt Strafe auf sich zu nehmen. Die Tugenden im Herzen des Gottessohnes waren vollkommen, das heißt der Heilige Geist brannte im ganzen Herzen, mischte sich mit der Substanz und den Dämpfen im Herzen, weil Jesus ohne Fehl und ohne Eigensinn war. Auch wenn andere Menschen in der Lage sind, unrechten Zorn zu zügeln, tragen sie dennoch im Herzen schlechte Anlagen. Uns ist jedoch ein anderer Wächter gegeben: Das Denkvermögen, das im Gehirn liegt, kann den Nerven, das heißt der Instanz, die die Ortsbewegungen lenkt, befehlen, die äußeren Gliedmaßen im Zaum zu halten. Pallas etwa, das heißt sein Denkvermögen, hat Achilles davon abgehalten, Hand ans Schwert zu legen und dieses zu zücken. Das Herz hingegen brannte ihm in ungeheuerlichem Zorn auf Agamemnon, brachte sein ungestümes Blut in Wallung und verteilte es.

Wenn uns die Unterschiede zwischen den Körperteilen geläufig sind, werden einem solche Erzählungen deutlicher, und wir lernen, welche Körperteile wie gelenkt werden können und müssen. Es gibt nämlich zwei Arten von Regierung. Die eine nennt man die politische, die den Willen durch Überzeugungsarbeit zu lenken versucht, die andere heißt die despotische, die Menschen auch gegen ihren Willen und gegen Widerstand zwingen kann. Mit dieser despotischen Macht lenkt das Denkvermögen so gut es geht die Nerven, auch wenn die Glut im Herzen noch nicht durch Überzeugungsarbeit gelöscht ist. Alle müssen doch zugeben, daß diese wahrhafte und alte Lehre von der unterschiedlichen Beschaffenheit der Körperteile für die Kirche und das öffentliche Leben sehr nützlich ist. Auch folgendes sollte man bedenken. Gott hat den Menschen Vorstellungen mitgegeben, die uns an ihn erinnern sollen, und er benützt unsere Worte, wenn er sich selbst beim Namen nennt. Sein Sohn wird als der Logos des Ewigen Vaters bezeichnet, und vom Vater und dem Sohn geht der spiritus sanctus aus. Wenn die göttliche Stimme diese Worte benutzt, muß man sich deren Gebrauch aus der Betrachtung unserer Körperteile heraus verdeutlichen. Im Gehirn entstehen durch Nachdenken Vorstellungen. So erzeugt auch der Ewige Vater, wenn er sich selbst betrachtet und nachdenkt, eine Vorstellung, in welcher er erstrahlt. Das ist dann sein Logos. Und sein Logos selbst offenbart uns dann, wenn er mit uns spricht, den Himmlischen Vater.

Im Herzen finden sich die spiritus, kleine Flämmchen, die im Herzen entstehen und entzündet werden, mit Hilfe derer alle Glieder erwärmt und die Affekte und Bewegungen in Gang gebracht werden. Von dort aus fördert dieser sogenannte spiritus, in der Kirchensprache als Logos bezeichnet, die Erkenntnis. Der Heilige Geist ist eine göttliche Flamme, die in den Herzen Freude schafft, Liebe zu Gott und die Stärke, alles das zu tun und zu ertragen, von dem Gott will, daß es geschieht und ertragen wird. Dieser göttliche spiritus vermischt sich mit den Flammen, die in deinem Herzen entstehen, und fügt diesen lebenspendende Wärme und heilsame Regungen bei. Man muß diese Wohltaten Gottes erkennen, dankbarsten Herzens preisen und sie mit höchster Sorgfalt bewahren. Wenn wir uns über diese Wohltaten Gedanken machen, ist es sicherlich zweckdienlich, dabei unsere Gliedmaßen zu betrachten. Diese wie auch immer beschaffene Betrachtung lehrt uns viel.

Die anatomische Wissenschaft bringt auch noch anderen Nutzen mit sich. Die Ordnung in der ganzen Welt, die Form und die Stellung des Himmels und der Erde, die wechselnden Sternenbewegungen und Jahreszeiten, die Fruchtbarkeit der Erde, alles das zeigt uns, daß diese Welt nicht zufällig aus Demokritschen Atomen zusammengeflossen ist, sondern daß es einen Schöpfergeist gibt, der planvoll und in vollendeter Kunstfertigkeit all diese Werke erschaffen hat. Offensichtlich steckt die höchste Kunst aber im menschlichen Köperbau. Ein besonders deutliches Zeugnis von Gott aber ist es, daß im Gehirn die Kenntnis der Zahlen und der Ordnung und der ewige Unterschied zwischen ehrbaren und schimpflichen Dingen liegt; daß ferner im Herzen als unveränderlicher Bestrafer und Peiniger der Schmerz existiert, der Verbrechen ahndet. Dies alles ist nicht zufällig entstanden, und es ist unmöglich, daß intelligente Wesen aus unverständiger Natur entstanden sind. Man muß deshalb bejahen, daß Gott dieser Schöpfergeist aller Dinge ist, und daß er so wahrhaftig, wohltätig, gerecht, keusch ist, wie es bereits die Tatsache zeigt, daß er in uns die Kenntnis der Tugenden hineingelegt hat. Denkt einmal bitte darüber nach, wie viele Dinge wir in unserem Gedächtnis haben, die uns vor Augen treten, wenn wir unsere Gliedmaßen und deren Funktionen betrachten.

Laßt uns bei dieser Betrachtung auch unsere Schmerzen beklagen; wir wollen darüber betrübt sein, daß durch unsere Sünden dieser wunderbare menschliche Körper bereits so kraftlos geworden ist, daß er dem Tod geweiht ist. Wir wollen darüber betrübt sein, daß viele Menschen sich selbst und anderen täglich durch Verbrechen Gewalt antun und die Körper, die mit göttlicher Kunst geschaffen wurden, regelrecht zerfleischen. Wir wollen darüber betrübt sein, daß wir das Licht und die Aufrichtigkeit des Herzens verloren haben, die uns anfangs zugedacht war. Laßt uns jenen Samariter als Arzt suchen, der die Wunden des verletzten Wanderes mit Wein auswäscht, dann Balsam auf sie gibt und den Wanderer auf seinen Schultern trägt.[113] Wir wollen darum bitten, daß er, der Sohn Gottes, den Jakob auf einem Feld in Samaria auf der Himmelsleiter stehen sah,[114] uns hilft und uns auf seinen Schultern trägt, indem er sich mit unseren Körpern vereinigt, so daß das, was noch von ihnen übrig ist, nicht ganz zugrunde geht. Er trägt uns – wie er selbst sagt –, so wie ein Hirte die jungen Lämmer auf dem Feld zur Herde sammelt, bis diese in den Stall zurückgekehrt ist.[115] Wir wollen diesem unserem Arzt auch die Ehre erweisen, daß wir auf die Kunstfertigkeit des menschlichen Körpers, der in einzigartiger Weise Gott als Wohnstatt dient, ein genaueres Augenmerk richten, zumal Jesus einen Leib ähnlich dem unsrigen angenommen hat. Haltet euch diese Gründe für die Beschäftigung mit der Anatomie immer wieder vor Augen und vergeßt mir diesen nützlichsten und süßesten Teilbereich der Physik nicht! Betrachtet euch auch oft die Zeugnisse, die Gott von sich in uns hineingelegt hat, und die göttlichen Hinweise in dem Kunstwerk unseres Körpers, und bedenkt gleichzeitig, daß Gott in euren Körpern wie in seinem Haus und Tempel wohnen möchte. Benutzt daher alle Glieder ehrfürchtig und fromm und rühmt Gott den Schöpfer dankbar. Bittet, er möge eure Körper schützen und leiten, er möge in euch wohnen, damit euch der Logos den Ewigen Vater offenbart, und

---

113 Lukas 10, 30.
114 1. Mose 28, 12.
115 Johannes 10, 1.

damit sich der spiritus sanctus mit euren Dämpfen im Herzen mischt, dieses erneuert und euch heilsame Regungen gewährt.

Ich bitte dich also Gottessohn, Herr Jesus Christus – der du für uns gekreuzigt wurdest und auferstanden bist, den menschlichen Leib angenommen und dich uns geoffenbart hast, damit wir wissen, auf welche Weise wir Gott anrufen können –, daß du die Kirche und diese Universität schützt und lenkst, uns alle zu Gefäßen deiner Barmherzigkeit und zu heilbringenden Werkzeugen für uns und alle anderen machst. Du wollest in diesen Breiten die Gemeinden versammeln und ihnen deine heilsame Führung gewähren.

De arte medica

Erstdruck (Koehn 192) bei den Erben von Georg Rhau:

ORATIO // DE ARTE MEDI= // CA RECITATA CVM // GRADVS DOCTORVM DE= // cerneretur uiris clarissimis, D. Do= // ctori Casparo Guielmo, D. Docto= // ri Iohanni Dumerichio, & D. // Doctori Christophoro // Schenitz Hallen= // sibus. // A DOCTORE IACOBO // MILICHIO. // (Vignette) // VITEBERGAE // 1555. //

Die Rede De arte medica (CR 12.113) trug Jakob Milich anläßlich der Promotion von drei Ärzten aus Halle am 23. April 1555 vor.

[Übersetzung:]

Ein äußerst wichtiges Gebot in der Lehre der Kirche lautet, daß dem menschlichen Körper Ehre erwiesen werden soll.[116] Mit diesem Begriff wird nicht nur das zum Ausdruck gebracht – was Philosophen dazu sagen würden –, daß die Gesundheit erhalten werden soll und Krankheiten bekämpft beziehungsweise die Körperkräfte nach Möglichkeit erhalten werden sollen. Nein, wenn das Wort „Ehre" fällt, beinhaltet dies gleichzeitig auch den Grund dafür, warum die Gesundheit Anlaß zu großer Sorge geben muß, offensichtlich deswegen nämlich, weil der Körper erschaffen ist, um göttliche Funktionen wahrzunehmen. Der Begriff Ehre bedeutet uns nämlich ein Bekenntnis zu vortrefflicher Gnade. Ehre schuldet man zunächst einmal Gott selbst. Obschon man diesen Begriff dann auch auf andere Dinge anwendet, erweist man diesen dennoch nur um Gottes willen Ehre. So ehren wir also unsere Eltern, die Regierungen, die Künste und Gesetze. Denn wir wissen, daß Künste und Gesetze Strahlen der Weisheit sind, welche in Gott ewig und unveränderlich liegt. Durch diese Strahlen möchte er erkannt werden, und sie sollen unser Leben lenken. So wissen wir auch, daß gemäß Gottes Weisheit Regierungen zur Ordnung dienen, daß sie von Gott erhalten werden, und daß er möchte, daß wir uns jener Ordnung unterwerfen.[117] Über die Eltern wissen wir folgendes: Für den Ehestand hat Gott in seinem geheimen Ratschluß keusche Reinheit verordnet. Die Fortpflanzung ist das Werk Gottes, und er wacht über sie. Er möchte, daß zwischen Eltern und Kindern beiderseitig ein Bund und zärtliche Zuneigung existiert. Nach Got-

---

116 1. Korinther 6, 20: „[...] δοξάσατε δὴ τὸν θεὸν ἐν τῷ σώματι ὑμῶν."
117 Römer 13, 1.

tes Willen soll dies an seine Liebe zu seinem Sohn und zu uns erinnern. Wenn wir irgendetwas Ehre erweisen, zeigen wir dadurch also an, daß in ihm ein göttliches Gut liegt. Eine solche Sache muß also erhalten und anderen Dingen vorgezogen werden. Aristoteles meint dazu, daß etwas Göttliches τίμιον, das heißt ehrwürdig, ist.[118] Weil uns also nun ein himmlisches Gebot lehrt unseren Körpern Ehre zu erweisen, muß man sich fragen, was unseren Körpern an Göttlichem eigen ist, obgleich es uns bewußt ist, daß es zerbrechliche Klumpen, aus Lehm entstandene Gefäße sind. An dieser Stelle möchte ich zunächst über die Finalursache[119] sprechen.

Unsere Körper sind also eine aus Lehm geformte Masse. Dennoch aber sind sie zu dem Zweck geschaffen, um in alle Ewigkeit Wohnstatt und Tempel Gottes zu sein, Instrument für besonders bewundernswerte Handlungen Gottes. Im Herzen entstehen die spiritus vitales, und von dort steigen gewaltige Hitzedämpfe – wie in Euripos – aufwärts ins Gehirn. Diese werden dann später durch den engen Kontakt zum Gehirn milder und klarer gemacht und unterstützen es beim Anstellen von Überlegungen. Jenes Wogen in den Herzkammern indes entfacht die Affekte. Mit diesen sprudelnden Dämpfen hat sich wahrhaftig die Gottheit vermischt. So führt diese im Gehirn zu klareren Vorstellungen und zu beharrlicher Anerkenntnis, und im Herzen bildet sie Affekte ganz nach der Art Gottes. Weil die Natur des Menschen zu diesem Zweck geschaffen ist, und weil Gott – wie es geschrieben steht – alles in allen sein will,[120] ist es rechtgesprochen, daß dem Körper Ehre zuteil werden soll. Laßt uns also einmal überlegen, ein wie großes Verbrechen es ist, Gott aus seiner Wohnstatt zu vertreiben – wie es diejenigen tun, die sich mit Leidenschaften und ehrlosen Handlungen beflecken – oder gar diesen Tempel ganz zu zerstören – eine große Menge Menschen verliert ihr Leben durch das Schwert und anderes Kriegsgerät. Noch viel mehr Menschen aber verlieren es durch Saufen, verwerfliches Leben oder durch Geringschätzung von Medikamenten. Denn diese Dinge grassieren ohne Unterlaß beinahe in der ganzen Menschheit wie eine Seuche. Diese ungeheuren, grausamen Frevel müssen erkannt und beseitigt werden. Oft sollte man sich die Gründe dafür vor Augen führen, warum Gott uns heißt dem Körper Ehre zu erweisen.

---

118 Aristoteles, Nikomachische Ethik 1102 a: „[...] τὴν ἀρχὴν δὲ καὶ τὸ αἴτιον τῶν ἀγαθῶν τίμιον τι καὶ θεῖον τίθεμεν [...]."
119 Zu Melanchthons Verständnis der „causa finalis" vgl. Frank 1995, 256 und bes. 258–260.
120 1. Korinther 12, 6.

Weil der Körper erschaffen wurde, um als Gottes Tempel zu fungieren, habe ich zunächst über die Finalursache gesprochen. Laßt uns nun auch einmal die Kunstfertigkeit des Kunstwerkes an sich betrachten. Diese Kunst ist, um zu zeigen wie Gott selbst ist, eine ebenso göttliche. Auch deswegen muß dem Körper Ehre erwiesen werden. Gott besitzt ganz vorzügliche Eigenschaften: Weisheit, Wahrheit, Güte, Wohltätigkeit, Gerechtigkeit, Keuschheit, Beständigkeit im Guten, das er durch seine Weisheit vom Schlechten unterscheidet, ferner uneingeschränkte Wahlfreiheit. Der Mensch hingegen ist so konzipiert, daß seine Körperteile als Werkzeuge folgender edler Dinge dienen: Im Gehirn leuchten hell als Strahlen des göttlichen Gesetzes das Wissen, die Wahrheit und die Kenntnis der Zahlen. Sie befähigen Recht und Unrecht zu unterscheiden. Im Gehirn entspringen Nerven, die durch Nachdenken erregt werden können und die äußeren Gliedmaßen entweder bewegen oder hemmen, so daß es zu Handlungen kommen kann, die der Einsicht entsprechend vernünftig sind. Um ein Beispiel zu nennen: Obwohl Achilles in begründetem Zorn sein Schwert gezogen hatte, befahl eine ruhige Überlegung – die Nerven wie Zügel nutzend –, die Hand zurückzuziehen. Die Nerven und die Hand gehorchten diesem richtigen Entschluß. Man sieht, daß diese Weisheit, Freiheit und Tugend bis heute irgendwie im Menschen übriggeblieben ist, auch wenn sie jetzt schwächer ausgeprägt ist, als sie es zu Beginn gewesen war. Dennoch war es Gottes Wunsch, daß in uns bis heute Zeugnisse und Zeichen von ihm erkennbar sind, die daran erinnern sollen, wie beschaffen er selbst ist. Man muß also daran festhalten, daß diese Kunstfertigkeit, die sich im menschlichen Körperbau zeigt, eine göttliche ist. Ich habe nicht so ausführlich darüber gesprochen, wie es der Bedeutung der Sache angemessen wäre, sondern nur so lange geredet, bis ich alle Zuhörer zum Nachdenken über Gottes Ausspruch einladen konnte, der besagt, daß wir unseren Körpern Ehre erweisen sollen. Ich möchte jetzt noch Gedanken über zwei Punkte anführen; erstens über unsere Nachlässigkeit beim Umgang mit unserer Gesundheit und bei der Erhaltung des „Tempels Gottes", und dann über dessen notwendigen Schutz, also über die ärztliche Kunst.

Sicherlich sündigen wir alle in starkem Maße dadurch, daß wir keine rechte Ordnung beim Essen, Trinken, Schlafen, bei der Arbeit und bei allen geistigen und körperlichen Regungen einhalten und dadurch die uns von Natur aus gegebenen Kräfte schwächen. Wir behindern also in uns das göttliche Licht, das sich mit unseren spiritus vermengt hat und fügen uns schließlich selbst einen vorzeitigen Tod zu. Das passiert bei den einen in stärkerem, bei den anderen in geringerem Ausmaß; dennoch sündigen wir in dieser Hinsicht alle. Und sollte einer glauben, daß Gott darüber nicht besorgt wäre, dann irrt er. So oft nämlich finden wir seine Gebote wiederholt: Du sollst nicht töten! Belastet eure Herzen nicht durch Zecherei! Zollt eurem Körper Ehre! Mörder, Trinker und Hurer werden Gottes Reich nicht ererben![121] Was für Gewohnheiten pflegen die meisten heutzutage? Man trifft sich zu häufigen Gelagen wie Lapithen und Zentauren, ohne Maß und Ziel schlägt man sich dabei mit Speise und Trank den Magen voll und stiftet anschließend Aufruhr. Diese Angewohnheit begreift man dann als Stärke oder Frohsinn und denkt, sie sei frei von Lastern. Als Verbrechen aber faßt du es nicht auf, wenn du dir allmählich den Tod zufügst, Gottes Wohnung zerstörst und ihn gegenwärtig verstößt oder fernhältst, so daß er sich am Besitz deines Geistes und Herzens nicht erfreuen kann? Du hältst es nicht für ein schlimmes Übel, tagelang betrunken und ausgelassen zu leben ohne Gott anzurufen und ohne einen Gedanken an ihn zu verschwenden? Das schlimmste Unheil indes ist es, daß sich, wenn Gott ausgegrenzt wird, teuflische Mächte der ruchlosen Herzen bemächtigen. Denn diese Mächte treiben die einen dazu an, schon bald einen Mord zu begehen, die anderen nehmen sie derart in Beschlag, daß sie diese zum Verderben des Staates werden lassen, zu Missetätern an der Menschheit, so wie Catilina, Antonius und andere diesen Schlages es gewesen sind. Ach, bedächte man doch die Schändlichkeit dieser üblen Verbrechen und nähme den Zorn Gottes zur Kenntnis. Mögen doch viele diese schrecklichen Sitten aufgeben, die für sie privat das Ende bedeuten, aber auch ganze Völker, die Kirche und Staaten zugrunde richten. Man muß dies notwendigerweise vorausschicken, sooft man über die ärztliche Kunst sprechen will. Denn denjenigen, die unsinnig ihre Körper zugrunde richten und weder Gottes Strafe fürchten noch irgendwelches Maßhalten im Leben schätzen, hält man vergeblich Vorträge über Gottes Weisheit und die Ordnung, auf die in der Lebensführung und beim Einnehmen von Medizin geachtet werden muß.

Nachdem ich also nun kurz über die Verbesserung der Sitten gesprochen habe, will ich einige Worte über die ärztliche Kunst verlieren, die sich als Beschützerin des Lebens zeigt und teils beim Erhalt unseres Wohlergehens, teils bei der Bekämpfung von Krankheit notwendig ist. Wenn hier im Raum aber einer derart barbarisch ist, daß ihn der offenkundige Nutzen der Medi-

---

121 Galater 5, 19–21.

zin bei der Wundversorgung, der Wiederherstellung gebrochener oder sich lockernder Körperteile, das Benefit durch die vielfältigen Behandlungsmöglichkeiten innerer Erkrankungen nicht bewegt, er statt dessen jede Naturbeobachtung, die ganze Heilkunst und alle Ärzte verachtet, oder wenn sich einige als den Titanen ähnlich zeigen, die auch gegen den Himmel Krieg geführt haben, so wage ich es nicht, diese durch Argumente zur Vernunft zurückzurufen. Wie vielmehr die Titanen durch den schrecklichen Schrei eines Esels zerstreut worden sind, auf dem während des Kampfes Bacchus gesessen hatte, so werden auch diese üblen Gesellen durch das Geschrei von Eseln aufs Mark erschreckt werden und dann dafür büßen, daß sie Gott und göttliche Dinge geschmäht haben.[122] Die anderen, vernünftigeren hingegen will ich ansprechen und sie bitten, die ganze Natur der Dinge zu beobachten' und zu bedenken, daß diese nicht aus den Atomen Demokrits zufällig und sinnlos zusammengeweht wurde, sondern von Gott, dem Schöpfer – der weise, gut, wohltätig und keusch ist, einer, der Verbrechen bestraft – mit höchster Kunstfertigkeit geschaffen wurde und von ihm behütet wird. Denn Gott wollte, daß die Ordnung in der ganzen Schöpfung Zeugnis von ihm und seiner Vorsehung abgibt.

Es würde zu weit führen, über die Ordnung in vielen Teilen der Natur zu sprechen, über die Lage der Welt, die Bewegungen der Himmelskörper, den Wechsel der Jahreszeiten, von Tag und Nacht, Winter und Sommer, über die jährlich wiederkehrende Fruchtbarkeit der Böden, über die Pflanzen, Tiergattungen, den menschlichen Körperbau, über sicheres und ewiges Wissen im menschlichen Geist. Ich möchte an dieser Stelle nur ein wenig über die Ordnung in der Lebensführung und beim Gebrauch von Medizin sprechen. Dieses Thema zeigt uns, wie Gott in seinem einzigartigen Plan – wie ein Vater, der sich treusorgend um uns kümmert – alles was wächst eingeteilt hat. Auf der einen Seite in Dinge, die uns als Nahrung dienen, und auf der anderen Seite in solche, die als Medikamente zu gebrauchen sind. Denn wer könnte sich von Mastir, Achilleis, Enzian, Myrrhe, Aloe oder vielen anderen Pflanzen, die bei der Wundbehandlung bekanntermaßen überaus heilsam sind, ernähren? Und Gott lenkt das Interesse gewisser Menschen auf die Beschäftigung mit Heilpflanzen und hilft bei deren Erforschung. Bei diesen Bemühungen wird es dann deutlich, daß eine wunderbare Vielfalt an Kräften in allem was wächst verteilt ist, und daß jedes Gewächs Hilfe für

---

122 Während des Kriegszuges der Götter gegen die Titanen waren Dionysos, Hephaistos und die Satyren auf Eseln geritten. Deren Gebrüll schlug die Titanen in die Flucht.

einen Körperteil bereithält, daß andere Pflanzen wiederum gegen irgendwelche Krankheiten schützen. Diese Naturbeobachtung ist in Wirklichkeit eine Betrachtung der Weisheit und Güte Gottes sowie seiner Wohltaten an uns. Zum anderen ist sie offensichtlich lebensnotwendig. Daher wollen wir zur Ehre Gottes und um unseres Nutzens willen diese köstliche Lehre hochschätzen und Gottes Wohltaten als Dankbare genießen, seine Weisheit und Güte preisen, und uns dessen bewußt sein, daß wir ihm am Herzen liegen, um zu vermeiden, daß wir, wenn dieser flüchtige Lebenslauf vollendet ist, keinen Anteil an der Ewigkeit haben, sondern damit wir vielmehr für alle Ewigkeit Umgang mit ihm haben dürfen und von seiner wahrhaftigen Weisheit lernen können. Denn es ist sein Wille, daß unsere kurze Lebensspanne bereits als eine Annäherung an diese Weisheit – als Lehrjahre – dient. Denn diejenigen, die in diesem Leben die Lehre von Gottes Sohn nicht begreifen wollten, werden niemals Bürger der himmlischen Kirchengemeinschaft werden. Schon die Überlegungen, die die vortrefflichsten Männer, die ersten Menschen, dann Noah und seine Söhne und später Joseph in Ägypten über die Natur und die Theologie anstellten, gingen in diese Richtung. Denn nicht erst bei Äskulap, der nicht lange vor dem Trojanischen Krieg geboren wurde, weil seine Söhne Podalirius und Machaos dem griechischen Heer nach Troja gefolgt sind,[123] lege ich den Beginn dieser Philosophie fest. Die Sintflut, vor der Noahs Familie bewahrt blieb, ging der Zeit des Trojanischen Krieges beinahe tausend Jahre voraus. Daß Noah der Natur eine außerordentliche Aufmerksamkeit widmete, kann man daraus entnehmen, daß er Tiere gesammelt und ein ganzes Jahr lang in der Arche ernährt hat, daß er später dann seinen Söhnen den Weinstock gezeigt hat,[124] von dem ich nicht glaube, daß er damals erst erschaffen wurde, sondern daß er Noah vielmehr erst im hohen Greisenalter von Gott gezeigt wurde, weil Gott Noahs altersschwachen Körper mit einem kräftigeren Trunk stärken wollte und damit gleichzeitig zu verstehen gab, daß die Nachkommenschaft, die in Zukunft schwächer sein sollte, einen solchen Trunk in der kommenden Zeit benötigen würde.

Lange wurde die medizinische Lehre in königlichen Familien bewahrt und gefördert. Bekannt ist zum Beispiel die Schule des Zentauren Chiron, der Achilles in der Heilkunde unterwiesen hat. Patroklus wiederum versorgte die Wunden des Eurypylos mit einer Medizin, deren Gebrauch er bei

---

123 Ilias II, 730-731.
124 1. Mose 9, 20.

Achilles gelernt hatte.[125] Homer nennt diese πικρὰν ῥίζαν[126] – „bittere Wurzel" –, bei der es sich nach Meinung der alten Autoren um die Aristolochie handelt. Ich höre jetzt auf, über die Anfänge der Kunst zu sprechen, denn es steht außer Zweifel, daß bereits die ersten Menschen folgende Weisheit besaßen: Erstens die Deutung des göttlichen Gesetzes und der Verheißung eines Mittlers, der Aussöhnung [der Menschen mit Gott; RH], der Gründe für menschliches Unglück und der Wiederherstellung des ewigen Lebens, zweitens aber auch die Naturbetrachtung. Gewiß haben wir nämlich von diesen die Einteilung des Jahres, den Ackerbau und die Kunst des Brotbackens übernommen. Sirach bekräftigt richtigerweise beides, daß die Medikamente selbst Gottes Werk sind, und daß die Heilkunst von Gott offenbart wurde. Über Medikamente äußert er sich folgendermaßen: „Der Herr hat Heilmittel aus der Erde wachsen lassen, und ein kluger Mensch weist diese nicht zurück."[127] Diese Ansicht zeigt ihm den Geber der Arznei und heißt ihn diese Wohltaten Gottes zu benutzen und dankbaren Herzens Gott zu preisen. Über den Arzt sagt Sirach: „Laß den Arzt zu dir, denn Gott selbst hat ihn erschaffen!"[128] Ferner: „Ehre den Arzt, weil Gott ihn aus Notwendigkeit gab."[129] Das heißt: Gott hat nicht nur Heilpflanzen gegeben, sondern lenkt auch die Interessen gewisser Menschen auf die Erforschung dieser Pflanzen, unterstützt ihre Bemühungen, führt die Gedanken und die Hand des Arztes, denn ohne Gott gelingt eine gute Heilung niemals. Denn er selbst – wie es geschrieben steht – ist das Leben und die Länge der Tage.[130] Ebenso steht geschrieben: In ihm leben, weben und sind wir.[131] Gott ist wahrlich die Quelle und der Spender des Lebens. Er möchte aber, daß wir die Dinge, die nach seinem Willen als Lebenshilfen dienen, ehrfürchtig benutzen. Denn sie sind nur dadurch, daß Gott ihre Wirkung fördert, so nützlich. Es ist daher unser Wunsch, daß zugleich mit der Gabe von Arznei auch Gott angerufen wird und seine Wohltaten an uns gepriesen werden. Ein derartiges Pflichtbewußtsein ist Gott willkommen, nicht hingegen diese Roheit, die Gott und dessen Spuren in der Natur, die Naturbeobachtung, ja jede Ordnung im Leben mißachtet. Weswegen denn? Weil die-

---

125 Ilias XI, 805.
126 Ebd., 846.
127 Sirach 38, 4.
128 Ebd., 12.
129 Ebd., 1.
130 Z.B. Sirach 17, 1.
131 Apostelgeschichte 17, 28.

ser Roheit Gesetze, Wissenschaften und Lehren spinnefeind sind, und weil sie befürchtet, daß ihre Begierden durch die Stricke der Gesetze und Wissenschaften gezügelt werden. Denn aus dieser Quelle quillt der Haß auf die Wissenschaften, nicht aus der Religion, obschon ja etliche Menschen religiöse Gründe vorschützen. Ihr aber, die ihr euch so sehr um die Lehre bemüht, um Gott und seine Werke von schlechten Dingen unterscheiden und ihn recht anbeten zu lernen, und die ihr die guten Dinge liebt, sollt erkennen, daß gerade die Religion die Richtschnur für die Wissenschaft ist.

Man muß diesen Lehren folgen, die Gottes Werke in richtiger Weise aufzeigen. In diesen Lehren treten uns Zeugnisse von ihm entgegen, die die Anerkenntnis seiner Vorsehung bestärken, so daß man dazu ermuntert wird, seine Weisheit, Güte und die Wohltaten an uns zu preisen. Gott wollte, daß die Beschäftigung mit derartigen Lehren den Menschen nützt. Ihr sollt keinen Gefallen an jener zynischen „Weisheit" finden, die bei Dummen dadurch Zustimmung erheischt, daß sie die Wissenschaften und die Ordnung, die Gott in der ganzen Natur und im menschlichen Leben gegeben hat, verhöhnt. Uns, die wir mit nur mittelmäßigem Geschick diese Lehre fortsetzen, den Kranken mühsam helfen, Ratschläge geben und Medizin verabreichen und mit großem Schmerz viele traurige Fälle zu Gesicht bekommen, ist vor allem die Gewißheit ein vorzüglicher Trost, daß Gott an der Kunst und an unserer Pflichterfüllung Gefallen hat, und daß nach seinem Willen die Menschen die von ihm geschaffenen Medikamente benutzen. Des weiteren ist es uns Trost, daß er Ärzte haben will, um anderen die Heilkunst beizubringen und neue Medikamente einzuführen, daß er schließlich einen treuen Arzt bei seiner Berufsausübung unterstützt, zumal wenn dieser dabei Gott anruft. So steht es doch geschrieben: Laß den Arzt zu dir, denn Gott hat ihn gegeben. Und sicherlich möchte er nicht, daß unsere Arbeit vergeblich ist. Dies ist mir ein Trost, sooft ich ans Krankenbett trete, und gleichzeitig bitte ich Gott, den Lebensquell und Geber der Arzneien, er selbst möge meinen Geist und meine Hand lenken. Ich bin mir um der großen Schwäche der menschlichen Natur bewußt, und keiner weiß dies besser als Ärzte, die dafür viele Beispiele sehen und oft feststellen, wie aus leichtem Unwohlsein ein tödliches Übel wird, wie Genesende, wenn die naturgegebene Ordnung nicht eingehalten wurde, durch die Heftigkeit der wieder aufflackernden Krankheit schließlich dahingerafft werden. Oft ist ein Körper so schwach, daß er weder Speise noch Arznei bei sich behält. Aber auch wenn dem allen so ist; die göttliche Ordnung darf nicht mißachtet werden! Gott möchte, daß Speisen und Medikamente zur Anwendung kommen. Dies sollte die übliche Vorgehensweise sein, der Ausgang soll ihm selbst anheimgestellt werden. Es wäre doch Wahnsinn, ja ein Verbrechen, einem Alten oder Kranken nichts mehr zu essen zu geben, weil er nicht mit dem gleichen Appetit wie ein junger, normal kräftiger Mann ißt. Wir wollen dem göttlichen Gesetz und der von Gott gegebenen Ordnung gehorchen und Gott, den Schöpfer der Natur, darum bitten, uns zu bewahren, obwohl wir durch teuflische Vergehen schon geschwächt, nach seinem Willen aber trotz dieser Schwäche dennoch nicht plötzlich umgekommen sind. Er möge die Gelegenheit und den Freiraum gewähren, seine Kirche immer unter uns zu versammeln. Daß er diese in unseren Breiten immer versammle und leite, das bitte ich ihn von ganzem Herzen.

De consideratione naturae et de arte medica

Erstdruck (Koehn 198):

ORATIO // RECITATA IN // RENVNCIATIONE // GRADVS
CLARISSIMI VI= // ri Francisci Rodeuualt, Docto= // ris artis Medicae,
Physici // Hamburgensis. // à // IOHANNE HERMAN= // NO DOCTORE
AR= // tis Medicae. // ORATIO ALIA RECI= // TATA POST
RENVNCIA= // tionem gradus à clarissimo uiro Fran= // cisco Rodeuualt
artis Medi= // cae Doctore. // VITEBERGAE // EX OFFICINA HAERE= //
DVM GEORGII // RHAVV. // M.D.LVI. //

Die Rede De consideratione naturae et de arte medica deklamierte Johannes
Hermann anläßlich der Promotion von Franz Rodewald am 28. Mai 1556.
Rodewald selbst trug anschließend die Rede De causis putrefactionis (CR
12.173) vor. Beide Reden wurden noch im selben Jahr in einem gemeinsamen Druck bei den Erben von Georg Rhau publiziert. Während Rodewalds
Rede Eingang ins CR gefunden hat, blieb Hermanns Deklamation bislang
unveröffentlicht und wird in Anhang II wiedergegeben. Als Übersetzungsgrundlage diente der Druck Weimar ZKB: 32, 4: 11 (n.15). Beide Reden
wurden bei Nikolaus Schneider in Liegnitz 1598 gemeinsam nachgedruckt
(Koehn 236).

[Übersetzung:]

Falls es Menschen gibt, die die große Schwachheit der Menschheit nicht
bemerken und den von Gott gegebenen und geoffenbarten Schutz und Beistand für das Leben nicht betrachten und in ihrer Verrücktheit die ärztliche
Kunst verachten, so nützt es sicherlich gar nichts, diese mit einer Rede zu
widerlegen, gleich als ob einer vor dem tauben Gestade oder den Klippen
eine Rede halten wollte. Die meisten von euch aber sind in ehrbare und sittsame Familien hineingeboren worden und in diesen aufgewachsen. Ihr habt
gesehen, wie in diesen Familien eure rechtschaffenen Mütter ihren Aufgaben, was eure Ernährung und Pflege anbelangt, nachgekommen sind. Ihr
habt erlebt, wie durch die Hilfe der Mütter, besonders aber auch der Ärzte,
wenn ihr oder andere krank waren, die Krankheiten gelindert und besiegt
wurden. Ihr habt später dann im Umgang mit anderen Menschen, die nicht
auf viehische Weise leben, den Nutzen der ärztlichen Kunst erkannt. Und
auf der Universität werdet ihr wahrlich oft nicht nur an die Nützlichkeit der
Medizin erinnert – denn sie liegt auf der Hand – sondern auch an den Wil-

len Gottes, denn er möchte, daß die Natur beobachtet wird, damit wir seine Spuren betrachten und den Schöpfer anerkennen, und es ist sein Wille, daß wir aus ihr Hilfen für unser Leben entnehmen.

Hörern von dieser Art wird eine Rede über die Betrachtung der Natur und über die ärztliche Kunst willkommen und nützlich sein. Daher spreche ich euch an, ihr Schüler, die ihr gerne nachdenkt über die Verdienste eurer Eltern, über ehrbare Freundschaft im Leben, über Gott und die göttlichen Zeugnisse, über die Ordnung im Leben, die Gott gegeben hat, über die Art und Weise, auf die Gott sich uns mitteilt, auf die er unser gegenwärtiges Leben lenkt und bewahrt und auf die er uns das ewige Leben schenkt. Um der Ehre Gottes und um eurer Gesundheit willen bitte und beschwöre ich euch, über die aus der göttlichen Stimme entsprungenen Erinnerungen oft und lange aufmerksam nachzudenken, weil kein Mensch in einer Rede genügend gut darstellen kann, welch großartige Dinge die Anerkenntnis Gottes, die Ordnung in der Natur, die Lenkung des Lebens und die Mannigfaltigkeit der in der Natur verstreuten Heilmittel sind. Zweifellos möchte Gott, daß wir uns über diese bedeutenden Dinge Gedanken machen. Auch wenn eine Rede deren Bedeutsamkeit nicht ausreichend darzustellen vermag, müssen Jung und Alt mittels wie auch immer gearteter Darstellungen auf diese fromme und angenehme Betrachtung hingelenkt werden. Diese Darstellungen sind also nicht völlig nutzlos. Denn etliche Menschen mit guter Veranlagung werden durch das Licht der Wahrheit und durch die Schönheit der Dinge an sich zu diesen Überlegungen bewegt. Denn auch wenn üble und grimmige Menschen diese Dinge geringschätzen, ist es dennoch eine Gott geschuldete und willkommene Pflicht, daß wir Zeugen seiner selbst sind, daß wir ihn rühmen, seine Weisheit und Güte in der Welt und in den Künsten selbst, die – laut Platon – wahrlich auf für uns angenehme Weise Gottes Ruhm beinhalten.[132]

Ich weiß, daß viele Anerkennung für ihren scharfen Verstand, vielmehr für ihre Arglist eher dadurch suchen, daß sie Künste und andere gute Dinge tadeln und wie Wütende sonderbare, häßliche, schändliche und Gott und die Menschen schmähende Dinge von sich geben. Cornelius Agrippas Buch beinhaltet beispielsweise Tadel an Künsten und Künstlern.[133] Wir sehen viele, von denen manche die epikureischen, manche die stoischen und man-

---

132 Platon, Nomoi 890 D. Das Zitat ist in diesem Abschnitt paraphrasiert.
133 Gemeint ist das 1529 erschienene Buch „De incertitudine et vanitate scientiarum et artium et de excellentia verbi Dei" von Agrippa von Nettesheim.

che die pyrrhonischen Torheiten lobten und versuchten, diese durch Streiterei zu bekräftigen, offensichtlich deswegen, um den Ruhm ernten zu können, daß man von ihnen sagt, sie machen das schwächere Wort zum stärkeren[134]. Wir wollen diese eitle, nichtige Art von Weisheit meiden und verwünschen; laßt uns die Wahrheit lieben und Gott danken, daß er sich uns geoffenbart hat und in uns die Strahlen der Wahrheit ausgegossen hat, die ihn, die Ordnung in der Natur und die Mittel zum Schutze des Lebens zeigen sollen. Überhaupt ist die Naturbeobachtung per se süß und offenbart Zeugnisse von Gott, auch wenn daraus kein Nutzen für die Medikation erwüchse. Da nun aber doch der Nutzen der Behandlung mehr Menschen zum Lernen treibt, wollen wir zunächst ein wenig über den Nutzen der Kunst sprechen.

Damit wir alle aber die Hilfen, die uns aus der Kunst erwachsen, höher schätzen, möchte ich mit der Vorschrift des Paulus beginnen, daß man dem Körper Ehre zuteil werden lassen soll. Es sollte uns sehr am Herzen liegen, dieser göttlichen Vorschrift Genüge zu tun, sowohl bei der Erhaltung der Unversehrtheit des Körpers, als auch beim Vermeiden von Krankheiten. Das umfaßt beide Teilbereiche der Kunst [Prävention und Therapie; RH]. Es könnte verwunderlich erscheinen, daß Paulus nicht einfach gesagt hat: „Bemüht euch die Kräfte des Körpers durch die von Gott eingerichteten Hilfsmittel zu erhalten." Er geht indes einen Schritt weiter und befiehlt, dem Körper Ehre zu erweisen. Wir wollen uns an dieser Stelle einmal überlegen, was Ehre bedeutet. Zunächst schuldet man die höchste Ehre eigentlich Gott, nämlich dadurch, daß man anerkennt und bezeugt, daß er allmächtig ist, unendlich weise und gütig, wahrhaftig, gerecht, barmherzig, keusch und völlig frei, daß er der Schöpfer und Erhalter aller Dinge ist und der Richter über alle vernunftbegabten Lebewesen, daß es, weil Gott ein solches Wesen besitzt, unser Wunsch ist, ihm untergeben zu sein, seinem Willen vollkommen zu gehorchen. Es bedeutet Gott zu ehren, daß man anerkennt und bezeugt, daß er die Menschen bewahren möchte, daß er Gutes gibt, und daß man dieses Gute von ihm erstrebt und erwartet, daß man schließlich den Willen besitzt, die nach seiner Gerechtigkeit gebührenden Strafen gehorsam auf sich zu nehmen. Eine so beschaffene Anerkenntnis Gottes und einen solchen Gehorsam umfaßt der Begriff Ehre. Der Umfang der Weisheit und Gerechtigkeit, die der Begriff Ehre beinhaltet, wenn wir davon sprechen,

134 Platon, Apologie 18b: „[...] τὸν ἥττω λόγον κρείττω ποιεῖν [...]". Nach der Übersetzung von Friedrich Schleiermacher „Unrecht zu Recht machen".

daß man Gott Ehre schuldet, ist aber so groß, daß er von keiner Kreatur gedanklich erfaßt werden kann. Die Anfänge dieser Weisheit aber müssen erlernt werden, und es ist notwendig, daß ein Funke dieses Lichtes in uns leuchtet.

Die Erklärung von Dingen aus der Schöpfung, denen man Ehre schuldet, fällt einem leichter. Die Ehre beruht auf einer Verbindung mit Gott; so schulden wir der Obrigkeit Ehre, weil es eine Verbindung zwischen Gott und einer rechtmäßigen Obrigkeit gibt, denn diese Obrigkeit ist die Stimme und Hand Gottes, und durch diese zeigt er – als wären es seine Organe – der Menschheit seine Weisheit und übt seine Gerechtigkeit aus; er erhält die Gesellschaft und die politische Ordnung. Wenn er also sagt, daß dem Körper Ehre gebührt, soll man begreifen, daß es eine göttliche Verbindung gibt, denn im Körperbau leuchtet auf mancherlei Art und Weise Gottes Weisheit hervor, und der Mensch ist deswegen erschaffen, um ein Tempel Gottes zu sein, und damit der Körper als Wohnstatt und Werkzeug für göttliche Handlungen fungiert. Wenn der Sohn Gottes durch die Stimme des Evangeliums in dir die Erkenntnis Gottes entzündet und den Vater zeigt, verteilt der Sohn Gottes in der Tat schon selbst das Licht in deinem Gehirn und ist mitsamt dem Ewigen Vater gegenwärtig. Der Ewige Vater und sein Sohn, unser Herr Jesus Christus, gießen den Heiligen Geist in dein Herz, der Regungen anreizt, die mit dem Gesetz Gottes übereinstimmen, das heißt mit Gott selbst konform gehen. Die Handlungen im menschlichen Körper bestimmen nun aber das Licht des Gehirns und die spiritus, die im Herzen entstehen und dort Leben empfangen, sich im ganzen Körper verteilen und dem Körper lebenspendende Wärme zuteilen. Gott wohnt in diesem Licht und in diesen spiritus, und der Heilige Geist mischt sich mit diesen spiritus vitales. Weil dein Gehirn und dein Herz eine solche Verbindung mit Gott besitzen, muß man zugeben, daß man diesen Organen Gottes Ehre schuldet, deren Aufbau von Gott mit bewundernswerter Kunstfertigkeit vollbracht wurde. Es zeugt also von überaus großer Weisheit, daß Paulus davon spricht, man solle dem Körper Ehre erweisen, denn offensichtlich ist er Tempel und Werkzeug Gottes. Diesen Grund für den Ratschlag des Paulus sollte man oft und lange bedenken.

Diejenigen indes, die ihren Körper bewußt schädigen, verstoßen nun sowohl gegen ein Gebot des Dekalogs – „Du sollst nicht töten" – als auch gegen die besagte Vorschrift des Paulus, ob dies durch zu starkes Fasten oder durch Völlerei, durch Maßlosigkeit oder durch Verachtung von Medikamenten und Behandlung bei Krankheiten geschieht. Während die übrigen Punkte weniger häufig anzutreffen sind, bringt die Maßlosigkeit ziemlich oft Schaden und zwar tötet sie nicht nur die Körper – mehr Menschen, so pflegt man zu sagen, als das Schwert bringt die Sauferei um – sondern Tag für Tag treibt sie viele Menschen augenscheinlich zu Verbrechen, behindert bei sehr vielen die für die Lebensführung notwendigen Denkprozesse und bei noch viel mehr Menschen das Gebet und das Nachdenken über Gott. Es gibt viele Tischgesellschaften, die Ähnlichkeit mit den Gelagen besitzen, bei denen sich Zentauren und Lapithen[135] untereinander stritten. Viele Trunkenbolde lassen ihren Begierden freien Lauf, so sagt man: „Venus in vinis, ignis in igne furit."[136] Es genügt aber nicht, die grausamen Verbrechen zu meiden, denn auch die täglichen Gebete und Überlegungen werden durch Maßlosigkeit behindert. Ein Prophet sagt über sie: Die Besten sind infolge Weingenusses schon rasend geworden.

Über diese alltäglichen Übel will ich nun sprechen. Es ist offensichtlich, daß in einem gegenwärtigen Rauschzustand eine große Menge Dämpfe die Denkvorgänge sofort durcheinanderbringt. Denke nur nicht, daß du nach einem Rausch diese Dämpfe rasch aushauchen kannst. Es bleibt nämlich gewissermaßen Ruß im Gehirn hängen – wie im Rauchfang Ruß zurückbleibt – und bringt das Licht zum Erlöschen; er bildet die Grundlage für Apoplexie und für viele Folgekrankheiten. Trefflich nun spricht Seneca: Wenn man sich an die unvernünftige Lebensart gewöhnt hat, bleiben Gebrechen, die auf den Wein zurückzuführen sind, auch ohne Weingenuß dauerhaft bestehen.[137] Denn durch den trockenen, klebrigen Ruß, der im Gehirn hängen bleibt, wird die Mischung des Gehirnes geschwächt, und es entstehen düstere spiritus. Außerdem werden im Herzen die spiritus erhitzt und diese reizen irrige Affekte an, Zorn, Unsitten und Torheiten vielfältiger Art. Wie beschaffen aber kann das Wirken des Sohnes Gottes und des Heiligen Geistes in einem von Ruß überzogenen Gehirn und in den so wechselhaften, unsteten, gleichsam euripischen Gefühlsregungen des Herzens sein? Deshalb sagt Petrus: „Seid nüchtern zum Gebet"[138]. Und Paulus sagt: „Seid nicht trunken von Wein, in ihm liegt Verdorbenheit"[139], das heißt, durch ihn

---

135 Rauhes Bergvolk um den Olymp, bekannt durch den Kampf mit den Zentauren auf der Hochzeit des Pirithous; vgl. Ovid, Metamorphosen 12, 210.
136 Übersetzung etwa: „Venus lodert im Wein wie Feuer im Holz."
137 Seneca, Epistulae morales 83, 26.
138 1. Petrus 4, 8.
139 Epheser 5, 18.

wird die Ordnung der Gedanken, des Vornehmens und der Sitten verwirrt, und die Handlungen werden hinfort geprägt von Kühnheit und Mutwillen. Es liegt auf der Hand, daß durch diese Laster die göttlichen Handlungen behindert werden. Laßt uns einmal überlegen, wie oft wir alle durch solche Unmäßigkeit sündigen, die unsere Gebete verwirrt. Wie kannst du denn Gott ansprechen, wenn deine Gedanken weit umherschweifen und nicht bei der Betrachtung der göttlichen Werke und der Gegenwart Gottes bleiben, und wenn das Herz in Zorn oder Leidenschaften brennt? Diese Hindernisse zeigen, welch großes Übel die Maßlosigkeit ist, zumal sie überdies auch Krankheiten nach sich zieht und allmählich die Stärke des Körpers zum Erlöschen bringt. Frühere Fehler gipfeln schließlich im Vatermord. Diese großen Übel will Paulus vermeiden, wenn er befiehlt, man solle dem Körper Ehre erweisen. Achtet daher auf euer sittliches Betragen und auf euren Umgang mit anderen Menschen. Jeder sollte das göttliche Gebot bedenken und sich selbst im Zaume halten, auf daß er nicht der Maßlosigkeit verfällt. Was ist besser als Tempel und Wohnstatt Gottes zu sein, was trauriger als das Licht des Sohnes Gottes im Geiste auszulöschen und im Herzen den Herrscher, den Heiligen Geist, zu behindern und zu verstoßen? Wenn der Sohn Gottes sagt, daß man böse Geister nur durch Fasten und Gebet vertreiben kann, stellt er neben das Gebet ausdrücklich auch das Maßhalten und zeigt dadurch, daß das Gebet von Prassern und Säufern nichts als leeres Gemurmel ist. Dies sollte oft überdacht werden, damit wir das Maßhalten umso höher schätzen, Gott williger anrufen, und damit das Gebet glühender und fruchtbarer ist. Über den Ausspruch des Paulus, der besagt, daß dem Körper Ehre erwiesen werden soll, habe ich nun also gesprochen. Und wenngleich die Beredsamkeit keines Menschen hinreichend ist, um diesen Begriff zu erklären, denkt über ihn, da ihr nun irgendwie daran erinnert wurdet, oft nach, damit ihr lernt, den Wert eures Körpers und die Werke Gottes in eurem Körper besser zu begreifen, und damit ihr die Sünden, die diese Wohnstatt Gottes zerstören, mit größerer Aufmerksamkeit meidet.

Zur Erhaltung des Körpers gehört aber auch die Behandlung, das heißt die Bekämpfung gegenwärtiger Krankheiten. Was sie angeht, ist es leicht zu erkennen, daß Kranke, die von ärztlicher Hilfe keinen Gebrauch machen wollen oder Ärzten nicht gehorchen, ihrem Körper keine Ehre erweisen und Totschläger ihres eigenen Körpers sind. So wie Gott Speise und Trank aus diesem Grunde gegeben hat, um durch diese Güter die Körper zu ernähren und das Leben zu einem bestimmten Zwecke zu erhalten, so hat er Heilmit-

tel erschaffen und die ärztliche Kunst geoffenbart, um Krankheiten zu bekämpfen, wenn schon nicht bei allen Menschen, so doch bei denjenigen, denen er ein längeres Leben schenken möchte und die nach seinem Willen
nicht gegen die Ordnung verstoßen sollen, die er gegeben hat. Er möchte,
daß wir von Heilmitteln Gebrauch machen wie von Speise und Trank. Sirach sagt dazu: „Gott ließ aus der Erde Heilmittel wachsen, und ein vernünftiger Mensch verachtet diese nicht."[140] Er fordert uns auf, die Medikamente zu gebrauchen und nennt als den Grund dafür, daß Gott sie zu diesem
Zwecke geschaffen hat: Gott möchte uns auf die Ordnung aufmerksam machen, die er gegeben hat. Die göttliche Ordnung gering zu schätzen und sich
der Gottheit zu widersetzen, ist eine Torheit ganz ähnlich des Wahnsinns
der Giganten, die es wagten, mit Waffen den Himmel zu durchstoßen. Es
zeugt aber von Weisheit, wenn Sirach uns heißt Gebet und Heilmittel miteinander anzuwenden.[141] Nicht zufällig, aus Demokrits Atomen, entstanden
das Leben, die Sinne, die Bewegungen, das Wissen und der Vernunftschluß.
Sondern mit wundervoller Kunstfertigkeit sind alle Erdenkörper erschaffen,
und unser Leben bleibt solange bewahrt, wie Gott es erhält, denn so steht es
geschrieben: „In ihm leben, weben und sind wir."[142] Er erhält das Leben
nach den physikalischen Prinzipien, die er erschaffen hat und die er freimü-
tig aufrecht erhält, soweit er selbst es in seiner geheimnisvollen Weisheit
beschlossen hat. Er befiehlt daher, daß die Bitte um göttliche Hilfe und die
Anwendung von Arzneimitteln miteinander verbunden werden. Bitte Gott
und gib dem Arzt Raum. Da es sich also um göttliche Vorschriften handelt,
wollen wir jene „Weisheit der Giganten" meiden, die Gott verschmäht, der
uns für das Leben einen Schutz gegeben und dessen Sinn geoffenbart hat.
Ausführlicher werde ich über dieses augenfällige Thema, das heißt über den
Nutzen der Heilmittel und der Kunst und über deren Notwendigkeit nicht
mehr reden. Ich will nun einige wenige Worte über die Lieblichkeit der
Lehre und über die Wissenschaft sprechen.

Zunächst einmal wird unzweifelhaft die Anerkenntnis Gottes und seiner
Vorsehung sehr bestärkt, wenn man die Kunstfertigkeit in der ganzen Welt
betrachtet, wie schon die ersten Dinge voneinander geschieden wurden, Hell
und Dunkel, wie der Himmel, die Luft, das Wasser, die Erde angeordnet
wurden, wenn man die Gesetzmäßigkeiten der Bewegungen der Himmels-

---

140 Sirach 38, 4.
141 Ebd. 9.
142 Apostelgeschichte 17, 28.

körper betrachtet, den Aufbau des menschlichen Körpers und das in uns liegende ewige Wissen, das Geordnetes und Ungeordnetes voneinander unterscheidet, Recht und Unrecht, wenn man den uns innewohnenden Schmerz des Gewissens sich vergegenwärtigt, der wie ein Henker die Verbrecher bestraft und so zum Zeugen für das göttliche Urteil wird; diese Anerkenntnis wird bestärkt, wenn man die jährliche Fruchtbarkeit der Erde betrachtet, das Wachstum der Früchte, die Heilmittel gegen Krankheiten, in denen solche Kunstfertigkeit liegt, daß nach Gottes Ratschluß jedes Medikament für eine andere Krankheit gedacht ist. Es lehrt uns die Erfahrung, daß sie – wenn sie ordnungsgemäß angewendet werden – eine unzweifelhafte Wirksamkeit entfalten, so daß wir Gottes Ratschluß und Vorsehung in dieser so beschaffenen Einteilung der Medikamente erkennen können, so wie das auch richtigerweise Stigel[143] schreibt: „Jedes Kraut kündet von der Gnade Gottes." Es trägt viel zur Disziplin und Demut bei, daß die Anerkenntnis der Vorsehung und die Ehrfurcht vor dem göttlichen Gesetz durch diese Zeugnisse in der Natur bestärkt werden. Auch die Jüngeren gewöhnen sich durch die Betrachtung der Natur an die Liebe zur Wahrheit. Woher rührt aber jene Tollheit in den Kirchen, die offensichtliche Unwahrheiten verficht und in betrügerischer Weise entsetzliche Unbarmherzigkeit offenbart, diese Tollheit, die donnert und blitzt und *ganz Griechenland in Aufruhr bringt*[144]? Wohl doch aus dem Übermut derjenigen, die sich nicht daran gewöhnt haben, sich bei der Suche nach Wahrheit Mühe zu geben und daher alles Beliebige unverschämt dahersagen; sie alle werden von irgendwelchen Affekten beherrscht und haben andere Interessen.

Die Naturbetrachtung aber führt uns zur Ehrfurcht vor der göttlichen Ordnung und zur Erkenntnis unserer Schwachheit, und das Bemühen, die Wahrheit zu suchen, führt zu Sorgfalt, Reue und Demut. Ich würde an dieser Stelle nun auch darüber sprechen, wie groß der Nutzen der Naturbeobachtung für die Kirchenlehre ist, wenn ich nicht wüßte, daß ihr an dieser Universität wiederholt und oft daran erinnert werdet. Es gibt kein nahelie-

---

143 Johann Stigel (†1562), evangelischer Humanist und bedeutender neulateinischer Dichter; enger Freund und Vertrauter Melanchthons, poeta laureatus Kaiser Karls V. 1541. Berufung nach Jena 1547, dort zusammen mit Victorin Strigel abwechselnd erster Rektor. Ausdruck seiner von Melanchthon geförderten Studien der Physik und Medizin ist der 1575 in Wittenberg erschienene Kommentar zu Melanchthons „De anima", eine seiner wenigen Prosaschriften, die bis heute jedoch keine medizinhistorische Aufmerksamkeit gefunden hat.

144 Hervorhebung im Original; Zitat frei nach Aristophanes' Εἰρήνη 270: „[...] ὁ βυρσοπώλης, ὃς ἐκύκα τὴν Ἑλλάδα."

genderes Beispiel für Gott in der gesamten Natur als folgende drei Dinge im Menschen: Die Mens, der Logos und das Pneuma. Auch wenn man im Menschen nun diese wundervollen Dinge nicht vollständig erkennt, so begreift doch ein Naturkundiger den Unterschied besser als Ungebildete, und die Ungeschicklichkeit vieler Bibelinterpreten macht offenkundig, welch großer Unterschied zwischen Gebildeten und Ungebildeten besteht. Wie oft aber ist es bei schwierigen Sachverhalten notwendig die Seelenvermögen voneinander zu unterscheiden. Was wird einer darüber sagen können, der die physikalische und anatomische Lehre nicht kennt? Vom Nutzen der physikalischen Lehre hört ihr indes oft längere Abhandlungen von anderen Männern. Sicherlich ist der Wert der Naturbetrachtung so groß und ihre Nutzen sind so vielfältig, daß das Denken oder die Beredsamkeit keiner Kreatur diese immense Größe umfassen kann. Einen Teilbereich nun nehmen wir wahr und danken Gott dem Schöpfer der Natur freudig dafür, daß er sich uns offenbart im Aufbau der schönsten Werke der Welt und daß er uns erschaffen hat und Mittel zum Schutz des Lebens gibt, daß er uns täglich in seiner unendlichen Güte bewahrt, und daß es sein Wille war, zur Errettung der Menschheit seinen Sohn unsere fleischliche Hülle annehmen zu lassen; wir danken ihm, daß er uns die Lehre von der ganzen Welt und die Lehre von seinem Willen gegeben hat. Von ganzem Herzen bitte ich, er möge uns um seines Sohnes willen erretten, beschützen und lenken, er möge nicht zulassen, daß das Licht seiner Lehren erlischt, sondern etliche ehrbare Gemeinschaften von Lehrern und Schülern erhalten, er möge die Überlegungen und das Tun der Ärzte lenken.

De causis putrefactionis

Erstdruck der Rede: siehe De consideratione naturae et de arte medica

Franz Rodewald hielt sich zum Zwecke seiner Promotion (28. Mai 1556) nur sehr kurz in Wittenberg auf (vgl. die Kurzbiographie in Anhang III). Der Hamburger Rat hatte ihn und den Superintendenten Paul von Eitzen nach Wittenberg zur Promotion geschickt. Der Briefwechsel der Wittenberger zeigt, daß von Eitzen den theologischen Doktorhut in möglichst kurzer Zeit erwerben sollte.[145] Die Kosten der beiden Promotionen trug die Hansestadt. Ähnlich schnell erfolgte die Promotion Rodewalds.[146] Es liegt nahe, daß die beiden Hamburger anschließend den gemeinsamen Rückweg angetreten haben. Leider geht aus Melanchthons Briefwechsel nichts Näheres über Rodewald hervor. Melanchthons Briefe vor dem 27. Mai geben jedoch Zeugnis von einer Überbelastung, denn die Abfassung der Reden war Terminsache. Melanchthon scheint Rodewald die Promotionsrede (CR 12.173) entweder vollständig oder zumindest größtenteils verfaßt zu haben. Bereits im Schlußkapitel der Initia doctrinae physicae jedenfalls hatte er die Ursachen der Fäulnis behandelt.[147] Aus diesem Kapitel sind einige Zitate für die vorliegende Rede entnommen.

[Übersetzung:]

Wenn ich meine Blicke über die hier versammelten hochgebildeten Männer schweifen lasse und bedenke, wie groß das Ansehen unserer Lehrer, wie vielfältig und subtil ihre Lehre, wie genau ihr Urteil ist, wie die Ansichten und die Erwartungen der übrigen Zuhörer sind, deren Augen und Sinn ich auf mich gewandt und gerichtet sehe, wie schließlich die Aufmerksamkeit beider Seiten ist – dann ist es mir gar nicht anders möglich, ich erkenne und begreife mein Unvermögen und werde sehr stark verunsichert. Ich merke, daß ich auf gar keinen Fall durch meine Rede das erreichen und leisten kann, was dieser Ort und dieser mich umgebende Kreis von solchen Zuhörern von mir fordert. Schon viele Jahre nämlich trennen mich von meinen Studien der Beredsamkeit und von meinen Redeübungen. Ich zähle nicht mehr zu dieser Gruppe, die reich ist aufgrund ihrer Lehre und den Unterweisungen in der wahrhaftigen Philosophie, die hochbegabte Gelehrte im Über-

---

145 Eintreffen in Wittenberg 1. Mai, Doktorpromotion 27. Mai 1556; siehe dazu MBW 7831, 7834, 7840.
146 Eintreffen 4. Mai (evtl. schon am 1. Mai mit von Eitzen), Promotion 28. Mai.
147 Vgl. CR 13, 408–412.

fluß hat, innerhalb derer mich die Lehrer in der mannigfaltigen und reichhaltigen Wissenschaft von den besten Dingen ausgebildet und gefördert haben. Zu fleißigerem und leidenschaftlicherem Bemühen im Erforschen der Quellen der Wissenschaft und zu größerer Sorgfalt beim Ausformen einer Rede hatten mich die täglichen Diskurse mit denjenigen, die mit mir in der Ausbildung standen, der Austausch von Ansichten und Meinungen, aber auch die wissenschaftlichen Streitgespräche angehalten. Durch diese wird auf der einen Seite die Wahrheit ans Licht und zum Ausdruck gebracht, auf der anderen Seite die Energie von eher trägen Menschen, falls sie bereits durch Müßiggang geschwächt ist und erlahmt, wieder gestärkt. Das recht schnell aufbrausende Wesen allzu Leidenschaftlicher wird gezügelt und in Zaum gehalten. So bin ich nun also von dem Hort jener hervorragenden Künste hinweggerissen und jeder Gelegenheit beraubt, meinen Verstand zu üben und meine Bildung zu vergrößern, bin außerdem durch mein Schicksal gewissermaßen in ein Zuchthaus zu mühevollsten Anstrengungen verstoßen und kann meine Sorgfalt und Mühe mit der Heilkunst nicht durch die Beschäftigung und den Umgang mit anderen Dingen belasten und behindern und physikalischen Betrachtungen und Übungen der Beredsamkeit widmen. Wenn ich deshalb bei dieser Versammlung also gänzlich schweigen würde oder mich mit wenigen Worten – weil es die Bedingungen, denen ich unterworfen habe, eben dringend erforderlich machen – meiner Aufgabe entledigen würde, verdiente ich wenigstens meines Erachtens Nachsicht. Trotzdem: Weil die Autorität der Lehrer und die Universitätsregeln mir die Aufgabe stellen, von dieser Stelle aus über irgendein Thema zu sprechen, und weil ich meine Schuldigkeit und meine Gehorsamspflicht kenne, steht es mir wohl ganz und gar nicht an, vor dieser Bürde unter irgendeinem Vorwand zu fliehen oder eigensinnige Entschuldigungen vorzubringen. Mag mir aber auch das fehlen, was dem zu behandelnden Thema Deutlichkeit, der Rede Nachdruck und Glanz verleiht und was euren Ohren Freude bereitet – in aller Bescheidenheit bitte ich im Vertrauen auf eure große Höflichkeit, daß ihr mit demselben Wohlwollen und derselben Geduld, mit der ihr viele Jahre lang diejenigen, die von dieser Stelle aus sprachen, angehört habt, auch mich betrachtet; und wenn mir etliche Worte holprig geraten, die Wortwahl etwas ungewöhnlich zu sein scheint oder ich ohne genaue logische Verknüpfung und wenig geschliffen spreche, so möget ihr diese Worte an geschlossenen Ohren vorbeiziehen lassen wie die Klippen der Sirenen.

Das Thema, über das ich sprechen möchte, stammt aus dem 46. Aphorismus des zweiten Abschnittes[148]. Ich habe es gewählt, um die Gelegenheit zu haben, die Ursachen der Fäulnis, über die öffentlich disputiert wurde, mit den Gründen für die Überlegungen, aufgrund derer die Griechen das eine als σῆψις und σηπεδών[149], das andere als ἐκπύησις[150] bezeichnen, zu vergleichen. Der Aphorismus lautet: Es finden sich während der Eiterbildung mehr Schmerzen und Fieber ein, als nachher, wenn dieser bereits gebildet ist. Bevor ich aber die Bildung des Eiters erläutern werde, möchte ich kurz etwas über die Ursachen und Unterschiede der Fäulnis wiederholen. Galen definiert Fäulnis korrekt als eine Umwandlung der ganzen Substanz des Körpers, der zu faulen begonnen hat, mit dem Resultat der Zerstörung infolge einer äußerlichen Hitze. Er drückt das so aus: σῆψις ἐστὶ μεταβολὴ τῆς ὅλης τοῦ σώματος σηπομένης οὐσίας ἐπὶ φθορὰν ὑπὸ τῆς ἔζωθεν θερμασίας.[151] Die Fäulnis nämlich leitet die Auflösung des Substanzgemisches ein und zerstreut und zerstückelt es in seine Bestandteile, aus denen es dadurch entstanden war, daß die Elemente, die zunächst durch vorausgehende Bewegungen gezähmt und zusammengezogen wurden, dann untereinander in geheimnisvoller Verbindung verknüpft und zusammengefügt wurden, schließlich zu einer Masse zusammengewachsen waren und durch diese Einheit das Substanzgemisch gebildet und erhalten hatten, wieder voneinander getrennt werden und auseinanderweichen, als ob man sie aus einem Kerker entlassen hätte. Galen lehrt, daß diese Veränderung eingeleitet und bewirkt würde von einer äußerlichen, das heißt, von einer unmäßigen und feurigen Hitze. Deren Entzündung im Substanzgemisch führt zu einer Umwandlung der nativen Wärme in eine ungesunde, feurige Temperatur, weil die Nativwärme sich gänzlich erhitzt hat. Um auf diese Veränderung der normalen – jetzt aber entbrannten – Körpertemperatur hinzuweisen, definiert Aristoteles die Fäulnis etwas anders als Galen als „eine Verderbnis der jeder Flüssigkeit eigenen und naturgemäßen Wärme unter Einwirkung einer fremdartigen Hitze"[152]. Als Verderbnis der eigenen Wärme – es han-

---

148 Es handelt sich hier um den 47. Aphorismus des II. Abschnittes; er lautet: „Περὶ τὰς γενέσιας τοῦ πύου οἱ πόνοι καὶ οἱ πυρετοὶ συμβαίνουσι μᾶλλον ἢ γενομένου."

149 Beides sind Begriffe für Fäulnis und Gärung.

150 D.i. die Vereiterung.

151 In Galen, Methodus medendi Buch XI (Kuehn X, 753).

152 „Aristoteles [...] definit putrefactionem φθορὰν τῆς ἐν ἑκάστῳ ὑγρῷ οἰκείας καὶ κατὰ φύσιν θερμότητος ὑπ' ἀλλοτρίας θερμότητος." Die aristotelische Definition siehe in Metereologie D 379 a 16.

delt sich dabei um die luftige, gemäßigte, angestammte Wärme, die dem Gemisch angemessen [συμμετρὸς] ist, die den übrigen Proportionen der Elemente im Gemisch entspricht [ἀνάλογος] und das Gemisch beherrscht, anregt, erhält und bewahrt – bezeichnet er die Umwandlung in eine unangemessene und feurige Wärme, die die Verbindung und den Zusammenhalt der Elemente zerstört und alle für das Gemisch typischen Tätigkeiten unterbindet, welche jene wesenartige und harmonische Verknüpfung und Verbindung und das Zusammenspiel der Elemente bewerkstelligt hatte, als das Gemisch noch Bestand und Kraft besaß.

Durch den Gebrauch des Begriffes „Verderbnis" unterscheidet Aristoteles die vorausgehenden Veränderungen von der Veränderung der Substanz an sich. Es geschieht in unserem Falle so wie bei jeder anderen Verderbnis auch: Wenn die vorausgehenden Alterationen eingewirkt haben, vollzieht sich die Verderbnis schließlich in dem Moment, in dem das Gefüge und die Verbindung der Elemente gelöst ist, und diese im Begriff sind auseinanderzutreten, sich voneinander zu entfernen und allmählich in ihren früheren Zustand zurückzukehren. Dieser Verderbnis nun geht im Gemisch zunächst einmal ein Aufwallen der normalen, angestammten Wärme voraus, eine gewissermaßen leichte Hitzewallung, wobei sich lediglich deren Beschaffenheit stufenweise ändert, oder – anders gesagt – wobei die Intensität der Hitze schrittweise wächst. Wenn diese Hitzewallung zunimmt, wächst sie schließlich zu einem Brand, zu einer Feuersbrunst aus, und die Temperatur erreicht beinahe Höchstwerte. Das Gefüge des Gemisches und dessen Anordnung jedoch überstehen dies noch unbeschadet. Wenn aber schließlich nicht entweder die Stärke der Natur diesen Brand unterbindet, oder vermittels der Kunst Einhalt geboten wird, folgt darauf das, was Aristoteles die Verderbnis der angestammten Wärme nennt. Deshalb ist für beide, für Aristoteles und Galen, die unmittelbare, vorausgehende Ursache [proximum καὶ ἀχώριστον αἴτιον] der Fäulnis eine äußere hitzige Wärme, die im Gemisch entbrennt, sich festsetzt und die angeborene normale Wärme unterdrückt, schwächt und beherrscht.

Diese Hitze braucht bald das luftige Feuchte auf, entzieht und zerstreut es. Das luftige Feuchte ist der Träger der normalen Körperwärme, es nährt sie und hält sie warm. Deshalb erwähnt Aristoteles, daß dieses Feuchte die Wärme beinhaltet, und für Galen führt das Fehlen der geschwundenen Feuchtigkeit und der sich verlierenden Wärme zur Überführung der ganzen Substanz in einen verdorbenen Zustand; denn dazu kommt es alsbald, wenn das Gemisch aufgelöst ist und auseinanderdriftet. Denn die feurige Hitze dünstet die Feuchtigkeit allmählich aus, und es bleibt etwas Morastähnliches übrig, in dem man neben trockenen, erdigen Bestandteilen auch wässrig-feuchte in planloser Unordnung findet, bis dann endlich auch diese Feuchtigkeit allmählich austrocknet und das übriggebliebene Erdig-Trokkene in Asche überführt wird. Daß diese fremdartige feurige Hitze von irgendeiner äußerlichen Hitzequelle entzündet wird, ist in keinster Weise unverständlich oder zweifelhaft. Aber woher jene äußerliche Hitze stammt, und auf welche Weise, aufgrund welcher Ursachen und bei welcher Gelegenheit die angeborene Normaltemperatur von der äußeren Hitze in Gefahr gebracht, in Beschlag genommen und überrumpelt wird, ist besonders bei lebendigen Körpern nicht leicht zu verstehen.

Man findet in gemischten Körpern nicht nur eine Art angestammter Wärme und nicht nur einen einzigen Idealtypus, schon gar nicht in beseelten Lebewesen. Es lehrt uns unsere Vernunft, und fast überzeugen uns schon die Sinneswahrnehmungen unserer Augen davon, daß die Wärme eines Temperamentes[153] (wie man das nennt) – diese Wärme ist den Körperteilen von Anfang an mitgegeben und rührt teilweise aus der Wärme der Materie, teilweise aus der Wirkung und Stärke des Druckes der Umstände her, unter denen ein Organ sich bildet – sich von derjenigen Wärme unterscheidet, die im Herzen als der Quelle der Wärme und des Lebens aus besonderer Nahrung frei wird und sich von dort aus infolge des ständigen Antriebes in ununterbrochenem Fluß durch die Arterien in den ganzen Körper ergießt und sich in ihm verteilt. Sie erweckt, kräftigt und belebt die Wärme eines Temperamentes. Es ist für uns auch klar ersichtlich, daß die naturgegebene Wärme der Pflanzen und Pflanzenwurzeln, der Keime und Früchte anders ist als diejenige Wärme, die teils durch die Dienste der Wurzeln aus der von Sonnenstrahlen erwärmten und erhitzten Erde herausgezogen, angenommen und in der Pflanze verteilt wird, und teils durch den Kontakt mit der sie umgebenden Luft aufgenommen wird. Sie reizt die zuvor schon in der Pflanze gleichsam verborgen und versteckt liegende Wärme an, sie stärkt und kräftigt sie. Man nennt diese Art Wärme die einströmende Wärme [calor influens]. Deren Wirken und Wesen ist wundersam, besonders aber das jener Wärme, die im Herzen von beseelten Lebewesen entsteht; ihr Ursprung ist wunderlich und sehr schwierig zu erklären, oder vielmehr geradezu unerklärlich und im Verborgenen. Wunderbar ist schließlich ihre Verwandt-

---

153 Das sind die Mischungen der jeweiligen Organe, Glieder etc.

schaft und Übereinstimmung mit dieser Wärme, die die eigentlich angestammte [ἔμφυτος] und angeborene [σύμφυτος] ist. Und in der Tat: Die angeborene Wärme nimmt bald ab und erlischt, wenn die einströmende fehlt; sie entbrennt zu einer feurigen Hitze, wenn sie von einer äußerlichen Wärme in Beschlag genommen wird, falls sie nicht mit Zunder unterhalten wird. Denn aus eigener Kraft kann sich eine schwächere Wärme nicht gegen den Zugriff einer stärkeren sperren oder ihm widerstehen[154]. Wenn die einströmende Wärme mit der Wärme des Temperamentes und mit dem ganzen Substanzgemisch übereinstimmt, kräftigt sie die Wärme an sich, fördert deren Kräfte und Tätigkeiten und erhält und beschützt das Gemisch, damit an ihm kein Schaden verursacht wird. Wenn die einströmende Wärme allerdings nicht entsprechend [ἀσύμμετρος] ist, wird sie zur Ursache für die Verderbnis des Gemisches, allerdings nicht nur in einer Hinsicht. Ihr Nachlassen führt dazu, daß die angestammte Wärme nur noch geringe Unterstützung erfährt; das Gemisch ist seiner Hilfe und seines Schutzes beraubt und kann leicht, schon beim geringstem Anlaß, von einer fremden Wärme befallen werden und in Fäulnis übergehen, weil die angeborene Wärme von den Flammen dieser fremden Wärme ergriffen und heiß wird. Ist die einströmende Wärme aber stärker und heftiger als normal, schädigt sie dadurch, daß sie das Gemisch versengt und aufzehrt. Daß das so geschieht sehen wir mit unseren Augen und lernen es aus unserer Erfahrung, auch wenn wir nicht völlig durchschauen, kraft welchen Vermögens das Herz lebenspendende[155] Wärme erzeugt und von sich gibt. Aristoteles spielt auf diese Wärme an, wenn er sagt, daß das Blut zufälligerweise warm sei, weil es mit der Wärme erfüllt ist, die aus dem Herzen fließt[156], und wenn er feststellt, daß Tod Fäulnis bedeutet, das heißt das Erlöschen der Lebenswärme[157]. Es rührt also bei jedem Fäulnisprozess die Veränderung der ganzen Substanz mit der Folge der Verderbnis her aus einer Verderbnis der Wärme des Temperamentes und zwar entweder im ganzen Körper oder in dem Teil, der gerade fault. Diese Verderbnis wiederum ist Folge einer fremden Wärme, die das Elementengemisch ergreift, wenn es nicht mehr von der einströmenden Wärme beherrscht und regiert wird. Diese einströmende Wärme wiederum – um über die Körper von beseelten Lebewesen zu spre-

---

154 Es werden demnach unterschieden: calor nativus (temperamenti), calor influens und calor externus.
155 CR XII, 177,5 lies vivificantem.
156 Aristoteles, Metereologie D 379 a 8.
157 Aristoteles, Über die Teile der Tiere B 649 b 27.

chen –, bringt im Körper der Tod zum erlöschen, in einzelnen Körperteilen wird sie durch Gangrän, Nekrosen und ähnliches zugrunde gerichtet. Geschwächt und entkräftet wird sie durch sehr viele unmittelbar vorausgehende, prokatarktische Ursachen [causae προκαταρκτικαὶ καὶ προϊγούμεναι], die teilweise in der unangemessenen Anwendung und dem Verbrauch ganz natürlicher Dinge und teilweise in widernatürlichen Zuständen des Leibes und des Gemütes begründet liegen. Diese alle ausführlicher aufzuzählen, würde zu lange dauern.

Bei Körpern gerade eben erst Verstorbener ist noch Wärme des Temperamentes vorhanden. Wenn also diese Wärme mit warmen Adstringentien und austrocknenden Medikamenten wie Aloe, Myrrhe und Pissasphaltum[158] erhalten und gekräftigt wurde, werden die Leichname mumifiziert, damit sie von keiner fremden Wärme befallen werden, bis die Flüssigkeit in ihnen verbraucht ist und fehlt, und nur noch irdene Asche übrigbleibt, die schon durch einen Windzug zerstreut wird.

Dieselben Ursachen, welche die einströmende Wärme schwächen, schwächen nun auch die angeborene Wärme. Mittelbar indes können diese Ursachen vielfach auch für eine verderbliche Mischung der Säfte, von denen im Körper durch drei verschiedene Kochungen mehrere unterschiedliche Typen gebildet werden, verantwortlich sein. Woher aber nimmt sie ihren Ursprung, diese fremde Wärme, die sich mit dem Substanzgemisch des Körpers vermengt und vermischt und die native Wärme schädigt?[159] (Und da das gesamte Mischgefüge an diese Nativwärme wie mit einem Band gekoppelt ist und von dieser abhängt, kommen auch dessen Funktionen zum Erliegen.) Stammt diese fremde Wärme aus der Wärme der den Körper umgebenden Luft oder aus der Wärme von Ausdünstungen, die mit der Luft mitströmen, oder aus der Hitze warmer rußiger Dämpfe? Denn freilich bleiben rußige Dämpfe, die ständig durch verborgene Poren und breite Gänge aus dem Körper strömen, im Falle einer Abflußbehinderung [στέγνωσις], das heißt einer Verdichtung [πύκνωσις] oder einer Verstopfung [ἔμφραξις], im Körper zurück und werden angehäuft. Infolge ihrer An-

---

158 Zedlers Universallexicon führt unter Pissasphaltum zweierlei an: Es existiert natürliches P. und künstliches. Es ist im Endeffekt unklar, was damit genau bezeichnet wird. Auf jeden Fall bezeichnet das Wort die Mischung von sogenanntem Judenleim und Pech.

159 Die nun folgenden drei Abschnitte stellen eine Zusammenfassung galenscher Ätiologie dar, die teilweise wörtlich aus Galens De differentiis febrium entnommen ist; vgl. Kuehn VII, 289–291. In der entsprechenden Passage nimmt Galen Bezug auf die Beschreibung der attischen Pest durch Thukydides.

sammlung und Vermehrung verbinden sie sich und erhitzen sich. Wenn sich die Hitze infolge der anhaltenden Veränderung in alle Körperteile verteilt hat, erwärmen die besagten Dämpfe zunächst die spiritus und dann die Säfte auf höhere Temperaturen, als dies für den Körper zuträglich ist. Es handelt sich also entweder einfach um die Hitze der Umgebungsluft und der Dünste in der Luft, oder um eine Hitze, die infolge einer schädlichen Beschaffenheit der Luft ebenfalls vergiftet ist. Letztere wiederum kann ihren Ursprung haben in einer sonderbaren Stellung der Himmelsgestirne oder in vergifteten und fauligen Dämpfen, die Galen faulige Miasmata [σηπεδονώδη μιάσματα] und faulige Ausdünstungen [σηπεδονώδεις ἀναθυμιάσεις] und Keime einer Pestilenz [λοιμοῦ σπέρματα] genannt hat. Sei es nun, daß diese Dämpfe aus einer umfangreichen Fäulnis von Kadavern, von sumpfigen, morastigen oder sonstwie abgeschlossenen Orten – wie zum Beispiel zum Ersticken heiße Hütten [κάλυβαι πνιγηραί] – stammen und sich über den Luftweg ausbreiten, sei es, daß sie von anderen Gegenden durch einen unaufhörlichen Zustrom herangeweht werden, oder sei es, daß sie über den Atem, das Anhauchen, durch Berührung oder über Körperkontakt übertragen werden. Die gewöhnliche Wärme der Luft entzieht dem Körper die einströmende Wärme, wenn die Hautoberfläche entspannt und erweitert ist, und die nicht wahrnehmbaren Hautporen, mit welchen die kleinen Arterienöffnungen kommunizieren, geöffnet sind. Sie entzieht ihm diese Wärme, führt und schwächt sie ab und verstreut sie. Sie wird durch die Einatmung und die ständige Erweiterung der Arterien angesaugt, gelangt von selbst über die offenstehenden Poren in den Körper und nimmt Herz, Säfte, spiritus und die übrigen Glieder in Beschlag. Deshalb nimmt diese fremde Wärme das, was im Körper nur schwache native Wärme besitzt und nicht in der Lage ist, dem Drängen, der Zunahme und der Manifestation einer fremden äußerlichen Wärme zu widerstehen, völlig in Besitz, und die schwache Nativwärme, die in diesem Bereich noch übrig ist, entzündet sich gänzlich. So kommt es also dazu, daß Körperteile, die in einer derartigen Verfassung sind, zu faulen beginnen.

Eine vergiftete Wärme nun – wenn sie gefährlich, subtil und durchdringend ist – vertreibt und vernichtet die spiritus und die Nativwärme im ganzen Körper recht schnell und bringt diese zum Ermatten. Alsbald macht sie dem Leben ein Ende. Ist die vergiftete Wärme indes weniger gefährlich, bringt sie die Säfte – zunächst die unreinen [περιττωματικούς], bald auch die übrigen, welche für die Verteilung und Erhaltung des Lebens und der spiritus notwendig sind – nach und nach in Fäulnis und vernichtet schließlich die einströmende Wärme. So ist also die Wärme der umgebenden Luft eine mittelbare Ursache [causa remota] einmal für faulige Fieber und einmal für giftige Pestilenzfieber.

Diejenige Wärme, die aus heißen Dämpfen stammt, welche infolge einer Abflußbehinderung innerhalb des Körpers verbleiben und eingesperrt sind, führt auf dieselbe Art und Weise zur Fäulnis wie die einfache oder vergiftete Wärme der Umgebungsluft. Kein Wunder also, daß sie, wenn nicht die Stärke der normalen Wärme ihrer schnell Herr wird und sie entfernt, in das eindringt und das verdirbt, was besonders unter einer schwachen eigenen Nativwärme leidet, wie das im Körper zum Beispiel der Fall ist bei ungekochten Säften oder solchen, die sich aus den Gefäßen ergossen haben, sich irgendwo angesammelt haben und von der Natur nicht mehr beachtet werden. So kann es also auch innerhalb eines lebendigen Körpers durch vergiftete Ausdünstungen zu einer derartigen Fäulnis kommen, daß diese ein Pestilenzfieber nach sich zieht. Galen schreibt dazu: „Im Körper liegen Säfte vor, die zur Fäulnis neigen; das Lebewesen hat einen kurzen Moment lang Kontakt zu etwas in der es umgebenden Luft, und daraus nimmt hitziges Fieber seinen Anfang."[160] Das also waren die Ursachen, die die normale Nativwärme verderben.

Zur Fäulnis kommt es aber nicht, bevor nicht die ganze Nativwärme verdorben ist, das heißt feurige Eigenschaften angenommen hat. Daher verliert jeder Teil, der in Fäulnis übergeht, vollständig seine frühere Form und löst sich im Verlaufe der Fäulnis in seine Elemente auf. Wenn der Körper durch eine Plethora oder durch Kakochymie – die Schlechtigkeit der Säfte – belastet ist, kann es geschehen, daß überflüssige, lästige Säfte in Fäulnis übergehen und zum Fieber führen, jedoch bei der Plethora und der Kakochymie auf jeweils unterschiedliche Art und Weise. Wie es dazu kommt, wollen wir nun erklären. Die Blutmasse, die durch die Tätigkeit der Leber aus dem Speisebrei, der durch die Gekrösevenen zur Leber gelangt, gekocht wird, besteht aus vier Säften, die untereinander gemischt sind, und aus dem dünnen wäßrigen Eiter der einzelnen Säfte, der ebenfalls – wie die Säfte – untereinander gemischt vorliegt, und den man Orros, d.h. Molke und molkenartigen Bodensatz[161] nennt. Dieser molkenartige Bodensatz ist nichts ande-

---

160 Das Zitat stammt aus De differentiis febrium Buch I (Kuehn VII, 289): „[...] ἐν τῷ σώματι χυμοὶ ἐπιτήδειοι πρὸς σῆψιν ὑπάρχωσι καὶ ἀφορμήν τινα βραχεῖαν ἐκ τοῦ περιέχοντος εἰς ἀρχὴν πυρετοῦ λάβῃ τὸ ζῷον."
161 ὄρρος et ὀρρῶδες περίττωμα.

res als eine dünne, milchige und wäßrige Restflüssigkeit, die von der ganzen Masse eines Saftes abgetrennt wird, zu den Nieren gelangt, dort durchgeseiht und so zu Urin wird. Unter Ichores hingegen versteht man wäßrigere und dünnere Bestandteile der jeweiligen Säfte. Der Großteil der Ichores wird gereinigt und so zu einer besseren Masse; was übrig bleibt, gelangt mit dem Blut in die Venen und wird dort weiter verkocht. Bei diesem Verkochungsvorgang werden die besseren Bestandteile zurückgehalten, weil sie noch zu gebrauchen sind; was indessen schlechter ist, so daß es weder verkocht noch zu Ernährungszwecken in passender Weise umgewandelt werden kann, wird von einem starken Körper ausgeschieden. Ist der Körper schwach, entleert er dies nicht vollständig. Daher wird es allmählich zäh und eben auf andere Art und Weise verändert oder verdorben. So also kommt es zu überflüssigen oder verdorbenen Ichores. Während also nach Abschluß der Säfteverkochung und der Reinigung des Blutes von den besonderen Restflüssigkeiten die besseren Bestandteile vermischt mit dem wäßrigen Serum aus der Leber in die Hohlvene gelangen, wird in die Nieren vorzugsweise der Teil des Serums abgegeben, der den gesammelten und gemischten Unrat aus den unverkochten Ichores aller Säfte darstellt. Dort wird er wie durch ein Siebtuch gegossen und gelangt von der Niere in die Blase, um aus dem Körper ausgeschieden werden zu können. Bei einer Plethora sind ebenso wie die Säfte in gleichen Proportionen vermehrt sind, auch die Ichores der Säfte vermehrt und im Überfluß vorhanden. Sie sind aber weniger schädlich als bei einer Kakochymie. Wenn nun der Körper kräftig und stark ist, sondert er die Ichores von der Blutmasse ab und leitet sie zu den Nieren. Die Nieren nehmen die zu ihnen getriebenen Ichores auf und kümmern sich um sie. Falls die Menge an Ichores aber größer wird und die Möglichkeiten der Niere entweder übersteigt oder überlastet, ist der Körper zwar noch in der Lage, diese abzutrennen, er vermag sie aber nicht mehr auszuscheiden, da er der Last erliegt. So bleiben die Ichores also ohne Behandlung durch die zu schwache körperliche Natur, faulen und führen zu Fieber. Dieses Fieber begreift man als ein mit der Fäulnis in Zusammenhang stehendes [σύνοχον μετὰ σήψεως]. Und wenn die Sepsis nicht so schnell als möglich unterbunden wird, greift die sich ausbreitende Fäulnis schließlich auch auf die Säfte selbst über. Das geschieht auch, wenn irgendwelche Hindernisse in den Abflußwegen die Ausscheidung behindern.

Es kommt aber nicht zu besagtem Fieber – wie etliche gemutmaßt haben –, wenn das Blut an sich fault. Denn niemals fault das Blut in den Gefäßen, außer der Körper ist dadurch kraftlos geworden, daß er auch diesen Vorrat an Lebenswärme und an spiritus aufgeben mußte. Geschieht dies indes, folgt bald der Tod, und notwendigerweise muß die Verderbnis der übrigen Säfte vorausgegangen sein. Unter dem Begriff „Blut" verstehe ich eigentlich einen Saft, der sich von den vier anderen Säften unterscheidet. Er besitzt eine ganz besondere Mischung und ist dem Körper besonders gut angemessen. Bei einer Plethora bedarf es keiner Verkochung, vielmehr finden zunächst einmal Trennungsvorgänge und die Ausscheidung statt, falls dieser nichts im Wege steht. Bei einer Kakochymie behindern ein oder mehrere Säfte die Körperfunktionen. In diesem Falle versucht der Körper zuerst die Verkochung. Führt dies zu keinem oder nur geringem Erfolg, kommt als zweites die Trennung zum Einsatz. Was dem Körper nützlich und angemessen ist, wird ausgesondert, abgetrennt und verwahrt, die übrigen Schadstoffe werden entweder ausgestoßen und ausgeschieden oder bleiben unverarbeitet. Letzteres geschieht, wenn der Körper der Menge bzw. der schädlichen Konsistenz des Unrates erliegt oder wenn er durch einen Verschluß der Abflußwege behindert wird. Die übrigen Schadstoffe beginnen notwendigerweise zu faulen. Niemals läßt der Körper gleich von dem ab, was an einem Saft gut oder nützlich ist, sondern versucht zunächst die Verkochung und sondert dann die Ichores ab. Wo diese Ichores außerhalb der Venen in weiten, wie auch immer beschaffenen Hohlräumen faulen, führen sie zu Wechselfiebern; wo sie innerhalb der Venen faulen, führen sie zu anhaltenden, nicht unterbrochenen Fiebern, die zwar nicht zu völliger Fieberfreiheit führen, indessen aber dennoch ein klein wenig nachlassen können, sich dann aber wieder erhitzen. Dies gilt aber nur, solange die Wärme der Säfte und die einströmende Wärme nicht zum Erliegen gekommen sind. Sind beide aber entweder erloschen oder so geschwächt, daß der Körper sich mit der Verkochung und der Trennung vergeblich abmüht, geht die Fäulnis nicht nur auf die Ichores der Säfte, sondern auch auf deren Substanz selbst über, denn die schwache Wärme vermag sie nicht mehr vor der Verderbnis zu schützen. Bei dieser Gelegenheit entstehen anhaltende, nicht unterbrochene Fieber, die aufgrund ihrer Hitze unaufhaltsam zur Abnahme der Kräfte führen. Diese nennt man bösartige Fieber. Sie entstehen aus einem unaufhaltsamen großen Brand von Säften und aus der Verderbnis der niedergestreckten Wärme.

Weil es aber zu lange dauern würde die Ursachen der einzelnen Fieber zu erklären, und weil das nicht unser Vornehmen ist, höre ich auf, das ausführlicher darzustellen. Für uns genügt es, darüber das zu wissen, was die Hauptsache ist, daß nämlich der Körper, solange er stark und gesund ist, einen guten Saft niemals unbearbeitet läßt und die Ichores und den Unrat gut verwahrt; immer geht er nach den dargestellten Prinzipien vor. Um also nun wieder zu den Ursachen der Fäulnis zu kommen – für Aristoteles und Galen ist die eigentliche Ursache der Fäulnis die Verderbnis der nativen Wärme, die unmittelbare Voraussetzung dafür ist eine feurige Wärme, in welche die native Wärme umgewandelt wurde. Die Nativwärme aber wird zu einer hitzigen Wärme, wenn ihr zum einen die Hilfe der einströmenden Wärme fehlt und zum anderen, wenn sie von einer fremden Wärme umgeben und erdrückt wird. Das Fehlen der einströmenden Wärme ist dafür nun wieder die eigentliche Ursache, die fremde Wärme ist die Voraussetzung für eine Verderbnis der nativen Wärme. Die aristotelische Definition ist also kausal und weist auf die unabdingbare Ursache für die Veränderung hin, die das Substanzgemische zerstört; die galensche Definition ist formal.

Nicht wenige zweifeln aber daran, daß einzig und allein die Verderbnis der nativen Wärme zur Fäulnis führt. Auch im Winter sehen wir nämlich, wie Äpfel und ähnliche Früchte faulen, obwohl sie weder von fremder Wärme umgeben sind, noch dadurch erhitzt werden, daß in ihrem Inneren Dämpfe zurückgehalten werden. Dabei handelt es sich also um eine „kalte Form" der Fäulnis. Es ist völlig unmöglich zu zeigen, daß irgendeine äußerliche Wärme die native Wärme verdirbt. Wir sehen, wie solches Obst fault, wenn eine feuchte – keine trockene – Kälte die native Wärme allmählich schwächt, quasi erwürgt und endlich völlig erstickt und vertreibt. Die native Wärme verschwindet, verdunstet und nimmt mit sich die luftige Feuchtigkeit. Im Obst bleibt die erdige, trockene und wäßrige Feuchtigkeit in ungeordneter Mischung zurück. Von den Ursachen der Fäulnis darf man also scheinbar auch die feuchte Kälte, die die Nativwärme allmählich zum Erlöschen bringt, nicht ausnehmen, auch wenn Fäulnis am häufigsten von einer fremden Wärme hervorgerufen wird.

Wenn wir das alles also nun festgestellt haben, liegt es auf der Hand, daß die ἐκπύησις – die Vereiterung – keine Fäulnis ist. Charakteristisch für jede Fäulnis ist die fremde, feurige Wärme, die die ganze Nativwärme in Beschlag nimmt. Bei der Eiterbildung indessen befällt die fremde Wärme nur eine Qualität der Nativwärme, nicht die gesamte Nativwärme ist verdorben, sondern lediglich ihre warme Qualität ist um etliche Grad erwärmt, das heißt – wie man gemeinhin sagt – sie ist nur intensiviert, nicht in extenso betroffen. Denn wenn Blut aus den Gefäßen austritt, oder ein anderer Saft, der widernatürliche Konsistenz hat und deswegen von dem Organ, in dem er sich befindet, seiner Bestimmung nicht mehr überantwortet werden kann, dann bleibt das Blut bzw. dieser Saft dennoch nicht völlig dem Einfluß der Natur entzogen. Er fault deshalb auch nicht sofort. Indessen beginnt er dann zu faulen, wenn die Nativwärme des betreffenden Organes bzw. dessen Saftes von der einströmenden Wärme im Stich gelassen wird und abnimmt – das wird bei Gangrän, bei bösen, herpetischen oder auch bei fressenden Geschwüren sowie beim Krebs deutlich. Es kommt nicht zur Fäulnis, wenn sich die native Wärme nicht substanziell verändert und wenn sich nur eine Qualität der nativen Wärme intensiviert – wie bei der Eiterbildung, bei der die Wärme zwar auf der einen Seite hinsichtlich ihrer Substanz natürlich bleibt, auf der anderen Seite aber aufgrund einer graduell erhöhten Qualität fremdartig ist. Deshalb also ist die Eiterbildung die Veränderung eines aus den Gefäßen ausgetretenen Saftes in Verbindung mit einer gewissermaßen nur teilweisen Verkochung. Diese Form der Entzündung beruht auf einer Mischwärme, die aus einer natürlichen und einer fremden Wärme entstanden ist. Schmerzen treten bei der Eiterbildung auf, wenn der Körperteil, der sich entzündet, gleichzeitig gedehnt und erwärmt wird. Fieber tritt auf, wenn sich das Herz erhitzt hat.

Das wollte ich über den Inhalt dieses Aphorismus erläutern, um den Regeln unserer Universität und den Ansprüchen unserer Lehrer Genüge zu tun. In aller Bescheidenheit bitte ich, die Hörer mögen es aufrichtig beurteilen.

De medicinae usu

Erstdruck (Koehn 207) bei Veit Kreutzer:

ORATIO // RECITATA A IOHAN= // NE HERMANNO DOCTORE AR= // TIS MEDICAE CVM DECERNERE // tur gradus Doctorum artis Me= // dicae clarissimis uiris D. Hen= // rico Paxmanno Burguue= // rensi [!] & D. Iohanni // Göbelio Cy- // gneo. // Die 17. Iunij // Anno 1557. // Quaestio explicata, a Doctore // HENRICO PAXMANNO: // VVITEBERGAE. //

Am 17. Juni 1557 deklamierte Johannes Hermann die vorliegende Rede (CR 12.221) anläßlich der Promotion von Heinrich Paxmann. Die von Paxmann während des Promotionsrituales vorgetragene Rede De febri non intermittente findet sich ebenfalls im Corpus Reformatorum (CR 12.225). Es handelt sich dabei nicht um eine Deklamation, sondern um eine zur Rede ausgebaute quaestio explicata, eine responsio zur bei Promotionen üblicherweise vorgelegten quaestio proposita, die der Promovend zu beantworten hatte. De febri non intermittente war bereits in den ersten Sammelausgaben der Reden Melanchthons enthalten. Es ist aus heutiger Sicht nicht mehr zu rekonstruieren, welche Teile der Rede tasächlich von Melanchthon stammen. In Ermangelung anderer Quellen soll deshalb den Erstherausgebern der gesammelten Reden Melanchthons gefolgt und De febri non intermittente in den Redenkanon mit aufgenommen werden.

[Übersetzung:]

Wir mögen wohl närrisch erscheinen, weil wir oft dieselben Lobreden über Heilmittel und Behandlungsformen anstimmen, obgleich doch ein bekannter Sachverhalt nicht so oft in Erinnerung gerufen werden muß. Dessen Nützlichkeit sehen nämlich alle ein, und jene barbarischen, zyklopischen Meinungen, die sich einbilden, daß alles zufällig geschieht, daß Medikamente nicht die verschiedensten Wirkungen haben, und daß die Kunst zusammengelogen sei, sind hinlänglich widerlegt worden. Dennoch aber gibt es einen triftigen Grund dafür, daß über diese göttlichen Werke oft gesprochen wird und gesprochen werden muß. Deswegen nämlich, damit wir in Dankbarkeit Gott preisen, die Zeugnisse von Gottes Existenz und Vorsehung erwägen und gleichzeitig uns selbst daran erinnern, zu welchem Zweck wir erschaffen wurden. Es wäre nachlässig zu fragen, wozu Wermut und Endivie geschaffen wurden, sich aber nicht zu überlegen, aus welchem Grund mit viel größerer Kunstfertigkeit Menschen erschaffen wurden. Die Fülle und Einteilung der Medikamente zeigt, daß das Leben der Menschen Gott am Herzen liegt. Aber warum möchte Gott, daß die Menschen bewahrt bleiben? Gewiß nicht nur deswegen, damit wir die Vergnügungen genießen, denen der Großteil der Menschen ausschließlich nachjagt. Einzig und allein wohl nur aus diesem Grund, um sich mit uns zu vereinen und gleichzeitig für alle Ewigkeit sein Leben, Licht, seine Weisheit und Gerechtigkeit in uns auszugießen. Dies geschieht, wenn wir über unsere Erwählung und die Erlösung durch seinen Sohn nachdenken. Stigel, ein herausragender Mensch und Dichter, schreibt folgendes:

> Jedes Kraut erzählt uns von der Gnade Gottes.

Wir aber wollen folgende Verse dazufügen:

> Doch zeigt sich Gott nicht nur darin, daß er den Leib erhält,
> warum er unsere Rettung will, daran erinnert er.
> Gewißlich um sich selbst uns mitzuteilen,
> daß immer erfüllt sei die Brust von Gott.
> Dann erstrahlt er in uns, dann erfüllt er die Herzen,
> wenn fromm der Sinn erkennen lernt die Gnadengaben Gottes.

Oftmals denke ich über die Gründe nach, warum Menschen geschaffen sind, wenn ich beobachte, wie Heilmittel mit Krankheiten ringen. Wie kommt es zu der enormen Schwachheit dieser vortrefflichen Kreatur? Weswegen wütet der Tod an diesem Abbild Gottes? Warum hilft Gott uns in diesem Leben zur rechten Zeit mit Speise und Heilmitteln, auf welche Weise erneuert er uns durch seinen Sohn? Beim Nachdenken über Heilmittel und bei der Therapie erinnern wir uns gleichzeitig auch an diese bedeutenden Fragen. Immer wenn wir also über Medikamente und die ärztliche Kunst sprechen, erinnern wir wiederholt an den Schöpfer und bringen zum Ausdruck, weswegen nicht nur Heilmittel, sondern auch die menschliche Natur geschaffen wurden: damit wir Gott bei öffentlichen Versammlungen für seine Wohltaten des öfteren danken und die Jugend dazu ermuntern, über Gott und seine Verdienste öfter nachzudenken, ihn als Dankbare zu preisen und mit seinen Gaben in richtiger Weise umzugehen. So sei das folgende der erste und wichtigste Teil meiner Rede. Sprecht ihn zusammen mit mir in frommer Gesinnung:

Dir, allmächtiger, lebendiger, weiser, wahrredender, gerechter und gütiger, reiner und unumschränkter Gott, himmlischer Vater unseres Herren Jesus Christus, Schöpfer des Himmels, der Erde und der Menschen, der du eins bist mit deinem Sohn, unserem ewigen Herrn Jesus Christus und dei-

nem Heiligen Geist, der in die Apostel ausgegossen wurde, unserem Trö-
ster, dir danken wir dafür, daß du dich in deiner unendlichen Barmherzigkeit in der Erschaffung, Erlösung und Wiederauferstehung der Menschheit
geoffenbart hast, und dafür, daß du in diesem Leben die ewige Gemeinde
versammelst, aus diesem Grund das Leben der Menschen behütest und unzählige Wohltaten erweist. In ehrlichem Seufzen bitten wir dich, du mögest
auch weiterhin unter uns die ewige Gemeinde immerfort versammeln, und
uns und unsere Familien bewahren und lenken. Nachdem wir Gott gedacht
haben, wollen wir uns nun einem kleinen Teilbereich der physikalischen
Lehre zuwenden.

Sehr umfangreich ist die Weisheit, die in dieser Lehre begründet liegt.
Jetzt werden wir einen sehr hübschen Teilbereich über die Sympathie und
die Antipathie vieler Dinge in der Natur herausstellen. Es sind uns nämlich
Gleichnisse gegeben, um uns daran zu erinnern, daß wir Menschen Gott
ähnlich und Gegner seiner Feinde sein sollen. Es muß einem Schmerz zufügen, daß – wo andere Kreaturen sich der Ordnung, nach der sie erschaffen
sind, unterwerfen – diese Ordnung von Menschen entsetzlich gestört wird.
Es besteht ein ewiger Einklang zwischen einem Magneten und Eisen, oder
vielmehr zwischen Magnet und Nordpol, was eine noch viel wunderlichere
Sympathie ist. Warum leben wir Menschen nicht im Einklang mit Gott?
Warum folgen wir nicht Gott, der uns durch das Licht seiner Weisheit an
sich zieht, wie Eisen aus viel unverständlicheren Gründen vom Magneten
angezogen wird? Warum wenden wir uns von Gott ab, wo doch ein Magnet
sich stets nach dem Nordpol ausrichtet? Deshalb werden wir hier etliche
Beispiele anführen, zunächst, wie zwischen den größten Körpern eine wunderbare Übereinstimmung herrscht. Wenn irgendeiner behauptet, dem sei
nicht so, wird es am Beispiel der Gestirne und der Luft deutlich werden.
Immer wenn die Sonne ihre Stellung über uns verläßt, wird die Luft kälter,
weil schräg einfallende Sonnenstrahlen schwächer sind. Wenn sie ihre
Stellung über uns wieder einnimmt, erwärmt sich die Luft stark, weil die
senkrecht einfallenden Sonnenstrahlen eine größere Kraft besitzen. Wenn es
zu Konjugationen trockener Planeten im Zeichen der Bären kommt, wie wir
das im Jahre 1540 hatten, wird die Hitze in der Luft größer und auf der Erde
die Dürre stärker. Wenn hingegen jedoch Konjugationen feuchter Planeten
in feuchten Sternbildern erfolgen, wird die Feuchtigkeit in der Luft und auf
der Erde stärker. Zweifellos ist die Harmonie zwischen Himmelskörpern
und den Elementen wundervoll. Es müßte also auch das Anliegen einer ver-

nunftbegabten Menschenseele sein, mit Gott in beständiger Harmonie zu leben, zumal der Mensch das Abbild Gottes ist und die Gründe für diese
Übereinstimmung kennt. Wir wollen nun einige Beispiele von Pflanzen anführen. Für den Balsam ist das Schwert derart schädlich, daß er bald ver-
dorrt, wenn man ihn mit dem Schwert beschneidet. Deshalb muß man ihn
mit den Fingernägeln abkratzen und beschneiden. Das ist ein Sinnbild für
die Kirche, die nicht mit dem Schwert regiert werden darf, sondern mit der
Stimme der Lehre gelenkt werden sollte. Vom Saft des Balsam ernähren
sich Schlangen, und ganze Heerscharen von Schlangen umgeben einen Bal-
samstrauch wie bei einer Belagerung und freuen sich auch am Schatten der
Blätter. Der Saft des Balsam ist aber das beste Gegenmittel gegen Gifte. So
ernähren sich vom Balsam, das heißt der himmlischen Lehre, auch die Urheber und Verfechter übler Lehren, und diese Speise verwandelt sich in Gift.
Der Balsam aber wiederum ist das Heilmittel dagegen. Ein Ölbaum fürchtet
eine Eiche so sehr, daß er abstirbt, wenn er in deren Nähe steht. Der Staat
erdrückt die Kirche, wenn er wie Centauren die Dogmen unterdrückt und
die Lehre zu seinen Zwecken verändert, oder wenn er sich als Verfasser von
Dogmen tribunische und tyrannische Macht aneignet. Die Ähnlichkeit zwischen Ölbaum und Weinrebe hingegen ist erstaunlich. Pfropft man Reben-
triebe einem Ölbaum auf, so wachsen an ihm Trauben und Oliven. So
kommt es also, wenn Aufrichtigkeit die Staatshandlungen lenkt, zu einem
angenehmen Bündnis zwischen Evangelium und Gesetz. Das Gesetz wird
viel fruchtbarer, die Arbeit wird angenehmer, und Gott hat daran sein
Wohlgefallen.

Zwischen vielen Dingen herrschen auch sonderbare Antipathien. Wenn
man einen Magneten mit Knoblauch bestreicht, zieht er das Eisen nicht
mehr an. Die Griechen nannten den Knoblauch σκόροδον, ein Wort das
soviel bedeutet wie σκαιὸν ῥόδον, das heißt übelriechende Rose. Wenn
sich in der rechten Lehre übelriechende Sophismen breitmachen, verliert sie
ihre frühere Kraft. Welch wahrlich süßer Trost ist es, wenn man einem, der
vor der Erkenntnis des Zornes Gottes erschreckt, sagen kann: Wir haben
durch unseren Glauben gerecht gemacht Frieden. Diese süßen und wahren
Worte werden zu einer „übelriechenden Rose", wenn sich einer einbildet, er
sei durch seinen Glauben gerecht, obwohl er wie rasend weiterhin entgegen
besseren Wissens Freveltaten begeht. Es gibt naturgemäße Zwietracht zwischen vielen Dingen, zwischen Adlern und Schwänen, zwischen Regenten
und Rednern, zwischen Wölfen und Schafen, zwischen Tyrannen und der

Kirche. Eine Maus scheut die Ameisen, so wie ein Dieb eifrige, arbeitsliebende Menschen scheut. Die Bienen sind den Drohnen feind, wie rechte Lehrer denen, die untätig sind und der Genußsucht frönen. Ein Käfer haßt einen Adler, denn weil der Adler die Eier des Käfers frißt, wirf der Käfer im Gegenzug die Eier des Adlers von hohen Bäumen. Darin zeigt sich, daß auch die Untaten mächtiger Tyrannen von Schwachen bestraft werden können.

Es ist ein leuchtendes Zeugnis für Gottes Vorsehung, daß er die Pflanzen so eingeteilt hat, daß er gleichsam auf ökonomische Weise in seiner großen Klugheit jeder Pflanze andere Fähigkeiten gegeben hat. Man macht Brot aus Getreide, aus Spelt, Weizen, Dinkel und einigen anderen Sorten. Deren Beschaffenheit ist so, daß sie in Blut für unsere Körper umgewandelt werden können. Dazu kommt noch Flüssigkeit, die dem Körper durch Trinken zugeführt wird, denn Trockenes allein kann nicht in Blut umgewandelt werden. Ferner sind als Heilmittel für Krankheiten die Pflanzen erschaffen, die nicht als Speise dienen können, und mit so großer Kunstfertigkeit sind sie geordnet, daß Gott, weil er die verschiedenen Krankheiten vorhersah, für jede Krankheit andere Medikamente gegeben hat. Die einen regen den Fluß der Galle an, die anderen lösen Schleim. Etliche Heilkräuter nutzen dem Gehirn, andere wiederum dem Herzen, der Lunge, der Brust, der Leber, der Milz oder dem Magen. Diese kunstvolle Einteilung ist auf keinen Fall zufällig entstanden, sondern belegt, daß diese Welt nach einem geheimnisvollen Plan geschaffen wurde und wie es scheint den erschaffenen Menschen wohlgesonnen ist, weil so vieles vornehmlich zum Nutzen der Menschen in sie gelegt wurde. Durch Gottes Beistand bleibt die Lehre von dieser Einteilung in unserer Kunst erhalten, und diese liefert täglich Beispiele dafür. Daher muß diese Wissenschaft wegen der Weisheit Gottes und dem Nutzen, den wir aus ihr ziehen, hochgeschätzt werden.

Da ich diese Rede just zu der Zeit halte, in der die Früchte an den Bäumen zu reifen beginnen, habe ich mir vorgenommen, die Jünglinge auf die Dysenterien aufmerksam zu machen. Einige Male nämlich haben wir schon gesehen, wie unreife oder sogar reife Früchte – im Übermaß genossen – tödliche Krankheiten nach sich gezogen haben. Die Früchte der Bäume sind uns als etwas sehr Nützliches gegeben. Genießen wollen wir sie jedoch, wie es Wissenschaft und Vernunft gebieten. Kirschen und Pflaumen – um einmal nur über diese zu reden – sind eine Augenweide, erfrischen angenehm und sind schließlich, wenn sie in der Sonne ausreichend gereift sind, eine sehr gesunde Speise. Was ist denn bei Fieberzuständen, und um die Verdauung wieder in Ordnung zu bringen, gebräuchlicher als gewöhnliche Pflaumen, die wir dann anwenden, wenn die Sonne ihnen den unreifen Saft entzogen hat. Wir nennen diese βράβυλα. Denn ich teile die Ansicht des Athenaeus, der geschrieben hat[162], daß βράβυλα Pflaumen sind. Suidas[163] schreibt dazu, daß dieses Wort etymologisch von βορὰν βάλλοντα, das heißt Mittel, die eine unverdaute Masse aus dem Magen herauswerfen, stammt. Während Pflaumen also, wenn man sie richtig genießt, sehr heilsam sind, gehen im Magen, wenn sie in unreifem Zustand gierig verschlungen werden, sehr schnell die Säfte in Fäulnis über, was überall im Körper Fäulnisprozesse in Gang bringt. Die verfaulte Masse wandelt sich dann in Gallenflüssigkeit um, die die Därme angreift und deren Wand schädigt. Daher kommt der Begriff Dysenterie. Ihr wißt, daß viele an dieser Selbstverdauung des Darmes sterben. Den Gefahren, die aufgrund dieser vergorenen Masse drohen, kann man äußerlich durch Hitzeanwendungen und innerlich durch reichliches Trinken beikommen. Dieses Jahr muß man auf diese Übel sorgfältiger achten, denn das Obst reift weniger gut infolge eines Sommers, der kälter ist, als es zur Ausreifung aller Erdfrüchte erforderlich ist. Es ist bei weitem sicherer, durch Maßhalten Krankheiten zu vermeiden, als sich diese zuzuziehen und sie dann medikamentös zu bekämpfen, weil die Konstitution offensichtlich zweifach geschwächt ist, durch die vorangehende Krankheit und durch die Maßlosigkeit. Enthaltsamkeit in Maßen vor dem Ausbruch einer Krankheit ist mehr wert, als Lemnische Erde und Cydonisches Obst[164] bei einer Krankheit. Denkt also immer an diesen Spruch: Verachte Vergnügungen; Lust, die durch Schmerz erkauft wurde, ist schädlich. Ich bitte nun aber unseren Herren Jesus Christus, Wächter und Haupt der Kirche, unser aller Körper und Geist zu beschützen.

---

162 Athenaios, Δειπνοσοφισταὶ II, 50a.
163 Gemeint ist die Suda, das umfangreichste byzantinische Lexikon. Bis 1930 schrieb man sie einem Verfasser namens Suidas zu.
164 Cydonia – eine Stadt an der Nordküste von Kreta – galt als Heimat der Quitten.

De febri non intermittente

Erstdruck und Erläuterungen zur vorliegenden Rede siehe in der Einleitung zu De medicinae usu.

[Übersetzung:]

Wenn ich wüßte, daß in dieser mich umgebenden Versammlung der Lehrer und Schüler irgendwelche über die üblichen Gepflogenheiten dieser Schule nichts wüßten, oder daß sie von dieser widersinnigen Schlauheit unserer Zeit erfüllt wären, daß nichts sie erfreuen könnte außer Spott und Tadel an all dem, was durch die überaus große Klugheit von den Alten eingeführt wurde und bis heute fromm und gewissenhaft gepflegt und bewahrt wurde, nichts außer unflätigem Tadel oder eher Spott über alles richtig Gesagte und Getane – wenn ich das wüßte, würde ich die Gründe für diese bewährte, sehr alte Gewohnheit eingehender darstellen, die uns heißt, in öffentlichen Auftritten Teilbereiche irgendeines Themas zu erörtern. Da ich aber nicht daran zweifle, daß ihr wißt, wie alt diese Tradition der Universität ist und daß ihr wahrhaftig danach strebt, dem was von den Älteren eingerichtet wurde, zu gehorchen, es zu respektieren und es nicht aus gelangweiltem Überdruß und albernen Gründen gering schätzt, glaube ich, kann ich mir eine solche Erörterung sparen. Nachdem ich also auf eine ausführlichere Verteidigung dieser bei uns üblichen Gepflogenheit verzichtet habe, möchte ich über mich sprechen. Ich hätte, um es geradeheraus zu sagen, auf dieser öffentlichen Versammlung lieber geschwiegen, denn ich bin von Natur aus ziemlich schüchtern und mir meiner Schwäche sehr wohl bewußt. Aber nichtsdestotrotz – weil dies immer mein ausschließliches Trachten gewesen ist, den Vorschriften der Schule und dem Willen der Lehrer achtungsvoll zu gehorchen und unter Beweis zu stellen, daß mir diese zynische Weisheit keine Freude bereitet, die jedwede Ordnung im Leben untergräbt, für gering erachtet und es für ein Verdienst hält, von Älteren in kluger Weise gegebene Regeln zu mißachten und zu verhöhnen, wollte ich auch dieser Gepflogenheit Genüge tun. Ich bitte euch nun inständig, daß ihr mir, wenn ich nach Gewohnheit und in Pflichterfüllung jetzt meine Rede halte, gerne zuhört und mir durch eure Liebenswürdigkeit und euer Wohlwollen die Aufgabe erleichtert.

Als Thema für die Rede habe ich nach alter Schulsitte einen Aphorismus, den 46. Aphorismus aus dem vierten Abschnitt, ausgewählt. Er lautet: Es ist tödlich, wenn einen schon erschöpften Kranken in einem anhaltenden Fieber

Starrfrost [rigor] befällt.[165] Es stellt sich die Frage, was die Unterschiede
sind zwischen dieser Art Starrfrost, der den Körper vornehmlich bei galli-
gen, unterbrochenen Fiebern gleichzeitig befällt und den befallenen Kranken aufs Heftigste schüttelt – man rechnet ihn mit Recht zu den dazugehö-
renden Zeichen – und jener Art Starrfrost, der dann und wann bei
unterbrochenen Fiebern auftritt – wenn dieser Stoff aufgelöst und
verschwunden ist, und die Fieber enden – und bisweilen bei ununterbrochenen, die man kausonische[166] Fieber nennt. Die Frage wurde gestellt, welche Ursachen diese Starrfröste haben, wie sie und durch den Anstoß, die Bewegung und Tätigkeit welches Stoffes sie erregt werden,
schließlich auch, aufgrund welcher Tatsache dieser Stoff so ungestüm und
vehement erregt wird, daß der Körper so stark erzittert und sich bewegt, ob
dieser Stoff aus eigenem Antrieb und freiwillig in heftige Bewegung gerät
und davonströmt oder ob er durch einen naturgemäßen Zwang vorangetrie-
ben wird. Der Unterschied dieser Starrfröste muß aus den Ursachen und der
Art der Fieber selbst gesucht werden.

Gallige Fieber bedrohen die Gesundheit entweder durch beständige, glü-
hende Fieberhitze und verbrennen den Körper beinahe – wie die kausonischen Fieber –, geben niemals Ruhe oder lassen nach. Wenn sie einmal begonnen haben, brennen sie ohne Unterlaß, bis der Stoff, auf den der Brand
übergegriffen hat, aufgezehrt ist, und die Fieber ausbrennen und erlöschen.
Oder aber sie befallen einen als Wechselfieber, und in bestimmten Zeitab-
schnitten wird das Fieber wiederholt heftiger und bricht abermals aus; wenn
dann die Fieberglut erloschen und zur Ruhe gekommen ist, hören diese Fieber auf und schwächen sich ab, dann nämlich, wenn der Stoff, der in Flammen aufgegangen war und gebrannt hatte, völlig verbrannt und ausgeschieden ist. Kausonische Fieber lassen entweder hinsichtlich der Stärke ihres
Feuers nicht nach – sie heißen dann bösartige oder tödliche Fieber
[κακοηθεῖς et ὀλέθριοι] – oder sie flackern in bestimmten Fieberanfällen
erneut auf und kommen nicht zur Ruhe, obwohl ihre Hitze eine kleine
Weile nachgelassen hatte. Sie kommen danach unerbittlich zurück, werden
heftiger und verschlimmern sich wieder. Das sind dann mildere Ausprägungen der kausonischen Fieber [ἐπιεικέστεροι].

---

165 „Ἢν ῥῖγος ἐπιπίπτει πυρετῷ μὴ διαλείπουτι, ἤδη ἀσθενεῖ ἐόντι, θανάσιμον."
166 Darunter versteht man ein heftiges Fieber. Als causus legitimus bezeichnet man ein
    starkes Fieber aus überflüssiger gelber Galle, als causus notus eines, das aus dickem
    und verfaulendem Schleim entsteht.

Ihren Ursprung haben alle diese Fieber in der Fäulnis von gelber Galle, die sich in den Gefäßen der Leber selbst oder in den von ihr wegführenden nahe oder ferne gelegenen Gefäßen zersetzt. Denn wenn die gelbe Galle über Gebühr vermehrt ist, ihr übliches Maß und ihre natürliche Menge überschreitet, von ihrer normalen Art abweicht, beeinträchtigt sie die Natur des Körpers. Diese wird sowohl durch die Beladung mit dem belastenden Stoff als auch durch die stechende und beißende Schärfe gereizt und mobilisiert die Kräfte, mithilfe derer sie sich selbst steuert und am Leben erhält, zunächst einmal, indem sie versucht, mithilfe der normalen Körpertemperatur den Stoff zu verkochen und zu trennen. Sie unterscheidet und trennt von der ganzen Masse der überflüssigen Galle den unreinen Bodensatz der Ichores [ἰχωρῶδες περίττωμα] ab, der durch keine Verkochung so verbessert werden kann, daß er für den Körper von Nutzen wäre. Und sie scheidet ihn, wenn die normale Körperwärme ausreicht, entweder im Schweiß in verdünnter und abgeschwächter Form aus, entfernt ihn über den Verdauungstrakt oder entsorgt ihn auf dem Harnwege. Falls der Abfluß infolge irgendwelcher Hindernisse nicht erfolgen kann, bleibt diese Substanz im Körper zurück. Und weil sie unter dem Einfluß der normalen Körpertemperatur unverarbeitet bleibt, wird sie von einer anderen Hitze in Beschlag genommen, bearbeitet und beginnt zu faulen. Ein gesunder Körper bemerkt die Schädigung durch die Fäulnis – solange ein Körper nämlich noch in der Lage ist, die Ichores abzutrennen, ist er gesund – und setzt alles, was in seiner Macht steht, daran, die faulende Substanz auszuscheiden.

Wenn nun dieser Stoff durch die Anstrengung des Körpers in Bewegung geraten ist, werden aus der fauligen Masse ganz feine, heiße Dämpfe freigesetzt, gelangen in schnellster Bewegung über die Venen in alle Körperteile und lassen die Muskeln durch ihr heftiges Anstoßen erzittern, schütteln und vibrieren. Mit diesem Zittern entsteht für den Körper, auch wenn das Zittern durch den schnellen Anstrom warmer, heftiger Dämpfe zustande kommt, dennoch immer der Eindruck, die äußeren Gliedmaßen seien erkaltet. Deshalb ruft das Herz, nachdem der Schaden durch die sich nach allen Seiten ausbreitenden fauligen Dämpfe bemerkt wurde, sofort die Wärme von allen äußeren Gliedmaßen zu sich ins Innere zurück.

Sobald das Herz infolge des Zu- und Einstromes der fauligen Dämpfe endlich an Größe zugenommen hat, sich erhitzt und heiß wird, erträgt es schließlich die Hitze nicht mehr und versucht nach Vermögen, sich durch die Abgabe der heißen Dämpfe und die Ausgießung der spiritus, die durch den Kontakt und die Mischung mit den herangeströmten Dämpfen siedend heiß geworden waren, zu schützen und bewahren. So bemächtigt sich eine Hitze des ganzen Körpers, die vom Herzen ausgeht und Fieber genannt wird.

Ein Teil des fauligen Stoffes gelangt auf diesem Wege durch die Leber in den Verdauungstrakt und von dort – falls er leichter ist – nach oben in den Magen, wo er durch seine stechende Säure zu Erbrechen führt. Falls er schwerer ist, sinkt er nach unten, lagert sich im Darm ab und verursacht, nachdem er den Darm in Unruhe gebracht hat, Durchfälle. So also entstehen bisweilen Bauchkrämpfe, Kopfschmerzen und Schwindel, Brechreiz und Bauchgrimmen. Dichtere Dämpfe befördert der Körper, wenn er schon heiß ist, in langsamer Bewegung zur Haut. Die Dämpfe durchströmen die infolge der Hitze erweiterte Haut und finden ihren Weg durch die offenstehenden Poren, wo sie dann durch den Zusammenprall mit etwas weniger warmer Luft verdichtet werden und als Schweiß fließen. Deshalb läßt die Körperhitze nach, wenn die Substanz, die zu faulen begonnen hatte, durch solche Vorgänge im Körper entsorgt ist, und geht solange zurück, bis entweder die faulige Substanz ausgeschieden oder herausgeschafft wurde, oder anders gesagt, bis der Körper die Oberhand behält und das Fieber bezwingt. Das Fieber jedoch kehrt aufgrund der von neuem angesammelten Ichores wieder, die der Körper abgetrennt hatte, die aber von der normalen Körperwärme zurückgelassen worden waren und darum jetzt faulen, wenn der Körper nicht in der Lage ist, diese abgesonderten Ichores durch geeignetere Öffnungen auszuscheiden, sei es, weil diese Öffnungen versperrt, oder weil der Körper aufgrund seiner Schwäche der Belastung nicht gewachsen ist.

Wenn aber die Konstitution schwach wird und infolge der unwirksamen Hilfe der normalen Körperwärme etwas von Kräften gekommen ist und den faulenden Stoff nicht mehr aus den Gefäßen entfernen kann, bleibt dieser in den Gefäßen zurück und führt zu kausonischen Fiebern, die er entweder in Form eines ununterbrochenen oder ein wenig nachlassenden Brandes unterhält. Die Natur achtet nämlich, solange es ihr gut geht, ständig darauf, was in jedem Körpersaft das Beste und für den Körper Zuträglichste ist, und bewahrt dies vor Verderbnis, nachdem sie zunächst die Ichores abgetrennt und unberücksichtigt gelassen hat. Dies geschieht auch, wenn die normale Körperhitze schon begonnen hat schwach zu werden. Obgleich also die Fäulnis in den Gefäßen zurückbleibt, sinkt, solange die Natur noch Kräfte übrig hat, um durch Verkochung und Absonderung etwas zu bewahren und in gutem

Zustand zu erhalten, das Fieber dennoch ein klein wenig in bestimmten Intervallen – obschon die Fieberhitze nicht völlig zum Erliegen gebracht wird –, und die Fäulnis läßt nach. So kommt es also zu milderen Ausprägungen kausonischer Fieber.

Wenn sich die Natur aber, nachdem die normale Körperwärme zertreten ist – völlig verdorben und verloren –, vergebens bemüht, wenn die Fäulnis sich weiter ausbreitet und auch in das eindringt, was der Natur eigentlich zu ihrer Erhaltung und Stärkung gleichsam als Rücklage dienen sollte, entstehen tödliche kausonische Fieber. Hippokrates spricht in dem vorliegenden Aphorismus vor allem über Starrfröste bei dieser Art Fieber. Es ist nämlich sehr ungewöhnlich, daß Starrfröste bei solchen Fiebern zu Beginn auftreten, und wenn Starrfröste Kranke mit erhaltener Stärke befallen, die Zeichen von Verkochungsvorgängen zeigen, sind das Vorangänger und Vorankündiger der kurz bevorstehenden Entleerung, denn der Körper mobilisiert, wenn er erst einmal in Gefahr ist, seine Kräfte bald darauf. Wenn aber Starrfrost bei nicht unterbrochenem Fieber auftritt, und der Kranke schon schwach ist, ist das tödlich. Entweder nämlich zieht der Starrfrost – vorausgehend und vorankündend – die Ausleerung der Fäulnisstoffe nach sich, oder er wird Schaden bringen, ohne daß es zur Ausleerung des schädlichen Stoffes kommen wird. Wenn es unmittelbar nach dem Starrfrost zu einer spontanen Entleerung kommt, die die Hitze des Fiebers nicht abschwächt und dem Kranken keine Erleichterung bringt, zeigt das, daß von einer schwachen Natur vergeblich versucht wurde den Stoff auszuscheiden, und daß dieser sich ohne Führung und Steuerung nach eigenem Antrieb verteilt und die schwachen Kräfte des Kranken zum Erliegen bringen wird – das ist dann im Sinne eines Symptomes und nicht der Krisis zu deuten. Ein Kranker wird natürlich auch die Schüttelbewegungen des Starrfrostes schwieriger ertragen. Wenn es nach dem Starrfrost nicht zu einer Entleerung kommt, zeugt das davon, daß sich die Natur vergebens anstrengt die schädlichen Substanzen zu entfernen und auszuscheiden und sich geschlagen geben muß. Der Starrfrost an sich zerschlägt durch die heftige Erschütterung die zuvor schon beinahe ermatteten und schwindenden Kräfte des Kranken geradezu.

Um aber ganz allgemein und nebenbei einmal etwas über Starrfröste hinzuzufügen – ein Starrfrost kann entweder krankhaft oder nicht krankhaft sein. Der Körper wird nämlich oft von einem Starrfrost heftig geschüttelt, entweder wenn ihm plötzlich kältere Luft entgegenweht, besonders wenn er schwitzt, oder wenn er bei allzu warmer Temperatur im kalten Wasser ba-

240 Anhang I – Übersetzungen

det. Bedingt durch die Kälte der ihn umgebenden Luft oder des Wassers, regt er die normale Körperwärme zur Bewegung an. Diese wird ziemlich heftig ins Körperinnere gedrängt, dort drinnen gesammelt und fließt dann in einer mächtigen Fülle schwungvoll zurück. Dabei nimmt sie die ihr auf dem Wege begegnenden Dämpfe mit sich und stößt sie in die Muskeln. Ein krankhafter Starrfrost aber ist ein schmerzhaftes Abkühlen in Verbindung mit einer von der Norm abweichenden Erschütterung und einem Klonus des ganzen Körpers[167]. Diesem Starrfrost liegt als αἴτιον προηγούμενον eine Fülle von Säften zugrunde, entweder heiße stechende oder gemischte – wie bei Viertagesfiebern – oder kalte, die aber durch Hitze verflüssigt und verdünnt sind. Die synektische Ursache [προηγούμενον ἀχώριστον vel συνεκτικὸν vel συνεχὲς αἴτιον] ist die heftige Bewegung entweder der Säfte an sich oder der aus ihnen freigesetzten Dämpfe durch die muskulären und der Empfindung dienenden Körperteile. Für diese Bewegung sind entweder der Körper selbst – im Begriff die schädlichen Substanzen loszuwerden – oder eine Mischbewegung der normalen Körperwärme, die auf demselben Wege in entgegengesetzter Richtung von innen nach außen und vice versa stark strömt, verantwortlich. Beides kann also diese Bewegung in Gang bringen. Werkzeuge jener Bewegung – unfreiwillig und ohne sich dies überlegen zu können – sind die muskulären und die der Empfindung dienenden Körperteile, die durch den Anstrom der Säfte oder der Dämpfe erschüttert werden, so daß sie nicht ruhig bleiben können. Weil man das, was über die Starrfröste gesagt wird, auf diese Prinzipien und Ursachen zurückführen kann, wollte ich es nicht versäumen an sie zu erinnern.

Ich bitte darum, daß ihr mit dieser wie auch immer gearteten Darstellung zufrieden seid. Wenn etliche an ihr etwas vermißt haben – und ich merke wohl, daß viel daran zu vermissen ist –, so ist meine Bitte, sie mögen das, was fehlt, vorzugsweise bei denjenigen, die sich eingehender mit diesen Dingen beschäftigen und die Quellen erforschen, vervollständigen, das, was zu ungenau dargestellt wurde, erhellen und was allzu kurz und konzis in der Rede berichtet wurde, ausführlicher erklären lassen. Ich bitte aber auch den Ewigen Gott, Vater unseres Herren und Erlösers Jesus Christus, die Quelle der Weisheit und einer erfolgreichen, heilbringenden Behandlung, er möge mit seinem Heiligen Geist bei uns sein, unseren Geist lehren und leiten, un-

---

167 „[...] νοσῶδες ῥίγος κατάψυξίς ἐστιν ἀλγεινὴ μετά τινος ἀνωμάλου σεισμοῦ καὶ κλόνου παντὸς τοῦ σώματος.“ Das Zitat stammt aus Galens De tremore, palpitatione, convulsione et rigore (Kuehn VII, 613–614). In diesem Buch findet sich auch die Darstellung der rigores und deren Ätiologie.

sere Bemühungen und unseren Fleiß fördern und segnen, damit unsere Therapien vielen Menschen nutzen, und er möge uns zu Gefäßen seiner Barmherzigkeit machen.

De pulmone et de discrimine arteriae tracheae et oesophagi

Erstdruck 1557 (Koehn 208) bei den Erben von Georg Rhau:

ORATIO // IACOBI MILICHII // DOCTORIS ARTIS MEDI= // cae, de pulmone & de ˙ discrimine // arteriae tracheae & oeso= // phagi. // RECITATA CVM DE= // CERNERETUR GRADVS // Doctorum in Arte Medica clarissimis // uiris PAULO LVTHERO reue= // rendi uiri D. MARTINI LV= // THERI filio, & SEVE= // RINO GOBE= // LIO. // VITEBERGAE // EXCVDEBANT HAERE= // DES GEORGII // RHAVV. // (Zierstrich) // M.D.LVII. //

Am 29. Juli 1557 promovierte Jakob Milich – wie aus dem Text hervorgeht in der Schloßkirche zu Wittenberg – den Sohn Martin Luthers, Paul, und Severin Goebel zu Dres. med. Die dabei vorgetragene Deklamation „Über die Lunge und den Unterschied zwischen der Luft- und Speiseröhre" (CR 12.207) bietet über weite Strecken den Originaltext aus Melanchthons De anima, ein Prinzip, das schon bei De partibus et motibus cordis zur Anwendung gekommen war.

Der oben aufgeführte Druck beinhaltet ferner die Promotionsrede Paul Luthers, De aphorismo sexto partis II (CR 12.271), die vor dem Hintergrund eines Hippokratesaphorismus Melanchthons Seelenlehre, wie sie in De anima entwickelt wurde, summarisch rekapituliert.

[Übersetzung:]

Wenn am Grabe des verehrten Martin Luther elf Jahre nach seinem Tode seinem Sohn Paul Luther, einem Mann mit vorzüglicher Bildung und herausragenden Eigenschaften, der Doktortitel in Medizin verliehen werden soll, so denke ich an viele Begebenheiten aus der Lebensgeschichte seines Vaters, an die Streitereien der Kirchenoberen und an die Uneinigkeit zwischen den Lehrern, die nach Luthers Tod auftrat. Über die Streitereien möchte ich an dieser Stelle aber nicht sprechen. Denn zweifellos bereitet allen maßvollen Menschen der Mutwille all jener größeren Schmerz, die wie die Gefährten des Odysseus, als er schlief, den Schlauch, den ihnen Äolus geschenkt hatte, geöffnet hatten und die Winde ausströmen ließen, die in verschiedene Richtungen bliesen und so zu heftigsten Unwettern führten.[168] Genauso haben sich gleichsam während Luthers Todesschlaf wi-

---

168 Homer, Odyssee X, 47.

dersprüchliche Lehren verbreitet, die die traurigen Gemeinden in entsetzlicher Weise zerrissen. Man darf dabei aber nicht nur den Schaden beklagen, den unsere Zeit genommen hat, sondern muß das um so mehr um der Nachwelt und unserer Kinder willen bedauern. Denn auch eine anfangs geringe Uneinigkeit nimmt mit der Zeit zu, wenn Abneigung entsteht und sich die einzelnen Gruppierungen dann mit Parteinehmern wappnen. So schreibt Homer über die Zwietracht: Aufgrund eines zunächst geringfügigen Anlasses schwingt sie sich bald in die Lüfte, geht auf der Erde und streckt den Kopf in die Wolken.[169] Und Pindar[170] schreibt, daß durch einen kleinen Funken oft ein ganzer Wald in Brand gerät.[171] Ich kann deshalb unmöglich ohne großen Schmerz zu empfinden an die Dinge, die sich in dieser Dekade ereignet haben, und an das, was daraus entstanden ist, denken. Aber wir wissen zunächst einmal, daß es das Schicksal der matten und wahnsinnigen Endzeit der Welt ist, daß die Verwirrungen der Menschheit größer werden als sie es davor gewesen waren. Wir sind uns dann aber auch dessen bewußt, daß der Sohn Gottes, unser Herr Jesus Christus, dennoch immer seine ewige Gemeinde versammeln will, und daß in diesem Kreis immer die unverfälschte Stimme des Evangeliums ertönen wird. So wie es auch in einer süßen Verheißung geschrieben steht: So wie ein Weinbauer, wenn er während einer ertragarmen Weinlese weit und breit nur einige wenige Weinbeeren findet, Gott freudig dafür dankt und den Wunsch hegt, daß diese Trauben bewahrt bleiben – auf diese Weise wird auch Gott die wenigen Reste der Kirche erhalten, obwohl in der Endzeit der Welt den Menschen schreckliche Wirren bevorstehen werden. Weil wir wissen, daß durch die Stimme des verehrten Martin Luther die Kirchenlehre wieder von Unrat befreit wurde, und weil man nicht bestreiten kann, daß bedeutende, für die Kirche notwendige Fragen wahrhaftig aufgeklärt wurden, wollen wir die Klarheit der Lehre unversehrt bewahren und Luther seiner Nachwelt in dankbarer Erinnerung behalten.

Der Vater selbst ermunterte seinen Sohn Paul Luther zum Studium der Medizin, weil er die Lehre von der Natur der Dinge sehr schätzte, in ihr die Spuren Gottes betrachtete und weil er die Trägheit und Rohheit derjenigen ernstlich verurteilte, die keine Anstalten machten, die bewundernswerten

---

169 Homer, Ilias IV, 440 f.: „[...] ἔρις [...]. ἥ τ' ὀλίγη μὲν πρῶτα κορύσσεται. αὐτὰρ ἔπειτα οὐρανῷ ἐστήριξε κάρη καὶ ἐπὶ χθονὶ βαίνει [...].“
170 Pindar 522/518–nach 446 v. Chr.
171 Pindar, Pythische Oden III, 65–66: „[...] πολλάν τ' ὄρει πῦρ ἐξ ἑνός σπέρματος ἐνθορὸν ἀΐστωσεν ὕλαν.“

Zeugnisse von Gott im Aufbau, der Anordnung und im Nutzen der Körper dieser Welt und in der Natur des Menschen zu betrachten, und die durch die Erwägung der Gegenwart Gottes in uns kein tugendhaftes Leben beginnen wollten. Und da er ja einen vortrefflichen, großen Verstand besaß, kannte er viele Heilmittel, kümmerte sich um ihre Zubereitung und half oft auch Kranken. Luther sagte oft, daß er keinen Zweifel daran habe, daß die Erzväter und die Propheten – Noah, Abraham, Jakob, Joseph, Jesaja und andere – sich darauf verstanden, die Lehre von Gottes Gesetz und Evangelium zu verkündigen und die physikalische und ärztliche Kunst weiterzugeben. Wir sahen, wie er Steine mit etwas Pulver, das aus Preußischem Bernstein gewonnen war, aus seinem und anderen Körpern vertrieb. Wir sahen, wie Menschen, die an Schmerzen in den Flanken litten, erfolgreich dadurch geheilt wurden, daß er ihnen einen Saft aus Acanthion [d.i. die Wegdistel; RH] gegeben hat, der bei uns den Namen Frauendistel [carduus benedictus] hat. Wir sahen, wie er in großer Gefahr heftigen Magenschmerz durch Schalen von Granatäpfeln, die Sidia[172] genannt werden, bekämpfte. Ich weise auf diesen Sachverhalt deswegen hin, um Luthers Ansicht und sein Beispiel den wahnsinnigen Menschen entgegenzustellen, die es für Weisheit halten, weder die Natur noch die göttlichen Hinweise und Wohltaten zu beachten, stattdessen zu prassen und sich anderen schmutzigen Vergnügungen hinzugeben, ohne Ordnung und Gesetze nach Art der Zyklopen zu leben und später diese Rohheit als Stärke oder gar als Frömmigkeit zu bezeichnen.

Um nun dem üblichen Brauch folgend etwas über einen Teilbereich unserer Kunst zu berichten, will ich, nachdem ich kürzlich über den Aufbau des Herzens und dessen Kammern gesprochen habe, heute über die Lunge und den Unterschied zwischen der Luftröhre und dem Ösophagus sprechen. Auf dieses Thema hat mich die Erinnerung an Luther gebracht. Gott hat zwei Röhren voneinander unterschieden. Die eine von beiden transportiert Speise und Trank in den Magen, das ist natürlich der Ösophagus. Die andere, die arteria trachea – Luftröhre – heißt, transportiert weder Speise noch Trank, sondern hat Verbindung zum Herzen wie ein Fürstensprecher. Denn sie ist geschaffen, um Luft schöpfen und abgeben zu können, und zum Zwecke der Stimmbildung. Alles am menschlichen Körperbau beweist vollendete Kunstfertigkeit und Absicht und hat einen wunderbaren Sinn. Um

---

172 Sidia ist der lateinische Begriff für „Schalen von Granatäpfeln". Granatäpfel werden hier mit der Beschreibung „phönizisches Obst" benannt. Das Adjektiv punicus wird im Sinne von purpurrot verwendet. Die Phönizier waren für ihre Purpurfarben bekannt.

die Anerkenntnis Gottes, des Schöpfers, zu stärken, ist es sehr nützlich, uns selbst oft zu betrachten, damit uns die Kunstfertigkeit in unseren Gliedmaßen daran erinnert, daß diese nicht zufällig aus Demokrits Atomen zusammengeflossen sind, sondern daß Gott wahrhaftig existiert, nach dessen Plan alles so erschaffen und eingeteilt wurde, weil es triftige Gründe dafür gab und er daran erinnern wollte. Es besteht im Leben ein großer Unterschied zwischen der Funktionseinheit, die für die Ernährung des Körpers sorgt, und derjenigen, die der Mitteilung der Weisheit dient und somit der Anfang unvergänglicher Güter ist. Die Speiseröhre, das heißt die Behörde, die wie ein Großviehhirte den Körper weiden läßt und ihn behütet, soll Speise und Trank liefern, aber von dieser Nahrung und diesem Trank soll nichts in die Luftröhre gelangen, damit die Stimme der Lehre nicht durch die niederen Wünsche und Begierden, die den Magen füllen, behindert wird. Denn diese soll frei ertönen und nicht trügerisch, sie soll die Botschafterin eines wahrhaftigen Herzens sein. Denn so beschaffen ist der vornehmste Redner in der Kirche, der Sohn Gottes, der eine Röhre und Glottis ist, durch welche die Gottheit sich offenbart, und so wie die Lunge den Stamm der Luftröhre umgibt und von Platon μαλακὸν ἄλμα – weicher Hain[173] – genannt wird, so ist die menschliche Natur, wenn sie diesen Redner umfasst, eine wahrhaftig sehr feine Wurfschaufel[174]. Diese Ähnlichkeit erwähne ich kurz aus ganz bestimmten Gründen. Ich habe darauf aufmerksam gemacht, um euren Eifer bei der Betrachtung des Aufbaus der menschlichen Gliedmaßen zu wecken. Denn das ist sicherlich für die Gesundheit und das sittliche Betragen sehr nützlich, bezeugt deutlich Gottes Existenz und beinhaltet viele Beispiele für sehr bedeutende Sachverhalte. Wir sollten uns auch des öfteren Gedanken darüber machen, daß die Gestalt des Menschen deswegen in dieser Form erschaffen wurde, weil es Gottes vornehmlicher Wille war, daß sie mit der seines Sohnes übereinstimmt, und wir sollten bedenken, daß der Körper des Sohnes das Urbild unserer Körper ist. Wir sollten also nicht daran zweifeln, daß es einzigartige Gründe dafür gibt, daß diese vorzüglichen Gliedmaßen, die in aller Ewigkeit Instrumente Gottes sein werden, so ausgebildet sind.[175]

---

173 Platon, Timaios 70d: „[...] περὶ τὴν καρδίαν αὐτὸν περιέστησαν οἷον μάλαγμα [μαλακὸν ἄλμα] [...].“

174 Der an dieser Stelle verwendete Begriff „ventilabrum" bezeichnet ein bäuerliches Arbeitsgerät, mit Hilfe dessen die Spreu vom Weizen getrennt wurde. Es findet in der Bibel bereits im Alten Testament Verwendung. An dieser Stelle soll der Begriff symbolisieren, daß eine Kirche, die Jesum in ihre Mitte stellt, die Gabe, zwischen Gut und Böse zu unterscheiden besitzt, und zwar eine sehr feine („tenerrimum").

175 CR XII, 209 Zeile 36 lies formata.

Auch die folgende Sorge sollte uns ans Herz wachsen: So wie man, wenn man ein Bild von den Eltern besäße, es nicht gerne hätte, daß es mutwillig zerstört wird, damit es nicht den Anschein hätte, die Eltern würden schmachvoll behandelt, so sollte man seinen Körper schonen aus Ehrfurcht vor dem Urbild. Auch Paulus sagt deshalb: Ehre deinen Körper. Denn man schuldet Gott, dem Schöpfer, und dem Urbild, mit dem sein Sohn gekleidet ist, Ehre.

Damit nun die Jüngeren die gebräuchliche Darstellungsweise der Lunge und den Unterschied zwischen der Luft- und der Speiseröhre lernen, will ich ein paar Worte über diese wundervollen Werke sprechen. Die Höhle rings um das Herz füllt die Lunge aus. Sie besteht aus luftigem, lockeren, weichen, schwammartigem Fleisch, geronnenem Blutschaum ähnlich. Eingebettet in dieses Fleisch finden wir drei Röhren, die sich netzartig[176] in eng aneinanderliegende Äste aufzweigen. Das Ende der Luftröhre beim Eintritt in die Lunge ist vergleichsweise großlumiger. In die Lunge treten auch zwei Gefäße ein, die im Herzen entspringen. Es sind dies die vena arterialis, die Nahrung zur Lunge bringt, und die arteria venalis, die in der Lunge Luft aufnimmt und aus dem Herzen – zusammen mit dem arteriellen Blut – Dämpfe ableitet. Diese beiden Gefäße verzweigen sich in der ganzen Lunge in dünne Äste. Weil durch die Luftröhre und die arteria venalis andauernd Luft angesaugt und abgegeben wird, resultieren fortlaufende Lungenbewegungen in Form von Erweiterung und Zusammenziehung daraus. Die Luft, die in das Herz gelangen soll, wird zunächst einmal in der Lunge vorbereitet. Es ist verwunderlich, daß die Lunge, obwohl sie ständig in Bewegung ist, nicht am Thorax befestigt ist und nicht durch die Bewegung des Thorax hin und her bewegt wird. Die Lunge folgt, wenn der Brustkorb – der seinerseits vom Zwerchfell bewegt wird – sich ausdehnt diesem deswegen, weil ein Vakuum zwischen beiden besteht. Auf diese Art und Weise sind die Bewegungen geschmeidiger. Die Ausdünstungen, die aus dem Herzen kommen und die große Menge Luft, die ein- und ausströmt, fördern die Bewegungen der Lunge ebenfalls. Die Form der Lunge ähnelt einem Ochsenfuß[177], da sie vom Mediastinum in zwei Teile geteilt wird, und weil diese am unteren Ende jeweils zwei Lappen haben, die den Herzbeutel umfassen.

Die Lunge hat zwei Aufgaben, sie ist zum Zwecke der Atmung und zur Stimmbildung gegeben. Die Atmung ist für das Herz notwendig, denn die

---

176 CR XII, 209 Zeile 50 lies rete statt recte.
177 Der Vergleich mit dem Ochsenfuß findet sich auch in Vesals Fabrica.

Lunge liefert die Luft für das Herz, die die Temperatur des Herzens und der spiritus mildert. Diese Luft bereitet die Lunge zuvor auf, denn das Herz würde Schaden nehmen, wenn entweder zu kalte oder eine zu große Menge Luft in es eindringen würde. Andererseits würde das Herz an der großen Menge spiritus und rauchiger Luft ersticken, wenn nicht auch der Abtransport derselben gewährleistet wäre. Deshalb wird diese rauchige Luft über die Lunge wieder abgegeben. Die Lunge verfügt deswegen über ein so großes Fassungsvermögen für Luft, damit das Herz, auch wenn die Atmung kurzfristig unterbrochen wird, dennoch Luft aufnehmen und abgeben kann. Wenn die Lunge also fehlen würde, würden Lebewesen in kurzer Zeit ersticken, nachdem die Atmung eingestellt wurde. So ist die Lunge also zum Zwecke der Atmung geschaffen. Die andere Aufgabe der Lunge ist es bei der Stimmbildung mitzuhelfen. Bei Rohrpfeifen entstehen auf folgende Art und Weise Töne: Eingeblasene Luft tritt durch ein enges Loch, das in dem Rohr enthalten ist, und tritt aus dem Rohr wieder aus. Auf diese Weise erfolgt auch die Stimmbildung im menschlichen Körper, dadurch daß die Luft durch die Luftröhre in den Larynx gelangt, der den oberen Abschnitt der Luftröhre darstellt, und dort durch eine enge Ritze gepreßt wird, die sich im Larynx befindet. Die Lunge nämlich preßt – wie ein Blasebalg, der von den Thoraxmuskeln bewegt wird – die Luft durch die Trachea, und zwar mit etwas mehr Druck, als dies bei der Atmung der Fall ist. Durch diese wird sie in den Larynx gepreßt, und zwar durch die Ritze in ihm, die eigentlich Glottis genannt wird. Was durch diese Glottis, die der Form nach dem Mundstück einer Flöte beinahe gleichkommt, hindurchgepreßt wird, bildet die Stimme. Diese gelangt nun in die breite Mundhöhle und wird dadurch, daß sie an das Halszäpfchen stößt, verschiedenartig geformt und verändert. Daher wird das Zäpfchen im Volksmund auch Plektrum[178] der Stimme genannt. Die Zunge formt danach die Sprache beziehungsweise das gesprochene Wort, die artikulierte Stimme also, auf völlig unbeschreibliche Art und Weise. Es kommt deshalb aufgrund verschiedener Behinderungen der Zunge beim Einen zum Lispeln, beim Anderen zum Stammeln. Wir sollten an dieser Stelle einmal überlegen, wie groß der Nutzen und die Verschiedenartigkeit der Stimme ist. Denn die Erfahrung, daß das so ist, haben wir sicherlich gemacht. Aber warum und wo auf diesem Wege die Luft den Klang annimmt, und wo die Verschiedenartigkeit der Klänge herrührt, ver-

---

178 Mit dem Begriff Plektrum/Plektron wird das Stäbchen bezeichnet, mit dem ein Kitharaspieler die Saiten anschlug.

mögen wir nicht zu sagen, und man muß zugeben, daß die Natur nicht völlig begriffen werden kann. Ich erinnere mich, wie ein kluger Mann einmal sagte, daß man deswegen Philosophie erlernen sollte, damit man bemerkt, wie weit der menschliche Geist vorzudringen vermag und was er nicht verstehen kann. Immer wenn wir also erkennen, daß ein großes Gut unverstanden bleibt, wollen wir aus voller Überzeugung bekennen, daß der Schöpfer die Weisheit und Güte ist. Warum entsteht die Sprache mithilfe der Zunge? Wer vermag das hinreichend darzustellen? Und dennoch bemerken wir, daß es so geschieht; und daß die Sprache, mit der Dinge, Überlegungen und der Wille Gottes und der Menschen zum Ausdruck gebracht werden, ein außerordentliches Gut ist, das liegt auf der Hand. Der Schöpfer also ist weise, wir wollen ihn anerkennen und seine Wohltaten ehrfürchtig benutzen. Wir wollen uns auf die himmlische Weisheit vorbereiten, durch die wir die Idee der ganzen Natur am Schöpfer selbst betrachten werden. Es ist Gottes Wille, daß durch die Stimme des Evangeliums das Leben, das Licht in unserem Geist und das Gerechtigkeitsempfinden in den Herzen beeinflußt wird. Gott selbst möchte sich uns mit eben dieser Stimme mitteilen. Zu diesem Zwecke erschuf er diese bewundernswerten Werke, die Stimme und die Sprache. Wie diese Dinge funktionieren, werden wir dann erkennen, wenn wir den Schöpfer selbst von Angesicht zu Angesicht in hellem Licht in Augenschein nehmen werden. Nun möchte ich einige wenige Worte über die Trachea und den Ösophagus sprechen.

Platon meint nicht, daß Getränke durch die Trachea transportiert werden.[179] An der Ansicht, daß diese beiden Röhren und ihre Aufgaben unterschiedlich sind, wie wir das zuvor bereits erwähnt haben, muß festgehalten werden. Diese Röhren unterscheiden sich sowohl hinsichtlich ihrer Lage als auch hinsichtlich ihrer Beschaffenheit. Die Luftröhre liegt im vorderen Umfang des Halses, um zum Zwecke des Luftschöpfens mit dem Mund eine gerade Linie zu bilden. Die Speiseröhre liegt im hinteren Umfang des Halses und zwar deswegen verborgener, damit sie ihre Wärme besser hält. Sie wendet sich dann ein wenig zur rechten Körperseite, um der Aorta Platz zu machen, biegt dann aber wieder nach links zurück, nachdem sie schon bei-

---

179 In Timaios 70c/d führt Platon aus, daß die Lungen Luft und Trank aufnehmen; dies impliziert für Melanchthon aber nicht, daß beides über die Trachea transportiert wird. Auch im Liber de anima wird diese Stelle und die folgenden Zitate von Alkaios und Euripides behandelt. Die Diskussionsvorlage für Melanchthon dürfte wohl Plutarch sein, der in den Quaestiones convivales VII, 1 dieselben Zitate und Fragestellungen verarbeitet.

nahe das Zwerchfell erreicht hatte, um der unteren Hohlvene Platz zu lassen; sie macht also wie ein Sklave dienstfertig besseren Organen Platz. Diese Biegungen helfen aber dabei, das Organ zu stützen und Nerven aufzunehmen, und tragen ebenso dazu bei, daß der Schluckakt nicht behindert wird. Auch hinsichtlich ihrer Beschaffenheit unterscheiden sich die Röhren. Denn die Luftröhre besteht aus Knorpeln, um Festigkeit zu gewinnen, und damit sie sich nicht völlig verschließt, sondern damit die Wege frei bleiben und der Einstrom von Luft und der Ausstrom der rauchigen Dämpfe ungehindert ablaufen kann. Obwohl der Ösophagus eine sehnige Hülle ist, ist seine Beschaffenheit dennoch elastischer als die Trachea; er zieht sich mit Hilfe seiner Fäserchen zusammen, wenn er leer ist. Er ist des weiteren viel länger als die Luftröhre, die unterhalb ihrer Aufzweigung in die Lunge einmündet. Der Ösophagus erreicht unterhalb des Zwerchfells den Magen. Aber ich kann nun wirklich nicht den ganzen Aufbau dieser Körperteile vortragen, ich erinnere lediglich daran, daß man nicht dem Stimmorgan die Aufgabe Speise zu transportieren zuweisen sollte, damit die Begierden des Schlundes sich nicht mit der Verbreitung der Lehre vermischen.

Warum hat aber demnach Euripides die Worte „Wein, der in die Lungenwege eindringt"[180] geprägt oder Alkaios[181] gesagt „Befeuchte die Lungen mit Wein"[182]? Diese Worte werfen die Aufgaben der Röhren nicht durcheinander, sie bringen lediglich zum Ausdruck, daß die Lunge sowohl Nahrung als auch Flüssigkeit bedarf. Es ist offensichtlich, daß die Lunge durch die vena arterialis ernährt und mit Flüssigkeit versorgt wird. Diese Vene versorgt die Lunge mit ganz feinem Blut. Dieses Blut ist zuvor aus Speise und Trank in der Leber gebildet worden. Daß diese Vorgänge also nach der beschriebenen Ordnung ablaufen, streiten die Dichter nicht ab, wenn sie zum Ausdruck bringen, daß die Lunge mit Wein befeuchtet wird. Wenn das Herz infolge der Hitze und Arbeit des Tages glüht und die Lunge ausgetrocknet ist, soll man dem Körper nachmittags Ruhe gönnen, die Kräfte und spiritus mit Speise und Trank wieder kräftigen, und Herz und

---

180 Euripides' Fragment 983 war Melanchthon wohl aus der Sekundärliteratur bekannt; vgl. Plutarch Quaest. conv. VII, 1: „[...] οἶνος περάσας πλευμόνων διαρρόας [...]."

181 Alkaios aus Mytilene (Lesbos), bedeutender Dichter des äolischen Sprachraumes.

182 Alkaios Fragment 347, wurde in der Antike häufig zitiert; u.a. bei Plutarch und einem Kommentar des Proklos zu Hesiods ERGA KAI HMERAI: „Τέγγε πνεύμονας οἴνῳ". Vgl. dazu auch Athenaios, Δειπνοσοφισταὶ X, Kap. 35, wo sich das Zitat in einem Kapitel über Wein, das Melanchthon gekannt haben dürfte, in voller Länge wiederfindet.

Lunge durch Flüssigkeitszufuhr befeuchten und abkühlen. Diese Ordnung macht uns auf viele wichtige Dinge aufmerksam, auf die gehörige Aufeinanderfolge von Arbeit und Wiederherstellung der Kräfte und darauf, sich einzuschränken und Maß zu halten, denn ihr wißt, daß das für die Erhaltung der Gesundheit notwendig ist. Wir sollten aber wissen, daß es in der Kirche die Vorschrift Maß zu halten gibt, zum einen um der Erhaltung der Gesundheit willen, zum anderen deswegen, damit der Geist bei der Anrufung Gottes, beim Überlegen, beim Studieren und bei anderen lebensnotwendigen Tätigkeiten nicht behindert wird. Es ist offensichtlich, daß alle diese Handlungen durch Schwelgerei beeinträchtigt werden. Seid euch dessen gewiß, daß das Maßhalten für das Gebet notwendig ist. Während eines Gebetes ist es unumgänglich viel an Gott, die göttlichen Gebote und Verheißungen zu denken. Das ist jedoch während eines Rausches nicht möglich, weil in einem solchen Zustand keine Aufmerksamkeit vorhanden sein kann. Während also eigentlich in den Herzen die Flammen des göttlichen Geistes brennen sollten, unterdrücken rußige Dämpfe im Gehirn und im Herzen diese Flammen, und in einem Herzen, das durch unmäßiges Essen und Trinken belastet ist, gibt es die verschiedensten Wogen und Strudel[183] der Affekte. Daher steht geschrieben: Seid nüchtern zum Gebet. Schließlich sollen wir so leben, daß unsere Körper Wohnung und Tempel Gottes sind, und daß Gehirn, Herz, Zunge und alle anderen Organe Werkzeuge Gottes in uns sind. Wir müssen uns das vor Augen halten, wenn wir uns über unseren Körperbau und die naturgegebene Ordnung, die für die Erhaltung der Gesundheit notwendig ist, Gedanken machen. Aus diesen triftigen Gründen, um unserer Gesundheit willen, wegen der Zeugnisse von Gott und der Ordnung in allen Belangen schätzt mir und lernt die Physik und die Anatomie. Ich bitte nun aber den Sohn Gottes, unseren Herren Jesus Christus, der nach Gottes wunderbarem Plan die menschliche Hülle angenommen hat, er möge uns leiten und bewahren und nicht zulassen, daß die ehrenwerte Beschäftigung mit den Wissenschaften zum Erlöschen kommt.

---

183 Der an dieser Stelle verwendete Begriff „Euripi" bedeutet allgemein Graben und Kanal, er verweist an dieser Stelle auf die Meerenge zwischen Böotien und Euböa, die berühmt ist für ihre täglich oft wechselnden starken Strömungen; daher stammt die Bezeichnung für unbeständige Menschen.

De aphorismo sexto partis II

Erstdruck, Redner und Anlaß siehe Einführung zu De pulmone etc.

[Übersetzung:]

Zu Beginn danke ich dem Ewigen Gott, dem Vater unseres Herren und Heilandes Jesus Christus, dem Schöpfer der Menschheit und dem Gründer seiner Kirche, der Quelle aller Weisheit. Ich danke ihm, daß es sein Wille war, daß ich in dieser Kirche geboren, erzogen und gelehrt wurde, in der durch das Wort und die Schriften meines geliebten Vaters, dem man ein frommes und heiliges Andenken bewahrt, die himmlische Lehre aus der stockfinsteren[184] Nacht vergangener Zeiten entrissen und erhellt wurde und jetzt rein leuchtet und erklingt in einem Großteil Deutschlands. Ferner danke ich ihm, daß er, nachdem wir vom väterlichem Boden vertrieben und elend zerstreut waren, und der Schrecken der feindlichen Waffen uns den Tod zu bringen und anzudrohen schien, in den zurückliegenden Jahren die Flammen des Krieges gelöscht und diese Universität wieder in ihren vorherigen Zustand gebracht und aufgerichtet hat so wie die Bretter nach einem Schiffbruch. Ich danke ihm, daß er mich, der ich mit meiner tieftraurigen Mutter über lange Zeit hinweg mit unsicheren Wohnsitzen herumgetrieben wurde und durch dieses lange Zeit dauernde Exil erschöpft war, gleichsam zu den Meinigen an diese Universität zurückgeführt hat, um wiederum die Stimme der Lehre zu hören, deren Grundlagen und Anfänge ich im Vorbild und in der Lehre meines Vaters schon früher so wie mit der Muttermilch gesaugt und von Kindheit an in mich aufgenommen hatte. Freilich kehrte ich sehr gerne an diese Universität zurück, nicht nur deswegen, weil sie die Heimat und die Hüterin des väterlichen Grabes war und mich als Jüngeren mit hochheiligen Einsichten vertraut gemacht hat, deren so reichhaltige und sichere Erkenntnis ich vermißte, sondern vor allem, weil sie die Lehre, die von meinem Vater und Anderen dank Gottes Gnade und Hilfe in rechter Weise verbreitet worden war, in frommem Bemühen und ehrfürchtigem Glauben wie eine heiliges Gut bewahrte und unverfälscht aufrecht erhielt. Ich bekenne hier öffentlich, am Grabe des Vaters stehend, daß ich Bürger dieser Kirche bin und von ganzem Herzen das einhellige Urteil über diese Lehre teile, die – wie sie zu Lebzeiten meines Vaters an dieser Universität,

---

184 Wörtlich: „[...] aus mehr als cimmerischer Finsternis [...]." Die Cimmerer sind ein mythisches Volk, das eingehüllt in Finsternis und Nebel lebte.

in dieser Kirche und in dieser Stadt beständig vertreten wurde – auch jetzt
nach seinem Tode genauso ertönt und im Unterricht fortgesetzt wird. Solange ich lebe werde ich niemals von diesem einhelligen Urteil abrücken, so
wahr mir Gott helfe.

Es könnte nun einer fragen, warum ich mich der ärztlichen Kunst verschrieben habe, statt mich nach dem Beispiel meines Vaters beruflich der
Heiligen Lehre zuzuwenden (zu beiden Fächern nämlich hatte ich eine Neigung und in keinem von beiden fehlte es mir jemals an Lerneifer). Ich
möchte diesem zur Antwort geben, daß ich nicht blindlings und unüberlegt
und nicht auf meinen eigenen Beschluß hin ohne die Zustimmung und die
Übereinkunft mit Klügeren mit diesem Studienfach begonnen habe, oder,
nachdem ich das Studium begonnen hatte, darin ohne Vernunft und Ordnung aufs Geratewohl herumgestreift bin. Denn weil mein Vater bemerkte,
daß es mich von meiner Veranlagung her zur Erkenntnis der wunderbaren
Vielfalt der Dinge zog, die uns die Erde, unsere Wohnstatt, gewissermaßen
wie ein Theater bestaunen läßt, und daß sein Junge bei der Betrachtung der
Natur einen gewissen Eifer und Vergnügen zu entwickeln begann, freute er
sich über meine Neigung und war mir nicht nur Berater, sondern munterte
mich auch dazu auf und trieb mich dazu an, dieses Fach mit Eifer zu betreiben und auszuharren. Oft rühmte er, wenn er privatim im Freundeskreis
über die philosophischen Studienfächer sprach, im Vergleich mit den übrigen Fächern vor allem die ärztliche Kunst. Dieses Urteil meines Vaters verlieh mir immer starken Antrieb, zumal ich die Gründe begriff, die er an-
führte. Nicht so sehr die süße Lehre und die vielen guten Dienste, mit denen
sich die ärztliche Kunst um die ganze Menschheit besonders verdient macht,
ergreife und begeistere ihn – so sprach er –, als vielmehr deren Verwandtschaft mit der Heilslehre. Nächst den Zeugnissen der Heiligen Schrift – so
mein Vater –, die durch die Stimme Gottes enthüllt wurden (allein sie lehren
deutlich, wer und wie beschaffen Gott und was sein Wille ist), überzeuge
nämlich allein die Heilkunst klarer als alle übrigen Künste die Menschen
und mache sie sicherer über Gott, weil sie einleuchtende, einsichtige Zeichen für die göttliche Vorsehung, Weisheit, Macht und Güte aus dem
wundervollen Aufbau unseres Körpers und aus den so vielfältigen und unterschiedlichen Nutzen der Erdfrüchte aufgezeigt und gesammelt hat. Ferner
sprach er davon, daß im Volk Gottes die Familien der Priester unter göttlicher Führung und auf göttliches Geheiß zusammen mit der Heilslehre auch
immer das Studium und die Ausübung der ärztlichen und damit verwandter

Künste verbunden haben. Deshalb habe ich mich dem Studium der Heilkunst gewidmet, veranlaßt durch meine mir innewohnende Neigung, durch die einladende Schönheit der Lehre und bestärkt durch die besonnene Ermunterung durch meinen Vater. Wenn ich in ihr erreicht habe, daß ich anderen helfen und nützlich sein kann, freue ich mich über den glücklichen Ausgang als eine üppige Frucht aufwendiger Arbeit und danke Gott dafür. Sicherlich war es nicht mein Bemühen, auf verblaßte Schatten Jagd zu machen, sondern ich wollte die Quellen erforschen und in Augenschein nehmen.

Da sich mir in diesem Bemühen nun aber die Aufgabe stellt, öffentlich ein Zeugnis über meine Studien abzulegen, und die Regeln der Universität fordern, daß ich an dieser Stelle über irgendein Thema spreche, das entweder aus einem Aphorismus entnommen ist, oder die ordentliche und vollständige Erörterung eines Aphorismus beinhaltet, habe ich nach eingehender Überlegung den sechsten Aphorismus aus dem zweiten Abschnitt ausgewählt. Dessen Wortlaut ist: Diejenigen sind auch an der „mens" krank, die an irgendeinem Teil des Körpers leidend, den Schmerz fast nicht empfinden.[185] Hippokrates verwendet an dieser Stelle den Begriff γνώμη, wofür er selbst an einer anderen Stelle διάνοια gebraucht, Galen interpretiert es an dieser Stelle als διάνοια.[186] Wir wollen uns also die Frage stellen, was Hippokrates als γνώμη oder διάνοια bezeichnet, und warum, wenn dieses Etwas geschwächt ist, die Sinnesempfindungen am restlichen Körper nachlassen.

Zunächst sollen die Ansichten der Philosophen und Mediziner über die Seele vorgestellt werden. Ich möchte einmal bei Aristoteles beginnen. Er nannte aus seinen eigenen Überlegungen heraus die Seele „die Entelechie[187] eines physischen, organischen Körpers, der seiner Möglichkeit nach Leben besitzt".[188] Mit dieser Umschreibung erklärt er nicht, was die Idee oder die Substanz der Seele ist, sondern weist darauf hin, daß er das Seele nennt, was die Erfüllung des Körpers ist. Zwar haben sich von beiden Seiten die Gelehrten über die Bedeutung dieses Wortes mit großen Scharen von Argu-

---

185 „Ὁκόσοι πονέοντές τι τοῦ σώματος τὰ πολλὰ τῶν πόνων οὐκ αἰσθάνονται, τουτέουσι γνώμη νοσέει."

186 In Galen, Hippocratis aphorismi et Galenis in eos commentarii (Kuehn XVII [2], 460): „[...] γνώμην δὲ λέγειν ἢ διάνοιαν οὐδὲ εἰς τὰ παρόντα διοίσει."

187 D.i. die wirkliche Tätigkeit, das Tätigsein, bei Aristoteles im Gegensatz zu der Dynamis (Vermögen, Möglichkeit) gebraucht.

188 Aristoteles, Über die Seele B 412 a 19: „Ἐντελέχειαν σώματος φυσικοῦ, ὀργανικοῦ, δυνάμει ζωὴν ἔχοντος."

menten aufs Schärfste bekriegt – die einen haben die Interpretation Ciceros gestützt, die anderen eben diese zurückwiesen und nach einer anderen gesucht. Mir scheint es dennoch richtig, zunächst einmal eine Untersuchung über den Sachverhalt an sich anzustellen. Wenn wir diesen verstanden haben, läßt sich die Bedeutung besser begreifen. Ich lasse also jenen Streit einmal außen vor und werde einige Worte über die Sache an sich sprechen.

Aristoteles erkannte aus seiner Erfahrung und aus seiner Überlegung heraus, daß in allen Körperteilen die übrigen Kräfte [δυνάμεις] allmählich nachlassen, wenn die Lebenskraft [vita] schwindet. Er erkannte, daß wenn es mit ihr zu Ende gegangen ist, auch diese Kräfte plötzlich ihr Ende finden und verlöschen. Wenn indessen die übrigen Kräfte geschwächt oder erloschen sind, wird die Lebenskraft nicht zwingend erlöschen, auch wenn sie allmählich aufgezehrt wird. Dies wird einem deutlich, wenn der Körper an Hungeratrophie oder allmählicher Auszehrung im Sinne eines Marasmus leidet, wenn die Leber unmäßig geworden ist, was zur Wassersucht führt. Am Gehirn wird dies deutlich, wenn es entweder tödlich verletzt wurde oder von Apoplexie oder auch von epileptischen Anfällen befallen ist. Wenn die Fähigkeit, die Nahrung zu verarbeiten, nachläßt oder kaum und nur schwer ihrer Aufgabe gerecht wird, verliert ein Körperglied – wenn die Lebenskraft erhalten ist – weder die Fähigkeit zu empfinden und die Möglichkeit sich zu bewegen, noch kommt es in ihm zur Fäulnis. Wenn die Lebenskraft schwindet, wie bei Nekrosen, Entzündungen oder Gangrän, verdrängt die alsbald einsetzende Fäulnis aus dem befallenen Körperteil alle übrigen Kräfte und zerstört die Form des Gliedes, nachdem sie dessen Mischgefüge aufgelöst und die Verbindung der Elemente zerrissen und zerstört hat. So fehlt auch in Gliedern die Beweglichkeit, die entweder von Gefühllosigkeit befallen, aufgrund einer Paralyse gelähmt oder durch Paraplegie gleichsam wie abgeschnitten sind, und jedes Gefühl nimmt ab oder schwindet ganz. Das Leben aber bleibt dennoch erhalten, und es besteht keine Gefahr, daß es erlöschen oder verderben könne, solange noch ein Fünkchen von ihm übrig ist. Aristoteles machte sich aber auch darüber Gedanken, daß in dem Augenblick, in dem das Leben im Herzen erloschen ist, sofort auch alle übrigen Kräfte im ganzen Körper erlöschen und vergehen.

Auf der anderen Seite aber werde das Leben nicht gleichzeitig ausgelöscht, wenn die Quellen und der Sitz der übrigen Kräfte – wie Gehirn und Leber – Schaden genommen haben. Keine Schädigung des Gehirnes und sei sie auch noch so tödlich, fügt der Lebenskraft auf andere Art und Weise

Schaden zu als dadurch, daß sie die Beweglichkeit des Brustkorbes hemmt, die Atmung vereitelt und unterbricht und so das Herz erwürgt und erstickt. Dasselbe gilt auch für alle anderen Körperverfassungen. Keine vermag den Tod des Körpers zu bewirken, außer sie schädigt die Lebenskraft [vita] im Herzen durch eigene Einwirkung oder auf andere Art und Weise und löscht diese aus. Weil Aristoteles das bemerkt hat, hat er die Lebenskraft von allen übrigen Kräften unterschieden, die er θρεπτικόν – das die Ernährung betreffende Vermögen –, ὀρεκτικόν – das Begehrvermögen –, αἰσθητικόν – das Vermögen der Sinnesempfindung –, κινητικὸν κατὰ τόπον – das Vermögen der Ortsbewegung – und διανοητικόν – das geistige Vermögen – genannt hat.[189] Es nimmt einen nicht Wunder, daß das Leben, das alle übrigen Kräfte umfaßt, wenn es in voller Kraft steht, diese im ganzen Körper und in den einzelnen Körperteilen anregt, belebt, erhält und bewahrt, wenn es sie aber während des Sterbens im Stich läßt, dann gleichzeitig alle zum Absterben bringt. Er nennt daher die übrigen Kräfte δυνάμεις – Vermögen – weil sie eine Entelechie benötigen, die sie erregt, eine belebende Kraft in Form einer ersten Entelechie. Die Kräfte selbst, wenn sie schon erregt sind, sich betätigen und ihre Aufgaben erfüllen, nennt er dann ζωή oder vita, das dem Körper als Möglichkeit inne ist. Und die Seele bezeichnet er als nichts anderes, als das Leben an sich bzw. die Lebenskraft, die dem organischen, physischen Körper Leben spendet, weil er seiner Möglichkeit nach – Aristoteles verwendet für Möglichkeit den Begriff δύναμις und nicht ἐνεργεία bzw. ἐντελεχεία – Leben in sich trägt. Ohne diesen – der Vergleich sei gestattet – wärmenden Umschlag und Zunder gibt es keine Sinneswahrnehmung, keine Bewegung, keine Ernährung, schließlich keinerlei wirksame Kraft und zwar in keinem der drei besonderen Körperteile, die Sitz und Quelle der übrigen Kräfte sind. Der Begriff Entelechie findet Verwendung, um damit zu zeigen, daß er jenes Seele nennt, was die erste Erfüllung der Körperkräfte ist, das heißt das, was in den Organen des physischen Körpers bisher verborgene und schlummernde Kräfte weckt und diese potentiell vorliegenden Kräfte [de potentia] (um es einmal so zu nennen) erst aktiviert [in actum] – und zwar durch sich selbst. Das aber leistet einzig und allein nur die Lebenskraft. Weil es aber feststeht, daß das Leben aus dem Herzen wie aus einem Urquell fließt und sich verbreitet, leitet Aristoteles aus eben diesem ersten Quell auch die übrigen Kräfte – wie Sinneswahrnehmung und Bewegung – ab, weil es klar ist, daß von diesem Lebens-

---

189 Aristoteles, Über die Seele B 414 a 31.32.

prinzip die Energie der Kräfte des Gehirns abhängt, und er stellt die Frage, ob die Seele den Körper – wie ein Steuermann ein Schiff – von einem bestimmten Punkt aus antreibt und lenkt, oder aber, ob sie im ganzen Körper verteilt liegt. Dazu sagt er: „Nun ist es aber unklar, ob die Seele auf diese Weise Erfüllung für den Körper ist, wie der Steuermann für das Schiff."[190]

Für Aristoteles ist die Seele also entweder die substantielle Form (um es einmal so zu nennen) des Herzens bzw. der Ursprung des Lebens im substantiellen Herzen, oder die Seele liegt im ganzen Körper verteilt als Lebenskraft, also als Entelechie der übrigen Kräfte; letzteres scheint Aristoteles eher ausdrücken zu wollen. Wenn sie aber im Herzen liegt als substantieller Quell des Lebens, was ist sie dann anderes als Irgendetwas, das im Inneren etwas in Erfüllung bringt und tätig ist – wie ein Schiffer im Schiff? Wenn aber das Leben im ganzen Körper verteilt liegt (denn eines von beiden muß erfüllt sein, damit Leben existiert), warum ist es dann nicht richtig, daß Cicero die Entelechie als dauerhafte und beständige Bewegung interpretiert hat,[191] wenn doch die Seele nichts anderes als die Erfüllung der Kräfte des Körpers ist, das heißt die Inbewegungsetzung der Kräfte durch das Leben, das ständig aus dem Herzen strömt? Dennoch widerspreche ich nicht, wenn man sie Vervollkommnung der unvollkommenen Kräfte nennt – da diese ja ohne Energie völlig unvollkommen sind. Aristoteles nennt sie die erste Entelechie, um von der Lebenskraft, welche die verborgenen Kräfte weckt, die Tätigkeiten der Kräfte an sich zu unterscheiden, die die Kräfte als Erregte, als sich Äußernde vollführen und ausüben. Wenn Aristoteles Platon entgegenhält[192], daß die Seele etwas Unbewegtes ist, will er damit sagen, daß die Seele nicht die Tätigkeit der erregten Kräfte ist – diese nennt er „Leben", um sie von der Seele zu unterscheiden – sondern daß sie die vorausgehende Ursache ist, die als Lebenskraft in alle Körperteile verteilt ist.

Nachdem ich nun die Ansicht von Aristoteles vorangestellt habe, werde ich ein paar Worte über Galens Lehrmeinung – sie basiert auf Platon – anfügen. Die Ärzte haben sich ihr angeschlossen und drei der Art und dem

---

190   Aristoteles, Über die Seele B 413 a 8.9: „[...] ἔτι δὲ ἄδηλον ἢ οὕτως ἐντελέχεια τοῦ σώματος ψυχὴ ὥσπερ πλωτὴρ πλοίου."

191   Cicero, Tusculanarum disputationum liber I, 10, 22. Ciceros Interpretation stützt sich auf die fälschliche Verwendung des Begriffes ἐνδελέχεια (Fortdauer, Ununterbrochensein) statt der aristotelischen ἐντελέχεια. Er verwendet die Begriffe „continuata et perennis motio".

192   Aristoteles, Über die Seele 408 b 30.

Sitz nach getrennte Seelen bestimmt, eine von ihnen als steuernde oder als das Denkvermögen [ἡγεμονικὸν seu λογιστικὸν] im Gehirn, die andere als die leidenschaftliche [θυμικὸν seu θυμοειδὲς] im Herzen und die dritte als die Eßseele in der Leber [ἐπιθυμητικὸν]. Platon unterscheidet Tätigkeiten, die allen gemeinsam sind – er spricht von untergeordneten Bewegungen der Seele [δευτερούργους τῆς ψυχῆς κινήσεις] – und solche, die für die einzelnen typisch sind als die eigentliche, erstrangige [συγγενεῖς καὶ προτούργους] Tätigkeit der Seele.[193] Galen wiederum teilt sie ein[194] in Tätigkeiten der Seele durch und bei sich selbst [ἔργα τῆς ψυχῆς καθ' ἑαυτὴν] und Tätigkeiten in Verbindung mit anderen Organen [ἐν τῷ πρὸς τί].

Galen nun teilte der Vernunftseele die gesamte Fähigkeit zu empfinden und zu erkennen zu, ebenso aber auch die Fähigkeit, eine Bewegung in Gang zu bringen. Er scheint die Vernunftseele und das Gehirn an sich in seiner rechten Mischung nicht auseinanderzuhalten. Während die Übrigen Zweifel am Ursprung und an der Beschaffenheit dieser Seele haben, die im Besitz von mens und ratio ist, ist Platon der einzige, der ihr eine nichtkörperliche Beschaffenheit zubilligt und versichert, daß sie von außen in den Körper gelangt und nicht mit ihm stirbt.[195] Auch wenn uns aber in der Kirche die Heilige Schrift über den verständigen Seelenteil [pars intelligens] des Menschen lehrt, er sei ein verständiger Geist und vom übrigen Körper verschieden, ist es dennoch sicher, daß dessen herausragende Fähigkeiten an die herausragenden Fähigkeiten des Gehirnes gebunden sind, das Erkennungsvermögen an die inneren und äußeren Sinne und der Wille an die Fähigkeit zur Bewegung.

Ich bin deshalb der Ansicht, daß wir berechtigt sind, über die Handlungen der Vernunftseele, die nach Lesart der Ärzte an das Gehirn gebunden sind, – unter Erhaltung dessen, was die Kirche über das Wesen der Seele lehrt – zu sprechen, als ob wir über die Tätigkeit des Gehirnes selbst sprächen. Weil also das Gehirn die unmittelbare Quelle und das unmittelbare Organ aller Bewegungen und besonders der wunderbaren Denkprozesse und

---

193 Platon, Nomoi X, 897 a 1.
194 Siehe dazu Galen, De placitis Hippocratis et Platonis liber VII (Kuehn V, 600–601). Über das ἡγεμονικὸν schreibt Galen (Kuehn V, 600): „[...] ἔργα καθ' ἑαυτὴν μεν ἥ τε φαντασία, καὶ μνήμη, καὶ νόησις, καὶ διανόησις, ἐν δὲ τῷ πρός τι τῆς τ' αἰσθήσεως ἡγεῖσθαι, τοῖς αἰσθανομένου τοῦ ζῴου μέρεσι καὶ τῆς κινήσεως τοῖς κινουμένοις καθ' ὁρμήν."
195 Vgl. u.a. Timaios 81 e, Phaidros 245 c 5, 246 b 6, Phaidon 64 a.

der Fähigkeit wahrzunehmen ist (auch wenn es das Leben vom Herzen empfängt und seine weit wichtigere Fähigkeit von etwas anderem, nämlich von
der pars intelligens), ist es offensichtlich richtig, daß Hippokrates sagt, die
„mens" sei krank, wenn ein Schmerz, der an einem Körperteil, welcher von
einer Entzündung, einem Tumor oder etwas anderem befallen ist, nicht
empfunden wird, und es keinen anderen ersichtlichen Grund dafür gibt, daß
die Wahrnehmung dieses Körperteiles geschwächt oder geschwunden ist.
Diese Gefühllosigkeit ist nämlich der Beweis für eine geschädigte Funktion
des Gehirnes und der Nerven, die die Gabe zu empfinden vom Gehirn in die
Peripherie verlagern. Die Funktion des Gehirnes wird indes geschädigt,
wenn sich entweder dessen maßvolle Mischung verschlechtert hat – durch
übermäßiges Vorhandensein verderblicher Qualitäten oder infolge eines
Schadens durch angehäufte Säfte – oder wenn die Verbindung zwischen den
Nerven und dem Gehirn unterbrochen ist.

Um den Aphorismus zu erklären, habe ich diese Dinge, so kurz ich es
konnte, dargestellt, und ich bitte bescheiden darum, ihr möget mir als Ge-
wogene auf die Schlichtheit der Darstellung und der Rede Rücksicht nehmen. Ich bin davon überzeugt, daß ihr aufgrund eurer Menschlichkeit und
Gerechtigkeit und eures sicherlich einzigartigen Wohlwollens mir gegenüber so handeln werdet. Ich bitte auch den Ewigen Gott, den Vater unseres
Herren Jesus Christus, im Namen und um seines Sohnes Willen, er möge
seiner Kirche beistehen und auf dieser Universität die Beschäftigung mit der
Himmelslehre und den anderen Künsten erhalten und beschirmen, unser Leben und unsere Studien auf sicherem Kurs halten und unsere Anstrengungen
und unseren Fleiß bei der Ausübung der Heilkunst mit Glück segnen.

De arte medica et cura tuendae valetudinis

Erstdruck der Rede (Koehn 235) bei Georg Baumann/ Breslau 1598:

ORATIO // DE ARTE ME= // DICA, ET CVRA TV= // ENDAE VALETVD- // DINIS, // Scripta // à // PHILLIPO MELANCH- // thone in Academia VVitebergensi, // Recitata // à // PAVLO, MARTINI FILIO, // LVTHERO, MED. D. IN // ACADEMIA IENENSI. // nunc primum ex ipso autogra- // pho in lucem edita. // VRATISLAVIAE // (Zierstrich) // Anno M.D.XCVIII. // (Am Ende:) VRATISLAVIAE // typis suis describebat Georgius // Bauman. // ANNO N.C. // MDXCVIII. // M. April. D.XIX. ... //

Die vorliegende Deklamation hat Melanchthon für Paul Luther als Antrittsrede zu dessen Professur in Jena verfaßt. Sie fehlt im Corpus Reformatorum; als Übersetzungsgrundlage dient ein im Melanchthonhaus in Bretten befindlicher Druck (Bretten MH: M456). Ein weiteres Exemplar dieses Druckes existiert im Predigerseminar in Wittenberg unter der Signatur LC 870/13. Ein Wiederabdruck der Rede siehe auch bei Richter.[196] Richter bezweifelt zu Recht, daß die Rede „[...] zu Philippi Zeiten sey herausgekommen / sintemahlen der seelige Canonicus Sen. Joh. Ern. Lutherus, auf dem rechten Original hatte diese Worte geschrieben: Hanc Orationem manu Philippi Melanchthonis scriptam, Vratislaviam, dono misi, Magnifico & nobili meo Domino JACOBO MONAU, welcher sie auch ohne Zweifel hat zum Druck daselbst befordert."[197] Der lateinische Text der Rede wird in Anhang II wiedergegeben.

[Übersetzung:]

Etliche von euch erinnern sich an die Anfänge der Veränderungen in der Kirchenlehre. Weil diejenigen die Abfolge aller Auseinandersetzungen kennen, die mein hochgeliebter Vater ausgestanden hat und weil sie sich vorstellen können, wie viele Kontroversen er in Ordnung gebracht und wie er die Torheiten fanatischer und aufrührerischer Menschen zurückgedrängt hat, vermögen sie schon aus der Geschichte viele Belege zu entnehmen, die deutlich machen, daß der Geist und die Stimme meines geliebten Vaters bei dieser Umgestaltung der Kirche von Gott gelenkt wurden. Der klarste Be-

---

196 Richter, M. David, Genealogia Lutherorum, Berlin / Leipzig 1733, 595–608. Die Rede wird erst wieder erwähnt von L[untze] in: Neue Leipziger Literaturzeitung. Neues allgemeines Intelligenzblatt, 51. St. (14. November 1807), Sp. 825.
197 Ebd. 594.

weis dafür aber ist die offensichtliche Übereinstimmung mit den propheti-
schen, apostolischen und den symbolischen Schriften. So ist also sicherlich
nicht zufällig oder durch menschliche Überlegungen die Finsternis vergangener Zeiten vertrieben worden! Wir wollen daher Gottes Wohltat als
Dankbare anerkennen und preisen und Gott für die Gabe, die er aus seiner
unermeßlichen Güte gegeben hat, rühmen. Denn es steht geschrieben: Der
Sohn Gottes, sitzend zur Rechten des Ewigen Vaters schenkt den Menschen
seine Gaben, Seelenhirten, weise Menschen etc.[198] Trotzdem sollten gut
veranlagte Menschen auch meinem Vater ein dankbares Ansehen bewahren,
war es doch der Wille Gottes, daß er das Werkzeug dieser bedeutenden
Aufgabe gewesen ist. Daher hoffe ich, die Erinnerung an meinen Vater
werde mir dabei helfen, euer Wohlwollen zu erlangen. Aber auch selbst
werde ich alle Aufgaben erfüllen, denen ich gerecht werden kann, um eure
Studien zu beschirmen und eure Freundschaft zu erhalten. Ich bin umso lieber hierher gekommen, weil mein Vater 38 Jahre lang bei den Hochwohlgeborenen Sächsischen Kurfürsten, beim Bruder des Großvaters, dem Groß-
vater und Vater der Hochwohlgeborenen Fürsten, die jetzt diese Lande re-
gieren, so gelebt hat, daß sie ihn sehr schätzten, seine Gefahren mit ihm
teilten und ihm nicht ohne große Sorgen geholfen haben, sein Kreuz zu tragen, weil schließlich aber auch ich hoffe, daß ihnen auch dessen Nachfahren
zur Sorge gereichen. In aller Bescheidenheit möchte ich mich ihnen emp-
fehlen.

Ich habe das vorausgeschickt, damit ihr meine Meinung über euer
Wohlwollen erkennt und mich mit größerer Aufmerksamkeit anhört. Es war
der Wunsch meines Vaters, daß man sich zusätzlich zur Kirchenlehre auch
der Medizin zuwendet, weil diese Wissenschaft für Menschen nicht nur sehr
dienlich ist, sondern auch sehr stark an Gott, an menschliches Elend, an das
Gebet denken läßt. Aus diesem Grunde haben schon in alter, weiser Zeit
Abraham und seine Nachfahren die Kirchenlehre und die Medizin mitein-
ander verbunden. Mein Vater und meine geliebte Mutter kannten sehr viele
Medikamente und haben sehr vielen Menschen erfolgreich geholfen. Mein
Vater hat anderen oftmals Medikamente empfohlen, um quälende Steine zu
vertreiben. Meine Mutter stand nicht nur bei Frauenkrankheiten vielen mit
Rat und mit Medikamenten zur Seite, sondern befreite auch etliche Male
Männer von Seitenstechen. Das ist vielen bekannt. So begann ich also durch
die Ermahnung und das Beispiel meiner Eltern diese Kunst zu lieben und zu

---

198 Matthäus 23, 34.

lernen und ich bitte Gott, die Quelle der Weisheit, den Schöpfer der Arzneimittel und den Offenbarer der Kunst, er möge mich beim Lehren und Heilen lenken und leiten. Sorgfältig und zuverlässig zu sein verspreche ich euch freilich.

Da nun aber eine Vorlesung stattfinden soll, muß auch etwas über die Würde der Kunst gesprochen werden. Ich werde unsere Kunst nicht dadurch loben, daß ich andere Künste tadle, wie dumme und schlechte Menschen das häufig tun. Denn alle Künste, die für das Leben der Menschen von Nutzen sind, sind Strahlen der göttlichen Weisheit und in den menschlichen Geist ausgegossen, um Zeugnis von Gott zu sein und dem menschlichen Leben Beistand zu geben. So haben die mannigfachen Künste viele und große Nutzen. Der Nutzen der Medizin aber erstreckt sich offenkundig auf alle Teilbereiche, auf Diätetik, Prophylaxe und Therapie. Der Nutzen an sich schon ist ein Zeugnis von Gott, zeigt sich doch darin, daß die Menschen Gott am Herzen liegen; denn mit einer so großen Kunstfertigkeit hat er Speisen und Heilmittel für die unterschiedlichsten Krankheiten geordnet und voneinander unterschieden. Der Aufbau des menschlichen Körpers schließlich, der Unterschied zwischen Speisen und Heilmitteln und die verschiedenen Wirkungen, die die Heilmittel besitzen – denn jedes Heilmittel ist mit einzigartiger Sorgfalt einem anderen Körperteil zugeordnet – machen offenkundig, daß diese Welt nicht aus Demokrits Atomen zusammengeflossen ist, sondern daß es einen ewigen Geist gibt, der mit wundervoller Kunstfertigkeit und Ökonomie alle Dinge erschaffen und ihnen ihren Platz zugedacht hat. Diese Überlegung bringt die Menschen von den epikureischen Torheiten ab und überzeugt alle, die irgendwie in der Lage sind zu urteilen, so daß sie zugeben müssen, daß es einen weisen, wohltätigen Schöpfergeist gibt, der die Menschen liebt, und daß man jenem Herrn und den Gesetzen, die er in den menschlichen Geist gelegt hat, und an denen er erkannt werden will, Gehorsam schenken muß. Die Betrachtung des menschlichen Körpers zeugt also von besonderer Weisheit, ist Gott willkommen und für eine sittsame Lebensführung nützlich. Die Möglichkeit zur Stärkung der Anerkenntnis des Schöpfers sollte deshalb sehr viele zu dieser Lehre locken. Aber die Neigung zu schmutzigen körperlichen Vergnügungen behindert diese Überlegung und selbst ihr Nutzen bewegt die Menschen nicht dazu, die Künste zu pflegen. Dabei ist die Notwendigkeit der Medizin – um über die anderen Künste einmal gar nicht zu sprechen – zur Erhaltung der menschlichen Körper offensichtlich, angefangen bei der Entwicklung der

Leibesfrucht im Embryonalstadium im Uterus. Aber trotzdem erweisen nur wenige die dieser Kunst gebührende Ehre, und noch viel weniger Menschen leisten ihr Gehorsam. Bevor sie krank werden stürzen sich Menschen nicht nur auf die Dinge, auf die sie ihre Begierde lenkt, sondern schlimmer noch, auch dahin, wohin ihre lasterhaften Sitten sie treiben; aus freien Stücken ziehen sie sich Krankheiten zu und werden so zu Totschlägern ihrer eigenen Körper. Völlerei und Begierden bringen die Kräfte des Magens, der Leber, des Gehirns, der Lunge, des Herzens und anderer Organe zum Erlöschen. Selbst wenn sie schon krank sind, richten sie sich nicht nach den Vorschriften der Ärzte: Was ihnen momentan Freude bereitet, essen und trinken sie begierig – und das geschieht nicht etwa, weil der Körper schwach, sondern vielmehr deswegen, weil der Wille widerspenstig ist, und sich die schlechten Gewohnheiten verfestigt haben. Es wäre deshalb wünschenswert, daß die Nützlichkeit der Medizin viele dazu brächte, ihr Gehör zu schenken und ihren Regeln Folge zu leisten. Diese Wissenschaft könnte das Leben der meisten Menschen angenehmer machen und verlängern, sie könnte ihren Sitten nützen und sie dazu bringen, Gott im Gebet zu erhöhen. Es ist offenkundig, daß Gott diese Sorgfalt gebietet.

Paulus heißt uns, dem Körper Ehre zu erweisen. Er drückt dies aus einem besonderen Grund so aus. Er sagt nicht, wie andere das tun: „Gebt Acht, daß ihr eure Körper nicht schädigt, gebt eurem Körper die notwendige Nahrung und Ruhe." Solche Ratschläge werden oft wiederholt. Paulus aber lehrt uns, wenn er dem Körper Ehre zu erweisen gebietet, damit etwas Bedeutenderes. Man muß sich also reiflich überlegen, was Ehre bedeutet. Jedem Ding wird um Gottes willen Ehre zuteil, eigentlich deswegen, weil es Werkzeug Gottes ist. Die Obrigkeit muß man ehren, weil diese Instanz von Gott eingesetzt wurde und somit nutzbringend ist, wenn sie von Gott gefördert wird. So mögest du begreifen, daß du deinem Körper Ehre schuldest, nicht nur weil die Kunst im Aufbau eine göttliche ist, sondern vielmehr deswegen, weil ihn Gott aus dem Grunde erschaffen hat, daß er ein Werkzeug und Tempel Gottes ist. Gott möchte in deinem Gehirn erstrahlen, er möchte in deinem Herzen seine Gemütsregungen entfachen, er möchte in deinem Denken von dir betrachtet werden, er möchte mit den spiritus deines Herzens seinen spiritus vermischen, von dem er gesagt hat: „Ich will meinen Geist über alles Fleisch ausgießen."[199] Er möchte, daß deine Ohren die Stimme seiner Lehre hören, er möchte, daß deine Augen seine Zeugnisse

---

199 Joel 3,1 und Apostelgeschichte 2, 17.

schauen. Vorzugsweise zu diesem Zwecke sind die menschlichen Glieder erschaffen, und es ist Gottes Wille, daß ihnen diese Ehre zuteil wird, auf daß sie keinen Schaden nehmen, da sie Tempel Gottes sind. Überlegen wir uns deshalb, welch großes Vergehen es ist – bevor man krank wird – Gott zu vertreiben und mutwillig Anlaß für körperliche Gebrechen zu schaffen oder in Krankheiten keine Medikamente zu nehmen, um den Tempel Gottes wiederherzustellen. Wie können wir uns Gedanken über Gott machen, wenn das Gehirn ermattet ist? Wie werden wir beten können, wenn das Denken nicht auf Gott gerichtet ist? Wie wirst du dich mit den Aufgaben, die dir Gott gegeben hat, auseinandersetzen? Wie können das Herz und die anderen Organe ihren ihnen auferlegten Aufgaben gerecht werden, wenn schmutzige Vergnügungen oder Sitten sie behindern?

Was gibt es Schöneres als Davids Kampf gegen Goliath?[200] Denn da das Gehirn damals in voller Stärke wahrhaftig ein Tempel Gottes war und an Gott dachte, war es voll göttlichen Lichtes; der spiritus Gottes hatte sich mit den spiritus des Herzens vermengt, ergoß sich in alle Glieder und stärkte sie, damit sie jene so große Belastung ertragen konnten. Wie häßlich aber verhielt sich derselbe David, als er sich mit schändlichen Vergnügungen besudelt, die Kräfte von Geist und Körper geschwächt und Gott verstoßen hatte![201] Weil Gott also strengstens verbietet den Leib zu verletzen, und zwar deshalb, damit seine eigenen Werkzeuge und Tempel keinen Schaden nehmen, muß die ärztliche Kunst begriffen und geschätzt werden, denn sowohl bevor man erkranken kann lenkt und leitet sie den Leib nach einer Ordnung, aber auch bei Krankheiten macht sie ihn wieder gesund. Deshalb heißt es anderswo: Ehre den Arzt, denn Gott gab ihn aus Notwendigkeit.[202] Das meint, daß es nicht überflüssig ist einen Arzt zu konsultieren oder ihn nur zum Spaß zu Rate zu ziehen; darin steckt vielmehr das Gebot, ihn zu nutzen als einen notwendigen, gottgegebenen Schutz. Ihr seht indessen aber, wie barbarisch viele Menschen sind. Wenn sie gesund sind, verlachen sie die ganze Ordnung des Lebens, die die Kunst zeigt. Wenn sie krank sind, lassen sie den Arzt gar nicht kommen oder rufen ihn zu spät. Unzählige Menschen sterben wegen dieser Nachlässigkeit, die Gott schwer verletzt. Einige aber, sollten sie dank der ärztlichen Hilfe wieder genesen, verachten in ihrer Undankbarkeit später wieder die ganze Kunst und die Ärzte. Sirach

200 1. Samuel 17, 23.
201 2. Samuel 11, 2.
202 Sirach 38, 1.

aber erinnert daran, daß beides Werke Gottes sind, die Heilkräfte der Medikamente und ein erfolgreicher Arzt.[203]

Schau dir die Erdfrüchte an und überlege dir, mit welch großer Kunst Gott der Schöpfer gegen die jeweiligen Krankheiten bestimmte Medikamente gegeben und den Organen ganz bestimmte Hilfe zugedacht hat. Ich erinnere mich, wie eine rechtschaffene Frau lange Zeit an einer gefährlichen Gebärmutterkrankheit litt, der Arzt hingegen ordnete lediglich an, Rosmarin in Wein zu kochen und diesen Wein zu trinken. Die Frau handelte danach und wurde wieder glücklich gesund. Ich habe beobachtet, wie Menschen, die an Seitenstechen litten, nur durch die Einnahme eines Saftes aus Eberwurzblättern von ihrem Leiden erfolgreich befreit wurden. Welch gute Mittel für die Leber sind Endivie und Wermut, für die Lunge Isop, Adornkraut und Süßwurz, für die Milz die Hirschzunge. Pulver aus Preußischem Bernstein vertrieb meinem Vater seine Steine schmerzlos, und ich weiß, wie dasselbe Medikament vielen, die es von ihm bekommen hatten, geholfen hat. Es gibt viele Wundkräuter, wie der Weiderich, Achilles [eine Gerstenart] und die Consolidaarten. Es gibt Kräuter, die speziell geschädigte Knochen und Sehnen heilen lassen, wie Pappeln und Eibisch. Die Einteilung der Medikamente schließlich ist so kunstvoll, daß sie die Menschen klar davon überzeugt, daß die Welt nicht zufällig, sondern nach dem wunderbaren Plan Gottes erschaffen wurde. Stigel bringt dies deswegen sehr schön zum Ausdruck, wenn er schreibt: „Jedes Kraut erzählt uns von der Gnade Gottes." Sirach aber schreibt, daß nicht nur die Heilmittel von Gott erschaffen wurden, sondern auch der Arzt. Denn Gott ist der Urheber der unterschiedlichsten Künstler, jedem hat er unterschiedliche und andere Neigungen gegeben. Ein wenig Scharfsinn und Erfolg zu besitzen ist eine Gabe Gottes. So hat beispielsweise Hippokrates den Pestilenzhauch von Thessalien dadurch weggetrieben, daß er Wälder in Brand gesetzt hat, um durch den Brand und die Winde die attische Luft zu vertreiben. Ich erinnere mich, daß einem, der lediglich aufgrund der Kälte und Schwäche des Magens an Schlaflosigkeit litt, nach dem Nachtmahl ein süßer Trank verabreicht wurde. Weil dadurch die Ursachen vermehrt wurden, wurde sein Leiden schlimmer. Der Kranke wurde darauf aufmerksam gemacht, Kaltes wurde weggelassen und er wandte Warmes gegen die Schwachheit des Magens an. So fand er wieder Schlaf und noch viele Jahre später lebte dieser Mann. Da er über die Ursa-

---

203 Sirach 38, 2.

chen aufgeklärt worden war, bewahrte er bis ins hohe Greisenalter eine gute Gesundheit.

Als mein lieber Vater auf dem Weg nach Schmalkalden war, gab man ihm Mittel, die den Stein entfernen sollten, obgleich es bitterkalt war. Die Mittel bewegten schließlich die Materie, und als diese sich reichlich zusammengesammelt hatte, wurde die Obstruktion noch gravierender, wozu auch die Kälte ihren Teil beitrug. So schied er über ganze elf Tage keinen Urin mehr aus, obschon die Ärzte viel versuchten. Wie wir wissen, ist er aus dieser großen Gefahr nur mit göttlicher Hilfe gerettet worden. Denn entgegen der Ratschläge aller anderen ordnete er an, daß man ihn wegbrächte. Durch die Erschütterungen beim Reiten wurden die Wege wieder frei, und es entleerte sich reichlich Urin mit Steinchen. Mein Vater war in diese große Gefahr geraten, da er zur falschen Zeit bei dieser Kälte steintreibende Mittel genommen hatte.

Zweifellos ergeben sich, wenn man die Krankheitsursache nicht bedacht hat, viele Fehler aus den Umständen, deren Beobachtung notwendig ist. Aber auch menschliche Sorgfalt vermag so viele Gefahren nicht vorauszusehen, wenn sie nicht von Gott unterstützt wird. So kann auch im Krieg die Klugheit und Umsicht eines Feldherren nicht alle Gefahren vermeiden. Es sollte also auch einer, der die Kunst ausübt, zu seinen Therapien nicht nur Bildung, Erfahrung und Scharfsinn mitbringen, sondern er sollte Gott anrufen und ihn bitten, er möge ihm die rechten Gedanken geben, die Hände lenken und die Heilmittel selbst fördern, deren Wirksamkeit von Gott verliehen ist, und die in dem Maße wirken, wie sie von Gott gefördert werden. Wir – die Ärzte und Kranken – sollten schließlich wissen, daß das Leben selbst das Werk Gottes ist, denn es steht geschrieben: „In Gott sind, leben und weben wir." Wir wollen von ihm als dem Schöpfer das Leben erstreben und erwarten und wollen gleichzeitig diese Ordnung, die er gegeben hat, sorgfältig bewahren. Wir wollen an das göttliche Gebot denken: Erweise deinem Körper Ehre. Du sollst den Tempel Gottes nicht dadurch verletzen, daß du Gefahren anziehst und vergrößerst und die Ordnung im Leben vernachlässigst, sei es als Gesunder, sei es in Krankheiten. Wer das bedenkt, wird die ärztliche Kunst schätzen und preisen, und er wird schon bei der Betrachtung der Heilmittel Gott als den Schöpfer anerkennen und dankbar rühmen; wenn er den Geboten der Kunst gehorcht, wird er ihre großen Nutzen genießen, weniger krank werden und als Kranker die Krankheiten schneller loswerden. Wenn seine Gesundheit besser sein wird, wird nicht nur sein Leben angenehmer werden, sondern er wird auch seine privaten und staatsbürgerlichen Pflichten besser erfüllen und – was bei weitem am bedeutendsten ist – er wird, wenn er sich Gedanken über die wichtigsten Dinge macht, wenn er an Gott denkt und betet, weniger behindert werden. Denn eine angeschlagene Gesundheit stellt eine sehr schwere Bürde und eine große Behinderung dar. Was nützt denn im Krieg ein kranker Feldherr, dessen Gesundheit gefährdet ist oder dessen Körper die Anstrengung nicht aushält, ein Feldherr, der die Gegend nicht beurteilen und Gefahren nicht begegnen kann, ein Feldherr schließlich, dessen Gedanken durch Krankheiten behindert werden? Das Beispiel des kranken Feldherren wollen wir uns auch im Privatleben vor Augen halten. Denn auf dieselbe Art behindern Krankheiten bei jedem Einzelnen viele notwendige Arbeiten und machen das Leben beschwerlich und erbärmlich. Damit dies nicht geschieht, wollen wir zunächst Gott um eine gute Gesundheit und um die Erhaltung der Körperkräfte bitten. Dann wollen wir aber auch Sorgfalt walten lassen und die Künste anwenden, so wie Gott das gebietet. Laßt uns Gottes Wohltaten dankbar benutzen und den Geber preisen.

De consideratione humani corporis

Erstdruck 1559 (Koehn 215) bei Johannes Krafft:

ORATIO // RECITATA // A VITO VVINSE= // MIO, ARTIS MEDICAE
DO= // ctore, die 25. Maij, Anno 1559, cum Gradus // Doctoris in arte Me-
dica decerneretur // uiro clarissimo Iohanni Monin- // gero Onoltzbacensi. //
VVITEBERGAE // EXCVDEBAT IOHANNES // CRATO // ANNO,
M.D.LIX. //

Veit Oertel hielt die vorliegende Rede (CR 12.317) am 25. Mai 1559 anläßlich der Promotion von Johannes Moninger aus Ansbach. Seit dem 17. Mai
hatte sich Melanchthon in Briefen verstärkt über die Türkenpolitik der deutschen Fürsten geärgert, deren Untätigkeit er verurteilte.[204] Der Prolog der
Rede steht also in direktem Zusammenhang mit Melanchthons damaligen
Anliegen.

[Übersetzung:]

Vor 106 Jahren, am 29. Mai, soll die Stadt Konstantinopel gefallen sein, die
über viele Jahrhunderte hinweg wahrlich über Städte aller Herren Länder
geherrscht hatte, und die nicht nur Hauptstadt des Reiches sondern auch ein
besonderer Hort der Wissenschaften und Sitz der Kirche gewesen war. Der
Jahrestag dieses außerordentlichen Geschehens steht bevor, und gleichsam
vor Augen schwebt mir jene schreckenerregende Erstürmung der Stadt, der
Mord am Kaiser und einer großen Zahl tugendhafter Adliger, der Mord an
Bürgern, Weibern, sittsamen Jungfrauen und Kindern, die ausschweifende
Zügellosigkeit, das Abschlachten von Gelehrten, die Vernichtung der Wissenschaften und die Lästerungen Christi, die in der Folgezeit und bis heute
in dieser Stadt vorherrschen. Deswegen war es mir unmöglich keinen
Schmerz zu empfinden, wenn ich an jenes so traurige Beispiel und an den
schaudererregenden Untergang aller Reiche denke, durch welchen Gott seinen Zorn auf die Verbrechen der Menschheit zum Ausdruck bringt, und
wenn ich daran denke, wie viele Gründe es gibt, weswegen Deutschland
eine ähnliche Bestrafung verdient. Bei dieser Betrachtung denke ich auch an
die Geschichte Konstantinopels. Die Erneuerung der Stadt durch Konstantin
setzt man im Jahre 305 nach Christi Geburt von der Jungfrau an,[205] das war

---

204 Vgl. MBW 8955, 8956, 8958, 8959.
205 Sic! Es handelt sich nicht um einen Übertragungsfehler aus der Editio princeps ins CR.
Die Jahreszahl war damals bereits falsch gedruckt worden; gemeint ist 335 n.Chr.

fünf Jahre vor Konstantins Tod. Die Zerstörung der Stadt fällt auf das Jahr 1453, eine Zeitspanne also von 1118 Jahren. Das entspricht also beinahe der Bestehensdauer der Stadt Rom bis zu ihrer Zerstörung durch Totila. Durch Gottes einzigartige Gnade beschützte Konstantinopel die christlichen Gemeinden in Asien, im benachbarten Thrakien und in Griechenland über viele Jahrhunderte hinweg, bis allmählich infolge der Verbrechen der Menschen mit den türkischen Heeren die mohammedanische Gottlosigkeit weiter Richtung Okzident marschierte und selbst diesen Hauptsitz des Reiches knechtete, wie es der Bischof von Lykien, Methodius[206], schon vor Konstantin prophezeit hatte. Wenn wir im nachhinein aber nun betrachten, zu welchen Zerstörungen es in Griechenland und Pannonien[207] gekommen ist, und wenn einem die Raubzüge der Türken vor den Türen Deutschlands zu Gesichte kommen, wollen wir an unsere Nachfahren denken und den Sohn Gottes – unseren Herrn Jesum Christum, der gesagt hat „Ich bin bei euch bis ans Ende der Welt"[208] – in ehrlichem Seufzen bitten, daß er uns erhält, lenkt, beschützt und in unserer Gegend seine ewige Kirche immer zusammenhält, daß er der Nachwelt und unseren Familien um seines Ruhmes willen immer Gemeinden schenke, die ihn in rechter Weise anbeten, daß er uns gemäßigte politische Verhältnisse schenke, rechtschaffenen Unterricht und das Licht der Wissenschaften. Er möge nicht zulassen, daß es hierzulande zu barbarischen Verwüstungen kommt.

Wir glauben, Sohn Gottes, Herr Jesus Christus, daß du unsere fleischliche Hülle angenommen hast, damit die Menschheit nicht ganz und gar zugrunde geht, und wir bitten dich – denn du hast gesagt „Ich bin der Weinstock, ihr seid die Reben"[209] –, du mögest dich mit uns und unseren Kindern vereinen, auf daß sie deine Reben sein können, dich allzeit preisend. Zusammen mit allen Frommen sollt ihr alle hier in dieser Versammlung dasselbe bitten.

Der Sohn Gottes lehrte uns einerseits, daß man ihn anbeten, andererseits aber auch, daß man sich um die Wissenschaft bemühen soll. Und was die Vernachlässigung der Studien betrifft, so ist uns folgende Androhung überliefert, die uns alle, wenn wir sie hören, in Schaudern versetzen muß: Weil du die Wissenschaft verschmäht hast, werde ich dich verschmähen, auf daß

---

206 † ca. 311 als Märtyrer, Bischof von Olympos.
207 Pannonien beinhaltet einen Teil Österreichs (Pannonia superior) und Ungarn (Pannonia inferior).
208 Matthäus 28, 20.
209 Johannes 15, 5.

du mir nicht das Priesteramt innehaben wirst. Weil wir also darum wissen, wie notwendig die Beschäftigung mit der Wissenschaft ist, möge jeder an seinem Platze der Erhaltung der Wissenschaften nützlich sein. Und auch wenn es viele verschiedene Künste gibt, so ist doch eine die Gebieterin über alle, und das ist die überlieferte Weisheit der Kirche. Um diese zu begreifen, bedarf es der Wissenschaften, der Sprachen und anderer Künste. Wenn wir euch zum Lernen anhalten, ist es also notwendig, über mehrere Künste zu sprechen, und es existiert zwischen den Künsten gewissermaßen ein Bündnis, so daß die einen viel von den anderen entleihen. Die einzelnen Wissenschaften regeln gleichwohl zwar jeweils andere Lebensbereiche, dennoch umfasst das Leben alle nach einer bestimmten Ordnung. Ein andermal werden wir über andere Teilbereiche sprechen, heute jedoch habe ich mir vorgenommen – wie das schöne Gewohnheit ist –, zur Ermunterung der Jüngeren wieder einmal über die Betrachtung des menschlichen Körpers oder über die Lehre der Anatomie zu sprechen. Man muß sich nicht schämen dieselben Themen, die ihr oft zu Ohren bekommt, wiederholt vorzutragen. Denn ihr müßt bei eurem Gebet täglich folgendes bedenken: Sobald ihr anfangt zu beten, solltet ihr euch überlegen, was ihr anbetet, wer und wie beschaffen jener Schöpfer ist, den ihr anruft, welche Zeugnisse seiner Existenz er uns im Werk der Schöpfung, in euch selbst, schließlich durch andere Offenbarungen und in der Sendung seines Sohnes gegeben hat. Unsere Überzeugung aber zwingt uns zu der Aussage, daß Gott der Schöpfer existiert und daß er folgendermaßen beschaffen ist: Ein ewiger Geist ist er, weise, wahrhaftig, gut, wohltätig, gerecht, keusch, frei, ein Bestrafer von Verbrechen. Wenn man die uns innewohnenden unwandelbaren Kenntnisse betrachtet, die Recht und Unrecht voneinander unterscheiden, und die im Herzen, wenn ihnen zuwider gehandelt wird, als Strafe den Schmerz besitzen, lernt man, während man mithilfe dieser Kenntnisse Gut und Schlecht voneinander unterscheidet, daß Gott von allem Übel abgesondert werden muß. Eine wiederholte nachdrückliche Erinnerung an den Nutzen der anatomischen Lehre sollte deshalb nicht undankbar aufgenommen werden.

Ich spreche aber eben nicht diejenigen an, die sich der Ausübung der ärztlichen Kunst voll und ganz widmen. Diejenigen wissen, daß es sinnlos wäre Heilungsversuche zu unternehmen, ohne sich zu überlegen, welches Körperteil betroffen ist. Wir müssen die Lage, den Ursprung, die Fortpflanzung, die Beschaffenheit und die Sympathien der einzelnen Organe kennen, wir müssen wissen, welche Krankheiten sich an den einzelnen Organen häufig manifestieren, was die spezifischen Heilmittel sind. Auch dies zeugt deutlich von göttlicher Vorsehung. Gott sah vor, wodurch das Leben der Menschen erhalten werden soll, und ließ auf der ganzen Erde wie in einem Garten Getreide, was zur Ernährung notwendig ist, und Heilmittel wachsen. An diesen Gaben werden Gottes Güte und Weisheit erkennbar. Denn so wie ein zuverlässiger und fleißiger Apotheker in seinem Laden Heilmittel für die einzelnen Krankheiten angeordnet hat, so hat auch Gott für die einzelnen Organe bestimmte Hilfsmittel eingerichtet. Von all diesen sollten die Ärzte Unterschiede und Nutzen kennen. Diese Rede habe ich jedoch nicht Ärzten zugedacht, sondern einer Versammlung junger Männer, die diejenigen Grundlagen der Wissenschaften lernen, die für alle im Leben von Nutzen sind. Ich versichere aber, daß eine gewisse Kenntnis der anatomischen Lehre für geradezu alle Menschen in ihrer Sorge um die Erhaltung der Gesundheit notwendig ist. Um Vorsicht walten lassen zu können, damit die Organe keinen Schaden erleiden, und um beim Beginn von Krankheiten schnell Gegenmaßnahmen ergreifen zu können, ist es notwendig, deren Lage und natürliche Beschaffenheit irgendwie zu kennen.

An dieser Stelle wollen wir uns daran erinnern, wie der ehrwürdige Doktor Martin Luther im Jahr vor seinem Tode durch plötzliche Magenschmerzen schwer erkrankte. Als ihn ein Freund besuchte, antwortete er ihm auf die Frage, ob es nicht Beschwerden seien an denselben Stellen, wie sie sein Steinleiden verursachte, daß die Beschwerden weiter oben seien und Richtung Herzen gingen, daß die Schmerzen schlimmer als diejenigen seien, die von seinem Stein herrührten, und daß er der Ohnmacht nahe sei. Weil sein Freund sich um das Herz Sorgen machte, fühlte er den Arterienpuls, stellte dabei aber nichts Schlimmes fest. Das Gehirn war unversehrt, es fanden sich keine Hinweise auf ein apoplektisches Geschehen, das Herz war unversehrt und die Beschwerden fanden sich nicht in der Region, in der sein Steinleiden Schmerzen verursachte. Trotzdem verspürte Luther einen Druck auf dem Herzen. Sein Freund zog aus diesem Zustand den Schluß, daß es sich um die Regung schlechter Säfte im Mageneingang handle, die durch Kälte verursacht wurde – zu dieser Zeit war es nämlich schaurig kalt –, er ordnete deshalb an, daß bald ein Stückchen warmen Fleischs herbeigebracht und alter, keinesfalls neuer Wein verabreicht würde. So wurden diese Schmerzen durch Gottes Hilfe bald besser, und der Erfolg zeigte, daß die Vermutung nicht falsch gewesen war. So gerät man oft in große Gefahr, in der die Krankheit die Natur schneller besiegt, als man einen Arzt rufen kann, wenn man nicht mithilfe der Kunst gegen sie angeht. Wie oft leiden Schüler an gefährlicher Schlaflosigkeit, einmal infolge eines verdorbenen Magens, einmal aufgrund von Überarbeitung, einmal aus Bekümmernis. Wenn die Ursache in einem verdorbenen Magen zu suchen ist, muß der Magen gewärmt werden, ist die Ursache aber eher in der Überhitzung des Gehirnes zu suchen, muß man zu ganz anderen Medikamenten greifen. Ich erwähne dies, damit jeder von euch daran denkt, wie notwendig es für die Erhaltung eurer Gesundheit ist, die Unterschiede zwischen den Körperteilen zu kennen und sich so weit als möglich zu überlegen, wodurch die einzelnen Organe Schaden nehmen oder in ihrer Funktion unterstützt werden. Es ist offensichtlich, daß viele sterben, weil sie sich für diese Überlegungen nicht interessieren. Wie viele törichte Menschen sterben auf Reisen, auf denen ihnen kein Arzt zur Verfügung steht, da sie keine Gegenmaßnahmen ergreifen können, weil sie über die betroffene Körperregion nichts wissen. Dafür könnte ich viele Beispiele aufführen. Sicherlich befinden sich auch diejenigen im Irrtum, die der Ansicht sind, es bestehe zwischen den Meeresklippen und den Organen des menschlichen Körpers kein Unterschied, und keine Mühe oder Sorgfalt darauf verwenden, ihre Gesundheit zu erhalten. Die anatomische Lehre bringt es auch mit sich, daß man sich überlegt, wie zerbrechlich diese kleinen Bauwerke, die menschlichen Körper, sind, in denen die Quelle des Lebens liegt, und ganz besondere Funktionen ablaufen – die Ernährung, Sinnesregungen, Ortsbewegung, Denk- und Erinnerungsprozesse. Wie weich ist das Gehirn? Und dennoch beruhen auf ihm sehr viele, höchst bewundernswerte Funktionen. Das Herz kann, obwohl seine Kammern durch ein Septum voneinander getrennt sind, schon durch eine geringe Menge vergifteten Dampfes zugrunde gerichtet werden. Welch verschiedenartige und gefährliche Krankheiten bedrohen die Lunge, die Leber, den Magen und die Milz! Wie häufig kommt es vor, daß Menschen an der Zersetzung ihrer Leber sterben, wenn sie entweder in der Sonnenhitze zu gierig getrunken haben oder auch sich den Wanst allzu voll geschlagen haben. Wie leicht zerreißen die Venen und Nerven? Ich habe schon einen baumstarken und gewiß sehr begabten Jüngling auf der Stelle sterben sehen, nachdem ihm durch einen zu heftigen Sprung eine Vene in der Brust gerissen war. Die Hinfälligkeit unserer Gliedmaßen sollte einem daher also bewußt sein, damit sich unsere Aufmerksamkeit darauf richtet, diese zu schützen, und wir uns Eigenschaften wie Maßhalten beim Essen und Trinken, bei der Arbeit und allem, was wir tun, aneignen. Ihr solltet den Ausspruch von

Paulus nicht für gering erachten, der uns auffordert dem Körper Ehre zu erweisen. Er möchte aber nicht, daß man den Körper nur so pflegt, wie man das Vieh ernährt, sondern er lehrt, daß es eine höhere Pflicht ist unseren Körpern Ehre zu erweisen. Ehre soll ihnen deswegen erwiesen werden, weil Gott von ihnen Gebrauch macht. Der Mensch war nach seiner Schöpfung und vor dem Sündenfall die Wohnung Gottes, Gott selbst leuchtete hell im Menschen und entfachte ein Licht in ihm, an dem gewiß er selbst zu erkennen war. Er entzündete Flammen im Herzen, die Regungen von der Art in Gang brachten, wie sie Gottes Wesen selbst entsprechen. Und wenn wir auch dieser großen Güter durch den Sündenfall verlustig gegangen sind, stellten sie sich bei den ersten Menschen doch schon wieder dadurch ein, daß diese Umkehr hielten, und dasselbe geschieht an all denjenigen, die sich Gott wahrhaftig zuwenden. So wie der Sohn Gottes, der Logos, die ersten Menschen tröstend anspricht und die wunderbare, köstliche Verheißung aus dem Schoße des Ewigen Vaters gibt, wiederum hell in ihnen leuchtet und den Heiligen Geist in ihre Herzen ausgießt, so sind auch heute diejenigen, die Umkehr gehalten haben, die Wohnung Gottes. Und unsere Körper sind die Instrumente für viele vortreffliche göttliche Funktionen, wie sich das an Josephs Sittenreinheit und ganzen Regierung, an Davids Kämpfen und an ähnlichen Beispielen zeigt. Wenn nun alle demütigen Menschen denken, daß es ein großes Verbrechen ist, die Tempel Gottes und die Altäre, die von Menschenhand errichtet wurden, zu schänden, so wollen wir feststellen, daß es doch wahrhaftig ein weit größeres Verbrechen ist, den lebendigen Tempeln Gottes Gewalt anzutun, in denen gewiß Gott selbst wohnt, leuchtet und sich der Menschheit offenbart. Im Bemühen um die Erhaltung unserer Glieder ist es notwendig, diese zu betrachten. Und um zu erkennen, was Gott in den einzelnen Organen eigentlich tut, müssen einem ihre Unterschiede geläufig sein. Im Gehirn leuchten hell die Kenntnisse, im Herzen lodern die Flammen gottesfürchtiger Affekte, die Nerven haben das Rüstzeug, um die äußeren Gliedmaßen zu bewegen. Um das einigermaßen erkennen und auseinanderhalten zu können, muß man die Unterschiede der Glieder und ihrer Funktionen irgendwie kennen.

Über die Sorge um die Erhaltung der Gesundheit habe ich viel kürzer gesprochen, als es dieses Thema eigentlich erfordern würde. Nun möchte ich noch über einen anderen Nutzen sprechen, der alle Menschen, Männer und Frauen, angeht. Es ist notwendig, irgendwie die unterschiedlichen Kräfte der Seele zu kennen. Bezugnehmend auf diese Kräfte verkündete schon dem

Adam, als dieser unter den Zweigen irgendeines Obstbaumes saß, eine Stimme folgendes: „Du wirst spüren, wie dich danach verlangt.“[210] Immer war dies Bestandteil der Kirchenlehre, es wurde aber manchmal mehr und manchmal weniger deutlich gelehrt. Auch ihr seht jetzt, wie töricht viele Menschen sind, die, wenn sie über den freien Willen diskutieren, die Kräfte der Seele nicht voneinander unterscheiden und so wahrlich wie Esel sind, die Mysterien tragen[211]. Diese Kräfte können wirklich nicht voneinander unterschieden werden, wenn man nicht die Gliedmaßen und deren Aufgaben berücksichtigt. Paulus schreibt, daß die Gottlosen die Wahrheit in Ungerechtigkeit gefangen halten,[212] das heißt sie besitzen die richtigen Kenntnisse im Gehirn, das Herz gehorcht diesen aber dennoch nicht. Deshalb muß man sich die Frage stellen, was der Sitz dieser Kenntnisse ist, und es ist offensichtlich das Gehirn, und man muß bedenken, daß Kenntnisse im Gehirn ein Licht darstellen, so wie jeder gewissermaßen sein Augenlicht besitzt. In Davids Hirn beispielsweise leuchtet die Kenntnis, daß man nicht ehebrechen soll, das Herz aber, an anderer Stelle gelegen, entbrennt in Regungen, die auf Abwege führen, und gehorcht nicht.[213] Wie ein Tyrann widerstreitet es den Kenntnissen, die auf die richtigen Verhaltensweisen hinweisen. Deshalb behält einmal der richtige Gedanke die Oberhand, ein andermal läßt man Leidenschaften zu, die diesem entgegenstehen. Dennoch behält der „Senat“ im Gehirn die Macht, den Nerven Befehle zu erteilen, damit diese dem Tyrannen keinen Gehorsam schenken, sondern die Hände davon abhalten, eine fremde Frau zu berühren, gleichwie seine Diener den Krösus versteckten und dadurch retteten, obwohl Kambyses befahl ihn zu töten.[214] Man kann diese Unterschiede nicht in richtiger Weise erklären, wenn man nicht die Glieder und deren Aufgaben voneinander unterscheidet. Dabei bedarf es dieser gehaltreichen Lehre vom Gehirn, dem Herzen, den Nerven, dem Stellenwert der Begierden, vom Denken, der ernsthaften Wahl, dem freien Entschluß, der Vortäuschung, des Betruges, der Schuld und den Ursachen für Handlungen. Daß es notwendig ist, im Leben an alle diese Dinge zu denken, ist allen absolut geläufig. Die anatomische Lehre von den

---

210 Vgl. Mose 3, 1 .
211 „[...] ὄνοι ἄγοντες μυστήρια [...].“ Galt in der Antike als geflügeltes Wort. Für gewöhnlich trugen Esel die für die großen Mysterien notwendigen Dinge von Athen nach Eleusis.
212 Römer 1, 18.
213 2. Samuel 11.
214 Herodot III, 36.

Gliedmaßen und deren Aufgaben ist dabei unentbehrlich. Ihre Nutzbarkeit sollte Menschen mit guter Veranlagung dazu bringen, diese Lehre zu erlernen. Und auch wenn die Menschen durch diese Nutzen nicht dazu gebracht würden, so müßte man sich dennoch den Aufbau der Gliedmaßen betrachten, um die Gewißheit über Gott und die Vorsehung ganz fest zu machen. Es liegt klar auf der Hand, daß die Natur der Dinge nicht aus Demokrits Atomen zusammengeflossen ist, einerseits aufgrund der unveränderlichen Kenntnisse, die den Menschen mitgegeben sind, andererseits wegen des ungeheuren Schmerzes, den eine Zuwiderhandlung gegen diese Kenntnisse gemäß einer unveränderlichen Ordnung nach sich zieht. Diese beiden Aspekte liefern ein deutliches Zeugnis für Gott und seine Vorsehung. Und dennoch werden einem diese Dinge noch klarer, wenn man auch den Aufbau der Gliedmaßen an sich betrachtet. Was gibt es Wunderbareres als die Tatsache, daß im Gehirn so viele und so verschiedenartige Kenntnisse über viele Künste und Sachen Platz finden? Das Gehirn als derart gestaltete Masse hätte ohne Verstand nicht entstehen können, denn sicher kann niemals ein verständiges Wesen aus dummen Atomen hervorgehen. Das Resultat kann nämlich seiner ganzen Art nach nicht besser sein als seine Ursachen. Über den Menschen kann man nichts Großartigeres sagen als das, was die göttliche Stimme auch oft versichert: Der Mensch ist das Abbild Gottes. Und alle Klugen haben – wie dies auch in einem Gedicht zum Ausdruck kommt – bestätigt, daß jeder ein Beispiel Gottes im kleinen Abbild ist. Man muß die Ähnlichkeit erkennen zwischen den Kenntnissen, die Recht und Unrecht voneinander unterscheiden und die im Gehirn liegen, und denjenigen Regungen des Herzens, die mit Gott übereinstimmen und trotz unseres verdorbenen Wesens übrig geblieben sind. Es sind dies die Liebe und der Schmerz, der auf Übeltaten folgt. So überaus groß wie die Liebe der Eltern zu ihrem Kind ist, so wahrhaftig ist auch die Liebe Gottes zu seinem Sohn und zu uns, die wir seinem Sohn zugetan sind. So steht es auch geschrieben: Wir haben Gande gefunden in seinem geliebten Sohn [Sumus κεχαρι-τομένοι ἐν ἠγαπημένῳ].[215] Der Schöpfer möchte, daß die Liebe, die er ins Innerste unseres Herzens gelegt hat, uns an seine Liebe erinnert, mit der er uns umfängt. Weil das die reine Wahrheit ist, sollst du dir einmal überlegen, wie wertvoll es ist, daß Gott dich so liebt, wie deine Eltern das tun, und seine Liebe darin zeigt, daß er seinen Sohn gesandt hat, damit dieser für unsere Sünden bezahlt. Diese Liebe Gottes erweist sich auch in anderen au-

---

215 Epheser 1, 6.

ßerordentlichen Wohltaten. Immer wenn uns die Betrachtung der Organe des Menschen und deren jeweilige Funktion an diese Dinge erinnert, fragen wir uns auch, woher in einem Abbild Gottes eine jenem völlig fremde schmutzige Gesinnung herrührt, warum diese schwach gewordene Natur die Liebe des Schöpfers nicht erwidert, und wir streben danach, den Schmutz hinwegzuwischen und das Abbild wieder in seinen ursprünglichen Zustand zu versetzen. Denn weil dieses Abbild nicht ohne Grund erschaffen wurde, wird es dem Urbild wieder ähnlich werden, rein und schön aussehend, und in ihm werden wie in einem Spiegel die Strahlen der göttlichen Weisheit und Gerechtigkeit hell strahlen. Kein Mensch ist so wortgewandt, daß er deutlich machen könnte, wie viele Dinge, die einen an Gott erinnern, bei der Betrachtung der Gliedmaßen vor Augen treten. Die Studenten werden, sobald sie damit begonnen haben, sich in diese Lehre zu vertiefen, schon bald noch viel mehr bemerken.

Auch die Süße des Erkennens sollte uns diese Lehre schmackhaft machen. Es bereitet Freude, Gebäude zu sehen, die kunstvoll gebaut und geschickt eingeteilt sind. Wieviel mehr Freude bereitet es aber, das Bauwerk seines eigenen Körpers zu betrachten, an dem man erkennt, mit welch großer Kunstfertigkeit die einzelnen Glieder geformt und angeordnet sind. Die höchste Stelle – wie auf einer Anhöhe – nimmt der Verstand ein. Der kräftigste Teil liegt in der Mitte, da das Herz die Quelle der lebenspendenden Wärme und der Affekte ist. Die Affekte gehorchen dem Verstand entweder oder führen in dieser schwach gewordenen Natur zu unüberlegten, blinden Handlungen. Dennoch sind sie sehr heftig. Der „Senat" hat trotzdem die Nerven als seine Diener, die die Bewegungen der äußeren Gliedmaßen lenken und fehlgehende Handlungsimpulse des Herzens zügeln können. Die unterste Position ist der Küche zugewiesen; und dennoch werden mithilfe dieser Kunst im ganzen Körper die Speisen verteilt. Diese Anordnung der Körperfunktionen zeigt sicherlich die Weisheit des Schöpfers. Wir wollen ihn als Dankbare preisen und ihn bitten, er möge uns, die wir sein Werk und seine Wohnung sind und von ihm um seines Sohnes willen geliebt werden, gnädig erhalten, lenken und beschützen. Welche Auszeichnung für die menschliche Natur ist es, daß Gott seinem Sohn, dem Logos, den er erschaffen hatte, bevor der Welt Grund gelegt war, dieselbe Gestalt gegeben hat und bestimmt hat, er solle den geheimnisvollen Ratschluß von der Wiederherstellung der Natur verkünden, in der wir seinem Sohn, der das Abbild des Wesens [χαρακτήρ ὑποστάσεως] des Ewigen Vaters ist,[216] gleich werden. Deshalb bitten wir dich, Sohn Gottes, Herr Jesus Christus, weil wir Teil an dir haben, mit wahrem Seufzen, du mögest uns, deine Zweige, erhalten, lenken und beschützen.

---

216 Hebräer 1, 3.

Explicatio aphorismi XIX Hyppocratis

Erstdruck (Koehn 216) bei Lorenz Schwenck 1559:

ORATIO // RECITATA A IOAN= // NE HERMANNO AR= // TIS MEDICAE DOCTORE, DIE // 3. Augusti Anno 1559. cum gra= // dus Doctorum in arte Medica // decerneretur uiro clarissi= // mo Andreae Rosae // Suinphordiano. // (Blatt) // VVITEBERGAE EXCU= // DEBAT LAVRENTIUS // Schuuenck. // 1559. //

In diesem Druck befindet sich (B2b–B7a) die quaestio explicata, die Andreas Rosa bei seiner Promotion am 3. August 1559 vortrug, ferner die quaestio proposita (B8b–C2b) sowie die Promotionsankündigung des Dekans Jakob Milich (C2a–C4b). Die bei Rosas Promotion von Johannes Hermann vorgetragene Rede An virtutes sint habitus? (Druck A2a–B2a) ist im Corpus Reformatorum abgedruckt (CR 12.324), behandelt aber medizinische Themen nur peripher, so daß auf eine Übernahme in die Redensammlung verzichtet wurde. Als Übersetzungsgrundlage für Rosas Explicatio aphorismi XIX dient der in Anhang II im Wortlaut wiedergegebene Text des Erstdruckes (Bibliotheksnachweis: Nürnberg StB: Strob. 428.8°).

[Übersetzung:]

Überaus ehrenhaft ist es, das, was von den Älteren umsichtig und in vernünftiger Weise beschlossen wurde und schon lange öffentlich ausgeübt, gerühmt und aufrechterhalten wird, was seine Berechtigung durch diese altbewährte und gelobte Gepflogenheit unter Beweis gestellt hat, das also nun mit Eifer zu pflegen, zu bewahren und dafür zu sorgen, daß es nicht lange Zeit vollends unterlassen wird und seinen Stellenwert verliert oder allmählich als überkommen gilt und vernachlässigt wird, so daß es schließlich allgemein außer Gebrauch gerät und aus der Erinnerung der Menschen verschwindet. Meines Unvermögens und meiner Schwäche bin ich mir sehr wohl bewußt, und ich hätte an diesem Ort lieber ganz geschwiegen. Doch drängen mich die Gepflogenheiten der Universität und die Autorität der Lehrer dazu etwas zu sprechen. Völlig unredlich wäre es mir erschienen, ein neuartiges Exempel zu statuieren und die Regeln der übernommenen und bewährten Gepflogenheit umzustoßen, oder den Vorschriften derjenigen zu widersprechen, denen ich alles verdanke. Zumal ich der absoluten Überzeugung bin, daß ich mir mehr Lob dadurch verdiene, den allgemeinen Vorschriften Folge zu leisten und den Lehrern zu gehorchen, als wenn ich bei

dieser Gelegenheit besonders eloquent spräche. Schließlich weiß ich aus
meiner Erinnerung, daß ich die Aufgabe hier zu sprechen mit vielen anderen
teile, die von derselben Stelle aus unter denselben Voraussetzungen gesprochen haben, und natürlich kenne ich eure Freundlichkeit und Gerechtigkeit
sehr gut, hochverehrte Lehrer, denen immerwährendes Vertrauen und Verehrung gebührt. Da ich mir davon sehr viel verspreche, vertraue ich darauf,
daß ihr mit derselben Geduld und Bereitwilligkeit das, was ich vortragen
werde, anhört – wie auch immer dies sein wird und so dürftig und unausge-
goren es auch ist –, mit welcher ihr auch diejenigen angehört habt, die vor
mir gesprochen haben. Das erbitte ich nun von euch um meiner unausge-
setzten Hochachtung euch gegenüber, um meiner Zuneigung und meines
überaus dankbaren Herzens willen.

Das Thema, über das ich nach bewährter Universitätssitte sprechen will,
stammt aus dem vierten Buch des Hippokrates „Von der richtigen Lebensweise bei akuten Krankheiten". Es findet sich in jenem Buch eine Aussage
über die Phlebotomie, die deren gesamte Anwendung bei der Therapie von
akuten Krankheiten zu umfassen und die Art des Vorgehens und die richtigen Momente dafür zu zeigen und zu erklären scheint. Der Wortlaut ist folgender: Bei akuten Krankheiten schreite zur Phlebotomie, wenn die Krankheit heftig ist, wenn die Kranken in blühendem Alter stehen und wenn die
Leibeskraft und Stärke erhalten ist.[217] Das Ziel – das ist allen geläufig – jeder Phlebotomie ist die Ausleerung [κένωσις], so wie die Reinigung
[κάθαρσις] das Ziel der Pharmakotherapie ist, und unter Phlebotomie versteht man einen Aderlass, wodurch Säfte, die in den Venen enthalten sind
und transportiert werden, abgelassen werden, indes nicht die Säfte, die sich
aus den Venen in irgendwelche Hohlräume des Körpers ergossen haben,
oder die Säfte, die sich außerhalb von Venen gesammelt und gehäuft hatten,
in der großen Magenhöhle oder in den Verdauungswegen, in den Bronchien
der Lunge, den Hirnhöhlen und -windungen und den engen, wie bei einem
Schwamm offenen Poren der Drüsen.

Der Sinn und Zweck der Ausleerung, die die Phlebotomie bewirkt, richtet sich entweder auf die Prophylaxe, wobei man Zuständen zuvorkommt,

---

217 Hippokrates, Von der richtigen Lebensweise bei akuten Krankheiten Buch IV (Kuehn
   II, 66): „[...] τὰ δ' ὀξέα πάθεα φλεβοτομήσεις, ἢν ἰσχυρὸν φαίνεται τὸ
   νόσημα καὶ οἱ ἔχοντες ἀκμάξωσι τῇ ἡλικίῃ καὶ ῥώμῃ παρῇ αὐτέοισιν." Galen
   bedauert in seinem Kommentar zu diesem Buch (Kuehn XV, 763), daß diese Aussage
   keinen Eingang in Hippokrates' Aphorismen gefunden hat. Es ist unklar, warum der
   Titel der Rede „Explicatio aphor. XIX" lautet.

die dem ganzen Körper oder bestimmten Körperteilen infolge eines Überflusses oder einer Anhäufung von Säften, die gewöhnlich aus den Venen ausgestoßen werden, drohen. Durch die Ausleerung der besagten Säfte vermeidet und verhindert man solche Zustände. Oder aber die Phlebotomie verfolgt therapeutische Absichten. Während nämlich die Prophylaxe niemals auf eine momentane, sondern lediglich auf eine bevorstehende, dem Körper gleichsam drohende Krankheit abzielt, die entstünde, falls ihr Ausbruch nicht verhindert wird, zielt die Therapie entweder auf eine schon entstandene Krankheit ab, die den Körper schädigt und gewiß ist oder auf eine gerade im Entstehen begriffene, sich zusehends verschlimmernde, aber noch nicht in vollkommener Ausprägung aufgetretene Krankheit, schließlich auch auf eine Krankheit, die in Schüben wiederkehrt und anfallsweise schädigt. Die Therapie vertreibt und beseitigt aber nicht die Krankheit, sondern bekämpft und tilgt die der Krankheit zugrunde liegende Ursache. Denn sie entfernt den Saft, der entweder – falls er noch länger im Körper verblieben wäre – die Krankheit verursacht, verschlimmert oder verlängert hätte, oder die Krankheit bereits bedingt, vermehrt und einigermaßen unterhält. Im Saft an sich liegt keine Krankheit, er ist vielmehr die Krankheitsursache [αἴτημα νοσῶδες].[218] Nicht das, was an einem Saft schädlich ist, ist die Krankheit. Denn eine Krankheit ist ein Zustand [διάθεσις] oder anders gesagt ein widernatürliches Leiden [πάθος[219] παρὰ φύσιν] bestimmter Körperteile und nicht von Säften, denn die Krankheit führt zuerst und per se zu einer Schädigung der Funktionen dieser Körperteile, ein Saft kommt als erste Ursache dafür nicht in Frage, er vermag dies nicht per se, sondern durch die Schaffung einer krankmachenden Diathese. Ein Saft bringt also eine Krankheit zum Ausbruch und fungiert somit entweder als die vorausgehende Ursache – das προηγούμενον αἴτιον – oder als die potentielle bzw schon aktive synektische Ursache [συνυχὲς[220] δυνάμει aut ἐνεργείᾳ].

Daher richtet sich die durch Phlebotomie erfolgende Ausleerung nicht so sehr nach der Krankheit als solcher, als vielmehr nach der Natur des Saftes, der die Krankheit verursacht oder verursachen wird. Sie berücksichtigt dessen Bewegung und Beschaffenheit, dessen Flußwege und die Körperteile,

---

218 Vgl. dazu und zum folgenden Galen, De symptomatum differentiis (Kuehn VII, 42-49, hier 49).

219 πάθος (Leiden) steht hier im platonischen Sinne. Es besteht immer in einer Veränderung durch die Tätigkeit (ἐνέργεια) eines anderen. Für Platon ist also sowohl Freude als auch Schmerz ein πάθος; vgl. Mannheim 1959, 35.

220 Lies συνεχὲς.

aus und zu denen er getrieben wird und fließt. Eine Phlebotomie, die den gesamten Körper entlastet, wenn er gleichmäßig durch ein Übermaß an Säften belastet ist, wie bei einer Plethora, betrifft ihn als Ganzes [καθολι-κοτέρα]. Wenn sie bestimmte Krankheiten lindert und bestimmte Körperteile entlastet, erfolgt die Entleerung aus dem betroffenen Teil [ἀπὸ μέρους].

Es ist erforderlich, daß derjenige Saft aus der Vene abgelassen wird, aus dem die Krankheit zu entstehen beginnt oder schon entstanden ist und tief verwurzelt liegt oder sich noch nicht zeigt. Ein dafür in Frage kommender Saft befindet sich entweder in den Venen noch in völliger Ruhe oder er fließt bereits. Als dritte Möglichkeit ist er teils in Bewegung und teils ist seine Flußbewegung schon zur Ruhe gekommen, und schließlich ist es möglich, daß er schon völlig zur Ruhe gekommen ist.

Einen in Ruhe befindlichen Saft – der entweder die Venen des gesamten Körpers ausfüllt oder nur in den Gefäßen bestimmter Körperteile im Überfluß ist – läßt eine ausleerende Phlebotomie [φλεβοτομία κενωτική] in Form eines einfachen Aderlasses ausfließen. Nichtsdestotrotz berücksichtigt sie entweder den ganzen Körper oder die Körperteile, in denen der Saft im Überfluß vorhanden ist. Ein solch ruhender Saft spielt für die Krankheit die Rolle einer causa antecedens [d.i. das προηγούμενον αἴτιον; RH].

Einen angetriebenen und fließenden Saft leitet und zieht eine antispasti-sche[221] Phlebotomie wieder zurück, damit er nicht in den Körperteil fließt, in dessen Richtung er getrieben wird. Einen Saft, der sich teilweise schon in die Gliedmaßen ergossen hat und teilweise gerade noch dabei ist, in sie hineinzuströmen, leitet eine mit der antispastischen Phlebotomie gemeinsam angewandte Parocheteusis[222] in benachbarte Körperregionen ab. Einen Saft, der sich nach einer Flußbewegung schon gesammelt und festgesetzt hat – Galen nennt ihn τὸν κατασκήψαντα, das heißt einen Saft, der schon in die Gliedmaßen eingebrochen und eingedrungen ist – entleert die Parocheteusis aus dem befallenen Körperteil, da er die synektische Ursache [συνεχὲς αἴτιον] der Krankheit ist. All die Säfte aber, die nicht sofort nach ihrer Freisetzung – z. B. beim geschwürigen Zerfall von Tumoren – aufgenommen werden, bleiben weiter in den Venen selbst hängen und werden durch keine Antispasis oder Parochteusis mehr entfernt.

---

221 Unter einer Antispasis versteht man eine Revulsion der fließenden Säfte, z.B. von oben nach unten oder von rechts nach links.

222 Man versteht darunter die Derivation von Säften über Nachbarkanäle, was z.B. über den Gaumen fließen sollte, wird über die Nase umgeleitet.

Die Phlebotomie also heilt eine Krankheit dadurch, daß sie die potentiell oder bereits aktive (denn bei Krankheiten, die gewöhnlich aus Säften zu entstehen pflegen, d.h. bei widernatürlichen Schwellungen, Fiebern und etlichen anderen, unterscheiden wir verschiedene Zeitpunkte der Pathogenese) synektische Ursache [causa efficiens] der Krankheit entfernt. Es wird gelehrt, daß die Phlebotomie auf derselben Seite [κατ' ἴξιν] bzw. in gerader Richtung [κατ' εὐθεῖαν][223] geschieht, das heißt, daß die abzuleitenden Säfte in diese Richtung gelenkt werden, in die sie auch die Natur ableiten und ausführen würde, nämlich über die Abflußwege, die die optimal geeignete Lage haben und dem betroffenen Körperteil entsprechen. Wenn also Hippokrates fordert, akute Krankheiten mit einer Phlebotomie zu heilen, wenn die Krankheit heftig, das Lebensalter blühend und die Leibesstärke erhalten ist, umfasst er alle besonderen Indikationen [ἐνδείξεις][224], um zu zeigen, wann die Phlebotomie angewandt werden soll. Er schließt indes durch die Verwendung des Begriffes „akut" langwierige und chronische Krankheiten nicht aus, erwähnt lediglich die akuten Krankheiten, weil er in seinem Traktat [De ratione victus in morbis acutis; RH] die Absicht hat, lediglich von akuten Krankheiten zu handeln.

Die Bezeichnung „akut" verwendet er entweder für Krankheiten, für die ein Überfluß an warmen Säften, die Heftigkeit der Entzündung und die üble Beschaffenheit des angesammelten Eiters – wie bei Brennfiebern – charakteristisch sind, zum einen deswegen also, oder er benutzt diesen Begriff wegen der Bedeutsamkeit der befallenen Körperregion – z.B. bei Anginen, Pleuritiden, Peripneumonien, Phrenitiden und Apoplexen, wobei letztgenannte ohne Fieber, die übrigen mit Fieber einhergehen. Hippokrates teilt sie ein in einfach akute Krankheiten [ὀξεῖς ἁπλῶς], in Krankheiten, die im Übergang begriffen sind [ἐκ μεταπτώσεως], und in solche, die perakut [κατοξεῖς] verlaufen. Wenn er ganz generell von „Krankheit" spricht, meint er sowohl die Krankheit als auch die Krankheitsursache, und er bezeichnet eine Krankheit als heftig [ἰσχυρὸν νόσημα], wenn sie von einer gravierenden Ursache herrührt. Und den Terminus Krankheit und nicht die Ursache benutzt er, weil wir zum einen zunächst einmal die Krankheit erkennen und hernach die Ursachen begreifen, und weil sich zum anderen die

---

223 Beide griechischen Begriffe werden bereits von Hippokrates an etlichen Stellen gebraucht.

224 Die Übersetzung Indikation für ἐνδείξεις folgt Fridolf Kudlien, Endeixis as a scientific term, in: Galen's method of healing (hrsg. von Kudlien, Fridolf und Durling, Richard J.) Leiden 1991, 107.

Therapie nach der Krankheit richtet, auch wenn sie die Krankheit nicht immer per se heilt, sondern oftmals dadurch, daß sie die Ursachen beseitigt, wie das der Fall ist bei den Krankheiten, die aus dem Fluß von Säften entstanden sind. Die Behandlung einer Pleuritis, einer Angina, einer Arthritis oder einer Apoplexie erfolgt dadurch, daß – bevor sich die Krankheit manifestiert – eine einfache Ausleerung, wenn sie sich zu manifestieren beginnt, eine Antispasis, wenn sie sich manifestiert hat, eine Derivation durchgeführt wird. Falls sich die Krankheit erst teilweise manifestiert hat und dieser Prozeß teilweise noch stattfindet, werden Antispasis und Derivation gemeinsam angewendet. Wir schreiten also bei fauligen Fiebern zur Phlebotomie, damit wir das προηγούμενον αἴτιον, das heißt die ihrem Vermögen [δυνάμει] nach fauligen Säfte ausleeren, damit nicht noch mehr Stoff zum Herd der Fäulnis transportiert wird. Die aktive [ἐνεργεία] faulige Materie, die die Fieberhitze bedingt und bei einem Fieberanfall unterhält, leiten wir nicht ab, das Fieber brennt vielmehr solange, bis die Kraft des Feuers nachgelassen hat und von der Natur besiegt ist. Was Hippokrates hinsichtlich des Lebensalter und der Körperkräfte hinzufügt, liegt auf der Hand und wurde bereits erklärt. Hippokrates möchte aber, daß diese Indikationen miteinander verbunden werden, und er fordert durch diesen Lehrsatz dazu auf, sich zu überlegen, ob alle Indikationen erfüllt sind, damit wenn nur eine Indikation zur Phlebotomie besteht, die anderen aber nicht erfüllt sind, eine Phlebotomie nicht zum Einsatz kommt.

Ich möchte dieses Thema nun nicht weiter erörtern und bitte euch das, was ich über den Inhalt des vorliegenden Aphorismus dargelegt habe, so gut ich das in der Kürze der Zeit vermochte, wohlwollend zu betrachten.

Explicatio aphorismi XLII, partis secundae

Erstdruck (Koehn 221) bei den Erben von Georg Rhau in:

ORATIO // DE VIRO CLA= // RISSIMO GREGORIO // Pontano, Doctore Iuris, Cancella= // rio Ducum Saxoniae Electorum, // Recitata a Vito Ortel VVinshemio // Doctore artis Medicae, cùm decer= // neretur gradus Doctoris artis // Medicae Casparo Peucero // Budißino. // ANNO 1560. // (Vignette) // VVITEBERGAE // Excudebant Haeredes Georgij // Rhaw. //

Am 30. Januar 1560 wurde Caspar Peucer, zu diesem Zeitpunkt seit beinahe 10 Jahren Schwiegersohn Melanchthons, von Veit Oertel zum Dr. med. promoviert. Veit Oertel deklamierte in seiner Festrede über die Biographie des Juristen Gregor Brück (Gregorius Pontanus). Die von Peucer anläßlich seiner Promotion vorgetragene Rede findet sich in CR 12.360. Wie bereits mehrfach betont, ist es nicht mehr möglich genau aufzuschlüsseln, welche Bestandteile der Rede von Melanchthon stammen. Es ist indessen aber wahrscheinlich, daß der Praeceptor seinem Schwiegersohn die Rede zu diesem Anlaß geschrieben oder diese zumindest mit ihm gemeinsam konzipiert hat, denn am Vortag der Promotion hatte Paul Eber in einem Brief darauf hingewiesen, daß Melanchthon gerade dabei sei, die Reden für Peucers Promotion zu verfassen und die Festgäste zu bewirten.[225]

[Übersetzung:]

Wenn ich meine Blicke über euch, die ihr hier versammelt seid, schweifen lasse, verehrte Zuhörer von herausragender Tugend, Bildung, die ihr Ansehen und hohe Wertschätzung genießt, und mir gleichzeitig eure außerordentliche Gelehrsamkeit und meine Schwäche vergegenwärtige, begreife ich, daß es, wenn ich jetzt an dieser Stelle etwas sprechen möchte, nicht nur eurer Aufmerksamkeit, sondern vielmehr eurer Gewogenheit und eures Wohlwollens mir gegenüber bedarf. Damit es für euch nicht schwierig ist mir das zu gewähren, müssen euch folgende beide Sachverhalte dabei helfen. Zum einen habe ich nicht aus eigenen Überlegungen heraus beschlossen diese Dinge vorzutragen, sondern auf Geheiß und nach dem Willen von Vorschriften, die alle diejenigen respektieren und verteidigen müssen, die sich den Staat, in dem sie leben, in gutem Zustand, ruhig, angesehen, blühend und politisch stabil wünschen. Zum anderen gebe ich hier kein neues

---

225 Vgl. MBW 9211.

Beispiel ab, sondern folge einer hochgelobten Gepflogenheit, die nach dem weisen Ratschluß der Älteren eingeführt wurde. Sie ist von vielen bereits vor mir gepriesen und infolge ihrer Vorzüge und ihrer Notwendigkeit empfohlen worden und bis heute immer lebendig geblieben. Aber wenn ich mich an eure großartige Höflichkeit und Gerechtigkeit erinnere, mit der ihr – solange ich denke – die meisten, die vor mir von dieser Stelle aus gesprochen haben, angehört habt, bestärkt mich das und macht mich sehr zuversichtlich, so daß ich von euch dieselbe Gerechtigkeit in noch stärkerem Maße erwarte, als ihr sie anderen gegenüber gezeigt habt. Ich habe während der sehr schönen Freundschaft über viele Jahre hinweg und im täglichen Umgang mit euch, in gemeinsamen Unterredungen über unsere ehrenvollen Aufgaben und im freundschaftlichen Meinungsaustausch privat sehr oft die deutliche Bestätigung für das ausnehmende Wohlwollen der einzelnen mir gegenüber erfahren dürfen. Um meiner Verehrung für jeden einzelnen willen bitte ich euch, daß ihr mich auch heute auf dieser Versammlung die Früchte dieser Anerkennung bei euch pflücken und einsammeln laßt. Weil ich aber nicht als Redner ausgebildet bin, und es das Thema, über das nach Schulsitte gesprochen werden soll, erfordert, daß man es nicht so sehr durch den Umfang und den Glanz einer geschliffenen Rede illustriert und darstellt, sondern durch begründete Worte behandelt und ohne unnötigen Schmuck in einer einfachen Rede entwickelt – wie das in Disputationen geschieht –, werde ich mich kurz fassen.

Ich möchte also etwas über den 42. Aphorismus aus dem zweiten Abschnitt sprechen. Dessen Wortlaut ist: Einen heftigen Schlagfluß [apoplexia] heilen ist unmöglich, einen schwächeren nicht leicht.[226] Der Anlaß, mir über die Apoplexie eingehender Gedanken zu machen, sind mir die apoplektischen Affektionen gewesen, die überall grassieren und die meisten Befallenen töten. Sie treten so schnell und plötzlich auf und haben so furchtbare und heftige Wirkung, daß sie beinahe wie epidemische Krankheiten aufgrund einer besonderen Konstitution des Himmels oder der Luft an den Körpern auftreten, die gewissermaßen eine Disposition und Neigung zum Auftreten einer Apoplexie haben – aufgrund einer geschwächten Hirnfunktion und der Überfülle an über lange Zeit angehäuften Säften. Ich mißbillige indes die Mutmaßungen derjenigen nicht, die als Ursache für diese Krankheiten ungünstige, schädliche und gefahrvolle Stellung von Saturn

---

226 „Λύειν ἀποπληξίην ἰσχυρὴν μὲν ἀδύνατον, ἀσθενέα δὲ οὐ ῥηΐδιον."

und Mars ansehen[227] und schon lange auf deren Gefahren aufmerksam gemacht haben. Aber o Schande und Schmerz, in welchem Umfang belasten und überladen wir uns durch Gefräßigkeit, Trinkerei und unpassende Schwelgerei? Das also sind die äußeren und himmlischen Ursachen, mit denen wir uns belasten, als ob sie in unseren Körpern als geeigneter Speisevorrat dienten! Was tun wir uns an, wenn wir vom Rausche betäubt, vor Ehrsucht und Haßgefühlen toll oder wenn wir außer uns sind, wenn wir in schwerem Herzeleid keine Geduld aufbringen oder bei plötzlichem Grund zur Aufregung leichtfertig blindwütigem Jähzorn Raum geben. Ich will es einmal so ausdrücken – wieviel Gelegenheit geben wir eben diesen Krankheitsursachen in uns einzudringen, ihre Wirkung an uns zu tun und sich zu entfalten? Wir wollen also himmlische Krankheitsursachen außer acht lassen und uns über solche Ursachen Gedanken machen, die uns näher und sogar in uns selbst liegen.

Galen hat in richtiger und schöner Art und Weise die gesamten naheliegenden Ursachen für die eigentliche Apoplexie in zwei Gruppen zusammengefaßt. Er schreibt[228], daß der Schlagfluß aus einem Mangel an Empfindung und Bewegung im ganzen Körper herrührt, deswegen weil die Lebenskraft [virtus animalis] nicht mehr in die Nerven übergehen und in die für Bewegung und Empfindung bestimmten Körperteile gelangen kann (entweder infolge eines entzündungsähnlichen Zustandes, der sich im Gehirn selbst manifestiert hat, oder wenn die Hohlräume im Gehirn vollgefüllt sind mit entzündlicher Flüssigkeit)[229]. Offensichtlich also befindet sich entweder das Gehirn in einem widernatürlichen Zustand, der einer Entzündung ähnlich ist, oder es ist im Inneren mit entzündlichen Säften gefüllt und verstopft, wo die Ventrikelhöhlen und die Gänge – die vielgewunden sind, wunderbar zusammen verknüpft und wie feine Poren gleichsam in die Gehirnsubstanz hineingebohrt – normalerweise dem Durchtritt und der Passage der bewegten spiritus offenstehen, wenn sie nicht durch irgendwelche Säfte verstopft sind.

---

227 Für Melanchthon sind Saturn und Mars unheilskündende Planeten.
228 Galen, Hippocratis aphorismi et Galeni in eos commentarii (Kuehn XVII [2], 541): „Ἐν ταῖς ἀποπληξίαις, ἐξαίφνης ἀναίσθητοι τε καὶ ἀκίνητοι γίνονται πᾶν τὸ σῶμα [...] πᾶσαι μὲν οὖν αἱ ἀποπληξίαι γίνονται τῆς ψυχικῆς δυνάμεως ἐπιρρεῖν ἀδυνατούσης τοῖς κάτω τῆς κεφαλῆς.“
229 „[...] vel διὰ φλεγμονώδη τίνα διάθεσιν ἐν αὐτῷ τῷ ἐγκεφάλῳ συστήσασαν, vel αὐτῶν τῶν κοιλιῶν ἐμπιμπλαμένων ὑγρότητος φλεγματώδους.“ Vgl. ebd., 542.

Diese Krankheitsursachen werden einem deutlicher, wenn man den Unterschied und die Abfolge der übrigen Ursachen betrachtet, welche diesen unmittelbaren Ursachen [causae proximae] vorausgehen, diese bewirken, bewegen und anreizen, und wenn man den Ursprung und das Wesen der Krankheit an sich in den Blick nimmt. Die Apoplexie fällt in die Gruppe jener Krankheiten, welche von Säften ausgehen. Diese Säfte werden gewöhnlich durch irgendetwas angetrieben, führen durch diesen Impuls bedingt zu einem plötzlichen Kopffluß [defluxio] und ergießen sich ins Gehirn. Entweder fließen sie und ergießen sich dort in schnellem plötzlichen Fluß in die Hohlräume des Gehirnes oder sie dringen und bohren sich in die Venen und Arterien ein, von denen sowohl die weichen Hirnhäute als auch das eigentliche Gehirn durchsetzt sind.

Die diesem Geschehen zugrunde liegenden Ursachen teilt man ein in eine äußerliche und augenfällige, in eine intrinsische, im Körper begündete, und schließlich in die synektische [continens] Ursache. Letztere benennt man mit den Begriffen συνεχής und προσεχής.

Äußere Ursachen führen mithin schon durch ihr Auftreten und Anstoßen zur Apoplexie – wie zum Beispiel ein heftiger Schlag, der die Schädelknochen bricht und zertrümmert, wodurch die Gehirnmasse druckbedingt zusammengepreßt und gequetscht wird, oder wenn mit einem Strick die Venen, die Drosseladern [σφαγίτιδες] oder Jugulares heißen, verschlossen und komprimiert werden; in beiden Fällen hört die Herzbewegung alsbald auf, und das Herz erstickt, da die Atmung unterbrochen wurde. Andere äußere Ursachen nun bedingen die intrinsischen, mehren sie oder führen zu deren Anhäufung, wie zum Beispiel durch übermäßige Zufuhr von Speisen, falls man zur Schlemmerei und Schwelgerei neigt; oder aber sie verändern gewissermaßen den Zustand von zuvor angehäuften auslösenden Faktoren – so zum Beispiel, wenn sich infolge einer Hitze unverkochte Ausdünstungen zu Säften verdichten und vereinigen, im Schädel zurückbleiben und allmählich beginnen zäh zu werden und festzukleben. Oder aber es handelt sich um äußere Ursachen, die innere Ursachen, die bereits entstanden, angehäuft und vorbereitet sind, antreiben und anregen. So lösen sich zum Beispiel in Ruhe befindliche Säfte entweder durch heftig aufwallenden Jähzorn oder geraten durch heiße, sie umgebende Luft in Fluß. Sie fließen indes auch dadurch, daß sich infolge eisiger Kälte die Flußwege zusammenziehen und die Säfte ausgepreßt werden, oder sie werden aufgrund bestehender Überfülle ausgestoßen. Bei allen beschriebenen Gelegenheiten strömen sie ins Gehirn.

Die intrinsischen Ursachen, die man als προηγουμέναι und antecedentes bezeichnet, und deren Wirkungseintritt von den äußeren Ursachen abhängt, sind Säfte. Diese Säfte sind in fertiger Konsistenz entweder in den Kanälen der Kopfvenen selbst – diese freilich sind voll von schwarzem, dicken, melancholischen Blut – oder außerhalb der venösen Gefäße im Schädel, in den weichen Hirnhäuten, kurz, überall dort, wo Freiraum ist und wo es Platz hat, und auch innerhalb der Gehirnwindungen enthalten. Vermehrt werden sie durch das ständige Hinzukommen und die Anhäufung von neuer Substanz, die aus Ausdünstungen stammt, welche vom Magen, der Leber und den Venen zur Erhaltung des ganzen Körpers verdaut wurden und unablässig ins Gehirn getrieben werden. Denn das Gehirn ist wie ein Dach einem Haus voller Rauch aufgesetzt. Solange also diese Säfte sich in Ruhe befinden, besteht so gut wie keine Gefahr. Wenn sie aber von einer beliebigen äußeren Ursache erregt werden, sich ausbreiten und ausdehnen und plötzlich geballt das Gehirn überschwemmen, bringen sie Gefahr, von der der Kranke dann frei wird, wenn die Natur die Oberhand behält, wenn sie diese Säfte abstoßen kann und aus der Nase, über den Gaumen, durch den Mund und andere Öffnungen absondert, wie das bei Katarrhen der Fall ist. Wenn sie die Säfte aber nicht los wird und statt dessen ihrer schwierigen Aufgabe erliegt, kommt es zu Paralysen, zu Paraplegien, Apoplexen oder anderen damit verwandten Krankheitsbildern. Wir wollen aber von der Apoplexie sprechen.

Wenn also die Säfte, die sich in den Venen befinden, aus den dickeren Venenästen herausgedrängt und in sehr enge Zweige getrieben werden, füllen sie diese sofort vollständig aus, dehnen sie auseinander und bringen allesamt zum Anschwellen – und damit im Grunde genommen gleichzeitig auch den ganzen Gehirnkörper, in den sie sich festsetzen und eindringen. Durch diese massive Anschwellung, durch die Erhitzung, die beinahe sofort mit dem Eindringen der Säfte entsteht und zuweilen schließlich durch den Ausfluß von Blut, das sich in etwas weitere Windungen ergießt, bringen die Säfte das Gehirn in einen Zustand [διάθεσις], der einer Entzündung gleicht, so daß es scheint, das Gehirn sei allseits von Entzündungen in Beschlag genommen und bedeckt. Diese Diathese führt teils dadurch, daß die Kanäle des Gehirnes zusammengepreßt und verengt werden und dessen Bewegung – Ausdehnung und Kontraktion – behindert wird, die unter anderem für den Antrieb der spiritus und deren Übertritt in die Nerven wichtig ist, teils dadurch, daß Poren und, wenn durch die Öffnungen der Venen Säfte austreten,

selbst auch geräumigere Hohlräume gefüllt werden, endlich dazu, daß die
Sinne und Bewegungen im übrigen Körper erlöschen, weil keinerlei Le-
bensenergie [virtus animalis] mehr aus dem Gehirn fließt. Das also geschieht, wenn die Säfte außerhalb der Venen durch einen kräftigen Impuls
in die Sinus des Gehirnes fließen und plötzlich und gedrängt in die Hirn-
windungen einströmen, alle diese in Beschlag nehmen und ausfüllen, und
wenn sie sogar in die Poren des Gehirnes und der Nerven gelangen und eindringen, die bei ähnlichen Gelegenheiten zuvor schon übermäßig mit kleb-
riger Flüssigkeit benetzt worden waren und bereits geschwächt sind. Durch
dieses Eindringen also behindern und beeinträchtigen klebrige Säfte zunächst die Bewegung des Gehirnes und hemmen dann aber besonders das
Eindringen und den Übertritt der spiritus animales in die Nerven. Die auf
diese Art und Weise entweder in die kleinen Venengänge oder in die Gehirnhöhlen eingedrungenen Säfte werden – was auch die Sektion von Apo-
plektikern nach ihrem Tode zeigt – zum αἴτιον συνεχές, also zur synekti-
schen Ursache der Apoplexie. Sie führen nämlich unweigerlich zu diesem
Zustand, der eigentlich als Apoplexie bezeichnet wird, also zu einer
στέγνωσις, einer Verengung aller Gehirnkanäle. Man unterscheidet dabei
zwei Formen, πύκνωσις und ἔμφραξις. Die πύκνωσις wird bewirkt durch
eine widernatürliche Schwellung, die einer Entzündung gleicht. Sie entsteht
aus dem Zufluß von Säften durch die Venen. Eine ἔμφραξις kommt dadurch zustande, daß Säfte außerhalb der Venen in die Gehirnhöhlen und -
windungen fließen.

Demzufolge kann man offensichtlich folgendes festhalten: Weil die
Apoplexie ihren Ursprung in einem Kopffluß von Säften hat, muß man die
Zeitpunkte voneinander unterscheiden und begreifen, in denen die Säfte zu
fließen beginnen, den Kopf erreichen, und in denen der Fluß abgeschlossen
und vollständig erfolgt ist. Wenn das Fließen beginnt, bedarf es der Prophylaxe, wenn sich die Säfte allmählich festsetzen teils der Prophylaxe, teils
der Therapie, wenn das Fließen indes seinen Abschluß gefunden hat, bedarf
es einzig und allein der Therapie. Dabei aber bewähren sich, bevor man zur
lokalen Therapie schreitet, zunächst einmal die einfachen Ausleerungen
[κενώσεις], dann das Ableiten der Säfte nach einer anderen Seite hin
[ἀντισπάσις] und das Ableiten über Nebenkanäle [παροχετεύσις]. Die
lokale Therapie erfolgt in Form von Phlebotomie, Schröpfen und Ähnli-
chem, wenn die Krankheit ihren Ursprung aus den Venen genommen hat.
Treibende, abführende Arzneimittel hingegen, Klistiere, Arzneien gegen die

schlechten Säfte im Haupte, Arzneien, durch welche die Feuchtigkeit aus dem Gehirn abgeführt wird, kräftige Ligaturen[230] und Einreibungen mit scharfen Mitteln verwendet man, wenn das Übel außerhalb der Venen entstanden ist.

Hippokrates spricht von einer vollständigen, das heißt stattgehabten Apoplexie und meint, diese sei, wenn sie heftig ist, unmöglich heilbar, wenn sie glimpflich und gelinder ist, nicht einfach heilbar. Als Indiz für einen sehr heftigen Schlagfluß kann die enorme Mühe bereitende Atmung sein, die das Gehirn in Bewegung setzt und vollführt, dadurch daß es die Thoraxmuskeln antreibt. Denn obschon alle übrigen Körpermuskeln bei Apoplexien versagen und sich nicht mehr rühren, werden nun einzig und allein noch die Muskeln, welche der Thoraxbewegung dienen – wenn auch schwierig – ihrer Aufgabe gerecht. Dadurch daß sie sich anspannen und erschlaffen, heben und senken sie wiederum den Brustkorb. Das geschieht infolge der Notwendigkeit der Atmung, durch die die Funktion der Nerven – wenn sie auch behindert und im Abnehmen begriffen ist – gefördert wird. Diese Notwendigkeit ergibt sich daraus, daß das Herz ständig der Abkühlung bedarf, was durch die Ausleitung von scharfen und rußigen Dämpfen und durch das Schöpfen von kälterer Luft geschieht. Ein schlagkräftiger Beweis für die Apoplexie, allerdings für eine weniger schlimme, ist eine schwere, ungleichmäßige, ungeordnete und tiefe Atmung, die abwechselnd stärker und schwächer wird. Je leichter schließlich, je gleichmäßiger und je ruhiger die Atmung ist, desto weniger Gefahr besteht.

Ein heftiger Schlagfluß aber entsteht aus dem vollständigen und vollkommenen Verschluß durch die Fülle von Säften, die gleichzeitig dick oder aufgrund ihrer Dicke langsam und zäh sind. Das Ausmaß des Krankheitsbildes entspricht dabei dem Ausmaß der der Krankheit zugrunde liegenden Ursache. Ein heftiger Schlagfluß macht aber – größtenteils wegen der Gefahr der Erstickung – eine Heilung unmöglich. Denn das Herz stirbt durch eine Unterbrechung der Luftzufuhr schneller als es möglich ist, das Gehirn zu entlasten und von der ganzen Behinderung durch die Verstopfung zu befreien. Denn nur so kann die freie Beweglichkeit des Brustkorbes wiederhergestellt und die Atmung wieder in Gang gebracht werden. Die Heilung erfolgt umso schwieriger, je größer die Menge an Säften und je dicker und zäher diese Säfte gewesen sind, je dichter sie alle Gänge verschlossen hatten

---

230 Der Begriff Ligatur steht in diesem Zusammenhang für Amulette, die man am Leib gegen Krankheiten trägt.

und je fester sie in diesen gesessen hatten. Denn die Säfte bilden eine derart große Masse, daß sie schwerlich schnell verringert und ausgeschieden werden können; infolge ihrer Dicke können sie nicht aus den engen Nasen- und Rachengängen ausgetrieben werden und nach außen gelangen; es ist schließlich auch, weil sie klebrig-zähflüssig sind, nicht einfach, sie von ihrem Platz loszumachen und vorwärts zu bewegen. Auch wenn der Zustand der dieser Krankheit zugrunde liegenden Ursachen dem eigentlich widerspricht und noch keine Indikation besteht, muß man gleichwohl wegen der Heftigkeit und der Ungestüm der Krankheit und der Größe der Lebensgefahr schon gleich zu Beginn Medikamente geben, um das Gehirn, wenn schon nicht zu befreien, so doch wenigstens zu erleichtern, und um das Herz, das von der Erstickungsgefahr bedroht ist, zum rechten Zeitpunkt dadurch außer Gefahr zu bringen, daß man die Überreste der Krankheit ableitet, ausrottet und zunichte macht.

Aber ich spreche ausführlicher als sich das gehört. Eine eingehendere Behandlung des Themas gehört an eine andere Stelle. Ich bitte euch nun, geschätzte Zuhörer, meine Worte entsprechend eurer Treuherzigkeit und eures Wohlwollens mir gegenüber, das ich erfahren habe, gewogen zu betrachten.

6.2 Anhang II – Texte nicht im Corpus Reformatorum gedruckter Reden

De consideratione naturae et de arte medica

Si qui nec ingentem imbecillitatem naturae humanae sentiunt, nec uitae praesidia & adminicula diuinitus & condita & monstrata considerant, & in hac amentia artem Medicam aspernantur: Hos nihilo magis prodest oratione refutare, quàm si quis surdo littori: aut scopulis concionetur. Plerique autem uestrum & nati & educati estis in familijs honestis & benè moratis, ubi uidistis honestissimarum matrum uestrarum officia, in uobis alendis, & fouendis. Vidistis aegrotare seu uos ipsos, seu alios, & cum matrum tum Medicorum, auxilijs morbos seu lenitos, seu depulsos. Postea in consuetudine aliorum hominum qui non beluino more uiuunt, usum artis Medicae uidistis, Et in Academia ueras commonefactiones sepè auditis, non solum de utilitate artis Medicae quae manifesta est, sed etiam de uoluntate Dei, qui & aspici uult naturam, ut uestigia ipsius intuentes opificem agnoscamus, & uult inde sumi auxilia uitae. Talibus auditoribus & grata & utilis erit oratio de consideratione naturae, & de arte Medica. Vos igitur Scholasticos, qui libenter de parentum uestrorum officijs, de honesta uitae consuetudine, de Deo, & de diuinis testimonijs, de uitae ordine diuinitus sancito, de modo quo se Deus nobis communicat, & hanc praesentem uitam regit & tuetur, & donat perpetuam, cogitatis, alloquor. Vosque oro & obtestor, propter gloriam Dei, & propter uestram salutem, ut commonefactiones sumptas ex uoce diuina, saepe multumque apud uos attente consideretis, quia nullius hominis oratione satis exponi potest, quàm magnae res sint agnitio Dei, naturae ordo, vitae gubernatio, remediorum diuersitas sparsa in naturam. Has tantas res velle Deum à nobis considerari nihil dubium est, quarum magnitudo, etsi oratione satis exponi non potest: tamen & iuuenes & senes ad piam & dulcem considerationem qualibuscunque commonefactionibus excitandi sunt, quae non prorsus sunt inutiles. Nam aliquae bonae mentes flectuntur ad has cogitationes & luce ueritatis, & ipsarum rerum pulchritudine. Deinde etsi multi mali & efferi haec contemnunt, tamen & debitum officium est Deo, & ei gratum, nos de ipso testes esse, celebrare ipsum, ostendere sapientiam & bonitatem eius in natura rerum, & in ipsis artibus, in quibus uerè inquit Plato, gratam de Deo famam sparsam esse. Scio multos laudem acuminis vel astutiae potius quaerere uituperatione & artium & aliarum rerum bonarum, ac velut furentes dicere παράδοξα, monstrosa, & turpia, contumeliosa contra Deum & contra homines. Vt Cornelij Agrippae liber continet artium & artificum uituperationem. Et uidemus multos, quorum alij Epicurea, alij Stoica, alij Pyrrhonia deliramenta laudabant, & rixando confirmare conabantur, uidelicet ut aufferent hoc decus ut dicerentur τὸν ἥττω λόγον κρείττω ποιεῖν. Hoc totum uanissimae sapientiae genus fugiamus & execremur, amemus ueritatem, & Deo gratias agamus, quòd & sese patefecit, & in nos ueritatis radios sparsit, qui monstrent & ipsum, & naturae ordinem, & uitae praesidia. Est omnino naturae consideratio per sese dulcis & testimonia de Deo ostendit, etiamsi non accederet utilitas in medicatione: Sed tamen haec manifesta utilitas plures inuitat ad discendum. Prius igitur de utilitate artis pauca dicemus.

Vt autem auxilia artis pluris faciamus omnes, inde exordiar, quod Paulus praecipit honorem tribui corpori.

Huic praecepto diuino parere nos magna cura oportebat, & in tuenda corporis incolumitate, & in depellendis morbis. Et verè utramque artis partem complectitur.

Mirum autem uideri possit, cur Paulus non simpliciter dixerit, uires corporis ordinatis à Deo praesidijs tueri studeatis. Sed addit amplius, iubet corpori honorem tribui: Hic consideremus propriè quid sit honos.

Primus & summus honos Deo propriè debetur, uidelicet agnoscere, & fateri eum esse omnipotentem, immensae sapientiae & bonitatis, ueracem, iustum, misericordem, castum & liberrimum, creatorem rerum omnium, iudicem omnium creaturarum rationalium. Et cum talis sit Deus, uelle nos ei subiectos esse, perfectè obedire ipsius uoluntati, agnoscere & fateri, eum uelle homines seruare, dare bona, & haec ab eo petere & expectare, uelle poenas obedienter sustinere debitas ipsius iusticiae. Talem agnitionem Dei & obedientiam complectitur honos. Tanta est autem amplitudo huius sapientiae & iusticiae, quae nomine honoris comprehenditur, cum dicimus, Deo honorem deberi, ut nullius creaturae cogitatione integrè comprehendi possit. Initia autem discenda sunt, & huius lucis scintillam in nobis esse oportet.

Deinde de rebus creatis, quibus honos debetur, facilior est explicatio. Honos est societas aliqua cum Deo, ut honorem debemus Magistratui, quia societas haec est Dei, & legitimi Magistratus, quòd Magistratus est uox & manus Dei, qui per eos, tanquam per organa ostendit suam sapientiam generi humano, & iusticiam exercet, & conseruat societatem et ordinem politicum. Sic cum dicitur, honorem deberi corpori, societas diuina intelligatur, &

quia in fabricatione corporis multipliciter lucet sapientia, & quia ad hoc conditus est homo, ut sit templum Dei, & corpus sit domicilium & organum diuinarum actionum. Cum filius Dei uoce Euangelij accendit in te agnitionem Dei, & ostendit Patrem, iam verè spargit ipse filius Dei lucem in cerebro tuo, Et adest cum aeterno patre, & simul aeternus Pater & Filius, dominus noster Iesus Christus, effundunt spiritum sanctum in cor tuum, qui accendit motus congruentes legi Dei, id est, conformes ipsi Deo. Regunt autem actiones in corpore humano lux cerebri, & Spiritus qui in corde nascuntur, & ibi uitam accipiunt, & sparguntur in totum corpus, & uiuificum calorem corpori tribuunt. In hac luce & in his spiritibus habitat Deus, & permiscet se spiritus sanctus, spiritibus uitalibus, Talis societas, cum sit tuo cerebro & cordi cum Deo, fatendum est honorem deberi organis Dei, quorum & fabricatio miranda arte à Deo facta est. Sapientissimè igitur inquit Paulus, honorem tribuendum esse corpori, scilicet, quia est templum & organum Dei. Haec causa Paulini consilij multumque consideranda est.

Peccant autem & contra praeceptum Decalogi: Non occides, & contra hoc Pauli dictum, qui uolentes laedunt corpora, siue inedia nimia, siue illuuie, siue intemperantia, siue in morbis contemptu remediorum, & medicationis. Ac caetera minus saepe accidunt. Intemperantia saepius nocet, nec tantum corpora interficit, ut dici solet: Plures necat crapula, quàm gladius: sed quotidiè plurimos trahit in manifesta scelera, & in plurimis impedit deliberationes necessarias in gubernatione, & in multò pluribus precationem & cogitationes de Deo. Multa sunt conuiuia similia conuiuiorum, in quibus Centauri & Lapithae inter se dimicarunt. Multi ebrij ruunt in libidines, ut dicitur: Et Venus in uinis, ignis in igne furit. Sed non solum haec atrocia scelera uitanda sunt, sed impediuntur precationes, & deliberationes quotidiana intemperantia, de qua loquitur Propheta: Ceperunt principes furere uino.

De his quotidianis malis nunc loquor. Manifestum est in Cerebro magna copia fumorum statim in praesenti ebrietate impediri cogitationes. Nec existimes mox post ebrietatem fumos sine laesione cerebri exhalare: Sed manet quasi fuligo adhaerescens cerebro, & lucem extinguit, & materia est apoplexiae, & multorum morborum sequentium, ut in caminis haeret fuligo. Recte igitur dicit Seneca: Consuetudine insaniae uicia durata, uino concepta, etiam sine uino ualent. Nam fuligine illa squalida & tenaci, quae haeret in cerebro, hebetatur cerebri κρᾶσις, & fiunt caliginosi Spiritus. Praeterea in corde spiritus inflammantur, & accendunt errantes affectus, iram, mores, & multiplices furores. Qualis autem potest esse actio filij Dei & spiritus sancti in illa fuligine cerebri, et in tam uarijs & rapidis motibus, ac uelut Euripis cordis? Ideo Petrus inquit, Sitis lobrij ad precationes. Et Paulus inquit: Ne fiatis ebrij uino, in quo est ἀσωτία, id est, quo cogitationum, consiliorum, morum ordo turbatur, Et sequuntur in actionibus petulantia & ferocia. His uicijs impediri actiones diuinas manifestum est. Cogitemus autem quàm sepè omnes tali intemperantia peccemus, quae precationes impedit. Quomodo alloqui Deum potes, cum cogitatio passim uagatur, nec commoratur in consideratione diuinorum operum, & praesentia Dei, & cor ardet seu ira, seu libidine? Haec impedimenta ostendunt, quantum malum sit intemperantia, quae cum insuper etiam adfert morbos, & paulatim extinguit naturae robur, cumulantur priora peccata parricidio. Haec tanta mala uult uitari Paulus, cum iubet honorem haberi corpori. Considerate igitur & uestros mores & aliorum consuetudinem, Et cogitatione mandati diuini sibi quisque frenum inijciat, ne intemperantiae indulgeat. Quid est melius quàm esse domicilium et templum Dei? Quid tristius, quàm extinguere lucem filij Dei in mente, & impedire ac excutere ex corde rectorem Spiritum sanctum? Cum inquit filius Dei: Non eijci Daemones, nisi ieiunio & precatione, adiungit expresse ad precationem, temperantiam. Significat igitur helluonum & ebriorum precationem inane murmur esse. Haec saepe cogitanda sunt, ut eò magis amemus temperantiam, ut et libentius Deum alloquamur, & precatio sit ardentior & foelicior.

Tantum de Pauli sententia dixi, quae iubet honorem tribui corpori, quam cum nullius eloquentia satis exponere possit, uos utcumque commonefacti, apud uos eam saepe considerate, & ut in dignitatem corporis, et opera Dei in corpore uestro melius intelligere discatis, & ut peccata quae destruunt hoc domicilium Dei, maiore cura fugiatis. Pertinet autem ad fouendum corpus etiam Medicatio, quae est praesentium morborum depulsio. De hac facile intelligi potest non tribuere honorem corpori, ac parricidas esse sui corporis aegrotos, qui aut nolunt uti ope medica, aut Medicis non obtemperant. Sicut cibum & potum condidit Deus ad hunc usum, ut per haec bona alantur corpora, & uita conseruetur ad certam metam: ita condidit remedia, & monstrauit artem Medicam, ut morbi depellantur. Si non in omnibus, at in his, quibus uult uitae spacia longiora concedere, quos quidem uult nihil facere contra hunc ordinem, quem instituit. Vult nos remedijs uti, ut cibo & potu. Sicut inquit Siracides: Deus creauit ex terra remedia, & et uir sapiens non respuet ea. Iubet uti remedijs, & causam addit, quia Deus ad hunc usum ea condiderit: Nosque de ordine commonefacit, quem Deus instituit. Ordinem uero diuinum aspernari καὶ θεομαχεῖν, furor est similis Gigantum insaniae, qui armis perfodere coelum conati sunt. Sapienter autem Isacides [sic!] utrunque iubet coniungere, precationem & remedia. Non casu ex Democriti atomis, uita, sensus, motus, noticiae, ratiocinatio oriuntur. Sed miranda arte & condita sunt omnia mundi corpora, & tantisper uita nostra seruatur, donec eam fouet Deus, sicut scriptum est: In ipso sumus, uiuimus, & mouemur. Fouet autem causis Physicis quas condidit, quas & liberrimè adiuuat, quantum ipse sua arcana sapientia decreuit. Iubet igitur haec coniungi, petitionem auxilii diuini, & remediorum usum. Ora Deum, & Medico tribuas locum.

Haec cum diuinitus praecepta sint, illam Giganteam sapientiam fugiamus, quae Deum, qui vitae praesidia condidit, & usum monstrauit, aspernantur. Nec prolixius dicam de re manifesta, uidelicet de remediorum et artis utilitate, seu necessitate. Nunc pauca dicam de dulcedine doctrinae, & de disciplina.

Primùm nihil dubium est, ualdè confirmari adsensionem de Deo & de prouidentia, cum aspicitur ars in tota rerum natura, distinctio primorum corporum, lucidorum & obscurorum, positus coeli, aëris, aquae, terrae, leges motuum coelestium, fabricatio hominis, & in nobis aeternae noticiae, discernentes ordinata, & non ordinata, recta, & non recta, & insitus dolor conscientiae qui uelut carnifex sceleratos puniat, & sit testis iudici diuini: Foecundatio terrae annua, nutricatio, morborum remedia, in quibus talis est ars, ut alia alijs membris consulto attributa sint. Et experientia, cum ordine adhibentur, efficaciam non dubiam ostendit, ut consilium Dei & prouidentiam in tali distribuitione remediorum agnoscere possimus, ut uerè inquit Stigelius: Praesentemque refert quaelibet herba Deum. Multum autem ad disciplinam & modestiam conducit, his testimonijs in natura confirmatam esse adsensionem de prouidentia, & legis diuinae reuerentiam. Adsuefiunt etiam iuniores ad ueritatis amorem, hac ipsa naturae consideratione. Vnde uero est illa in Ecclesiis rabies? quae manifesta mendacia propugnat, & addit sophistice horribilem crudelitatem, & quae tonat & fulminat, καὶ κυκᾶ πᾶσαν ἑλλάδα, nisi ex audacia illorum, qui cum non sint adsuefacti ad curam inquirendae ueritatis, impudenter dicunt quicquid libet, & seruiunt alij alijs affectibus, & alia habent theatra.

At naturae consideratio, & ad reuerentiam diuini ordinis nos deducit, & ad agnitionem nostrae infirmitatis. Et cura inquirendae ueritatis diligentiam, contritionem, & modestiam adfert. Hic etiam dicerem, quantum opus sit naturae consideratione in doctrina Ecclesiae, nisi scirem eam commonefactionem in hac schola saepè repeti. Non alia propior pictura Dei est in uniuersa natura, quàm in homine sunt haec tria: mens, λόγος, πνεῦμα. Etsi in homine quoque haec admirandae res non penitus perspiciuntur: tamen physicus propius uidet discrimen, quàm indocti, & insulsitas multorum interpretum ostendit, quantum intersit inter doctos & indoctos. Quoties item in grauissimis materijs opus est distinctione potentiarum animae? De his quid dicet ignarus physicae & anatomicae doctrinae?

Sed de his utilitatibus physicae doctrinae saepè aliorum auditis commonefactiones longiores. Profectò tanta est dignitas, & tam multiplex utilitas considerationis naturae, ut nullius creaturae cogitatio aut eloquentia tantam amplitudinem complecti possit. Partem aliquam cernimus, & laeti Deo conditori naturae gratias agimus, quòd & sese nobis patefecit in fabricatione pulcherrimorum operum mundi, & nos condidit, & dedit uitae praesidia, & quotidie nos benignissimè fouet, quodque ut genus humanum seruet, massam nostri generis filium adsumere uoluit, quodque doctrinam de natura rerum, & de sua uoluntate nobis tradidit. Ac oro eum toto pectore, ut propter filium nos seruet, protegat & gubernet, nec sinat doctrinarum suarum lucem extingui: sed seruet aliquos honestos docentium & discentium coetus, consilia etiam & dextras medicantium gubernet. Dixi.

Oratio de arte medica et cura tuendae valetudinis

Meminerunt aliqui ex vobis initia mutationis doctrinae in Ecclesia: qui cum omnium certaminum seriem sciant, quae carissimus Pater meus sustinuit, & considerare possint, quantas controuersias ordine exposuerit, & quos furores fanaticorum & seditiosorum hominum represserit, multa sumere testimonia ex ipsa historia possunt, quae ostendunt, & mentem & vocem carissimi Patris mei, in hac mutatione Ecclesiae, diuinitus gubernatam esse. Sed maximè perspicuum testimonium est consensus manifestus cum scriptis Propheticis & Apostolicis, & Symbolis. Certum est igitur, non casu, non humanis consilijs, tenebras priorum temporum depulsas esse. Quare grati & agnoscamus & celebremus Dei beneficium, & Deo gloriam muneris immensa bonitate dati, tribuamus: sicut scriptum est: Sedet ad dexteram aeterni Patris Filius Dei dans dona hominibus, pastores & Doctores, &c. Sed tamen bonae mentes etiam gratam memoriam retinent mei Patris, quem Deus organum esse huius tanti operis voluit. Spero igitur profuturam mihi esse, ad impetrandam beneuolentiam vestram, carissimi Patris mei recordationem. Perficiam verò & ipse omnibus officijs, quae ego quidem praestare possum, ut studia vestra & amicitiam tuear. Eò autem hûc accessi libentius, quia cum carissimus Pater meus annos octo & triginta, apud Illustrissimos Electores, Duces Saxoniae, horum Illustrissimorum Principum, Ducum Saxoniae, qui hanc oram tenent, Patruum magnum, Auum, & Patrem ita vixerit, ut eum valde dilexerint, & periculorum ipsius socij fuerint, nec sine magnis curis eum in gestenda cruce adiuuerint: spero eis etiam ipsius posteros curae futuros esse, meq; reuerenter eis commendo. Haec initio praefatus sum, ut, cognita mea opinione de vestra beneuolentia, maiore studio me audiatis, Voluit autem Pater meus ut ad Ecclesiae doctrinam adiungerem Medicam, quod haec sapientia non solum valde officiosa sit erga homines, sed etiam commonefactiones plurimas de Deo, de miserijs humanis, & de Inuouatione contineat: Quas ob causas & sapientissima vetustas, Abrahae, & eius posterorum, doctrinam Ecclesiae, & artem Medicam coniunxit. Norant & Pater meus & carissima Mater plurima remedia & multis feliciter opitulati sunt. Pater saepe impertiuit remedia alijs, ad pellendos saevissimos calculos: Mater non solum in mulierum morbis, consilio & medicatione, multis opem tulit: sed etiam viris aliquoties pleuritides dissoluit. Haec multis nota sunt. Itaq; parentum & cohortatione & exemplo hanc artem & amare & discere caepi, ac Deum fontem sapientiae, & remediorum conditorem, & artis monstratorem oro, ut me & in docendo, & medicando gubernet: Diligentiam certè & fidem vobis promitto. Cum autem inchoanda sit praelectio, aliquid etiam de artis dignitate dicendum est. Nec laudabo nostram artem vituperatione aliarum, ut saepè faciunt stulti & mali. Omnes artes, quae sunt hominum vitae necessaria, radij sunt diuinae sapientiae, sparsi in mentes humanas, ut sint testimonia de Deo, & ut sint adminicula vitae. Quare multi & magni multarum artium usus sunt. Est autem utilitas Medicae artis manifesta in omnibus partibus, in diaetetica, prophylactica, & therapeutica. Est & ipsa utilitas testimonium de Deo, quia ostendit Deo curae esse homines, cum tanta arte cibos, & remedia diuersissimorum morborum & ordinauerit, & distinxerit. Deinde tota fabricatio humani corporis, ciborum & remediorum distinctio; & diuersae in remedijs vires, quorum alia alijs membris singulari cura attributa sunt, ostendunt hunc mundum non casu ex Democriti atomis confluxisse, sed esse mentem aeternam, quae miranda arte & oeconomia, res omnes condidit & distribuit. Haec consideratio mentes hominum abducit ab Epicureis furoribus, & conuincit omnes, qui utcunq; iudicare possunt, ut fateri cogantur, esse mentem Architectatricem sapientem, beneficam, & amantem genus humanum, & illi Domino obtemperandum esse, iuxta eas leges, quas humanis mentibus impressit, à quibus vult cognosci. Est igitur excellens sapientia, haec fabricationis corporum humanorum & aliarum rerum aspectio, & grata Deo, & utilis moribus. Ac debebat haec ipsa causa, ut confirmaretur assensio de conditore, plurimos ad hanc doctrinam attrahere: Sed amor sordidarum voluptatum corporis arcet hanc cogitationem, & vix utilitate mouentur homines ad colendas artes. Ac, ut de alijs artibus non dicam, necessitas manifesta est artis Medicae in tuendis hominum corporibus inde usq; à formatione faetus in utero cum est ἔμβρυον: Et tamen huic arti debitus honos â paucis tribuitur, multò pauciores etiam ei obtemperant. Ante morbos ruunt homines, non solum quâ trahit cupiditas: sed multo magis, quò impellunt viciosissimi mores; & morbos sponte accersunt, & sunt parricidae propriorum corporum; ingluuie & libidinibus extinguunt vires ventriculi, epatis, cerebri, pulmonis, pectoris & aliorum membrorum. Deinde in ipsis morbis non patiuntur medicas leges, sed quae in praesentia delectant, ea auidè ingerunt & hauriunt. Nec fit hoc naturae infirmitate, sed multò magis contumacia voluntatis, mala consuetudine confirmata. Optandum igitur esset multos utilitate artis medicae moueri, ut eam audirent, & legibus eius parerent. Haec disciplina & vitae plurimorum spacia dulciora & longiora adderet, & prodesset moribus, & conduceret ad intentionem in inuocatione Dei. Ac praecipi hanc diligentiam à Deo manifestum est. Iubet Paulus honorem haberi corpori; qui singulari consilio hoc modo loquitur. Non ait, ut alij: cauete ne laedatis corpora; tribuite corporibus necessarium victum, et necessarium quietem; Haec praecepta saepe repetuntur: Sed ipse maius quiddam hic praecipit, cum iubet honorem tribui. Quid igitur sit honos sapienter considerandum est: Cuicunq; rei post Deum tribuitur honos, tribuitur propriè ob hanc causam, quod sit organum Dei, ut: Magistratui honos tribuendus est, quia hic gradus diuinitus ordinatus est, et ita est salutaris, cum â Deo adiuuatur. Sic intelligas corpori tuo honorem deberi, non solum quia ars fabricationis diuina est: sed multò magis, quia ad hos usus à Deo conditum est, ut sit templum et organum Dei. Vult Deus lucere in tuo cerebro, vult in corde tuo suos motus accendi, et vult in cogitationibus tuis â te conspici, vult miscere spiritibus cordis tui flammas sui Spiritus, de quo dixit: Effundam de meo Spiritu super omnem carnem; Vult auribus accipi vocem suae doctrinae, vult oculis conspici sua testimonia. Ad hos usus praecipuè condita sunt humana membra, quibus Deus vult hunc honorem tribui, ne violentur, cum sint templa Dei. Cogitemus igitur, quanta scelera sint, vel ante morbos excutere Deum, & petulanter accersere causas destructionis, vel in morbis non adhibere remedia, ut templum Dei restituatur. Languefacto cerebro, quae possunt esse de Deo cogitationes? quae inuocatio, si non sit intenta cogitatio in Deum? Quae possunt esse de officijs, quae Deus tibi mandauit, deliberationes? Quomodo cor & caetera membra exequi officia mandata possunt, cum aut sordidis voluptatibus aut morbis impediuntur? Quid fuit pulchrius Dauide praeliante cum Goliath? Tunc enim cum, rectè valens, verè esset templum Dei, cerebrum cogitans de Deo, plenum erat luce diuina: cordis spiritibus permixtus erat Spiritus Dei, & hic spargebatur in omnia membra, eâq; corroborabat, ut ferre illam tantam molem possent. Hic idem quam turpis fuit, cum se obscaenis voluptatibus contaminauit, & animi & corporis vires debilitauit, excusso Deo: Quare cum seuerissimè prohibeat Deus laedi corpora, & prohibeat ob hanc causam, ne organa ipsius & templa violentur, cognoscenda & amanda est ars Medica, quae & ante morbos, ordine regit corpora, & in morbis restituit: eamq; ob causam alibi praeceptum est: *Honora Medicum: Nam propter neceßitatem eum Deus creauit.* Dicit, non superuacaneum esse Medici usum, aut deliciarum causa tantum adhibendum, sed praecipit ut eo utaris tanquam necessario praesidio diuinitus dato. Sed qualis sit multorum barbaries videtis: Sani derident totum vitae ordinem, quem ars ostendit: Aegroti aut non adhibent Medicos, aut serò vocant: Et innumerabiles homines hac negligentia pereunt, quae grauiter offendit Deum. Si qui conualescunt, adiuti Medicorum ope, postea ingrati rursus contemnunt & artem & Medicos. Monet autem Syracides, Dei opera esse utraq;: & remediorum vires, et felicem Medicum. Aspice res nascentes, et considera, quanta arte singulis morbis certa remedia Deus conditor opposuerit, & certis membris certa praesidia attribuerit. Memini honestam Matronam diu laborare periculoso matricis morbo: Tantum iubebat Medicus Libanotidem in vino coqui, & eo vino tanquam potu uti, quod cum faceret matrona, feliciter conualit. Vidi feliciter liberari Pleuritide utentes tantum succo foliorum Chamaeleontis. Quam gratae sunt herbae Epati κιχώριον & absinthium? Pulmoni Hysop, praesium γλυκυρρίζα, Spleni Phyllitis? Meo Patri lenissimè pellebat calculos puluisculus ex succino Prussiaco. Et scio multis idem remedium ab ipso datum profuisse. Sunt & certae vulnerariae, ut Lysimachia, Achilleis, consolidae. Sunt & quae contusis ossibus & neruis propriè medentur, Malua, Althea. Deniq; distributio remediorum adeo artificiosa est, ut clarissimè conuincat humanas mentes, hanc rerum naturam non casu, sed mirando consilio Dei conditam esse. Dulcissimè Stigelius scripsit:

Praesentemq; Deum quaelibet herba refert. Nec vero Syracides remedia tantum ait â Deo condita esse: sed etiam Medicum. Deus enim Autor est dissimilium artificum, & alijs alios motus ingeniorum tribuit. Esse sagacem & felicem Modicum, Dei dona sunt: ut cum Hippocrates depulit pestilentiam à Thessalia, syluis incensis, ita ut flamma & venti aërem Atticum pellerent. Memini laboranti insomnia, tantum ex frigiditate ventriculi & cruditate, dari â coena Iulep: quo cum morbi augerentur, fiebat malum atrocius. Admonitus aegrotus, remotis frigidis, opposuit calida cruditati: ita redijt somnus, & multos annos postea vixit ille homo, & commonefactus de causis, bonam valetudinem retinuit, etiam in longa senecta. Carissimo Patri meo iter facienti ad Smalcaldiam dabantur pellentia calculum, cum esset asperrimum frigus: remedia mouebant materiam, quae cum copiosè confluxisset, fiebat maior obstructio, quam & frigus augebat. nullam igitur urinam dies totos vndecim emisit, cum quidem Medici multa tentarent. In hoc tanto periculo, tantum diuina ope seruatum esse comperimus. Nam, contra aliorum omnium consilia jussit se auehi. In ea vectatione & quassatione meatus patefacti sunt, & erupit copiosè urina cum calculis. In tantum periculum venerat meus Pater, intempestiuè in frigore sumptis pellentibus calculum. Nec dubium est, multa errata accidere non consideratis morborum causis ex ijs circumstantijs, quarum obseruatio necessaria est. Nec diligentia humana, nisi diuinitus adiuuetur, pericula tam multa praeuidere potest; ut in bellis

Ducum sapientia & diligentia sine Deo non potest omnia pericula cauere. Adferat igitur artifex ad medicationes non solum eruditionem, experientiam, sagacitatem: sed etiam inuocationem Dei, ac petat à Deo consilia monstrari, & regi dexteras, & iuuari ipsa remedia, quorum ἐνεργείαι sunt à Deo conditae, & ita vigent, cum à Deo adiuuantur. Deniq; sciamus, & Medici & Aegroti, opus Dei esse vitam ipsam, sicut scriptum est: In Deo sumus, vivimus, et mouemur: et petamus & expectemus ab ipso conditore vitam, & simul ordinem, quem instituit, diligenter seruemus. Simus memores diuini mandati: *Honorem tribuito corpori.* Non violes templum Dei accersendis & augendis periculis, neglecto vitae ordine, vel ante morbos, vel in morbis. Haec qui cogitat, Medicam artem & diliget, & magnifaciet, & in ipsa remediorum consideratione Deum conditorem agnoscet & grata mente celebrabit, &, cum praeceptis artis obediet, fruetur his magnis commodis; minus aegrotabit, & aegrotus facilius depellet morbos. Ita, cum erit valetudo firmior, non solum vita ei dulcior erit, sed etiam labores necessarios priuatim & publicè melius sustinere poterit, &, quod multò maximum est, in maximarum rerum deliberationibus, & in cogitationibus de Deo & in jnuocatione minus impedietur. Valde grauis sarcina est, & magna remora mala valetudo. Vt, quis usus est in bello Ducis aegroti, seu cuius est incerta valetudo, seu cuius corpus non est laboris patiens, qui non inspicere loca, non occurrere periculis potest? deniq; cuius cogitationes morbis impediuntur? Hanc aegroti Ducis imaginem nobis, etiam in priuata vita, proponamus. Nam eodem modo, in singulis, morbi necessarios labores multos impediunt, & vitam efficiunt molestam & miseram; quod ne fiat, primum à Deo bonam valetudinem & vires corporis integras petamus, deinde & nos diligentiam, & artes adhibeamus, quas adhiberi jussit, & grati Dei beneficijs utamur, & autorem celebremus. Dixi.

Explicatio Aphorismi XIX. Hyppokratis, de victus ratione in morbis acutis, recitata à clarissimo uiro Andrea Rosa Suinphordiano

Honestissimum est, quae à maioribus sapienter & cum ratione constituta, & longi sunt temporis usu publico celebrata atque conseruata, quaeque inueteratae ac laudatae consuetudinis quasi testimonio commendantur, ea studiosè colere ac tueri, praestareque, ne aut penitus intermissa suo loco ac tempore, aut paulatim usurpari desita ac neglecta, excidant tandem usu publico, & ex hominum memoria euanescant. Etsi itaque non ignarus infantiae meae atque imbecillitatis, maluissem hoc in loco tacere prorsus, tamen cum me consuetudo scholae & praeceptorum autoritas cogat aliquid dicere, omnino, aut nouo exemplo labefactare leges receptae & probatae consuetudinis, aut refragari mandatis eorum, quibus debeo omnia, mihi non fuit integrum, praesertim cum & officij atque obedientiae erga leges publicas ac praeceptores maiorem esse laudem quàm eloquentiae hac in parte mihi omnino persuadeam, & hoc dicendi munus meminerim subire me commune cum multis alijs, qui ex eodem loco eadem conditione uerba fecerunt: & quae sit humanitas uestra atque aequitas praeceptores clarissimi ac perpetua fide ac ueneratione colendi non ignorem: de qua cum mihi pollicear omnia, confido uos ea patientia & facilitate audituros esse, quod à me proferetur, qualecunque hoc fuerit, et quantumuis tenue atque inelaboratum, qua audiuistis ante me alios, idque ut faciatis, uos pro perpetua mea erga uos obseruantia & memoris ac grati animi affectione oro.

Argumentum de quo dicturus sum usitato more scholae, desumpsi ex quarto libro Hippocratis de ratione uictus in morbis acutis. Extat in illo libro de Phlebotomia sententia, quae uniuersum huius usum in morborum acutorum medicatione complecti, & usurpationis rationem ac momenta demonstrare uidetur atque explicare. Verba haec sunt. In morbis acutis uteris phlebotomia, si morbus uehemens fuerit, si aetas ἀκμάζουσα & uigens florensque, si robur adfuerit uirium. Phlebotomiae omnis scopum κένωσιν esse, ut φαρμακείης κάθαρσιν, & ipsam phlebotomiam κεναγγίαν esse, qua qui uenis continentur ac uehentur humores, educuntur, non autem uel effusi ex uenis in quaecunque caua corporis spacia, uel extra uenas collecti ac coaceruati in uentriculi ampla cauitate, intestinorum ductibus, pulmonis bronchijs, cerebri sinibus & anfractibus, glandularum raris ac spongiae instar hiantibus poris, conuenit inter omnes. Scopus autem euacuationis quam molitur φλεβοτομία, dirigitur uel ad προφυλακτὴν, qua quae impendent aut toti corpori aut certis partibus affectiones ex affluxu & aggestione uel redundantia humorum, qui depelli ex uenis consueuerunt, horum detractione anteuertantur, arceantur ac praecidantur: vel ad θεράπευσιν. Illa nunquàm morbum praesentem, sed imminentem tantum ac uelut minitantem naturae, & nisi eruptio prohibeatur, oboriturum. Haec autem excitatum iam & corpus infestantem atque confirmatum, aut oborientem ac paulatim magis magisque augescentem nondum absolutum tamen, aut ex interuallo reuertentem morbum & affligentem per circuitus respicit. Morbum haec autem non discutit nec aufert, sed causam amouet & extirpat, à qua morbi origo est. Humorem enim exhaurit, qui uel si haesisset in corpore diutius, morbum fuisset aut pariturus aut exasperaturus aut prorogaturus, uel qui morbum iam facit auget & aliqua ex parte fouet. At in humore morbus nullus est, sed tantum αἴτημα νοσῶδες. Nec quod humori inest uicium morbum est. Nam morbus partium est seu διάθεσις seu, πάθος παρὰ φύσιν, non humorum, quod ille harum actiones primò laedit ac per se, humor non primò nec per se, sed per impressam διάθεσιν νοσώδη. Ciet itaque humor morbum uel ut προηγούμενον αἴτιον, vel ut συνυχὲς [sic!] δυνάμει aut ἐνεργείᾳ. Quare non tam à morbo, quàm humoris morbum facientis aut facturi natura, motu, conditione, meatibus per quos fertur, partibus à quibus & ad quas propulsus fluit, sumitur scopus euacuationis, quae fit per phlebotomiam. Quae uniuersum corpus aequabili succorum redundantia grauatum exonerat, ut in plethora, καθολικοτέρα est. Quae certos morbos & partes certas alleuat, euacuatio est ἀπὸ μέρους. Qui itaque incisione uenae extrahi postulat humor, siue ex eo gigni morbus coeperit, siue constiterit ex eo iam & radices egerit, siue nondum sese exerat, talis inquam omnis aut quiescit totus adhuc in uenis, aut in motu est, aut partim in motu est, partim ex fluxu iam constitit, aut totus constitit. Quietum humorem, siue uenas totius corporis occuparit, siue in certarum redundet partium uasis, φλεβοτομία κενωτικὴ educit simplici euacuatione, respiciente tamen aut totum corpus, aut partes in quibus redundat, & habet is ferè ad morbum rationem causae antecedentis. Impulsum ac fluentem ἀντισπαστικὴ reuellit et retrahit, ne in eam influat partem, in quam fertur. Infusum partim, partim adhuc influentem membris, coniuncta ἀντισπάσει παροχέτευσις deriuat in loca propinqua. Ex fluxione iam collectum & firmatum, quem uocat Galenus τὸν κατασκήψαντα, id est, illisum iam & impactum in membra παροχέτευσις tanquam συνεχὲς αἴτιον ex parte affecta euacuat. Sed tales humores omnes in ipsis adhuc haerent uenis, quibus quàm primum exciderunt, ut cum tumores in apostemata degenerant, non fit regurgitatio, nec resorbentur elisi humores ulla uel reuulsione vel deriuatione. Medetur ergo phlebotomia morbo excisione causae efficientis morbum δυνάμει uel ἐνεργεία, quod & tempora differunt morborum, qui de humorum confluxu nasci consueuerunt, ut sunt tumorum genera praeter naturam, febres & alij morbi: & praecipitur, ut fiat κατ' ἴξιν seu κατ' ἐυθεῖαν [sic!], hoc est, ut eo trahantur humores euacuandi, quo natura ipsa deriuaret ac duceret, Ad meatus scilicet positu rectissimo & oportunissimo affectae parti respondentes. Cum ergo Hippocrates morbis acutis iubet mederi Phlebotomia, si morbus sit uehemens, si uigeat aetas, si robur uirium adsit: complectitur praecipuas ἐνδείξεις omnes, quae demonstrent, quando Phlebotomiae usus concedatur. Primum mentione acutorum non excludit longos & Chronicos morbos, sed meminit acutorum tantum, quia de his solis eo tractatu agere ei propositum fuit.

Acutos morbos uocat, qui tales sunt uel propter calidorum humorum in corpore redundantiam, & inflammationis uehementiam ac malitiam putredinis quae accedit, ut sunt ardentes febres, uel & propter hos & propter praestantiam loci affecti, ut sunt anginae, pleuritides, peripneumoniae, phrenitides, apoplexiae, quarum haec sine febre est, reliquas febres comitantur. Et facit Hippocrates morbos alios ὀξεῖς ἁπλῶς, acutos simpliciter, alios ἐκ μεταπτώσεως, alios κατοξεῖς seu peracutos. Morbi appellatione in genere complectitur & morbum & morbi causam, ac ἰσχυρὸν νόσημα uocat, quod à magna cietur causa: Et morbum nominat non caussam, tum quòd à morbi cognitione ordimur, & inde ad caussae comprehensionem deducimur, tum quod θεράπευσις ad morbum dirigitur, etsi morbum non semper per se tollit, sed saepe abscissione caussae, ut in ijs morbis, qui ex fluxionibus oriuntur. Sic pleuritidis, anginae, sic arthriditis, sic apoplexiae curatio instituitur, ut antequam fit morbus, κένωσις simplex, cum coepit fieri, ἀντίσπασις, cum constitit, παροχέτευσις usurpetur, cum ex parte firmatus iam est, partim fit ἀντίσπασις & παροχέτευσις coniunguntur. Sic in putridis febribus phlebotomia utimur, ut τὸ προηγούμενον αἴτιον, id est, humores δυνάμει putres euacuemus, ne plus attrahatur materiae ad focum putredinis. Ipsam ἐνεργεία putrem materiam, quae febrilem aestum incendit & fouet in paroxysmo, non educimus, sed ardet illa donec ui flammae consumpta deflagrat, & à natura excutitur. Quae de aetate & uirium robore addit, plana sunt & antea explicata. Coniungi autem has ἐνδείξεις uult, & considerari an consentiant, ae Lege, ut si una earum phlebotomiam suadeat, refragentur aliae, non concedat phlebotomiae usum.

Sed desino haec prolixius persequi, & peto, ut quae de sententia aphorismi, propositi disserui quam potuit à me fieri commodè in hac temporis breuitate, boni consulatis. Dixi.

6.3 Anhang III – Kurzbiographien der Redner

Sebastian Dietrich[1] [Theodoricus, Winshemius] stammt ebenso wie sein Schwiegervater Veit Oertel aus Windsheim in Franken. Er immatrikulierte sich 1537 an der Leucorea und blieb ihr bis an sein Lebensende 1574 treu. Sein Interesse galt zunächst der Philosophie, der Mathematik und Physik. Im September 1544 promovierte er zum Magister. Seine Interessenverschiebung läßt sich am 1545 erfolgten Eintritt in die medizinische Fakultät ablesen. Bereits 1545 im Gespräch um die Professur in der niederen Mathematik erhielt er den Lehrstuhl schließlich 1550 nach dem Weggang von Johannes Aurifaber, der fünf Jahre zuvor den Vorzug bekommen hatte. Zu dieser Zeit hielt er bereits Vorlesungen über Medizin (u.a. über Melanchthons De anima und über eine verschollene medizinische Propädeutik Augustin Schurffs). Als Professor mathematicorum inferiorum las er wiederholt über Peucers Algebra, die Arithmetik nach Gemma Frisius sowie über Kosmographie und Himmelskunde. Am 24. Januar 1560 übertrug man ihm den Lehrstuhl für höhere Mathematik. Dietrichs Interesse galt nun vor allem Peuerbach, Euklid und Ptolemäus. Als Krönung seiner Bemühungen um die Medizin promovierte er 1571 unter Peucer zum Dr. med. und übernahm noch im selben Jahr in der Nachfolge von Paul Heß die professio tertia in der medizinischen Fakultät. Er starb am 4. Oktober 1574 in Wittenberg. Sebastian Dietrich publizierte 1563 ein Compendium logisticae astronomicae und im folgenden Jahr die unter dem Einfluß Peucers stehenden Novae quaestiones sphaerae, die mehrfach aufgelegt wurden (vgl. VD 16, D1539–1546).

Als Kind armer Eltern wurde **Melchior Fend**[2] 1486 in Nördlingen geboren. Nach dem Schulbesuch in seiner Heimatstadt und in Göttingen (ab 1501)

---

1 Jöcher, Christian Gottlieb, Allgemeines Gelehrtenlexikon Bd. IV 1751. Müller, Nikolaus, Philipp Melanchthons letzte Lebenstage, Heimgang und Bestattung nach den gleichzeitigen Berichten der Wittenberger Professoren, Leipzig 1910. Kaiser, Wolfram, Ärzte und Naturwissenschaftler im Kreise um Luther und Melanchthon, in: Medizin und Naturwissenschaften in der Wittenberger Reformationsära (hrsg. von Kaiser, Wolfram und Völker, Arina), Halle/Saale 1982, 127–165. Friedensburg, Walter, Geschichte der Universität Wittenberg, Halle/Saale 1917. Koch, Hans-Theodor, Melanchthon und die Vesal-Rezeption in Wittenberg, in: Melanchthon und die Naturwissenschaften seiner Zeit (hrsg. von Frank, Günter und Rhein, Stefan), Sigmaringen 1998, 203–218.
2 Rotermund, Heinrich Wilhelm, Das gelehrte Hannover Bd. II, Hannover 1823. Jöcher Bd. II 1823. Friedensburg 1917. Kaiser 1982. Clemen, Otto, Der Wittenberger Medizinprofessor Melchior Fend, in: Sudhoffs Archiv 29 (1936), 334–340.

bezog er 1504 die Universität Leipzig, wo er zunächst Theologie studierte und dann zur Medizin überwechselte. Fend gehörte dort zum Schülerkreis des von ihm hochverehrten Medizinprofessors Simon Pistoris. Am 22. Juli 1513 schrieb er sich in die Matrikel der Leucorea ein und wurde am 14. Februar 1519 zum Magister in Philosophie promoviert und als solcher 1523 rezipiert. Er hielt philosophische Kollegien und studierte nebenbei – wie das damals durchaus üblich war – Medizin. 1517 wurde Fend Rektor an der Schule in Torgau, 1519 übernahm er das Schulrektorat in Plauen. Der Grund für seine Rückkehr nach Wittenberg 1523 ist nicht bekannt. Fend wirkte fortan als Magister in der Artistenfakultät, wurde schließlich 1527 städtischer Armenarzt in Wittenberg und muß wohl noch im selben Jahr vor der Pest aus der Stadt geflohen sein. Sein Weg führte ihn über das Schulrektorat in Göttingen (ab 1527) 1529 wieder auf seine alte Stelle nach Wittenberg zurück. Am 23. Januar 1531 wurde er unter Schurff Lizentiat der Medizin. Fend konzentrierte sich in der Folgezeit hauptsächlich auf die Medizin, disputierte zwar noch in der Artistenfakultät, teilweise aber über ausschließlich medizinische Themen (1536 Über die Temperamente, 1538 Über die Entwicklung des Fötus im Mutterleib). Seine Bewerbung um die zweite medizinische Professur 1536 scheiterte jedoch noch, den Vorzug erhielt Milich. Eineinhalb Jahre nach der Promotion zum Dr. med. unter Milich (3. Juli 1543) übernahm er 1545 in der Nachfolge von Georg Kleinschmidt – Curio – aus Hof die dritte medizinische Professur. 1553 war er Rektor der Leucorea. Fend las vorwiegend über die Araber und beschäftigte sich mit Anatomie. Er starb – im Alter infolge zunehmender Blindheit zur Aufgabe seiner Vorlesungen gezwungen – am 8. November 1564. Mehr pädagogisch und praktisch tätig hinterließ Melchior Fend keine Schriften. Einige von ihm rezitierten Reden Melanchthons sind im Corpus Reformatorum abgedruckt[3].

Über **Johannes Hermann**[4], den späteren Schwiegersohn seines Landsmannes Melchior Fend, herrscht in den einschlägigen biographischen Lexika eine gewisse Verwirrung. Unter seinem Namen werden zwei bis drei ver-

---

3   Neben De dignitate et utilitate artis medicae z.B. De laude vitae scholasticae und De appellationibus panum.

4   Allgemeine Deutsche Biographie (im folgenden: ADB) Bd. XII 1880, 182. Friedensburg 1917. Jöcher, Christian Gottlieb und Adelung, Johann Christoph, Allgemeines Gelehrtenlexikon. Fortsetzungen und Ergänzungen von J.C. Adelung (Jöcher/Adelung), Bd. II 1787. Kaiser 1982. Müller 1910.

schiedene Personen aufgeführt. Wir müssen uns daher hier auf die wenigen gesicherten Fakten beschränken. Hermann wurde 1527 in Nördlingen geboren. Sein Name wird in der Wittenberger Matrikel erstmals am 27. April 1545 erwähnt. Anschließend setzte er seine Studien in Bologna fort und erwarb dort auch die philosophische Doktorwürde. Nach seiner Rückkehr an die Leucorea findet sich im Dekanatsbuch der Eintrag seiner Graduierung zum Dr. med. am 10. November 1554 unter dem Vorsitz seines Schwiegervaters. Als Protegé Fends wurde er schließlich Dekan der Fakultät und sein designierter Nachfolger. Er las über Rhazes, Avicenna und Galen und lehrte Botanik. 1562 hatte er das Rektorat inne und übernahm spätestens nach Fends Tod dessen Professur. Bereits im folgenden Jahr nahm ihn der Kurfürst als Leibarzt in seine Dienste. Über seinen weiteren Werdegang ist nichts bekannt. Wahrscheinlich wurde er jedoch 1574 in den kryptocalvinistischen Wirren ebenso wie sein Freund Peucer von Kurfürst August entlassen. Ein Brief an Hieronymus Schaller, Caspar Peucers Schwiegersohn, weist ihn 1579 als Stadtphysicus von Breslau aus. Unter seinem Namen sind etliche pro-gradu-Disputationen (u.a. von Paxmann, Rosa und Rodewald) sowie Disputationsthesen über Tumore gedruckt (siehe VD 16, H2353–2359).

Schon im Alter von 10 Jahren wurde der dritte und letzte Sohn Martins, **Paul Luther**[5] (geb. 28. Januar 1533 in Wittenberg), im November 1543 in Wittenberg immatrikuliert. Am 29. Juli 1557 erfolgte seine Promotion gemeinsam mit Severin Goebel unter Jakob Milich. In seiner Promotionsurkunde bescheinigte ihm die Fakultät die Teilnahme an 6 Lehranatomien. Am 7. Oktober erhielt Luther einen Ruf nach Jena und las dort im Wintersemester 1558 als Professor in Assessorenstellung über Galens πρὸς Πατρόφιλον περὶ συστάσεως ἰατρικῆς. Für sein weiteres Leben kennzeichnend ist die Tätigkeit als Leibarzt an verschiedenen Höfen; bei Herzog Johann Friedrich II. von Weimar in Gotha 1560 bis 1567, dann in Berlin beim Kurfürsten Joachim II. von Brandenburg bis zu dessen Ableben 1571, anschließend beim sächsischen Kurfürsten August und dessen Nachfolger

---

5   Jöcher Bd. II 1823. Jöcher/Adelung Bd. IV 1813. Günther, Johannes, Lebensskizzen der Professoren der Universität Jena seit 1558 bis 1858, Jena 1858. Kaiser 1982. Richter, M. David, Genealogia Lutherorum, Berlin-Leipzig 1733. Roggenkamp, Johanna, Dr. med. Paulus Luther, in: Materia medica Nordmark 19 (1967), 605–609. Giese, Ernst und Hagen, Benno von, Geschichte der medizinischen Fakultät der Friedrich-Schiller-Universität Jena, Jena 1985. Koch 1998.

Christian I. in Dresden bis 1589, nach dreijähriger Tätigkeit als praktischer Arzt wurde Luther im Jahr vor seinem Tod abermals an den sächsischen Hof zu Friedrich Wilhelm als Leibarzt bestellt. Als zweiter wichtiger Punkt sind seine intensiven chemischen Studien hervorzuheben. Luther führte verschiedene Arzneien in die sächsischen Apotheken ein (u.a. Magisterium perlarum, Magisterium corallarum, Unguentum ex nitrico und das Aureum potabile). Sein bewegtes Leben und seine Verdienste um das Apothekenwesen und die Chemie sind noch Aufgabe der Forschung. Luther starb am 8. März 1593. Er hinterließ kaum schriftliche Zeugnisse, erwähnenswert erscheinen jedoch etliche anatomische Zeichnungen und Tafeln, die wohl von ihm stammen, sowie eine von Johann Weber 1626 veröffentlichte deutsche Schrift über diätetisches Verhalten in Pestzeiten.

Jakob Milich[6], seiner Zeit neben Caspar Peucer die bestimmende Figur an der medizinischen Fakultät der Leucorea, wurde in Freiburg im Breisgau am 21. oder 24. Januar 1501 geboren. Er trat am 8. November 1513 in die Universität seiner Heimatstadt ein, wurde im Wintersemester 1515/16 Baccalaureus und 1520/21 Magister artium. Seine Studien setzte er in Wien fort, wo er Mathematik bei Peuerbach und Regiomontanus hörte und seine in Freiburg begonnenen Medizinstudien abschloß. Melanchthons Ruf zog ihn schließlich nach Wittenberg. Milich immatrikulierte sich im Winterhalbjahr 1523/24. Schon bald wurde er Freund und Tischgenosse Melanchthons, man übertrug ihm den Unterricht im Pädagogicum, wo er zwischen 1523–25 täglich zwei Stunden Vorlesungen hielt. Seiner Aufnahme in den Senat der philosophischen Fakultät (1527) folgte im Sommersemester 1528 bereits das Dekanat. 1529 übernahm er die Professur in niederer Mathematik. Das Jahr 1536 stellte einen markanten Einschnitt für Milich dar. Nach dem Tod von Caspar Lindemann am 6. September zwang ihn sein Wunsch, die nun vakante dritte medizinische Professur zu übernehmen, zum Erwerb des medizinischen Doktorhutes. Am 16. November wurde er promoviert, elf Tage später in die Fakultät übernommen und schließlich Professor mit der Auflage, anathomicos libros zu lesen. Er betrieb in Wittenberg eine Privatpraxis, die ihm jedoch nicht genug zusätzliches Geld einbrachte, um Frau und Kinder zu ernähren (seit 1529 war er mit einer Schwester Augustin Schurffs verheiratet). So vermittelte ihm Melanchthon aus Angst, Milich könne die

---

6   Müller 1910. Kaiser 1982. Jöcher Bd. III 1751. Jöcher/Adelung Bd. IV 1813. ADB XXI 1885.

Leucorea verlassen, 1544 die höher dotierte zweite und 1548 nach dem Tode seines Schwagers Schurff die erste Professur, auf der er bis an sein Lebensende verblieb. Insgesamt viermal (SS 1536, WS 1541/42, SS 1549, SS 1556) war er Rektor der Hochschule. Das medizinische Dekanat versah er achtmal. Er starb am 10. November 1559 an den Folgen eines „Schlagflusses". Jakob Milich trat abgesehen von einem mehrfach aufgelegten Kommentar zum zweiten Buch von Plinius' Historia mundi (Erstdruck: Halle 1538) und mehreren Reden Melanchthons, die unter seinem Namen gedruckt sind, literarisch nicht in Erscheinung (siehe VD 16, M5207–09). Er gilt indes als wichtiger Berater des Praeceptor in medizinischen Spezialfragen und beschäftigte sich hauptsächlich mit Galen und Hippokrates.

Veit Oertel[7] [Vitus Winshemius] kam am 1. August 1501 im fränkischen Windsheim zur Welt. Als Knabe besuchte er den Unterricht in Deventer bei dem seiner Zeit berühmten Bartholomäus von Köln. 1520 findet sich seine Spur in Wien. Sein Lebensweg läßt sich genauer erst wieder ab der Immatrikulation in Wittenberg im Juli oder August 1523 verfolgen. Hier erwarb er am 30. April 1528 den Magistergrad und wurde am 18. Oktober 1528 in die philosophische Fakultät aufgenommen. Ein Jahr später übertrug man ihm erstmals das Dekanat. Zu dieser Zeit hatte er bereits begonnen, in seiner eigenen Privatschule zu unterrichten. Zwischen 1529 und 1535 hatte er die Rhetorikprofessur inne, ab dem 4. August 1541 ernannte ihn der Kurfürst zum Nachfolger Melanchthons auf dem Lehrstuhl für Griechisch. Oertel hatte sich während Melanchthons langer Abwesenheit infolge der Religionsgespräche in Worms und Regensburg als dessen würdiger Stellvertreter erwiesen. Er las fortan über Hesiod, Homer, Thukydides, Sophokles und Euripides. Auf Umwegen gelangte Oertel schließlich zur Medizin und wurde von Milich am 4. Februar 1550 zum Dr. med. graduiert. Schon zuvor hatte er neben seiner Privatschullehrertätigkeit auch Medizin praktiziert. Am Silverstertag 1550 trat er in die medizinische Fakultät ein, deren Dekanat er insgesamt fünfmal versah. Seit 1553 fungierte Oertel selbst als Promotor und verfaßte in dieser Funktion auch Disputationsthesen. Dreimal war er Rektor der Leucorea (1540, 1551 und 1566). Seit seinem Eintritt in die Universität verband ihn eine enge Freundschaft mit Melanchthon, Oertel hielt bei dessen Bestattung eine Grabrede (CR 10, 187–206). Die wissenschaftlichen Leistungen des Franken erstrecken sich vornehmlich auf phi-

---

7   Müller 1910. Friedensburg 1917. Kaiser 1982. ADB XLIII 1898. Koch 1998.

lologische Gebiete. Er übersetzte unter anderem Werke von Theokrit, Demosthenes und Sophokles. Zu den von ihm vorgetragenen Reden siehe VD 16, O438–449.

Heinrich Paxmann[8] wurde 1531 in Burgwedel geboren. Er immatrikulierte sich am 11. April 1548 in Wittenberg und studierte dort in der philosophischen und medizinischen Fakultät. Nach der Promotion zum Magister (11. Februar 1550) wurde er im Oktober 1551 in die Artistenfakultät aufgenommen. Am 11. Juni 1557 promovierte er unter dem Vorsitz von Johannes Hermann zusammen mit Johann Goebel aus Zwickau zunächst zum Lizentiaten und am 17. Juni zum Dr. med. Die Jahre 1556/57 sehen ihn als Dekan der philosophischen Fakultät (vgl. VD 16, M3901). Unter seinem Namen gedruckte Disputationsthesen aus dem Jahr 1556 sind überliefert (VD 16, P1084: Themata ad disputandum proposita de Philosophia, subiecto et fine). Zwischen 1558 und 1562 wirkte er in Goldberg, im folgenden Jahr in Bunzlau. Im Sommer 1564 wurde er in Frankfurt an der Oder zum Professor der philosophischen Fakultät bestellt. Zwölf Jahre später, im August 1576, erhielt er ein Berufungsschreiben unter günstigen finanziellen Konditionen an die neugegründete Universität Helmstedt, wo er neben Johann Bökel der erste Professor der Medizin wurde und bis 1578 blieb. Über sein weiteres Wirken ist nichts bekannt, vermutlich kehrte er nach Frankfurt/O. zurück, wo er am 10. Juli 1580 starb. Werke: VD 16, M 3901, P 1084, P 1085.

Wenngleich über **Caspar Peucer**[9] noch keine kritische Bioergographie vorliegt, unterrichten mehrere Arbeiten recht gut über sein Leben und Schaffen, so daß wir uns an dieser Stelle auf die wichtigsten Fakten beschränken können. Am 6. Januar 1525 wurde er in Bautzen geboren. Nach dem Besuch der Lateinschule in Goldberg bei dem Melanchthonschüler Valentin Trotzen-

---

8   Jöcher Bd. III 1751. Jöcher/Adelung Bd. V 1816. Triebs, Michaela, Die medizinische Fakultät der Universität Helmstedt (1576–1810). Eine Studie zu ihrer Geschichte unter besonderer Berücksichtigung der Promotions- und Übungsdisputationen, Wiesbaden 1995. Kaiser 1982. Koch 1998.

9   Müller-Jahnke, Wolf-Dieter, Kaspar Peucers Stellung zur Magie, in: Die okkulten Wissenschaften in der Renaissance (hrsg. von Buck, August), Wiesbaden 1992. Henke, Ernst Ludwig Theodor, Caspar Peucer und Nicolaus Crell. Zur Geschichte des Luthertums und der Union am Ende des 16. Jahrhunderts, Marburg 1865, 5–48. Kolb, Robert, Caspar Peucer's Library: Portrait of a Wittenberg Professor of the Mid-Sixteenth Century, St. Louis 1976 (Sixteenth Century Bibliography, 5). Realencyclopädie für protestantische Theologie und Kirche Bd. XV, Leipzig 1904. Kaiser 1982. Müller 1910.

dorf begann er 1540 sein Studium in Wittenberg, immatrikulierte sich indes erst am 26. März 1543. Er besuchte zunächst mathematische und astronomische Kollegien bei Erasmus Reinhold. Am 1. September 1545 promovierte er zum Magister und wurde Mitglied in der Artistenfakultät. 1547 floh er vor der Pest aus der Stadt und wendete sich nach Frankfurt/O., wo ihm jedoch die erhoffte Anstellung als Stadtarzt versagt blieb. Auf Melanchthons Betreiben hin kehrte er nach Wittenberg zurück und übernahm 1550 die Nachfolge von Johannes Aurifaber auf dem Lehrstuhl für niedere Mathematik. Im gleichen Jahr heiratete Peucer – seit langem Haus- und Tischgenosse Melanchthons – dessen zweite Tochter Magdalena (†1575). Nach dem Tod von Erasmus Reinhold rückte er 1553 auf die Professur für höhere Mathematik vor. Am 30. Januar 1560 wurde Peucer zum Dr. med. promoviert. Damit war die Voraussetzung für die Übernahme der nach Milichs Tod frei gewordenen Professur geschaffen, für die er bereits sechs Tage vorher von Kurfürst August bestätigt worden war. Ende Februar trat er in den medizinischen Senat ein und begann seine Vorlesungstätigkeit am 25. April 1560. Nach Melanchthons Tod trat Peucer sein theologisches Erbe an. Wohl und Wehe der Leucorea waren nun untrennbar mit seinem Namen verknüpft. Peucers enger Kontakt zum Kurfürsten und dessen Frau Anna von Dänemark ermöglichte es ihm den „Philippismus" an der Universität auszubauen, was der Leucorea zu einem enormen Aufschwung verhalf. Im Zuge der Wirren um die kursächsischen „Kryptocalvinisten", an deren Spitze Peucer stand, vollzog der Kurfürst jedoch eine politische Kursänderung und folgte den orthodoxen Lutheranern; Peucer fiel in Ungnade und wurde 1574 inhaftiert. Zwölf Jahre blieb er in Festungshaft. Nach dem Tod der Kurfürstin und der neuerlichen Heirat von August mit der Tochter des Fürsten Joachim Ernst von Anhalt verhalf ihm die Fürsprache des letztgenannten zur Freiheit. Seinen Lebensabend verbrachte er in Dessau und auf Reisen an der Seite seiner zweiten Frau, einer reichen Witwe, als kurfürstlich-sächsischer und fürstlich-anhaltischer Leibarzt. Peucer starb am 25. September 1602 in Dessau. Seine umfangreiche Privatbibliothek umfaßt physikalische, theologische, medizinische, historische und juristische Werke. Er selbst hat neben einer Vielzahl von Reden unter anderem veröffentlicht: De dimensione terrae (1550), Elementa doctrinae de circulis coelestibus (1551), Commentarius de praecipuis divinationum generibus (1553) Logistice astronomica (1556) sowie sein 1605 postum erschienenes Tagebuch aus der Festungshaft Historia carcerum et liberationis divinae. Gerade seine medizinisch-naturwissenschaftlichen Schriften und Reden (u.a. De cerebro 1560, De dignitate artis medicae 1562, De sympathia cordis et cerebri in magnis doloribus animi 1566) haben bis heute jedoch noch kein Forscherinteresse gefunden.

Joachim Rheticus[10] [Georg Joachim von Lauchen] kam am 16. Februar 1514 in Feldkirch/Vorarlberg (Rhaetien) zur Welt. In Zürich hatte er bei Myconius den ersten Mathematikunterricht genossen. Auf den Rat und mit einem Empfehlungsschreiben von Achilles Pirmin Gasser, der später als Stadtphysicus in Feldkirch wirkte, brach er nach Wittenberg auf, um sich dort 1532 als „G.J. de porris" einzuschreiben. 1535 wurde er Magister und bereits im folgenden Jahr erhielt er in der Nachfolge Milichs die Professur in Mathematik. Am 5. Januar führte ihn Melanchthon in sein Amt ein. In seinen Vorlesungen behandelte er vorwiegend Sacrobosco und Ptolemäus. Kopernikus' Ruf zog ihn 1539 nach Ostpreußen, wo er als verlängerter Arm von Johannes Schöner (damals Lehrer am Ägidiengymnasium in Nürnberg und damit Kollege von Joachim Camerarius und Eobanus Hessus) bei der Drucklegung von De revolutionibus orbium coelestium mitarbeiten sollte. Rheticus blieb schließlich nahezu zwei Jahre bei Kopernikus und beschäftigte sich unter anderem auch mit Vermessungsarbeiten. Herzog Albrecht von Königsberg, dessen Günstling er geworden war, verwendete sich beim sächsischen Kurfürsten für eine Fortsetzung von Rheticus' bezahltem Urlaub. Ende 1541 kehrte Rheticus nach Wittenberg zurück, promovierte im Februar 1542 noch Magister und reiste dann – das nun vollständige Manuskript von De revolutionibus in der Tasche – nach Nürnberg, um es bei Johannes Petreius in Druck zu geben. Dort ließ er 1542 auch die Rede De Physica drucken, wohl die letzte von ihm in Wittenberg gehaltene Deklamation. Im selben Jahr noch wechselte er als Mathematikprofessor nach Leipzig, wahrscheinlich war ihm der geozentrische Gesichtskreis an der Leucorea zu eng geworden. Aber auch in Leipzig hielt es ihn nur bis 1550. Sein weiteres Leben verbrachte er auf Reisen vorwiegend in Ungarn und Polen und mit der Fortsetzung seiner Studien. Rheticus hatte einflußreiche Gönner und Geldgeber gefunden, was ihm ein ungestörtes Arbeiten ermög-

---

10 Kaiser 1982. ADB XXVIII 1889. Krollmann, Christian, Altpreußische Biographien Bd. II 1967. Jöcher Bd. II 1750. Jöcher/Adelung Bd. VI 1819. Wurzbach, Constant von, Biographisches Lexikon des Kaisertums Österreich Bd. X, Wien 1863. Friedensburg 1917.

lichte. Er starb 62jährig am 4. Dezember 1576 in Kaschau an den Folgen einer Lungenentzündung. Seinen literarischen Nachlaß, ein trigonometrisches Werk, überantwortete er seinem Schüler Valentin Otto, der später als Mathematikprofessor nach Wittenberg berufen wurde. Rheticus veröffentlichte (vgl. dazu VD 16, J268–283) neben einigen Reden u.a. einen kurzen Bericht über Kopernikus' Arbeit (erstmals Danzig 1539), einen Canon doctrinae triangulorum (Leipzig 1551), mehrfach aufgelegte astronomische Tafeln und (sein Otto anvertrautes Hauptwerk) Opus Palatinum de Triangulis (Neustadt/Pfalz 1596).

Franz Rodewalds[11] [Rodewalth, Rodewoldt] genaues Geburtsdatum ist schwer zu ermitteln, es spricht jedoch viel dafür, daß er im Jahre 1518 in Braunschweig geboren wurde. Sein Name findet sich in der Wittenberger Matrikel zum ersten Mal im März 1535; dort erwarb er den Magistergrad in Philosophie. Anschließend wurde er Rektor der Ägidienschule zu Braunschweig und in der Folgezeit praktischer Arzt. Sein Weg führte ihn über Lüneburg (wo er als Arzt tätig war) nach Hamburg. Dort wurde er wohl ab 1551 Stadtphysicus. Mit einem Empfehlungsschreiben des Hamburger Rates reiste er am 4. Mai 1556 nach Wittenberg, erwarb dort am 22. Mai zunächst die Lizentiatur und wurde von der medizinischen Fakultät unter dem Dekanat von Johannes Hermann am 28. Mai schließlich zum Dr. med. promoviert. Die Reise- und Promotionskosten trug die Stadt Hamburg. Am 5. Juni 1556 kehrte Rodewald nach Hamburg zurück und blieb dort Stadtphysicus bis zu seinem Tod, der vermutlich ins Jahr 1596 oder 1597 fällt. Sein Sohn Franz Rodewald jun. promovierte ebenfalls in Wittenberg zum Dr. med. (29. Juni 1585). Literarisch trat Rodewald sen. mit Ausnahme von VD 16, R 2702 (Lizentiaturthesen vom 22. Mai 1556) nicht in Erscheinung.

Über das Leben von **Andreas Rosa**[12] ist kaum etwas bekannt. Er wurde in Schweinfurt wahrscheinlich im Jahr 1530 geboren. Am 16. Juni 1557 immatrikulierte er sich in Wittenberg und wurde dort von Johannes Hermann am 28. Juli 1559 zum Lizentiaten und am 3. August zum Doktor der Medizin promoviert. Spätestens 1564 wurde er Leibarzt des Burggrafen zu Mei-

---

11 Schröder, Hans, Lexikon der Hamburger Schriftsteller bis zur Gegenwart Bd. VI, Hamburg 1873. Jöcher/Adelung Bd. VII 1897. Kaiser 1982. Moller, Johann, Cimbria litterata, Bd. II, o.O. 1741.
12 Jöcher Bd. III 1751. Kobolt, Anton Maria, Baierisches Gelehrtenlexikon. Ergänzungen und Berichte, Landshut 1824. Kaiser 1982.

ßen in Schleusingen und wohl 1576/77 Stadtphysicus in Amberg. Neben seiner ärztlichen Tätigkeit verfertigte er zwischen 1563 und 1597 ca. 30 Kalender, Practica und Prognostika, allesamt in deutscher Sprache. Man kann davon ausgehen, daß ihm vor allem seine astronomischen Arbeiten, die er mit „newen schoenen, nutzlichen vnd lieblichen Historien" (vgl. VD 16, R3077) spickte, zu einer lokalen Popularität verhalfen. Rosa starb im Alter von 72 Jahren am 22. August 1602. Zu seinen Werken vgl. VD 16, R 3054–3077.

7. Literaturverzeichnis

Ackerknecht, Erwin H., Diathesis: The word and the concept in medical history, in: Bulletin of the History of Medicine 56 (1982), 317–325.

Aland, Kurt, Die theologische Fakultät Wittenberg und ihre Stellung im Gesamtzusammenhang der Leucorea während des 16. Jahrhunderts, in: Kirchengeschichtliche Entwürfe (hrsg. von Aland, Kurt), Gütersloh 1960, 283–394.

Ders., Die Reformatoren, Gütersloh 1976.

Allgemeine Deutsche Biographie (hrsg. von der Historischen Commission bei der Kgl. Akademie der Wissenschaften), 65 Bde., Leipzig 1875–1912.

Assion, Peter, Ein Steinrezept Philipp Melanchthons, in: Medizinische Monatsschrift 25 (1971), 366–371.

Ders. und Telle, Joachim, Der Nürnberger Stadtarzt Johannes Magenbuch. Zu Leben und Werk eines Mediziners der Reformationszeit, in: Sudhoffs Archiv 56 (1972), 353–421.

Avicenna, Liber canonis totius medicine / ab Avicenna Arabum doctissimo excussu. A Gerardo Cremonensi ab Arabica lingua in latinam reductus. Et a Petro Antonio Rustico [...] ab erroribus [...] castigatus. Necnon a Symphoriano Camperio fecundis annotationibus [...] ill. Una cum eius vita a Francisco Calphurnio [...] excerpta [...], Lyon 1522.

Ders., Avicennae Liber canonis, De Medicinis cordialibus, Cantica, De removendis nocumentis in regime sanitatis, De syrupo acetoso [...], Venedig 1582.

Baader, Gerhard, Medizinisches Reformdenken und Arabismus im Deutschland des 16. Jahrhunderts, in: Sudhoffs Archiv 63 (1979), 261–296.

Ders., Die Antikenrezeption in der Entwicklung der medizinischen Wissenschaft während der Renaissance, in: Humanismus und Medizin (hrsg. von Schmitz, Rudolf und Keil, Gundolf), Weinheim 1984, 51–66.

Ders., Medizinische Theorie und Praxis zwischen Arabismus und Renaissancehumanismus, in: Der Humanismus und die oberen Fakultäten (hrsg. von Keil, Gundolf, Moeller, Bernd und Trusen, Winfried), Weinheim 1987, 185–213.

Bardong, Kurt, Galeni De causis procatarcticis libellus a Niccolao Regino in sermonem latinum translatus ad codicum fidem recensuit in Graecum retro vertit (= Corpus Medicorum Graecorum Suppl. II), Berlin / Leipzig 1937.

Barnes, Jonathan, Galen on logic and therapy, in: Galen's method of healing (hrsg. von Kudlien, Fridolf und Durling, Richard J.), Leiden 1991, 50–102.

Barrow, Mark V., The link between Melanchthon and Vesalius, in: Journal of the Florida Medical Association 56 (1969), 644–647.

Bauch, Gustav, Die Einführung der Melanchthonischen Deklamationen und andere gleichzeitige Reformen an der Universität zu Wittenberg. Aus den Acten des Weimarer Gesamtarchives mitgeteilt, Breslau 1900.

Bauer, Barbara, Gott, Welt, Mensch und Sterne in Melanchthons Initia doctrinae physicae, in: Melanchthon und das Lehrbuch des 16. Jahrhunderts (hrsg. von Leonhardt, Jürgen), Rostock 1997, 149–173.

Dies., Die göttliche Natur in der Natur und Gesellschaft. Die Geschichtsauffassung im Chronicon Carionis, in: Melanchthon und das Lehrbuch des 16. Jahrhunderts (hrsg. von Leonhardt, Jürgen), Rostock 1997, 217–229.

Bauer, Clemens, Die Naturrechts-Lehre Melanchthons, in: Hochland 44 (1951/52), 313–323.

Ders., Melanchthons Naturrechtslehre, in: Archiv für Reformationsgeschichte (1951), 64–95.

Beck, Heinrich, Natürliche Theologie. Grundriß philosophischer Gotteserkenntnis, München / Salzburg 1986.

Bernhardt, Wilhelm, Philipp Melanchthon als Mathematiker und Physiker, Wittenberg 1865, Reprint Vaduz 1973.

Berwald, Olaf, Philipp Melanchthons Sicht der Rhetorik, Wiesbaden 1994.

Bindseil, Heinrich Ernst, Epistolae, iudicia, consilia, testimonia aliorumque ad eum epistolae, quae in Corpore Reformatorum desiderantur, Hildesheim / New York 1975.

Birkner, Hans-Joachim, Natürliche Theologie und Offenbarungstheologie. Ein theologiegeschichtlicher Überblick, in: Neue Zeitschrift für Systematische Theologie 3 (1961), 279–295.

Böhmer, Wolfgang, Die überregionale Bedeutung der medizinischen Fakultät der Universität in Wittenberg, in: 700 Jahre Wittenberg. Stadt – Universität – Reformation (hrsg. von Oehmig, Stefan), Weimar 1995, 225–230.

Bornkamm, Heinrich, Melanchthons Menschenbild, in: Philipp Melanchthon. Forschungsbeiträge zur vierhundertsten Wiederkehr seines Todestages dargeboten in Wittenberg (hrsg. von Elliger, Walter), Göttingen 1961, 76–90.

Brain, Peter, Galen on bloodletting: a study of the origins, development and validity of his opinions, with a translation of the three works, Cambridge 1986.

Brandis, Carl Georg, Luther und Melanchthon als Benutzer der Wittenberger Bibliothek, in: Theologische Studien und Kritiken 90 (1917), 206–221.

Bretschneider, Carl Gottlieb und Bindseil, Heinrich Ernst, Corpus Reformatorum. Philippi Melanchthonis Opera quae supersunt omnia, 28 Bde., Halle / Braunschweig 1834–1860, Reprint Nieuwkoop 1968.

Brüls, Alfons, Die Entwicklung der Gotteslehre beim jungen Melanchthon 1518–1535, Bielefeld 1978.

Buchwald, G., Simon Wilde aus Zwickau. Ein Wittenberger Studentenleben zur Zeit der Reformation, in: Mitteilungen der Deutschen Gesellschaft in Leipzig 9 (1894), 61–111.

Buck, August, Die Medizin im Verständnis des Renaissancehumanismus, in: Humanismus und Medizin (hrsg. von Schmitz, Rudolf und Keil, Gundolf), Weinheim 1984, 181–198.

Burmeister, Karl Heinz, Achilles Pirmin Gasser (1505–1577). Arzt und Naturforscher, 3 Bde., Wiesbaden 1970–1975.

Cagnetta, Mariella, Melanchthon, De Hippocrate: Per una medicina „Ad rationem revocata", Manuskript eines Vortrags im Rahmen des III. seminario internazionale sulla letteratura scientifica e teccnica greca e latina, Triest 18.–20.4.1996.

Camerarius, Joachim, De Philippi Melanchthonis ortu, totius vitae curriculo et morte, Leipzig 1566.

Caroti, Stefano, Melanchthon's Astrology, in: ‚Astrologi hallucinati' Stars at the End of the World in Luther's Time (hrsg. von Zambelli, Paola), Berlin / New York 1986, 109–121.

Ders., Comete, portenti, causalità e escatologia in Filippo Melantone, in: Scienze, credenze occulte, livelli di cultura. Congresso Internazionale di Studi (hrsg. von Olschhi, L.S.), Florenz 1982, 393–426.

Clemen, Otto, Melanchthoniana, in: Theologische Studien und Kritiken 78 (1905), 395–413.

Ders., Janus Cornarius, in: Neues Archiv für Sächsische Geschichte 33 (1912), 36–74.

Ders., Der Wittenberger Medizinprofessor Melchior Fend, in: Sudhoffs Archiv 29 (1936), 334–340.

Ders., Ein Rezept gegen die Pest von Philipp Melanchthon, in: Sudhoffs Archiv 29 (1936), 350–354.

Ders., Fernbehandlung Melanchthons durch einen Nürnberger Arzt, in: Zeitschrift für bayrische Kirchengeschichte 17 (1942), 57–61.

Cunningham, Andrew, The Anatomical Renaissance: The Resurrection of the Anatomical Projects of the Ancients, Aldershot 1997.

Dannenfeldt, Karl H., Wittenberg Botanists during the sixteenth century, in: The social history of the reformation (hrsg. von Buck, Lawrence P. und Zophy, Jonathan W.), Columbus 1972, 223–248.

Durling, Richard J., Leonhart Fuchs and his commentaries on Galen, in: Medizin-historisches Journal 24 (1989), 42–47.

Eckart, Wolfgang U., Grundlagen des medizinisch-wissenschaftlichen Erkennens bei Daniel Sennert (1572–1637), Diss. med., Münster 1978.

Ders., Berufungsinstanzen im Gang der neuzeitlichen Wissenschaften. Ergebnisse und Tendenzen einer von der DFG geförderten Untersuchung zur Rolle der Autorität als Berufungsinstanz in der Medizin des Humanismus, in: Wolffen-bütteler Renaissance Mitteilungen IV, 2 (1980), 93–96.

Ders., Geschichte der Medizin, Berlin / Heidelberg / New York [3]1998.

Ders., Philipp Melanchthon y la medicina, in: Folia Humanistica 34 (1996), 311–333.

Ders., Philipp Melanchthon und die Medizin, in: Melanchthon und die Naturwis-senschaft seiner Zeit (hrsg. von Frank, Günter und Rhein, Stefan), Sigmaringen 1998, 183–202.

Edelstein, Ludwig, Empirie und Skepsis in der Lehre der griechischen Empiriker-schule, in: Antike Medizin (hrsg. von Flashar, Hellmut), Darmstadt 1971, 296–307.

Engelland, Hans, Der Ansatz der Theologie Melanchthons, in: Philipp Melanch-thon. Forschungsbeiträge zur vierhundertsten Wiederkehr seines Todestages dargeboten in Wittenberg (hrsg. von Elliger, Walter), Göttingen 1961, 56–75.

Fichtner, Gerhard, Reformation oder Renaissance der Medizin?, in: Festschrift Walter Haug und Burghart Wachinger (hrsg. von Janota, Johannes), Tübingen 1992, 943–954.

Fiedler, Renate, Zum Verhältnis Luthers und Melanchthons zu Platon, in: Das Al-tertum 13 (1967), 213–227.

Fossel, Viktor, Philipp Melanchthons Beziehungen zur Medizin, in: Zwanzig Ab-handlungen zur Geschichte der Medizin, Festschrift für Hermann Baas, Ham-burg 1908, 33–40.

Ders., Crato von Krafftheim (1519–1585), in: Studien zur Geschichte der Medizin (hrsg. von Fossel, Viktor), Stuttgart 1909, 24–45.

Frank, Günter, Philipp Melanchthons Idee von der Unsterblichkeit der menschli-chen Seele, in: Theologie und Philosophie 3 (1993), 349–367

Ders., Philipp Melanchthons Gottesbegriff und sein humanistischer Kontext, in: Humanismus und Theologie in der frühen Neuzeit [= Pirckheimer-Jahrbuch, Bd. 8] (hrsg. von Kerner, Hanns), Nürnberg 1993, 181–202.

Ders., Die theologische Philosophie Philipp Melanchthons (1497–1560), Leipzig 1995.

Ders., Philipp Melanchthons „Liber de anima" und die Etablierung der frühneuzeitlichen Anthropologie, in: Humanismus und Wittenberger Reformation (hrsg. von Beyer, Michael und Wartenberg, Günther), Leipzig 1996, 313–326.

Ders., Gott und Natur. Zur Transformation der Naturphilosophie in Melanchthons humanistischer Philosophie, in: Melanchthon und die Naturwissenschaft seiner Zeit (hrsg. von Frank, Günter und Rhein, Stefan), Sigmaringen 1998, 43–58.

Frede, Michael, On Galen's epistemology, in: Galen: Problems and prospects (hrsg. von Nutton, Vivian), London 1981, 65–86.

Ders., The original notion of cause, in: Doubt and Dogmatism (hrsg. von Schofield, M., Burnyeat, M. und Barnes, J.), Oxford 1980, 217–249.

French, R.K., Berengario da Carpi and commentary in anatomical teaching, in: The medical renaissance of the sixteenth century (hrsg. von Wear, A., French, R.K. und Lonie, I.M.), Cambridge 1985, 42–74.

Friedensburg, Walter, Geschichte der Universität Wittenberg, Halle 1917.

Geyer, Hans-Georg, Von der Geburt des wahren Menschen, Neuenkirchen 1965.

Ders., Welt und Mensch. Zur Frage des Aristotelismus bei Melanchthon, Diss. theol., Bonn 1959.

Giese, Ernst und Hagen, Benno von, Geschichte der medizinischen Fakultät der Friedrich-Schiller-Universität Jena, Jena 1985.

Gohlmann, William E., The life of Ibn Sina, New York 1974.

Grohmann, Johann Christian August, Annalen der Universität zu Wittenberg, Bd. 1, Meißen 1801.

Guenther, Johannes, Lebensskizzen der Professoren der Universität Jena, Jena 1885.

Haeser, Heinrich, Lehrbuch der Geschichte der Medizin und der epidemischen Krankheiten, Bd. 2, Jena 1881.

Hager, Fritz-Peter, Artikel „Neuplatonismus", in: Theologische Realenzyklopädie, Bd. 24, (hrsg. von Müller, Gerhard und Krause, Gerhard), Berlin / New York 1994, 341–363.

Hammer, Wilhelm, Die Melanchthonforschung im Wandel der Jahrhunderte, 3 Bde., Gütersloh 1968–1980.

Hankinson, R.J., Causes and Empiricism: A Problem in the interpretation of later greek medical method, in: Phronesis 32 (1987), 329–348.

Harlfinger, Dieter (Hrsg.), Graecogermania: Griechischstudien deutscher Humanisten (= Ausstellungskatalog der Herzog-August-Bibliothek Nr. 59), Weinheim / New York 1989.

Hartfelder, Karl, Philipp Melanchthon als Praeceptor Germaniae, Berlin 1889, Reprint Nieuwkoop 1964.

Ders., Philippus Melanchthon Declamationes (= Lateinische Literaturdenkmäler des XV. und XVI. Jahrhunderts, Bd. 4), Berlin 1891.

Ders., Melanchthoniana Paedagogica, Leipzig 1892, Reprint Michigan 1963.

Haussleiter, Johannes, Aus der Schule Melanchthons. Theologische Disputationen und Promotionen zu Wittenberg in den Jahren 1546–1560, Greifswald 1897.

Helm, Jürgen, Die Galenrezeption in Philipp Melanchthons De anima (1540/1552), in: Medizinhistorisches Journal 31 (1996), 298–321.

Ders., Zwischen Aristotelismus, Protestantismus und zeitgenössischer Medizin: Philipp Melanchthons Lehrbuch De anima, in: Melanchthon und das Lehrbuch des 16. Jahrhunderts (hrsg. von Leonhardt, Jürgen), Rostock 1997, 175–191.

Ders., „Medicinam aspernari impietas est." – Zum Verhältnis von Reformation und akademischer Medizin in Wittenberg, in: Sudhoffs Archiv 83 (1999), 22–41.

Ders., Die spiritus in der medizinischen Tradition und in Melanchthons Liber de anima, in: Melanchthon und die Naturwissenschaft seiner Zeit (hrsg. von Frank, Günter und Rhein, Stefan), Sigmaringen 1998, 219–237.

Henke, Ernst Ludwig Theodor, Caspar Peucer und Nicolaus Krell. Zur Geschichte des Luthertums und der Union am Ende des 16. Jahrhunderts, Marburg 1865.

Hermann, Johannes, Oratio recitata a Ioanne Hermanno artis medicae doctore, die 3. Augusti anno 1559, cum gradus doctorum in arte medica decernerentur viro clarissimo Andreae Rosae Suinphordiano, Wittenberg 1559.

Ders., Oratio recitata in renunciatione gradus clarissimi viri Francisci Rodewalt, Doctoris artis medicae, physicii hamburgensis a Iohanne Hermanno Doctore artis medicae, Wittenberg 1556.

Hildebrand, Reinhard, Zum Bilde des Menschen in der Anatomie der Renaissance: Andreae Vesalii De humani corporis fabrica libri septem, Basel 1543, in: Annals of Anatomy 178 (1996), 375–384.

Hildebrandt, Ernst, Die kurfürstliche Schloß- und Universitätsbibliothek zu Wittenberg 1512–1547. Beiträge zu ihrer Geschichte, in: Zeitschrift für Buchkunde 2 (1925), 34–42.

Hofheinz, Ralf, Rede über die Teile und Bewegungen des Herzens: De partibus et motibus cordis, 1550, in: Melanchthon deutsch (hrsg. von Beyer, Michael, Rhein, Stefan und Wartenberg, Günther), Leipzig 1997, 110–122.

Hübner, Kurt, Der Begriff des Naturgesetzes in der Antike und in der Renaissance, in: Die Antike-Rezeption in den Wissenschaften während der Renaissance (hrsg. von Buck, August und Heitmann, Klaus), Weinheim 1983, 7–27.

Ilberg, Johannes, Aus Galens Praxis. Ein Kulturbild aus der römischen Kaiserzeit, in: Antike Medizin (hrsg. von Flashar, Hellmut), Darmstadt 1971, 361–416.

Jöcher, Christian Gottlieb, Allgemeines Gelehrtenlexikon, 4 Bde., Leipzig 1750–51.

Ders. und Adelung, Johann Christoph, Allgemeines Gelehrtenlexikon. Fortsetzungen und Ergänzungen von J.C. Adelung (ab Bd. 3 von Heinrich Wilhelm Rotermund), 7 Bde., Leipzig 1784–1897.

Junghans, Helmar, Artikel „Kryptocalvinisten", in: Theologische Realenzyklopädie, Bd. 20, (hrsg. von Müller, Gerhard und Krause, Gerhard), Berlin / New York 1990, 123–129.

Kaiser, Wolfram, Ärzte und Naturwissenschaftler im Kreise um Luther und Melanchthon, in: Medizin und Wissenschaften in der Wittenberger Reformationsära (hrsg. von Kaiser, Wolfram und Völker, Arina), Halle/Saale 1982, 127–165.

Ders., Martin Luther und die Ars medica Vitebergensis, in: Medizin und Wissenschaften in der Wittenberger Reformationsära (hrsg. von. Kaiser, Wolfram und Völker, Arina), Halle/Saale 1982, 127–165.

Ders. und Völker, Arina, Ars medica Vitebergensis 1502–1817, Halle/Saale 1980.

Kalbfleisch, Karl, Galeni de causis continentibus libellus a Nicolao Regino in sermonem Latinum translatus, primum edidit Carolus Kalbfleisch, Marburg 1904.

Keenan, Mary Emily, St. Gregory of Nyssa and the medical profession, in: Bulletin of the History of Medicine 15 (1944), 150–161.

King, Lester S., Causation: A Problem in Medical Philosophy, in: Clio medica 10 (1975), 95–109.

Kleebauer, Wilhelm, „De partibus et motibus cordis". Eine Rede Philipp Melanchthons aus dem Jahr 1550, Übersetzung und Erläuterung, Diss. med., München 1943.

Knape, Joachim, Philipp Melanchthons Rhetorik, Tübingen 1993.

Kobolt, Anton Maria, Baierisches Gelehrtenlexikon. Ergänzungen und Berichte, Landshut 1824.

Koch, Hans-Theodor, Wittenberger Medizin im 16. und 17. Jahrhundert, in: Hallesche Medizinhistorische Hefte 1 (1992), 43–52.

Ders., Bartholomäus Schönborn (1530–1585). Melanchthons de anima als medizinisches Lehrbuch, in: Melanchthon in seinen Schülern (hrsg. von Scheible, Heinz), Wiesbaden 1997, 323–339.

Ders., Melanchthon und die Vesal-Rezeption in Wittenberg, in: Melanchthon und die Naturwissenschaft seiner Zeit (hrsg. von Frank, Günter und Rhein, Stefan), Sigmaringen 1998, 203–218.

Koehn, Horst, Philipp Melanchthons Reden. Verzeichnis der im 16. Jahrhundert erschienenen Drucke, Frankfurt/M. 1985.

Kolb, Robert, Caspar Peucer's Library: Portrait of a Wittenberg Professor of the Mid-Sixteenth Century (= Sixteenth Century Bibliography, Bd. 5), St. Louis 1976.

Kramm, Hellmut, Die Rede Philipp Melanchthons gegen das Kurpfuschertum seiner Zeit, in: Hippokrates 11 (1940), 742–748 und 766–773.

Krollmann, Christian, Altpreußische Biographien, Bd. 2, Königsberg 1941.

Kudlien, Fridolf, Herophilos und der Beginn der medizinischen Skepsis, in: Antike Medizin (hrsg. von Flashar, Hellmut), Darmstadt 1971, 280–295.

Ders., Endeixis as a scientific term, in: Galen's method of healing (hrsg. von Kudlien, Fridolf und Durling, Richard J.), Leiden 1991, 103–113.

Kuehn, Carolus Gottlob (Hrsg.), Claudii Galeni Opera Omnia, 20 Bde., Leipzig 1821–1833.

Ders., Hippocratis Opera Omnia, 3 Bde., Leipzig 1825–27.

Kusukawa, Sachiko, Aspectio divinorum operum. Melanchthon and astrology for Lutheran medics, in: Medicine and the Reformation (hrsg. von Grell, Ole Peter und Cunningham, Andrew), London 1993, 33–56.

Dies., A Wittenberg University catalogue of 1536, Cambridge 1995.

Dies., The transformation of natural philosophy. The case of Philip Melanchthon, Cambridge / New York 1995.

Kutschmann, Werner, Der Naturwissenschaftler und sein Körper, Frankfurt/M. 1986.

Kutzer, Michael, Tradition, Anatomie und Psychiatrie: Die mentalen Vermögen und ihre Gehirnlokalisation in der frühen Neuzeit, in: Medizinhistorisches Journal 28 (1993), 199–228.

Leinsle, Ulrich G., Methodologie und Methaphysik bei den deutschen Lutheranern um 1600, in: Aristotelismus und Renaissance (hrsg. von Keßler, Eckhard und Schmitt, Charles B.), Wiesbaden 1988, 149–161.

Lichtenthaeler, Charles, Grundsätzliche Schwierigkeiten in der medizinischen Humanismusforschung (Statt eines Forschungsberichtes), in: Humanismusforschung seit 1945 (hrsg. von der DFG, Kommission für Humanismusforschung), Bonn 1975, 193–197.

Littré, E., Ouvres complètes d'Hippocrate, Bd. 3, Paris 1841.

Ludolphy, Ingetraut, Luther und die Astrologie, in: ‚Astrologi hallucinati' Stars at the End of the World in Luther's Time (hrsg. von Zambelli, Paola), Berlin / New York 1986, 101–107.

L[untze], in: Neue Leipziger Literaturzeitung. Neues allgemeines Intelligenzblatt, 51. St. (14. Nov. 1807), 824.

Luther, Paul, Oratio de arte medica et cura tuendae valetudinis. Scripta a Philippo Melanchthone in Academia Wittebergensi. Recitata a Paulo, Martini filio, Luthero. Med. D. in Academia Jenensi. Nunc primum ex ipso autographo in lucem edita, Bratislava 1598.

Lyons, Malcolm, Galen. On the parts of medicine, on cohesive causes, on regimen in acute diseases in accordance with the theories of Hippokrates (= Corpus Medicorum Graecorum, Supplementum orientale II), Berlin 1969.

Mani, Nikolaus, Die Editio princeps des Galenos (1525), ihre Entstehung und ihre Wirkung, in: Gesnerus 13 (1956), 29–52.

Ders., Die Editio princeps des Galen und die anatomisch-physiologische Forschung im 16. Jahrhundert, in: Das Verhältnis der Humanisten zum Buch (hrsg. von Krafft, Fritz und Wuttke, Dieter), Boppard 1977, 209–226.

Mannheim, Walter, Die Aetiologie des Galen, Diss. med., Bonn 1959.

Maurer, Wilhelm, Melanchthon-Studien, Gütersloh 1964.

Ders., Der junge Melanchthon zwischen Humanismus und Reformation, Bd. 1, Göttingen 1967.

Methuen, Charlotte, The Role of the Heavens in the Thought of Philip Melanchthon, in: Journal of the History of Ideas 57 (1996), 385–403.

Mohnike, Gottlieb Christian Friedrich, Dr. Martin Luther und Philipp Melanchthon über den Arzt und seine Kunst. Der medicinischen Privatgesellschaft zu Stralsund an ihrem ein und fünfzigsten Stiftungstage, Stralsund 1823.

Moller, Johannes, Cimbria litterata, Bd. 2, s.l. o.O. 1741.

Mühlen, Karl-Heinz zur, Melanchthons Auffassung vom Affekt in den Loci communes von 1521, in: Humanismus und Wittenberger Reformation (hrsg. von Beyer, Michael und Wartenberg, Günther), Leipzig 1996, 327–336.

Müller, Konrad, Philipp Melanchthon und das kopernikanische Weltsystem, in: Centaurus 9 (1963/64), 16–28.

Müller, Nikolaus, Zur Chronologie und Bibliographie der Reden Melanchthons (1546–1560), in: Beiträge zur Reformationsgeschichte, Herrn Oberkonsistorialrat Professor D. Köstlin bei der Feier seines siebzigsten Geburtstages gewidmet, Gotha 1896, 116–157.

Ders., Philipp Melanchthons letzte Lebenstage, Heimgang und Bestattung nach dem gleichzeitigen Bericht der Wittenberger Professoren, Leipzig 1910.

Müller-Jahnke, Wolf-Dieter, Astrologisch-magische Theorie und Praxis in der Heilkunde der Frühen Neuzeit, Stuttgart 1985.

Ders., Astrologische und magische Medizin unter dem Einfluß Wittenbergs, in: Wissenschaftliche Zeitschrift der Universität Halle 34 (1985) M.H., 68–74.

Ders., Kaspar Peucers Stellung zur Magie, in: Die okkulten Wissenschaften in der Renaissance (hrsg. von Buck, August), Wiesbaden 1992, 91–102.

Neuser, Wilhelm H., Der Ansatz der Theologie Melanchthons, Neukirchen 1957.

Nutton, Vivian, Galen and medical autobiography, in: Proceedings of the Cambridge Philological Society 198 (1972), 50–62.

Ders., The seeds of disease: An explanation of contagion and infection from the greeks to the renaissance, in: Medical History 27 (1983), 1–34.

Ders., „Qui magni Galeni doctrinam in re medica primus revocavit" – Matteo Corti und der Galenismus im medizinischen Unterricht der Renaissance, in: Der Humanismus und die oberen Fakultäten (hrsg. von Keil, Gundolf, Moeller, Bernd und Trusen, Winfried), Weinheim 1987, 185–213.

Ders., De placitis Hippocratis et Platonis in the renaissance, in: Le opere psicologiche di Galeno. Atti del terzo colloquio galenico internazionale, Pavia, 10–12. Settembre 1986 (hrsg. von Manuli, Paola und Vegetti, Mario), Neapel 1988, 281–309.

Ders., The anatomy of the soul in early renaissance medicine, in: The Human Embryo. Aristotle and the Arabic and European Traditions (hrsg. von Dunstan, G.R.), Exeter 1990, 136–157.

Ders., Wittenberg anatomy, in: Medicine and the Reformation (hrsg. von Grell, Ole Peter und Cunningham, Andrew, London 1993, 11–32.

Paulsen, Friedrich, Geschichte des gelehrten Unterrichts, Bd. 1, Leipzig [3]1919.

Poel, Marc van der, De „declamatio" bij de humanisten, Nieuwkoop 1987.

Pozzo, Riccardo, Wissenschaft und Reformation. Die Beispiele der Universitäten Königsberg und Helmstedt, in: Berichte zur Wissenschaftsgeschichte 18 (1995), 103–113.

Ders., Die Etablierung des naturwissenschaftlichen Unterrichts unter dem Einfluß Melanchthons, in: Melanchthon und die Naturwissenschaft seiner Zeit (hrsg. von Frank, Günter und Rhein, Stefan), Sigmaringen 1998, 273–287.

Realencyclopädie für protestantische Theologie und Kirche, Bd. 15, Leipzig 1904.

Reiner, H., Artikel „Ehre", in: Historisches Wörterbuch der Philosophie, Bd. 2, (hrsg. von Ritter, Joachim), Darmstadt 1972, 319–323.

Rhein, Stefan, Philologie und Dichtung, Diss. phil., Heidelberg 1987.

Ders., Melanchthon und die griechische Antike; unveröffentlichte Appendix zu „Philologie und Dichtung".

Ders., Melanchthon und Paracelsus, in: Parerga Paracelsica – Paracelsus in Vergangenheit und Gegenwart (hrsg. von Telle, Joachim), Stuttgart 1991, 57–73.

Ders., Johann Stigel (1515–1562). Dichtung im Umkreis Melanchthons, in: Melanchthon in seinen Schülern (hrsg. von Scheible, Heinz), Wiesbaden 1997, 31–49.

Richter, M. David, Genealogia Lutherorum, Berlin / Leipzig 1733.

Roggenkamp, Johanna, Dr. med. Paulus Luther, in: Materia medica Nordmark 19 (1967), 605–609.

Rotermund, Heinrich Wilhelm, Das gelehrte Hannover, Bd. 2, Bremen 1823.

Roth, Moritz, Andreas Vesalius Bruxellensis, Berlin 1892.

Rudolph, Enno, Zeit und Gott bei Aristoteles aus der Perspektive der protestantischen Wirkungsgeschichte, Stuttgart 1986.

Rütten, Thomas, Demokrit – Lachender Philosoph und Sanguinischer Melancholiker, Leiden 1992.

Ders. und Rütten, Ulrich, Melanchthons Rede „De Hippocrate", in: Medizinhistorisches Journal 33 (1998), 19–56.

Rump, Johann, Melanchthons Psychologie (seine Schrift de anima) in ihrer Abhängigkeit von Aristoteles und Galenos (Diss. Phil. Jena), Kiel 1897.

Sandstede, J., Artikel „Deklamation", in: Historisches Wörterbuch der Rhetorik, Bd. 1, (hrsg. von Ueding, Gert), Tübingen 1994, 481–492.

Scheible, Heinz, Überlieferungen und Editionen der Briefe Melanchthons, in: Heidelberger Jahrbücher 12 (1968), 135–161.

Ders., Melanchthons Briefwechsel. Kritische und kommentierte Gesamtausgabe. Im Auftrag der Heidelberger Akademie der Wissenschaften herausgegeben, 10 Bde. Regesten, 2 Bde. Texte, Stuttgart / Bad Cannstadt 1977–1995.

Ders., Gründung und Ausbau der Universität Wittenberg, in: Beiträge zu Problemen deutscher Universitätsgründungen der frühen Neuzeit (hrsg. von Baumgart, Peter und Hammerstein, Notker), Nendeln 1978, 131–147.

Ders., Melanchthon zwischen Luther und Erasmus, in: Renaissance – Reformation, Gegensätze und Gemeinsamkeiten (hrsg. von Buck, August), Wiesbaden 1984, 155–180.

Ders., Artikel „Melanchthon", in: Literaturlexikon (hrsg. von Killy, Walther), 88–92.

Ders., Artikel „Philipp Melanchthon", in: Theologische Realenzyklopädie, Bd. 22, (hrsg. von Müller, Gerhard und Krause, Gerhard), Berlin / New York 1992, 371–410.

Ders., Melanchthon: Einführung in Leben und Werk, in: Philipp Melanchthon. Eine Gestalt der Reformationszeit (hrsg. von der Landesbildstelle Baden), Karlsruhe 1995, 15–51.

Ders., Melanchthons biographische Reden. Literarische Form und akademischer Unterricht, in: Biographie zwischen Renaissance und Barock. Zwölf Studien (hrsg. von Berschin, Walter), Heidelberg 1993, 73–96

Ders., Melanchthon. Eine Biographie, München 1997.

Schipperges, Heinrich, Ideologie und Historiographie des Arabismus, Wiesbaden 1961.

Ders., Arabische Medizin im lateinischen Mittelalter (= Sitzungsberichte der Heidelberger Akademie der Naturwissenschaften, Mathematisch-naturwissenschaftliche Klasse 1976/2), Berlin / Heidelberg / New York 1976.

Ders., Artikel „Avicenna", in: Ärztelexikon (hrsg. von Eckart, Wolfgang U. und Gradmann, Christoph), München 1995, 29–31.

Schlüter, D., Artikel „Akt/Potenz", in: Historisches Wörterbuch der Philosophie, Bd. 1, (hrsg. von Ritter, Joachim), Darmstadt 1971, 134–142.

Schmidt, Josef, Artikel „Affektenlehre BII–IV", in: Historisches Wörterbuch der Rhetorik, Bd. 1, (hrsg. von Ueding, Gert) Tübingen 1992, 224–227.

Schröder, Hans, Lexikon der hamburgischen Schriftsteller bis zur Gegenwart, Bd. 6, Hamburg 1873.

Schullian, Dorothy M., Old volumes shake their vellum heads, in: Bulletin of the Medical Library Association 33 (1945), 413–448.

Schwiebert, Ernest G., Remnants of a Reformation Library, in: The Library Quarterly 10 (1940), 494–531.

Siraisi, Nancy G., Medieval & early Renaissance Medicine, Chicago / London 1990.

Dies., The changing fortunes of a traditional text: goals and strategies in sixteenth-century Latin editions of the Canon of Avicenna, in: The medical renaissance of the sixteenth century (hrsg. von French, A., Lonie, I.M. und Wear, A.), Cambridge 1985, 16–41.

Sparn, Walter, Artikel „Natürliche Theologie", in: Theologische Realenzyklopädie, Bd. 24, (hrsg. von Müller, Gerhard und Krause, Gerhard), Berlin / New York 1994, 85–98.

Sperl, Adolf, Melanchthon zwischen Humanismus und Reformation, München 1959.

Stathmion, Christoph, De tertiana febri astrologica experientia et contra Menardum defensio considerationis astrologiae in medicatione ad Simonem Wildt, illustrissimorum Ducum Saxoniae Medicum Vinariensisque aulae Physicum ordinarium. Per Christophorum Stathmionem physicum Coburgensem, Wittenberg 1556.

Steinmetz, Max (Hrsg.), Geschichte der Universität Jena, Jena 1985.

Sticker, Georg, Fieber und Entzündung bei den Hippokratikern, in: Sudhoffs Archiv 20 (1928), 150–174; 22 (1929), 313–343, 361–381; 23 (1930), 40–67.

Stübler, Eberhard, Leonhart Fuchs. Leben und Werk, München 1928.

Stupperich, Robert, Humanismus und Reformation in ihren gegenseitigen Beziehungen, in: Humanismusforschung seit 1945 (hrsg. von der DFG, Kommission für Humanismusforschung), Bonn 1975, 41–57.

Supplementa Melanchthoniana. Werke Philipp Melanchthons, die im Corpus Reformatorum vermisst werden. 6/1- Melanchthons Briefwechsel (hrsg. vom Verein für Reformationsgeschichte), Leipzig 1926, Reprint Frankfurt 1968.

Temkin, Owsei, On Galen's Pneumatology, in: Gesnerus 8 (1950), 180–189.

Thielicke, Helmut, Artikel „Ehre", in: Theologische Realenzyklopädie, Bd. 9, (hrsg. von Müller, Gerhard und Krause, Gerhard), Berlin / New York 1990, 362–366.

Thorndike, Lynn, A history of magic and experimental science, Bd. 5, New York / London 1941.

Thüringer, Walter, Paul Eber (1511–1569). Melanchthons Physik und seine Stellung zu Copernicus, in: Melanchthon in seinen Schülern (hrsg. von Scheible, Heinz), Wiesbaden 1997, 285–321.

Toellner, Richard, Zum Begriff der Autorität in der Medizin der Renaissance, in: Humanismus und Medizin (hrsg. von Schmitz, Rudolf und Keil, Gundolf), Weinheim 1984, 159–179.

Ders., Die medizinischen Fakultäten unter dem Einfluß der Reformation, in: Renaissance – Reformation, Gegensätze und Gemeinsamkeiten (hrsg. von Buck, August), Wiesbaden 1984, 287–297.

Triebs, Michaela, Die Medizinische Fakultät Helmstedt (1576–1860). Eine Studie ihrer Geschichte unter besonderer Berücksichtigung der Promotions- und Übungsdisputationen, Wiesbaden 1995.

Valloza, M., Artikel „Enkomion", in: Historisches Wörterbuch der Rhetorik, Bd. 2, (hrsg. von Ueding, Gert), Tübingen 1994, 1152–1160.

Verzeichnis der im deutschen Sprachbereich erschienenen Drucke des XVI. Jahrhunderts (hrsg. von der Bayerischen Staatsbibliothek und der Herzog August Bibliothek), Stuttgart 1983–1995.

Vesal, Andreas, Andreae Vesalii Bruxellensis, scholae medicorum Patauinae professoris, de humani corporis fabrica libri septem, Basel 1543, Reprint Brüssel 1964.

Vickers, Brian, Rhetorik und Philosophie in der Renaissance, in: Rhetorik und Philosophie (hrsg. von Schanze, Helmut und Kopperschmidt, Josef), München 1989, 121–157.

Wear, Andrew, Galen in the Renaissance, in: Galen: Problems and prospects (hrsg. von Nutton, Vivian), London 1981, 229–262.

Wickersheimer, Ernst, Les recettes de Philippe Melanchthon contre la peste, in: Janus 27 (1923), 1–7.

Ders., Die ‚Apologetica epistola pro defensione Arabum medicorum‘ von Bernhard Unger aus Tübingen (1533), in: Sudhoffs Archiv 38 (1954), 322–328.

Wisse, Jakob, Artikel „Affektenlehre B.I“, in: Historisches Wörterbuch der Rhetorik, Bd. 1, (hrsg. von Ueding, Gert), Tübingen 1992, 218–224.

Wolgast, Eike, Biographie als Autoritätsstiftung. Die ersten evangelischen Lutherbiographien, in: Biographie zwischen Renaissance und Barock. Zwölf Studien (hrsg. von Berschin, Walter) Heidelberg 1993, 41–71.

Wurzbach, Constant von, Biographisches Lexikon des Kaisertums Oesterreich, Bd. 10, Wien 1863.

Personenregister

NEUERE MEDIZIN- UND WISSENSCHAFTSGESCHICHTE.
QUELLEN UND STUDIEN

Wilmanns, Karl
Lues, Lamas, Leninisten. Tagebuch einer Reise
durch Rußland in die Burjatische Republik im Sommer 1926.
*Mit einer medizin-historischen Einführung von Susan Gross Solomon und
einem Dokumentenanhang, herausgegeben und annotiert von Jochen Richter*
Band 1, 1995, 320 S., Abb., ISBN 3-8255-0024-1,
DM 49,80/öS 364,–/sFr 46,–

Eckart, Wolfgang U. / Volkert, Klaus (Hg.)
Hermann von Helmholtz. Vorträge eines Heidelberger Symposiums
anläßlich des einhundertsten Todestages
Band 2, 1996, 348 S., ISBN 3-8255-0023-3,
DM 49,80/öS 364,–/sFr 46,–

Eckart, Wolfgang U. / Gradmann, Christoph (Hg.)
Medizin im Ersten Weltkrieg
Band 3, 1997, 384 S., ISBN 3-8255-0066-7,
DM 58,–/öS 423,–/sFr 52,50

Böttcher, Christine
**Das Bild der sowjetischen Medizin in der ärztlichen Publizistik
und Wissenschaftspolitik der Weimarer Republik**
Band 4, 1998, 334 S., ISBN 3-8255-0085-3,
DM 68,–/öS 496,–/sFr 62,–

Gradmann, Christoph / Schlich, Thomas (Hg.)
Strategien der Kausalität
Band 5, 1999, 282 S., ISBN 3-8255-0173-6,
DM 49,80/öS 364,–/sFr 46,–

Prüll, Cay-Rüdiger (Hg.)
Traditions of Pathology in Western Europe.
Theories, Institutions and their Cultural Setting
Band 6, 2001, ca. 200 S., ISBN 3-8255-0194-9,
ca. DM 50,–/öS 365,–/sFr 46,50

CENTAURUS VERLAG

NEUERE MEDIZIN- UND WISSENSCHAFTSGESCHICHTE. QUELLEN UND STUDIEN

Gross Solomon, Susan / Richter, Jochen (Hg.)
Ludwig Aschoff. Vergleichende Pathologie oder Rassenpathologie.
Tagebuch einer Reise durch Rußland und Transkaukasien
Band 7, 1998, 216 S., ISBN 3-8255-0209-0,
DM 59,–/öS 431,–/sFr 53,50

Richter, Jochen
Rasse, Elite, Pathos. Eine Chronik zur medizinischen
Biographie Lenins und zur Geschichte der Elitegehirnforschung
in Dokumenten
Band 8, 2000, 344 S., 30 Abb., ISBN 3-8255-0242-2,
DM 59,80/öS 437,–/sFr 54,–

Bröer, Ralf (Hg.)
Eine Wissenschaft emanzipiert sich. Die Medizinhistoriographie
von der Aufklärung bis zur Postmoderne
Band 9, 1999, 304 S., ISBN 3-8255-0248-1,
DM 58,–/öS 423,–/sFr 52,50

Mayer-Ahuja, Nicole
**Massenerwerbslosigkeit, Reform der Sozialpolitik
und die gesundheitlichen Folgen.** Die Ärztebefragung des
Reichstagsabgeordneten Dr. Julius Moses aus dem Krisenjahr 1931
Band 10, 1999, 156 S., ISBN 3-8255-0259-7,
DM 48,–/öS 350,–/sFr 44,50

CENTAURUS VERLAG

Printed in the United States
By Bookmasters